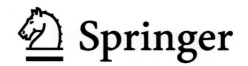

欧洲骨科和创伤
European Surgical Orthopaedics and Traumatology

欧洲骨科学与创伤学
联合会教材

The EFORT Textbook

6

主编：[英] GEORGE BENTLEY
主译：张英泽

中华医学电子音像出版社
CHINESE MEDICAL MULTIMEDIA PRESS
北　京

图书在版编目（CIP）数据

欧洲骨科和创伤. 第 6 卷 /（英）乔治·本特利（George Bentley）主编；张英泽译. —北京：中华医学电子音像出版社，2021.6
欧洲骨科学与创伤学联合会教材
ISBN 978 - 7 - 83005 - 068 - 9

Ⅰ. ①欧… Ⅱ. ①乔… ②张… Ⅲ. ①骨科学—教材 ②创伤—教材 Ⅳ. ①R68 ②R641

中国版本图书馆 CIP 数据核字（2021）第 086298 号

北京市版权局著作权合同登记章图字：01 - 2021 - 2336 号

Translation from the English language edition:European Surgical Orthopaedics and Traumatology. The EFORT Textbook by George Bentley(ed).Copyright© EFORT 2014. Springer Berlin Heidelberg is a part of Springer Science + Business Media, All Rights Reserved by the Publisher.

欧洲骨科和创伤（第 6 卷）
OUZHOU GUKE HE CHUANGSHANG Ⅵ

主　　译：张英泽
策划编辑：裴　燕
责任编辑：赵文羽
校　　对：龚利霞
责任印刷：李振坤
出版发行：中华医学电子音像出版社
通信地址：北京市西城区东河沿街 69 号中华医学会 610 室
邮　　编：100052
E - mail：cma-cmc@cma.org.cn
购书热线：010-51322677
经　　销：新华书店
印　　刷：北京顶佳世纪印刷有限公司
开　　本：787mm×1092mm　1/16
印　　张：34.25
字　　数：789 千字
版　　次：2021 年 6 月第 1 版　2021 年 6 月第 1 次印刷
定　　价：288.00 元

欧洲骨科和创伤译者名单

主　　译　　张英泽

副　主　译　　侯志勇　李增炎

译　　者　　(按姓氏汉语拼音排序)

陈　伟　程方岩　冯　琛　　韩园园　侯志勇
李增炎　邵　艺　王　娟　　邢　欣　闫晓丽
杨　娜　杨淑红　宇文培之　张　宁　张　奇
张英泽

欧洲骨科学与创伤学联合会

委员会和团队

欧洲骨科学与创伤学联合会执行委员会

执行委员会

会　　　长　Manuel Cassiano Neves 博士

秘　书　长　Per Kjaersgaard-Andersen 美国科学院副教授，博士

前 任 会 长　Pierre Hoffmeyer 教授，博士

第一副会长　Stephen R.Cannon 先生

第二副会长　Enric Cáceres Palou 教授，博士

财务负责人　Maurilio Marcacci 教授，博士

普 通 委 员　Klaus-Peter Günther 教授，博士

普 通 委 员　George Macheras 博士

普 通 委 员　Philippe Neyret 教授，博士

增选委员

John Albert 先生

Michael Benson 先生

Thierry Bégué 教授，博士

前任会长George Bentley 教授，博士

前任会长Nikolaus Böhler 教授，博士

Matteo Denti 博士

Karsten Dreinhöfer 教授，博士

Pavel Dungl 教授，博士

Norbert Haas 教授，博士

Karl Knahr 教授，博士

前任会长Wolfhart Puhl 教授，博士

Nejat Hakki Sur 教授，博士

前任会长Karl-Göran Thorngren 教授，博士

第15届欧洲骨科学与创伤学联合会科学协调会，伦敦，2014年

主席
Stephen Cannon 先生

常务委员会
欧洲放射学协会
Nikolaus Böhler 教授，博士

教育委员会
Klaus-Peter Günther 教授，博士

伦理委员会
Michael Benson 先生

行政立法委员会
Wolfhart Puhl 教授，博士

财务委员会
Maurilio Marcacci 教授，博士

健康服务研究委员会
Karsten Dreinhöfer 教授，博士

门户指导委员会
Elke Viehweger 教授

出版委员会
George Bentley 教授，博士

学术委员会
Enric Cáceres Palou 教授，博士

专业协会常务委员会
Matteo Denti 博士

团队和特设委员会
奖励委员会
George Bentley 教授，博士

论坛
Thierry Bégué 教授，博士

旅行和参观奖学金
Philippe Neyret 教授，博士

肌肉骨骼创伤专案组
Norbert Haas 教授，博士

欧洲骨科学与创伤学联合会基金委员会
Karl-Göran Thorngren 教授，博士

主译前言

《欧洲骨科和创伤》教程共 7 卷,分为 10 部分,由欧洲骨科学与创伤学联合会(EFORT)科学出版物委员会主席、世界著名骨科专家 George Bentley 教授组织了欧洲各国骨科和相关专业的精英,历时十年编写而成。这套教程对欧洲骨科与创伤学科的发展,特别是对欧洲年轻骨科医师的培训与教育起到了巨大的推动作用。其内容涵盖骨科基础、解剖、生理、病理、伦理、人文、健康教育等多方面内容,是当前整个欧洲年轻骨科医师规范化培训最新的、权威的综合教材。

我国住院医师规范化培训刚刚起步时,华西医院裴福兴教授牵头编写的第 1 版《骨科学》教材,对推动我国年轻骨科医师规范化培训起到了积极作用。欧洲医师规范化培训已有几十年的历史,积累了大量的经验,《欧洲骨科和创伤》教程内容丰富、翔实可靠,其最大的优点是标准统一、易记易懂,对年轻骨科医师的临床、科研、教学等能力的培养具有重大指导价值;其最大的亮点是深入浅出、生动活泼地呈现原本枯燥的知识内容,对于低年资骨科医师及想要从事骨科工作的实习生、硕士研究生、博士研究生都有着重要的参考价值。本书对我国住院医师规范化培训而言,不仅仅是弥补和参考,更应该是骨科住院医师规范化培训的必读教材!

我们的翻译团队,也是我国住院医师规范化培训教材《骨科学》(第 2 版)的主编团队,都是工作在临床一线的资深临床医师,临床工作极为繁重,本书是在占用了他们大量宝贵的业余时间的情况下才得以出版,在此为他们的辛勤付出表示深深的感谢和敬意!

在翻译过程中,我们始终力求做到"信、达、雅",但由于篇幅有限、译者的时间和精力有限,文中难免存在疏漏,恳请广大读者批评指正。谢谢大家!

张英泽

2017 年 10 月

原著序

近年来,我们看到欧洲在不同的领域经历着重大的变化,教育领域也不例外。为了满足患者日益增长的期望,寻求最好的治疗方法成为我们日常工作的职责所在,而教育在实现这一目标中起着主要作用。

欧洲骨科和创伤:欧洲骨科学与创伤学联合会(EFORT)也意识到即使通过欧洲成熟的骨科住院医师培训项目,医师的临床水平也参差不齐。同时,在培训结束后的评估方面也有广泛的差异。

十年前,Jacques Duparc 通过出版《骨科及创伤的外科手术》,第一次提出了一个骨科专业的欧洲观点。目前在欧洲,我们见证着许多方面,特别是骨科学和创伤学方面不断地变化。在过去几年,已经看到该领域的重大进展;所以我们认为现在正是出版这套当前最新的综合教材的时候。这套书不仅为所有准备参加训练考试的学员提供了主要的参考资料,也对所有其他参与我们专业实践的学员提供了参考。这套《欧洲骨科和创伤》教材的发行为骨科教育提供了一个新的视角,将有助于缩小欧洲的整体差异。

这些欧洲观点由来自不同国家最杰出的骨科和创伤学医师提供,可使欧洲发展并形成最好的医疗实践,促进骨科学教育协调过程的发展。对骨科和创伤学培训最低要求进行标准化一直是 EFORT 的主要目标之一,本书对此具有重要的指导意义。

若没有大量幕后工作者的无私贡献,启动这套教材/百科全书是不可能的,但我必须尤其感谢的是主编 George Bentley 做的大量工作。若没有他的毅力、献身精神、想象力,以及最重要的是其专业知识和努力的工作,这本书是不可能出版的。也特别感谢我们的出版商——施普林格和他们的专业团队。

作为 EFORT 的会长,对这一重大成就我感到非常骄傲,我相信这本书对受训人员和专家们的临床实践,以及扩充他们的知识和手术眼界非常有用。

Manuel Cassiano Neves,于里斯本,2014 年

EFORT 会长(2013—2014)

原著前言

这套 EFORT 教材是继十年前 Jacques Duparc 教授主编的优秀专著《骨科及创伤的外科手术》之后，由执行委员会编写而成。

经过与两个主要出版商讨论，我们确信此版精装教材/百科全书将为外科文献方面填补一个重要的空白。

我们的目的是出版一套作为外科技术指导的课本，并且包含现在意识到的对患者整体管理的相关内容，这将对达到最好的外科实践和患者最好的临床结局关系重大。

我之所以对本书的编撰很热情，是因为作为一个受欧洲文化和习俗影响的英国人，我意识到对于不太欣赏欧洲文化的英语世界来说，这套汇集欧洲丰富、多样的临床实践、研究和文献的图书，将为他们了解欧洲提供一个激动人心的机会。

这套书的设计在某些方面是传统的，我担心所有的作者们用他们的个人风格提出其观点。因此这本书被分为 10 部分，章节具有通用的整体格式。每一章内都有简单的目录部分以便于检索，同时还有关键词，但各章作者对主题的专业性阐述各具特色。

因此，这套书的章节汇集了我们在骨科及创伤学处理各个方面的主要内容，以一种活泼的形式呈现，包含了许多经过验证的技术和方法。

所有的目标是创作一套将来对所有参与教育和培训的实习生，以及低年资医师有同等价值的资料（主要参考书）。因此每一章都有小结、文献、相关的基础科学、临床评价、手术指征、术前计划、手术技巧、术后处理、康复、并发症和结局。

我必须对一直都很优秀的章节编辑致以敬意，没有他们这套书就不会启动，更不用说完成编写。在这里我必须要特殊地提到 Franz Langlais，他在早期就不幸地离开了我们。他们的专业知识和热情是无价的。然而，因为需要采用一种共同的方法和主题，考虑到许多编者不是讲英文的，我想我有必要对整体文本进行编辑和复查。因此，所有错误都是我一个人的。

从始至终，执行委员会的所有同事们都给予了我无条件的支持，尤其是监督会长，Karl-Göran Thorngren、Miklos Szendroi、Pierre Hoffmeyer 和 Manuel Cassiano Neves，同时还提供了大量有用的建议。Per Kjaersgaard-Anderson 是我中流砥柱的顾问，特别是在我们最后的准备和磋商中。

实际出版这套书的过程有时是具有挑战性的。我的秘书 Rosemary Radband 不可或缺。

她和一些作者快速和专业处理数据的方式为本套书的出版提供了巨大的帮助。施普林格团队(Gabriele Schroeder、Sylvia Blago,特别是 Simone Giesler)一直是卓越的、绝对专业的专家,能够与之共事实为荣幸。最近 EFORT 的 Susan Davenport 也给予了大力的支持。

这项任务对我来说是莫大的荣幸和快乐。我可以欣赏到他们令人惊叹的作品。我的感谢不足以表达我的感激之情。

这套书的精装版可能永远不会再重印发表,但是电子版将在未来很容易地更新。现在我们有了这套权威的、欧洲独有的教材,可以用于今后的教育项目,我希望借此可以丰富我们的手术生活。

George Bentley
写于伦敦,2014 年

主译简介

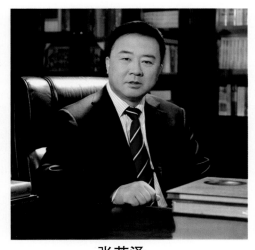

张英泽

张英泽,中国工程院院士,河北医科大学教授、博士生导师,美国 University of Colorado、陆军军医大学、华南理工大学等国内外 6 所大学的客座教授。曾任河北医科大学副校长、河北医科大学附属第三医院院长。现任河北医科大学第三医院名誉院长、河北省骨科研究所所长。兼任中国医师协会副会长、中华医学会骨科学分会主任委员、中国医师协会骨科分会副会长、中国修复重建外科专业委员会副主任委员、河北省医师协会会长;《中华老年骨科与康复电子杂志》总编辑,*Journal of Bone and Joint Surgery*(JBJS)中文版主编,《中华外科杂志》《中国矫形外科杂志》《中国临床医生杂志》《中国骨与关节杂志》《临床外科杂志》和 *Orthopedics* 副总编辑。

张英泽院士一直致力于复杂骨折闭合复位微创固定的相关研究。主持、参与省部级以上课题 30 余项。培养博士、硕士研究生 150 余名。原创提出了骨折顺势复位固定理论、骨折仿生固定理论、不均匀沉降理论等十几项创新理论,研发了系列微创复位固定技术、器械和内固定物;完成了我国首次骨折发病率的流行病学调查,创建了世界上样本量最大的骨折流行病学数据库,文章以论著形式发表在 *Lancet* 子刊 *Lancet Global Health*(IF=17.686)。以通讯作者和第一作者发表 SCI 收录论文 160 余篇。获得授权专利 170 余项,其中发明专利 65 项、美国发明专利 1 项、日本专利 1 项,3 项在美国 FDA 注册。作为第一完成人荣获国家技术发明奖二等奖 1 项、国家科技进步奖二等奖 2 项、中华医学科技奖一等奖 2 项。2015 年荣获何梁何利基金科学与技术进步奖,2016 年入选国家高层次人才特殊支持计划领军人才("万人计划")。主编、主译学术专著 30 部,在德国 Thieme 出版社和美国 Springer 出版社出版英文专著 3 部。担任全国住院医师规范化培训教材《骨科学》主编,全国高等医学院校五年制本科规划教材《外科学》、长学制规划教材《外科学》和研究生规划教材《骨科学》副主编。

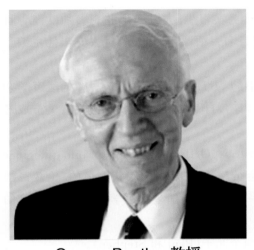

George Bentley 教授

Bentley 教授是伦敦大学学院骨科学院的名誉教授和英国皇家国立骨科医院基金会的骨科医师名誉顾问。

从 1991 年他在斯坦莫尔担任骨科学和肌肉骨骼科学学会和英国伦敦大学学院（UCL）的骨科主任和教授，以及英国皇家国立骨科医院的临床研究主任。

在利物浦大学和皇家利物浦儿童医院担任 6 年的骨科和事故外科教授之前，他在谢菲尔德、伯明翰、曼彻斯特、匹兹堡（USA）和牛津的大学医院进行骨科和创伤学的培训。

从 1982 年他担任伦敦大学唯一的骨科主席，于英国皇家国立骨科和米德尔塞克斯医院工作。

他在细胞工程学方面的开创性研究，即关节和生长板的软骨细胞在正常膝关节和存在关节炎的膝关节的成功移植，于 1971 年发表在《自然》杂志上，为当今全球临床领域的人类细胞工程奠定了基础。

临床上，他创建了髋关节和膝关节置换的主要术式和英国的第一个软骨细胞移植单位。他完成了 10 个关于脊柱侧凸、髋关节和膝关节置换及软骨细胞移植的随机对照临床试验。

他是一位著名的外科学教育家，曾在牛津大学被授予"黄金听诊器"奖（即"最佳临床教师"称号）。在伦敦皇家国立骨科医院，他建立了英国最大的研究生培训项目，训练了英国 25％的骨科和创伤学医师。期间他当选英格兰皇家外科学院委员会的研究员和副校长，担任培训委员会的主席，负责监督英格兰和威尔士的所有外科手术培训。同时于 1996—1999 年，他还担任英国 F. R. C. S. 皇家外科医师协会会员（创伤学和骨科学）资格证书校际考试委员会的主席。

他在皇家国立骨科医院和相关医院创立了一个为期 3 年以上的骨科教育项目，包括骨科和创伤学的各个方面，并在伦敦大学创立了一个理科硕士学位课程。

在谢菲尔德、伯明翰、曼彻斯特、牛津、利物浦和伦敦大学医学院进行本科教学及考试一直是他的人生追求。

骨科学和肌肉骨骼科学学会聘请了 100 余位科研和临床工作人员,并由研究委员会和慈善机构资助。Bentley 教授和他的同事们已经出版了超过 500 篇同行评议的科学论文,并在世界各地的大学和专业中心进行了超过 500 次的讲座。

他写了 3 本主要的教材,贡献了许多骨科学和创伤学的章节。

1985 年他当选英国骨科研究学会会长,1990 年当选英国骨科协会的副会长和会长。1995 年他当选 EFORT 科学委员会的主席,负责发展巴塞罗那大会和后续大会的科学项目,以及整个欧洲的指导课程。

2002 年至 2005 年他担任 EFORT 的副会长和会长。

目前,作为 EFORT 科学出版物委员会主席,他为实习生[尤其是那些想参加欧洲骨科学及创伤学(EBOT)考试的实习生]开发了教育项目和一项课程。此外,过去 5 年他主编了 EFORT 教学课程用书。

作为众多科学期刊的成员和审稿人(*JBJS*,*BJJ*,*BJr*,《骨科研究杂志》《英国医学杂志》《柳叶刀》《风湿病学杂志》《生物材料》《膝关节》等),自 2001 年起他一直担任《关节成形术》杂志的欧洲主编。

1999 年他被选为 Société Francaise de Chirurgie Orthopédique et Traumatologique (SOFCOT)和英国爱丁堡皇家外科学院的"荣誉会员"。他是第一位荣获著名的"伦敦医学科学院奖学金"的骨科医师,并在 2009 年,成为第一位荣获"英国皇家医学会荣誉奖学金"的骨科医师。

他与 Ann 结婚,并育有一个女儿 Sarah,以及两个儿子(Paul 和 Stephen)。

● **General Orthopaedics and Traumatology**

George Bentley University College London，London，UK

Royal National Orthopaedic Hospital，Stanmore，Middlesex，UK

Karl-Göran Thorngren Department of Orthopaedics，Lund University

Hospital，Lund，Sweden

● **Spine**

George Bentley University College London，London，UK

Royal National Orthopaedic Hospital，Stanmore，Middlesex，UK

Björn Strömqvist Department of Orthopedics，Skåne University Hospital，

Malmö，Sweden

● **Shoulder**

Pierre Hoffmeyer University Hospitals of Geneva，Geneva，Switzerland

George Bentley University College London，London，UK

Royal National Orthopaedic Hospital，Stanmore，Middlesex，UK

● **Arm，Elbow and Forearm**

Konrad Mader Section Trauma Surgery，Hand and Upper Extremity

Reconstructive Surgery，Department of Orthopaedic Surgery，Førde

Sentralsjukehus，Førde，Norway

George Bentley University College London，London，UK

Royal National Orthopaedic Hospital，Stanmore，Middlesex，UK

● **Hand and Wrist**

Frank Burke The Pulvertaft Hand Centre，Derbyshire Royal Hospital，

Derby，UK

George Bentley University College London，London，UK

Royal National Orthopaedic Hospital，Stanmore，Middlesex，UK

● **Pelvis and Hip**

Klaus-Peter Günther Department of Orthopaedic Surgery，University
Hospital Carl Gustav Carus Dresden，Medical Faculty of the Technical
University Dresden，Dresden，Germany

George Bentley University College London，London，UK

Royal National Orthopaedic Hospital，Stanmore，Middlesex，UK

● **Thigh，Knee and Shin**

Nikolaus Böhler Orthopädische Abteilung，Allgemeines Krankhaus Linz，
Linz，Austria

George Bentley University College London，London，UK

Royal National Orthopaedic Hospital，Stanmore，Middlesex，UK

● **Ankle and Foot**

Dishan Singh Royal National Orthopaedic Hospital，Stanmore，Middlesex，UK

George Bentley University College London，London，UK

Royal National Orthopaedic Hospital，Stanmore，Middlesex，UK

● **Musculo-Skeletal Tumours**

Stephen Cannon Clementine Churchill Hospital，Harrow，Middlesex，UK
Sarcoma Unit，Royal National Orthopaedic Hospital，Stanmore，
Middlesex，UK

George Bentley Royal National Orthopaedic Hospital，Stanmore，
Middlesex，UK

● **Paediatric Orthopaedics and Traumatology**

Aresh Hashemi-Nejad Royal National Orthopaedic Hospital，Stanmore，
Middlesex，UK

George Bentley University College London，London，UK
Royal National Orthopaedic Hospital，Stanmore，Middlesex，UK

Manuel Cassiano Neves Orthopaedic Department，Hospital Cuf
Descobertas，Parque das Nações，Lisboa，Portugal

目　录

第 8 部分　足　踝

Thomas Dreher,Wolfram Wenz

Steve Parsons

Paul Hamilton,Andrew H. N. Robinson

Johannes I. Wiegerinck,C. N. van Dijk

Derek H. Park,Dishan Singh

Per-Henrik Ågren

Paul H. Cooke,Andy J. Goldberg

Lee Parker,Andy J. Goldberg,Dishan Singh

Nikolaos Gougoulias,Anthony Sakellariou

Mathieu Assal

Stefan Rammelt,Hans Zwipp

Hans Zwipp,Stefan Rammelt

Stefan Rammelt

Bernhard Devos Bevernage,Pierre Maldague,Vincent
Gombault,Paul-André Deleu,Thibaut Leemrijse

Jean-Luc Besse

Nicholas Cullen,A. Ghassemi

Patrick Laing

Amit Amin,Dishan Singh

第 8 部分

足　踝

第 1 章　姆趾趾间关节外翻

第 1 章
蹋趾趾间关节外翻

Timothy Huw David Williams，Dishan Singh

摘要 蹋趾趾间关节外翻是由于跖趾关节远端畸形而导致蹋趾向外侧偏斜。症状为第 2 足趾过度拥挤和胼胝疼痛。基于手术矫正的畸形部位，可行关节保留或不保留术。

关键词 临床特征·诊断·蹋趾·趾间关节·非手术治疗·手术预防措施·手术入路·手术治疗

第 1 节 概 述

　　正常的穿鞋人群中，蹋趾负重形态为跖趾关节外翻 13°[2,6]*（图 8-1-1）。这是基于近节和远节趾骨纵向轴线的影像学研究，也是 Barnett 在 1962 年研究的灵长类智人所独有的特征[2]。

　　虽然此前人们已经发现并治疗了"蹋趾趾间关节外翻"[1]，但这一术语于 1935 年由 Daw 首次提出，用以描述由于近节趾骨远端基底畸形[3]而导致的蹋趾过度向外侧偏斜（图 8-1-2）。"蹋趾趾间关节外翻"通常指的不是趾间关节（interphalangeal joint，IPJ）的畸形，而是趾骨本身的畸形。冠状面

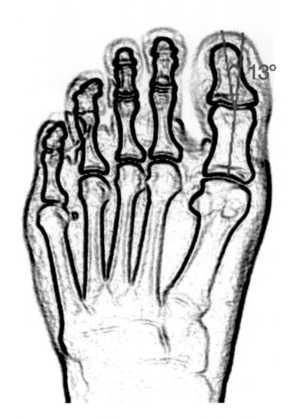

图 8-1-1　正常冠状面上蹋趾远端趾间关节呈 13° 外翻

的异常是由趾骨的轴向旋转和矢状位的偏斜共同造成，从而加重了临床表现，必须加以重视。

T. H. D. Williams（✉）· D. Singh
Royal National Orthopaedic Hospital，Stanmore，
Middlesex，UK
e-mail：thdwilliams @ hotmail. com；dishansingh @ aol. com

G. Bentley（ed.），*European Surgical Orthopaedics and Traumatology*，
DOI 10. 1007/978-3-642-34746-7_160，© EFORT 2014

＊译者注：为忠实原著，本书参考文献标引顺序和图表顺序均按原书顺序排序

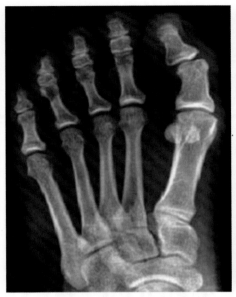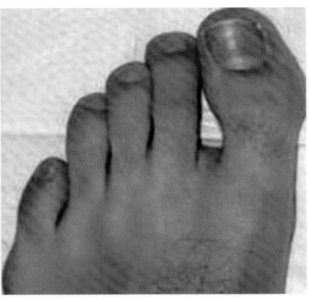

图 8-1-2　X 线片和临床照片显示踇趾趾间关节和第 1 跖趾关节的关系

第 2 节　临床表现

临床上，踇趾趾间关节外翻是形成踇外翻的部分因素，可作为一个独立的问题进行研究。

该病起病隐匿，随着病情的逐渐发展，趾间关节向外偏斜挤压第 2 足趾，出现疼痛和胼胝。当足尖离地时，负重点由正常踇趾趾腹转移到内侧缘，形成多处痛性胼胝。伴有踇外翻且踇趾旋前时，这种症状尤为明显。一项家族史调查表明，两代人均发病的情况较为常见。欧洲女性喜爱穿尖头高跟鞋，这加重了畸形和症状。

趾间关节偏斜伴踇外翻，其症状通常不太明显，只是影响美观。

将小腿与后足对齐，从近端开始对足部进行全面检查，评估足纵弓和局部肌力，尤其要检查胫后肌肌力。应在足部处于中立位跖屈时对踇趾屈肌腱力线和力量进行检查，以评估踇趾趾间关节的屈肌肌力及其稳定性。应检查跖趾关节和趾间关节是否有关节炎或松弛的表现。应鉴别足趾或足部有无神经、血管缺陷，以指导制定手术方案。

足负重正侧位 X 线片是临床评估的主要依据。在冠状面和矢状面可评估近节及远节趾骨的静息位置及解剖结构。

正位 X 线片可显示导致踇趾趾间关节冠状面上畸形的主要病变部位，由此可评估出偏斜顶点部位，以指导后续治疗。正如 Elliot 和 Saxby 所提出的[4]，将远节趾骨纵向轴线作为近节趾骨基底关节面垂线的切线，测量其夹角（图 8-1-3），可以更好地评估踇趾趾间关节的外翻角度。在锐角顶点可鉴别趾间关节外翻的成角旋转中心（centre of rotation of angulation，CORA），以指导后续手术方案。

医生可通过侧位 X 线片评估矢状面趾间关节匹配度或趾骨抬高问题。

踇趾旋前时，会影响影像学的评估结果，须加以重视。

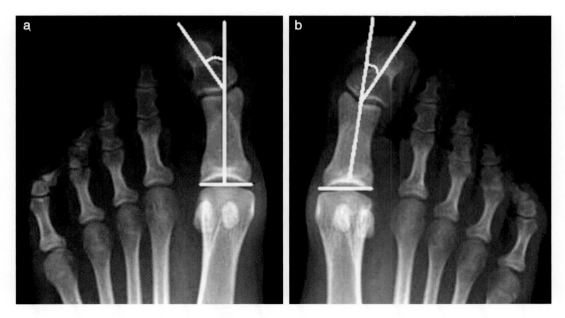

图 8-1-3　X 线片下 Saxby 和 Elliott[4] 的测量方法，显示出蹈趾趾间关节畸形（a）与 Daw[3] 描述的传统方法的差异（b）

第 3 节　治　疗

一、非手术治疗

单纯的蹈趾趾间关节外翻在病理学上是一种固定畸形。可在第 1 趾蹼间使用定制或专用支具缓解压迫症状，亦可使用内翻夹板或胶带进行矫形，其效果是由于跖趾关节外展而非畸形的矫正。穿戴保护性足趾套可避免第 2 足趾受到磨损并软化胼胝。宽头鞋能够有效缓解症状。

如伴有蹈趾外翻，可采取上述措施并同时使用矫形鞋垫。

二、手术治疗

（一）趾间关节活动正常——无关节炎

手术矫正蹈趾趾间关节外翻的主要方法是 1925 年首次描述的 Akin 截骨术[1]（图 8-1-4）。虽然现在已改进了其截骨的位置和角度（图 8-1-5），但其原理不变。文献中可找到 Akin 截骨术的替代术式，如矫正近节趾骨旋转的 Scarf 截骨术，但不太常用[5]。

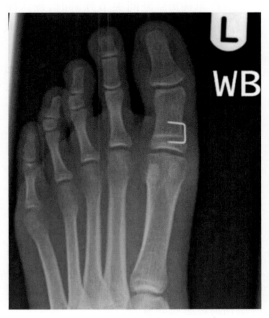

图 8-1-4　手术后 X 线片显示 Akin 截骨术技巧

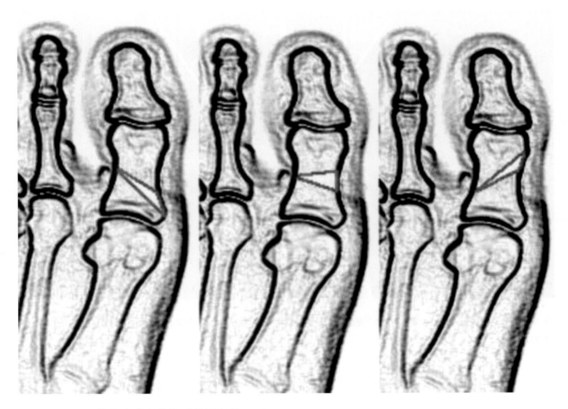

图 8-1-5　Akin 截骨术潜在的楔形截骨部位

治疗单纯跗趾趾间关节外翻时,确认畸形顶点可指导闭合楔形 Akin 截骨术的手术部位。

当合并跗外翻行矫形手术治疗时,首先应复位跖骨和籽骨复合体,以恢复跖趾关节的匹配性(见"第1跖趾关节骨性关节炎"章节)。匹配性恢复后,应注意观察术中跗趾趾间关节外翻的影像学表现或临床症状,同时,在平面上进行模拟负重试验。改良 A-kin 截骨术可为临床及影像学研究提供一个满意的结果(图 8-1-6)。

笔者推荐的技术——改良 Akin 截骨术

取内侧入路显露近节趾骨,骨膜下剥离至趾骨背侧和跖侧。从跖侧游离跗长屈肌腱,并用牵开器牵开对其进行保护,同时,避免损伤跗短屈肌附着点。

在近节趾骨畸形顶点行三皮质截骨,保留大部分外侧皮质。行内侧闭合楔形

截骨术以矫正畸形。对合截骨端并加压固定。固定楔形截骨面有多种技术,包括 U 形钉、螺钉和克氏针。根据需要,将楔形截骨顶点置于跖侧或背侧,以矫正轻微的矢状面畸形。切断外侧皮质后,远端骨块就能在固定之前适当自由旋转,以矫正旋前畸形。由于此时更不稳定,建议增强内固定,可用双平面固定或更加坚固的置入物。

医生可根据局部解剖参考点判断对线是否正确:①跗趾趾间关节运动平面的外翻角应<10°并避免内翻。②跗长伸肌腱位于足背侧,呈直线沿跗趾中央走行,止于末节趾骨。③矫正旋转畸形时,须观察在模拟负重时甲板是否与足底平行。趾甲上皮在冠状面应与纵轴垂直。

应在手术台上行足部 X 线透视,以确保矫正良好及固定装置位于关节外。

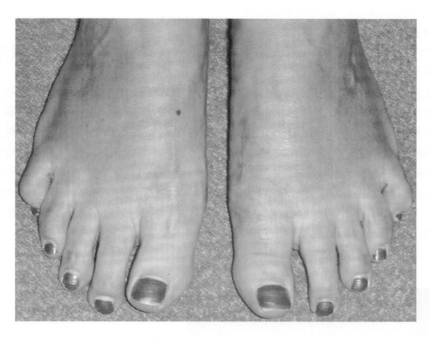

图 8-1-6　双侧跗外翻跖骨截骨矫形

右足：无趾骨截骨；左足：Akin 截骨术。应注意改进美容矫正技术

对位满意后缝合切口,用无菌弹性绷带适度加压固定。

术后抬高患肢,须穿前足免负重鞋进行活动,术后 6 周可穿正常鞋子行走。

(二)趾间关节固定性屈曲畸形或关节炎

伴有痛性关节炎时,仅行矫形截骨术是不够的,应行趾间关节融合术。楔形截骨的同时切除关节软骨,融合趾间关节(图 8-1-7)。

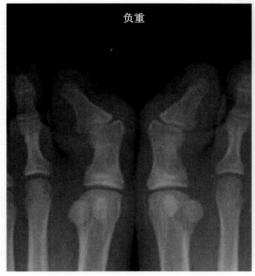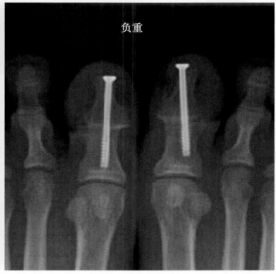

图 8-1-7　跗趾趾间关节融合术治疗固定性屈曲畸形的术前及术后 X 线片

笔者的首选技术——趾间关节融合术

以趾间关节为中心做一"L"形切口,必要时可沿原切口延长。如有需要,也可在趾骨内侧加做一纵行切口,使"L"形切口转换成"Z"形。掀起皮瓣,牵开并保护跛长伸肌腱,暴露关节囊做横形切开。剥离并向两侧牵开侧副韧带保护神经血管束。垂直于趾骨纵轴切除趾骨髁。粗糙化截骨面,以增加骨间接触面积。采用逆行骨松质拉力螺钉经趾尖置入趾骨做轴向加压固定(图8-1-7)。融合后对线的检查方法与Akin截骨术相同。螺钉尾端须采取埋头处理,避免术后因螺钉尾端突出引起的疼痛。依次缝合关节囊和皮肤。

第4节　手术注意事项

在行截骨或髁切除术时,必须于骨膜下剥离,以避免损伤周围神经和血管。应用摆锯截骨时,可能损伤跖侧跛长屈肌腱,应格外引起重视。U形钉或螺钉应避免跨越跖趾关节。趾间关节外翻楔形截骨时应避免过度截骨导致的矫枉过正。另外,旋前或旋后畸形也应当予以矫正(图8-1-8)。

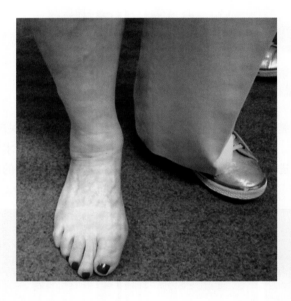

图8-1-8　Akin截骨术后右足出现跛趾旋前外翻

参考文献

[1]　Akin OF. The treatment of Hallux Valgus-a new operative procedure and its results. Med Sentinel,1925,33:678.

[2]　Barnett CH. Valgus deviation of the distal phalanx of the great toe. J Anat, 1962, 96:171.

[3]　Daw SW. An unusual type of hallux valgus (two cases). BMJ,1935,2:580.

[4]　Elliot RR, Saxby TS. A new method for measuring deformity distal to the hallux metatarsophalangeal joint. Foot Ankle Int, 2010,31(7):609-611.

[5]　Roukis TS. Hallux proximal phalanx akin-scarf osteotomy. J Am Podiatr Med Assoc, 2004,94(1):70-72.

[6]　Sorto LA,Balding MG,Weil LS,et al. Hallux abductus interphalangeus-aetiology, X-ray evaluation and treatment. J Am Podiatr Med Assoc,1992,82(2):85-97.

第2章 姆外翻跖骨远端截骨术

第 2 章

蹈外翻跖骨远端截骨术

Reinhard Schuh，Hans-Jörg Trnka

摘要 蹈外翻是一种常见的足踝部畸形。根据畸形程度可分为轻度、中度和重度。跖骨截骨术是蹈外翻外科治疗的重要方法之一。截骨包括远、中、近 3 个部位。越靠近近端矫正范围越大,重度畸形多采用近端截骨术。轻、中度畸形多采用远端截骨术。

术前必须摄负重位 X 线片。X 线片上跖间角(第 1、第 2 跖骨纵轴的夹角,简称为 IMA)反映了畸形的严重程度。IMA<15°视为轻度蹈外翻,15°~20°为中度,>20°为重度。

Chevron 术和 Mitchell 术都是头颈部截骨术。Chevron 截骨术及其改良术式广泛应用于轻、中度蹈外翻畸形的矫正,截骨呈"V"形,尖端指向远端。近几年,类似Bösch 术式的微创疗法开始普及。这些传统的手术方法已经鲜有新的文献报道。

远端截骨必须牢固固定。固定方式包括钛钉、无头钉、生物可吸收置入物和克氏针。

跖骨远端截骨术的并发症包括跖骨头缺血性坏死、畸形愈合、复发、蹈内翻、内固定失败、感染和伤口不愈合等。

术后患者应穿前足免负重鞋活动,并同时接受多种康复治疗以促进前足功能恢复。

关键词 病因·解剖·分型·并发症·诊断·远端截骨·蹈外翻·病理机制·术前准备·康复·手术适应证·手术技巧

R. Schuh (✉)
Foot and Ankle Center Vienna，Vienna，Austria

Department of Orthopaedics，Medical University of Vienna，Vienna，Austria
e-mail：reinhard. schuh@meduniwien. ac. at

H. -J. Trnka
Foot and Ankle Center Vienna，Vienna，Austria
e-mail：trnka@fusszentrum. at

G. Bentley (ed.)，*European Surgical Orthopaedics and Traumatology*，
DOI 10. 1007/978-3-642-34746-7_192，© EFORT 2014

第 1 节 概 述

根据 Kellikian 的说法,蹈外翻一词是由 Carl Hueter(1871)[1] 提出的,是蹈趾最常见的畸形[2,3],同时合并蹈趾向外侧偏斜和第 1 跖骨过度内收[4]。该病发病率为 2%~4%,主要症状为蹈趾向外侧偏斜,第 1 跖骨向内侧偏斜[5,6]。文献中详细记载了其在病史、体格检查、影像学检查中所获取的术前常见症状和信息[7]。早期的蹈外翻矫正手术可追溯到 1836 年的 Gernet 术式。大多数的早期手术如关节截骨成形术,如今只可用于某些特殊及罕见的病例。1881 年,Reverdin 等首次提出用跖骨截骨术治疗蹈外翻畸形,这种手术后来被称为 Hohmann 截骨术并被广泛应用。1981 年,Helal 统计了 150 余种截骨技术,可分为近端截骨术、中段截骨术和远端截骨术。哪种术式更为合适并未在医生群体中达成共识,因为无一种手术可矫正所有类型的蹈外翻畸形,因此,

可选择一种术式作为指导。根据计算结果显示，近端截骨术比远端截骨术矫正范围更广。因此，轻至中度畸形（基于跖间角及踇外翻角的角度）应采用跖骨远端截骨术，重度踇外翻应采用近端截骨术予以治疗。

第 2 节　病因和分型

关于踇外翻的成因亦存在争论。职业[8,9]、穿鞋习惯[10-12]、基因易感性[13,14]、扁平足[15-17]都被认为与成人踇外翻有关，但这些几乎无任何重要的证据支持，其因素的程度、发病率和相关性也尚不明确[7]。历史上，Mann 介绍了第 1 种踇外翻分型系统。近期，奥地利足踝协会专家组设计了一个分型系统[4]，该系统基于如何选择合适的手术技术治疗踇外翻畸形。

第 3 节　解剖和病理机制

无踇外翻的患者通过以下要素维持踇跖趾关节（metatarsophalangeal，MTP）的生理对线：①在步态相关的关节重复负重过程中，第 1 近节趾骨和第 1 跖骨头关节面的对线一致且对称。②第 1 跖骨远端关节面和第 1 跖骨轴线生理关系正常。③第 1 跖趾关节周围软组织平衡。④第 1 跗跖关节稳定。

因为跖骨头处无肌腱附着，偏离上述任何要素的情况都可能导致踇外翻。

持续压迫使踇趾处于外翻位，特别是负重和行走，最终会导致第 1 跖趾关节外翻畸形。地面的反作用力及动态肌力的累加导致内侧关节囊松弛、外侧关节囊和踇收肌腱挛缩，最终导致跖骨头向内侧偏斜（踇外翻畸形）[18]。

一、扁平足和踇外翻

扁平足可能会导致踇外翻，因为当足跟抬高时，前足外展增加会导致踇跖趾内侧面非生理性负重。扁平足和踇外翻的相关性尚存争议。尽管有些学者认为扁平足患者比正常人更容易患踇外翻[19-21]，但其他学者并不支持其相关性[22-24]。尚无足够的证据证明或否定扁平足和踇外翻的相关性[18]。

二、第 1 跗跖关节不稳定

可在矢状面及水平面上观察第一跗楔（tarsometatarsal，TMT）关节的活动度[25]。在踇外翻患者中，内侧柱不稳定的发病率尚存争议。理论上认为，跖楔关节不稳定会导致非生理性背侧半脱位并由此引发踇外翻。

踇外翻的确切诱因尚不明确，并且可能是多因素导致的。然而，由于踇趾外翻畸形可随时间的推移而发展，因此可得出结论，即持续压迫第 1 跖趾关节可导致踇外翻[18]。

地面的反作用力在一定程度上加剧了踇外翻。每走一步，前足掌都会受到大于体重的地面反作用力。当这种反作用力传导至踇趾趾腹时，第 1 跖趾关节会进行一系列的生理运动。然而，当其传导至踇趾足底内侧时，第 1 跖趾关节内侧的稳定结构会随着时间的推移趋于松弛。此模型中，任何可导致跖趾关节内侧负重不平衡的情况均会导致踇外翻。过紧的鞋子及第一序列不稳定就是导致这种病理过程的例子。

通过第 1 跗跖关节的动态肌力也可能加剧踇外翻。如果跖趾关节内侧动力结构的拉力，特别是踇外展肌的拉力移位至跖侧，对抗踇内收肌的力量将被削弱。踇长伸肌（extensor hallucis longus，EHL）和踇长屈肌（flexor hallucis longus，FHL）在关节上逐渐产生更多的侧向力，足底腱膜（铰链机制)也会将力量传导至更外侧,踇短屈肌也会轻微地向外侧移位。在这些偏心力的作用下,第1跖骨头下的冠状沟不能维持籽骨良好的运动轨迹。第1跖趾关节周围的肌肉力量导致踇趾更加向外偏斜[18]。

导致踇外翻的其他因素包括:①扁平足;②第1楔跖关节不稳定;③第1跖骨头与近节趾骨的关系及特征;④内侧关节囊的状况[18]。

第1跖骨的外展可造成扁平足,前足外展增加,后跟抬起时第1足趾足底内侧面的非生理性负重增加。其次,过度的第一跖骨内侧半脱位会增加第1~2跖间角(inter-metatarsal angle,IMA),促进跖骨内翻。一些足踝外科医生认为第1跗跖关节不稳定及内侧柱不稳定会加剧踇外翻的发展[26-28]并产生疼痛,这是Morton[29,30]推广的理论。Lapidus支持该理论,并建议行第1跗跖关节融合术进行手术矫正[31]。

虽然这样的理论看上去很有说服力,但并无证据支持这种相关性。事实上,其他研究人员已证明第1跗跖关节不稳定与踇外翻并无直接关联[32-34]。目前,尚无有力证据(Ⅲ~Ⅴ级证据)证明或反驳第1跗跖关节不稳定与踇外翻(Ⅰ级证据)之间的相关性[18]。

三、第1跖骨头的形态分类

方形或扁平的跖骨头形态可对抗外翻力量,限制踇外翻的发展;相反,当外翻应力持续作用于踇趾,圆形的跖骨头会加剧踇趾外翻。据笔者所知,跖骨头形态与踇外翻发展的关系尚未得到证实。尚无证据证明两者的相关性[18]。

四、跖骨远端关节固有角

第1跖骨头与近节趾骨基底之间具有一致对称性的情况下,踇外翻畸形也可存在,这

提示一些患者跖骨远端关节固有角(distal metatarsal articular angle,DMAA)[23,35]的增大为先天性。Richardson等注意到踇外翻患者的DMAA范围为6.3°~18.0°。随着角度的增加,踇外翻[36]愈发严重。Coughlin补充说相对于>10岁的患者,<10岁的患者DMAA往往更大。尽管Richardson等建议可通过影像学检查确定DMAA,但其他学者认为观察者之间可靠性差[37,38]。

五、内侧关节囊结构的完整性

最近,Uchiyama等在尸体模型中发现踇外翻足与正常足之间的纤维蛋白结构不同[39]。这可能是异常压力反复作用于关节囊所致。另外,内侧关节囊异常的力学性能,如类风湿关节炎可能会加剧踇外翻的发展[18]。

第4节　诊　断

一、病史

并非所有的踇外翻患者都有症状。除了明显的外观畸形之外,有症状的踇外翻患者通常主诉穿鞋会加剧疼痛,尤其是穿尖头鞋时。疼痛通常发生在内侧的骨赘部位或第1跖趾关节运动时;也有发生在第2跖趾关节处,第2跖骨头下;偶尔发生第1足趾骑跨于第2足趾。除了评估踇外翻与疼痛的相关性外,医生还应确定由畸形引起的活动受限程度[18]。

二、体格检查

负重情况下评估踇外翻的程度及是否存在扁平足。为了验证鞋子的合适性,外科医生可能将患者的足轮廓与非生理鞋进行

对比。内侧关节囊突起、第 1 跖趾关节活动度、第 1 跗跖关节稳定性可行坐位检查[34]。第 1 跖趾关节活动度受限,无论是否伴有骨擦音,都提示医生存在第 1 跖趾关节的退行性病变。尽管很多方法建议客观评估第 1 跖楔关节的活动度,但第 1 跗跖关节活动的正常生理值尚未确定,第一序列不稳定仍旧存在争议,是一项诊断难题。尽管有一种 Klaue 装置被验证用来测量第一序列活动,但其在临床中并不实用。此外,第 1 跗跖关节的不稳定不仅发生在矢状面,也可发生在水平面[25,40,41]。临床可能无法单独评估第 1 跗跖关节,而只能评估整个内侧柱的活动。体格检查还应该评估第 2 跖趾关节,包括跖趾关节滑膜炎、跖骨头过载、第 2 趾畸形等与姆外翻相关的症状。

三、影像学检查

正确评估姆外翻需要拍摄负重位的足部正、侧位片。通过这些检查可对姆外翻相关的骨及关节畸形进行测量并评价其严重程度。其他情况,如不稳定、骨关节炎、足部其他部位关节对位不良,或血管、神经、系统性病变等影响足部功能的情况也可被发现。斜位 X 线片有助于发现上述问题,但不能用于测量姆外翻的一些常规的影像学参数[18]。

正位 X 线片上测量的基本参数有助于认识姆外翻畸形的基本特征。姆外翻角(hallux valgus angle,HVA),是由第 1 跖骨和近节趾骨骨干纵轴相交所形成的夹角,可体现第 1 跖趾关节的脱位程度。一些学者认为该角度的正常上限为 15°[13,42-44]。跖间角(intermetatarsal angle,IMA)为第 1、第 2 跖骨所形成的夹角,该参数量化了跖骨内翻的程度。该角角度的上限为 9°[13,42-44]。趾间关节角为近节趾骨骨干和干骺端之间的夹角,量化趾间关节外翻(hallux valgus interphalangeus,HVI)的程度,该角角度的正

常生理上限为 10°[42,43,45]。DMAA 为第 1 跖骨头关节面与跖骨干之间的角。该角角度的正常上限为 10°[29,36,45]。文献表明,术前和术中 HVA 和 IMA 角度的评估无明显偏差(< 5°,95% 的置信区间)。然而,DMAA 的评估仍然是一项诊断挑战,观察者内部和观察者之间的可靠性较差[35-38,46]。

第 5 节　手术指征

基本上,所有的姆外翻畸形都可行非手术治疗,可通过穿戴宽松的鞋子给足部提供一个合适的空间使患者感到舒适。患者非手术治疗不满意可选择手术治疗。然而,非手术治疗可改善患者的症状,避免姆外翻术后的并发症。必须准确评估患者的具体症状,以确保使用合适的非手术治疗方式。疼痛可能并非患者的主要症状。

外观及穿鞋困难可能是最常见的主诉。由于需长时间恢复及姆外翻矫形术后潜在的并发症风险,上述主诉不能作为手术指征。疼痛的症状可通过穿鞋及活动习惯的改变而缓解。宽松的宽头鞋通常是有帮助的。在内侧隆起处填充或调整鞋子以创造更多的内侧空间也是有帮助的。然而,非手术治疗不能纠正外翻畸形,成功的手术治疗可改善功能预后[18]。通过对芬兰 4 家社区医院的 209 例症状性姆外翻患者进行的随机对照试验,随访至少 12 个月,得出结论,矫形器可提供短期的症状改善,而手术治疗提供了更为良好的功能结果和患者满意度[47]。与观察组("观察等待")相比,手术矫正组有更好的功能结果和患者满意度,这表明症状性姆外翻畸形的自然病史并没有得到改善(Ⅰ级证据)。尽管该前瞻性随机试验论证了手术矫正姆外翻患者相比非手术治疗的优势,但单凭这项研究并不足以支持在每一个病例中都有明确的治疗建议。决定手术方法的最重要因素是第 1 跖趾关

节的对位程度。对位良好的关节近节趾骨基底与跖骨头的关节面是平行的。手术过程应该保护解剖学上对位良好的关节的完整性。如关节对位不良或外侧脱位,应手术矫正使近节趾骨回到跖骨头上,从而重建关节的对位。

另一个主要的决定性因素是跖趾关节炎的存在。重新调整关节的力线将使畸形得到满意的矫正。然而,不幸的是,患者常常出现关节僵硬和疼痛。2%～3%的患者存在跗跖关节的不稳定,必须重建其稳定性以获得长期的满意度。

畸形的严重程度指导手术方式的选择。根据数据测量作为进行矫形选择的指南,当然,在选择过程中也有一定的回旋余地[4]。做决定时必须将临床检查和影像学评估结合起来。尽管 Keller 手术可能能提供良好的满意度,但对于患有明显跖趾关节炎的患者推荐使用关节融合术。目前,并不推荐跖趾关节假体置换术,因为缺乏长期随访及常发生一些硅胶相关的并发症,如严重的滑膜炎、骨质溶解、硅胶物质转移至区域淋巴结等[35,38]。

对于关节对位不良的患者,可采用 Chevron 截骨术、远端软组织手术或 Akin 内侧骨赘切除术。Chevron 截骨术较为可靠,特别是对于内侧巨大骨赘的患者。

将关节对位不良畸形分为轻度(跚外翻角度<30°,跖间角<13°)、中度(跚外翻角度<40°),建议跚外翻畸形以矫形手术为主。

远端跖骨截骨术的绝对禁忌证包括足部血供障碍、神经源性畸形、第一跖骨狭窄、第一跖趾伴有内在疼痛的关节炎和跗跖关节不稳定。

第 6 节　术前准备和计划

对于截骨术治疗跚外翻畸形的方法选择在外科医生中已达到最低限度的共识。轻、中度的跚外翻(通过外翻角和跖间角来分级)可行远端截骨术治疗。较严重的畸形最好采用跖骨近端截骨术;这些截骨术是通过数学方法设计的,以便取得最好的矫正效果[48]。

一般情况下,手术应在周围神经阻滞下,患者取仰卧位进行,可使用或不使用 Esmarch 止血带。

已有超过 100 种术式被用来治疗跚外翻。总的原则是畸形的严重程度决定手术方案的选择。轻、中度的跚外翻可采用远端截骨术矫正,如 Chevron 手术;严重的跚外翻则采用近端手术,如近端跖骨截骨术或 Lapidus 术。

第 1 跖趾关节融合术通常用于跚外翻合并第 1 跖趾关节炎、严重畸形或作为先前失败手术的挽救性方案。

最近,奥地利足踝外科协会引入了一种基于临床表现的分型系统[4]。

第 7 节　手术入路

一、Chevron 远端截骨术

根据 Corless、Johnson、Austin 及 Leventen 等的描述,Chevron 远端截骨术是第 1 跖骨远端的"V"形截骨[49-51]。为了缩窄前足,跖骨头部需向外侧移位。一项解剖学研究表明,截骨头部在保证截骨部骨质有 50%对齐的情况下男性骨块可安全地向外侧移位 6 mm。女性可移位 5 mm[50]。

基本上有多种暴露第 1 跖趾关节的入路。最常用的是背内侧和背侧切口。笔者更倾向于从远端趾骨中间向近端跖骨中间延伸的切口(图 8-2-1)。在以往的经验中,这种切口可以更好地暴露跖趾关节而减少损伤背内侧皮神经的风险。行一倒"L"或透镜状内侧关节囊切开,充分暴露内侧骨赘。用电锯去除内侧骨赘(图 8-2-2)。此时,"V"形截骨术的计划和实施要谨慎,确保

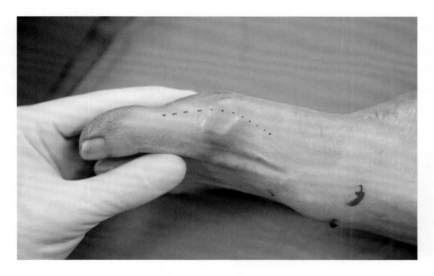

图 8-2-1　Chevron 远端截骨术的内侧皮肤切口

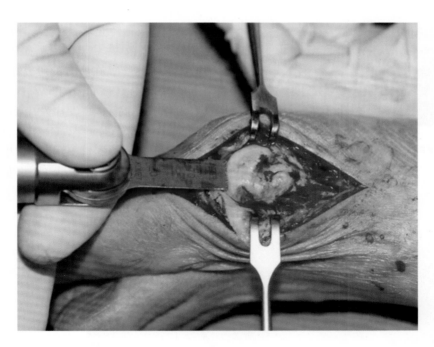

图 8-2-2　去除内侧的骨赘

每一个切口都是精确的，以提供稳定性，这是手术的关键步骤。这一步要使用摆锯进行。克氏针从内向外穿过第 1 跖骨头，并朝向第 4 跖骨头，同时使第 1 跖骨头向足底倾斜约 20°（图 8-2-3）。用摆锯切割 2 次，使其在钻孔近端成 60°角（图 8-2-4）。在跖骨头能够自由移动后，向外移位跖骨头。当关节表面对合良好，跖骨头移位至术前计划位置后，将跖骨头牢固固定于跖骨干上。内侧的骨质台阶要去除。将内侧关节囊紧缩缝合。

除此之外，可进行外侧软组织松解。如果外侧关节囊结构并不紧缩，可不行该手术。手术可选择内侧入路进行。跖骨-籽骨韧带和外侧关节囊经关节切开(图8-2-5)。

在外侧结构严重挛缩的情况下,在第1跖趾关节处行第2个切口。第1个重要结构是腓浅神经深支。第2个重要结构是跖背动脉,尤其是其分支跗趾背内侧动脉。避开这些重要结构的最好办法是钝性分离软

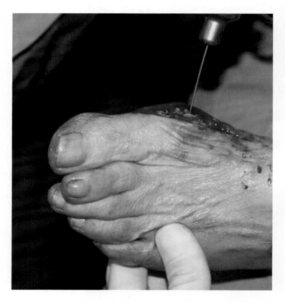

图8-2-3 导丝的定位

组织。然后,暴露外侧关节囊和跗收肌腱,在籽骨外侧上方水平切开关节囊。在第1个跖趾关节线处将外侧关节囊穿孔,用手将跗趾用力推入约20°内翻位。通常,不需要松解内收肌腱或跖骨间韧带。在截骨前应行外侧软组织的松解。

该手术在固定或不固定移位的碎片的情况下进行[48,52-57]。远端"V"形截骨的对齐方向做了一些修改,以利于固定[49,54]。当跗外翻伴跖骨内翻与跗趾趾间关节外翻相关,描述了内侧缝合——第1近节趾骨(Akin)1/4楔形截骨术和Chevron远端截骨术的组合[58,59]。远端"V"形截骨也可结合外侧关节囊或跗收肌腱松解,或两者兼而有之[53,60,61]。无论是否固定,外侧软组织松解与否、随访时间长短或患者年龄大小,采用"V"形截骨矫正轻、中度跗外翻可获得良好的手术效果和患者满意度(IV级证据)[48,53-57,62-65]。在所有的研究中,术前跖间角平均<15°。DeOrio和War报道称采用生物可吸收固定,并发症发生率低,患者满意度高(IV级证据)[66]。Crosby、Bozarth和Gill等研究比较螺钉、克氏针和生物可吸收固定,在结果和患者满意度、并发症上并无

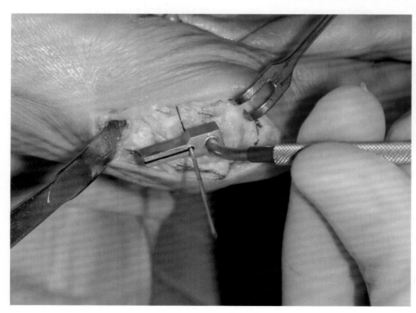

图8-2-4 "V"形截骨

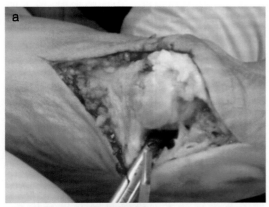

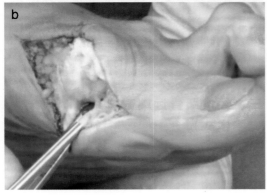

图 8-2-5　内侧入路用 Beaver 刀进行外侧软组织松解

译者注：原书图片顺序有误，已修正

明显差异（Ⅳ级证据）[64,65]。在"V"形截骨术的基础上增加外侧松解有助于改善踇趾力线的矫正，但无论松解与否，患者满意度并无明显差别。由 Resch 等进行的一项Ⅰ级证据调查，比较行或不行踇收肌腱切开的 Chevron 远端截骨术[61]。虽然踇内收肌松解组的临床表现和 X 线表现明显好于对照组，但患者满意度并不高。Mann 和 Donatto 在一个小病例系列研究（Ⅳ级证据）中指出，未行外侧松解的 Chevron 远端截骨术效果良好，同行外侧松解的效果相似[54,63,67]。两个Ⅳ级行外侧松解的 Chevron 远端截骨术的病例系列指出，随着随访时间的延长，效果得以维持：Trnka 等随访122 例长达 2～5 年，Schneider 等随访 101 例长达 5.6～12.7 年[55,57]。

此外，两项研究都表明，随机抽取的 <50 岁和 >50 岁患者的结果相同。

Chevron 远端截骨术并发症

踇骨远端关节固有角角度增加而导致的畸形复发和第 1 踇骨头骨坏死是术后 2 个潜在的并发症。在 Chevron 截骨术中行外侧关节囊松解术可改善畸形，但同时也增加第 1 踇骨头骨坏死的风险（Ⅳ级证据）[53,56,60,67-70]。"V"形截骨术会破坏踇骨头的内在血液供应，同时内侧关节囊的松解会破坏踇骨头的大部分血液供应[60]。回顾性研究（Ⅳ级证据）表明，外侧关节囊松解或踇内收肌腱切开术可安全地结合 Chevron 远端截骨术[55-57,67,70,71]。此外，在一项前瞻性、随机对照研究中（Ⅰ级证据），Resch 等用显像证明，踇内收肌腱切开术结合远端截骨术对比没有行外侧软组织松解的截骨术并未增加踇骨头的血供障碍[69]。Kuhn 等前瞻性（Ⅳ级证据）使用术中激光多普勒探针证实 Chevron 截骨结合内侧关节囊松解和外侧松解加踇内收肌腱切开的组合。这种术式组合使踇骨头血流量累计减少 71%，这主要归因于内侧关节囊松解（45%）[60]。Kuhn 等研究分析的 20 例患者中无一例发生踇骨头坏死。一些调查指出初始影像学检查提示第 1 踇骨头缺血性改变，但进一步随访发现患者的这一情况大部分得到改善[54,69,70]。即使没有行外侧软组织松解的患者中也有踇骨头坏死的征象，但很少有长期后遗症（Ⅰ级证据和Ⅳ级证据）。Jones 等提出锯片过度穿透第 1 踇骨外侧皮质和外侧关节囊的技术失误可能导致股骨头坏死[68]。对轻度踇外翻畸形的患者，可行 Chevron 远端截骨术结合 Akin 截骨术或通过双平面 Chevron 远端截骨以缩小 DMAA[55,58,72,73]。同时结合 Chevron 远端截骨和 Akin 截骨术可改善临床症状，双平面 Chevron 远端截骨的目的是同时纠正踇外翻及缩小 DMAA。在双平面 Chevron 远端截骨过程中，可采用 2 种不同的截骨方式。常规的截骨是采用 2 个等长截骨肢体的方式,对每个切口行第 2 次斜楔切除,同时结合跖骨头侧移[72],可以缩小 DMAA。背侧肢体短,相对垂直,足底水平长,第 2 次楔形切除在背侧行移位截骨术的同时,允许重新定向跖骨头。无论是否行侧软组织松解,患者满意度均无差异。

二、Mitchell 术式

该术式可用于治疗 HVA>30°、IMA>13°的畸形,不适用于治疗 HVA > 40°、IMA>20°的畸形。应尽量减少软组织剥离并对截骨部位进行适当的固定。Mitchell 术式如果应用得当,将会取得良好的临床疗效。然而,这种术式比 Chevron 远端截骨术对技术的要求更高,尽管可用克氏针固定,其截骨部位的稳定性仍然较差。综上所述,这一术式近几年使用率较低[22,74,75]。

绕过滑膜囊和胖胀,在足部做背部内侧弧形切口。经第 1 跖骨内侧关节囊和骨膜处做一"Y"形切口。"Y"形切口的 2 个分支应与跖趾关节近端 0.635 cm 处相交。如果分支向近端延伸过远,则将没有足够的软组织来进行缝合。

然后,在骨膜下剥离跖骨头和骨干,避开外侧关节囊周围软组织,因为这是跖骨头唯一的血供来源。切除跖骨干平齐方向的骨赘。

在距关节面 1.27 cm 和 2.54 cm 处的跖骨背侧各钻 2 个孔。远端钻孔稍向内侧,以便头部完成侧向移动后,钻孔处于一条直线上。须注意,这些孔应垂直于跖骨干。缝合时使用结扎器或直针穿过孔。

距两孔之间关节面 1.9 cm 处,垂直于骨干行不完全双截骨术,远端自内向外切断骨干 3/4,近端完全截断骨干,两切口之间骨的厚度应取决于跖骨的缩短量,以放松外侧挛缩的结构。通常切除 2~3 mm 的骨。外侧骨赘的大小取决于跖骨头侧移要中和

的第 1 跖骨内翻程度。中度畸形时,留下的 1/6 骨干宽度作为外侧骨赘,而在严重的畸形中,则需保留 1/3 的骨干。本截骨术采用薄锯片在近端完成。

跖骨头向外侧移位,直到外侧骨赘固定在近端骨干上。跖骨头稍向外侧倾斜,使其关节面与第 2 跖骨的轴线平行。此时足底轻微移位或成角是可取的,下文将说明原因。系紧缝合线,使截骨部位更加稳定。

在跗趾轻微过度矫正的情况下将行内侧关节囊缝合术。松解足趾并进行检查。术后应完全矫正,否则,远端囊膜瓣应向近端移位并重新缝合[14]。通常根据医生的习惯按照术后常规方案进行。

三、经皮跖骨远端截骨术(Bösch 术式)

经皮手术是从传统的使用克氏针的切开手术发展而来[76]。Peter Bösch 教授在 1984 年规范了此种术式[77,78]。微创经皮入路的潜在优势是减少手术时间和手术暴露[76]。然而,据笔者所知,至今为止,很少有研究关注经皮远端跖骨截骨术的结果[76-81]。Kadakiea 等报道称,在平均随访 130 天后[80],13 例患者并发症发病率高,特别是肌无力、骨不愈合、畸形愈合及矫正失败。与此形成鲜明对比的是,Magnan 等在平均随访 35 个月的 118 例手术中,AOFAS 评分和影像学结果显示效果良好。笔者提到,经皮远端微创截骨术的适应证与开放入路和外侧软组织松解进行远端截骨术的适应证相同。就畸形的严重程度而言,IMA 达到 20°不视为禁忌证[76]。事实上,目前并无关于 2 种术式的前瞻性对比研究。

患者取仰卧位,行踝阻滞麻醉。透视图像增强器须置于患者的一侧,而术者则站在患者的前面手术台的末端。从跗趾趾甲的内侧角置入直径 2 mm 的克氏针,置于跗趾背侧和足底之间的中心点,以便准确地与跖

骨头接合。在克氏针针尾的近端 1 cm 处，做一 3～5 mm 的切口。接下来，通过皮肤切口插入小剪刀，将截骨部位周围的骨膜从背侧剥离，再从足底剥离。然后，将小剪刀从皮肤切口插入。于 X 线透视引导下垂直于第 1 跖骨干纵轴的矢状面，用 2.33 mm 的截骨器通过第 1 跖骨头下侧区域进行截骨。在冠状面，截骨应轻微向中外侧倾斜，以便根据术前计划延长或缩短截骨。然后，将专门设计的凹槽器械的弧形端置入第 1 跖骨的骨干中，手动推进克氏针，直到观察到器械沟槽中的针顶端。当术者手持克氏针倾斜跖骨头时，通过向远端撬动带槽器械，矫正对齐第 1 跖趾关节，使跖骨头向远端横向移位。本截骨术通过将克氏针从远端到近端插入第 1 跖骨的髓管来进行固定。不进行相关的软组织手术。踇趾用绷带固定 6 周，每周更换一次绷带[82]。

第 8 节　术后护理与康复

穿戴术后矫正鞋可负重行走[83]（图 8-2-6）。根据患者的骨质量和固定方法的不同，推荐的固定时长为 2～6 周[84-86]。

最近的一项生物力学研究表明，术后鞋的设计应使用软质材料，特别是在鞋底的前足掌区域，刚性结构增加了该区域的扭矩。此外，理想的术后鞋不应限制足后跟的活动

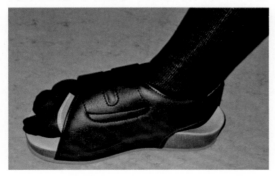

图 8-2-6　术后鞋
译者注：原书图片顺序有误，已修正

动。为了适应步态周期的活动特性，术后鞋应包括一个可摇动轴。减震元素可提高穿着的舒适度。

术后 4～6 周复查 X 线片以观察愈合情况。

最近的研究表明，术后康复对功能结果有积极影响[87,88]。建议脱下术后鞋后，对第 1 跖趾关节进行松解和手法操作，加强锻炼和步态训练。

第 9 节　并 发 症

术后应及早诊断是否有移位或畸形愈合。早期诊断后很容易处理，将患者推回手术室，麻醉后，经皮置入改良钢丝对跖骨头进行固定。这很简单，无须重新打开切口，除非固定物本身处于跖骨头异常的位置。骨膜新骨形成后，此操作不可取，必须重新打开切口，行切开手术。

当出现畸形愈合时，需要判断畸形愈合的主要情况，以指导畸形矫正。具体来说，包括背侧移位畸形愈合、过度缩短或内翻畸形愈合。此外，必须注意是否有小跖趾痛症状以准确指导治疗，骨背侧踇囊炎或许是背侧畸形愈合的结果。偶尔，患者唯一的症状可能是背部隆起疼痛和"真实的"背部踇囊炎表现。同样，患者可能主要伴有运动疼痛或运动受限，这是由于背部隆起的机械性阻滞所致。如果没有疼痛的重量转移到第 2 跖骨，并且症状仅限于背侧隆起刺激或机械限制，最简单和最有效的治疗方法可能是背侧唇切除术。如果相邻小跖趾疼痛，单纯背侧唇切除术则无效。尽管手术可以改善踇跖趾关节的活动，但不能解决主要问题。如果骨背侧畸形愈合＞15°，则须进行截骨矫正。这类手术较为简单，并非"踇囊炎矫正术"；矫正畸形的唯一方法是抬高跖骨头。这是通过以跖骨颈部为中心的内侧入路行第 1 跖骨远端关节外截骨术的最佳方法。理想情

况下,这种翻修截骨术不会造成跖骨短缩。虽然足底楔形物可以切除,但在解剖学上并不可取[89]。半月形锯片用于跖骨内侧截骨。此类锯片的顶点在远端,以便远端骨块易沿足底方向旋转,并被适当地固定。无须考虑采用间置式植骨技术延长第1跖骨远端[90]。

如果跖骨远端截骨术后发生跖骨内翻畸形愈合,患者是有症状的。外翻畸形愈合可能更常见,但似乎耐受性更好,并与复发性跗趾外翻有关。如果术前未发现异常的跖骨远端关节角,这种畸形则更棘手。虽然这可能不是真正的畸形愈合,但从某种意义上说,由于跖骨的方向一开始就没有得到矫正,所以出现了畸形愈合。跖骨头已经朝向外侧;除非其方向得到矫正,否则会出现复发性跗趾外翻。当内翻畸形愈合时,跗趾可能移位到内翻或外翻。跗趾内翻合并轻度跗趾内侧平移,这种症状性畸形愈合需要新月式截骨矫正。患者穿鞋困难,其症状与由于关节不协调而导致的跗趾错位或第1跖趾关节疼痛有关。在这两种情况下,畸形骨应通过关节外截骨术来处理。可通过背侧入路至跖骨颈,做一背侧到足底的新月形切口,行外翻旋转矫正术。通常,需要固定保持新月形切口的稳定性[89]。

第10节 总 结

用于治疗跗外翻畸形的术式有很多种。外科医生的共识是轻、中度的跗外翻应采用远端截骨术进行治疗,而较严重的畸形应采用骨干或近端截骨术。Chevron远端截骨术是世界上治疗轻、中度跗外翻畸形最常用的术式。笔者认为这是一种矫治潜力大、并发症少的可行方法。由于内固定器械的应用,使术后早期功能康复成为可能,这可能会改善功能结果。术后可穿戴硬底鞋进行活动,不需要穿摇摆鞋,这样也改善了患者恢复期的舒适度。

参考文献

[1] Kelikian H. Hallux valgus, allied deformities of the forefoot and metatarsalgia. Philadelphia: W. B. Sanders, 1965: 27-68.

[2] DuVries H. Surgery of the foot. St. Louis: C. V. Mosby, 1959: 342-346.

[3] Mann RA, Coughlin MJ. Adult hallux valgus. Surgery of the foot and ankle. 7th ed. St. Louis: Mosby, 1999.

[4] Wanivenhaus A, et al. Deformity-associated treatment of the hallux valgus complex. Orthopade, 2009, 38(11): 1117-1126.

[5] Myerson MS. Foot and ankle disorders. Hallux valgus. Philadelphia: W. B. Sanders, 1999: 213-289.

[6] Coughlin MJ. Hallux valgus. J Bone Joint Surg Am, 1996, 78-A: 932-966.

[7] Coughlin MJ, Jones CP. Hallux valgus: demographics, etiology, and radiographic assessment. Foot Ankle Int, 2007, 28(7): 759-777.

[8] Cathart E. Physiological aspect: nature of incapacity. The feet of the industrial worker: clinical aspect: relation of footwear. Lancet, 1938, 2: 1480-1482.

[9] Creer WS. The feet of the industrial worker: clinical aspect: relation to footwear. Lancet, 1938, 2: 1482-1483.

[10] Coughlin MJ, Thompson FM. The high price of high-fashion footwear. Instr Course Lect. 1995, 44: 371-377.

[11] Kato T, Watanabe S. The etiology of hallux valgus in Japan. Clin Orthop Relat Res, 1981, 157: 78-81.

[12] Sim-Fook L, Hodgson AR. A comparison of foot forms among the non-shoe and shoe-wearing Chinese population. J Bone Joint Surg Am, 1958, 40-A (5): 1058-1062.

[13] Hardy RH, Clapham JC. Observations on hallux valgus; based on a controlled series. J Bone Joint Surg Br, 1951, 33-B(3): 376-391.

[14] Mitchell CL, et al. Osteotomy-bunionectomy

for hallux valgus. J Bone Joint Surg Am，1958，40-A（1）：41-58. discussion 59-60.

［15］ Durman DC. Metatarsus primus varus and hallux valgus. Arch Surg，1957，74：128-135.

［16］ Pouliart N，Haentjens P，Opdecam P. Clinical and radiographic evaluation of Wilson osteotomy for hallux valgus. Foot Ankle Int，1996，17：388-394.

［17］ Schoenhaus HD，Cohen RS. Etiology of the bunion. J Foot Surg，1992，31：25-29.

［18］ Easley ME，Trnka HJ. Current concepts review：hallux valgus part 1：pathomechanics，clinical assessment，and nonoperative management. Foot Ankle Int，2007，28（5）：654-659.

［19］ Hohmann G. Der hallux valgus und die uebrigen zehenverkrümmungen. Ergeb Chir Orthop，1925，18：308-348.

［20］ Silver D. The operative treatment of hallux valgus. J Bone Joint Surg Am，1923，5（1）：225-232.

［21］ Craigmile D. Incidence，origin，and prevention of certain foot defects. Br Med J，1953，2：749-752.

［22］ Canale P，Aronsson DD，Lamont RL，et al. The Mitchell procedure for the treatment of adolescent hallux valgus. A long term study. J Bone Joint Surg Am，1993，75-A：1610-1618.

［23］ Coughlin MJ. Juvenile hallux valgus：etiology and treatment. Foot Ankle，1995，16：682-697.

［24］ Mann RA，Coughlin MJ. Hallux valgus-etiology，anatomy，treatment and surgical considerations. Clin Orthop Relat Res，1981，157：31-41.

［25］ Faber F，Kleinrensink GJ，Verhoog MW，et al. Mobility of the first tarsometatarsal joint in relation to hallux valgus deformity：anatomical and biomechanical aspects. Foot Ankle Int，1999，20：651-656.

［26］ Bednarz P，Manoli A. Modified lapidus procedure for the treatment of hypermobile hallux valgus. Foot Ankle Int，2000，21：816-821.

［27］ Myerson MS，Allon S，McGarvey W. Meta-tarsocuneiform arthrodesis for management of hallux valgus and metatarsus primus varus. Foot Ankle，1992，13：107-115.

［28］ Sangeorzan BJ，Hansen Jr ST. Modified lapidus procedure for hallux valgus. Foot Ankle. 1989；9：262-266.

［29］ Grebing B，Coughlin MJ. Evaluation of Morton's theory of second metatarsal hypertrophy. J Bone Joint Surg Am，2004，86-A：1375-1386.

［30］ Morton D. Hypermobility of the first metatarsal bone：the interlinking factor between metatarsalgia and longitudinal arch strains. J Bone Joint Surg Am，1928，10：187-196.

［31］ Lapidus P. The author's bunion operation from 1931 to 1959. Clin Orthop Relat Res，1960，16：119-135.

［32］ Coughlin MJ，Jones CP，Viladot R，et al. Hallux valgus and first ray mobility：a cadaveric study. Foot Ankle Int，2004，25：537-544.

［33］ Coughlin MJ，Shurnas PS. Hallux valgus in men. Part II：first ray mobility after bunionectomy and factors associated with hallux valgus deformity. Foot Ankle Int，2003，24：73-78.

［34］ Grebing B，Coughlin MJ. The effect of ankle position on the exam for first ray mobility. Foot Ankle Int，2004，25：467-475.

［35］ Coughlin MJ，Roger A. Mann award. Juvenile hallux valgus：etiology and treatment. Foot Ankle Int，1995，22：369-379.

［36］ Richardson EG，Graves SC，McClure JT，et al. First metatarsal head-shaft angle：a method of determination. Foot Ankle，1993，14：181-185.

［37］ Chi TD，Davitt J，Younger A，et al. Intra-and inter-observer reliability of the distal metatarsal articular angle in adult hallux valgus. Foot Ankle Int，2002，23：722-726.

［38］ Coughlin MJ. Hallux valgus in men：effect of the distal metatarsal articular angle on hallux valgus correction. Foot Ankle Int，1997，18：463-470.

［39］ Uchiyama E，Kitaoka HB，Luo ZP，et al.

Pathomechanics of hallux valgus:biomechanical and immunhistochemical study. Foot Ankle Int,2005,26:732-738.

[40] Glasoe W,Grebnig BR,Beck S,et al. A comparison of device measures of dorsal first ray mobility. Foot Ankle Int,2005,26:957-961.

[41] Jones C,Coughlin MJ,Pierce-Villadot R,et al. The validity and reliability of the Klaue device. Foot Ankle Int,2005,26:951-956.

[42] Mann RA. Bunion surgery:decision making. Orthopaedics,1990,13:951-957.

[43] Saltzman C,Brandser EA,Berbaum KS. Reliability of standard foot radiographic measurements. Foot Ankle Int,1994,15:661-665.

[44] Steel M,Johnson KA,DeWitz MA,et al. Radiographic measures of the normal adult foot. Foot Ankle,1980,1:151-158.

[45] Coughlin MJ,Freund E,Roger A. Mann award. The reliability of angular measurements in hallux valgus deformities. Foot Ankle Int,2001,22:369-379.

[46] Vittetoe DA,Saltzman CL,Krieg JC,et al. Validity and reliability of the first distal metatarsal articular angle. Foot Ankle Int,1994,15:541-547.

[47] Torkki M,et al. Surgery vs orthosis vs watchful waiting for hallux valgus:a randomized controlled trial. JAMA,2001,285(19):2474-2480.

[48] Trnka HJ. Osteotomies for hallux valgus correction. Foot Ankle Clin,2005,10(1):15-33.

[49] Johnson KA,Cofield RH,Morrey BF. Chevron osteotomy for hallux valgus. Clin Orthop Relat Res,1979,142:44-47.

[50] Austin DW,Leventen EO. A new osteotomy for hallux valgus:a horizontally directed "V" displacement osteotomy of the metatarsal head for hallux valgus and primus varus. Clin Orthop Relat Res,1981,157:25-30.

[51] Corless J. A modification of the Mitchell procedure. J Bone Joint Surg Am,1976,55:138.

[52] Trnka HJ,et al. Clinical and radiological results after Austin bunionectomy for treatment of hallux valgus. Arch Orthop Trauma Surg,1996,115(3-4):171-175.

[53] Meier PJ,Kenzora JE. The risks and benefits of distal first metatarsal osteotomies. Foot Ankle,1985,6(1):7-17.

[54] Mann RA,Donatto KC. The chevron osteotomy:a clinical and radiographic analysis. Foot Ankle Int,1997,18(5):255-261.

[55] Schneider W,et al. Chevron osteotomy in hallux valgus. Ten-year results of 112 cases. J Bone Joint Surg Br,2004,86(7):1016-1020.

[56] Trnka HJ,et al. Modified Austin procedure for correction of hallux valgus. Foot Ankle Int,1997,18(3):119-127.

[57] Trnka HJ,et al. The chevron osteotomy for correction of hallux valgus. Comparison of findings after two and five years of follow-up. J Bone Joint Surg Am,2000,82-A(10):1373-1378.

[58] Mitchell LA,Baxter DE. A chevron-akin double osteotomy for correction of hallux valgus. Foot Ankle,1991,12:7-14.

[59] Tollison ME,Baxter DE. Combination chevron plus akin osteotomy for hallux valgus:should age be a limiting factor? Foot Ankle Int,1997,18(8):477-481.

[60] Kuhn M,Lippert FG,Phipps MJ,et al. Blood flow to the metatarsal head after chevron bunionectomy. Foot Ankle Int,2005,26:526-529.

[61] Resch S,Stenstrom A,Reynisson K,et al. Chevron osteotomy for hallux valgus not improved by additional adductor tenotomy. Acta Orthop Scand,1994,65:541-544.

[62] Caminear D,Pavlovich R,Pietrzak WS. Fixation of the chevron osteotomy with an absorbable copolymer pin for treatment of hallux valgus deformity. J Foot Ankle Surg,2005,44:203-210.

[63] Chen Y,Hsu RW,Shih HN,et al. Distal chevron osteotomy with intra-articular soft-tissue release for treatment of moderate to severe hallux valgus deformity. J Formos Med Assoc,1996,95:776-781.

[64] Crosby L,Bozarth GR. Fixation comparison

for chevron osteotomies. Foot Ankle Int, 1998,19:41-43.

[65] Gill L,Martin DF,Coumas JM,et al. Fixation with bioabsorbable pins in chevron bunionectomy. J Bone Joint Surg Am, 1997, 79-A: 1510-1518.

[66] Deorio J,Ware AW. Single absorbable polydioxanone pin fixation for distal chevron bunion osteotomies. Foot Ankle Int, 2001, 22: 832-835.

[67] Pochatko DJ,et al. Distal chevron osteotomy with lateral release for treatment of hallux valgus deformity. Foot Ankle Int, 1994, 15 (9):457-461.

[68] Jones K,Feiwell LA,Freedman EL,et al. The effect of chevron osteotomy with lateral capsular release on the blood supply to the first metatarsal head. J Bone Joint Surg Am, 1995,77-A:197-204.

[69] Resch S,Stenstrom A,Gustafson T. Circulatory disturbance of the first metatarsal head after chevron osteotomy as shown by bone scintigraphy. Foot Ankle, 1992, 13（3）: 137-142.

[70] Thomas R,Espinosa FJ,Richardson EG. Radiographic changes in the first metatarsal head after distal chevron osteotomy combined with lateral release through a plantar approach. Foot Ankle Int,1994,15:285-292.

[71] Peterson D,Zilberfarb JL,Greene MA,et al. Avascular necrosis of the first metatarsal head:incidence in distal osteotomy combined with lateral soft tissue release. Foot Ankle Int,1994,15:59-63.

[72] Chou L, Mann RA, Casillas MM. Biplanar chevron osteotomy. Foot Ankle Int,1998,19: 579-584.

[73] Nery C,Barroco R,Ression C. Biplanar chevron osteotomy. Foot Ankle Int, 2002, 23: 792-798.

[74] Mann RA. Disorders of the first metatarsophalangeal joint. J Am Acad Orthop Surg, 1995,3:34-43.

[75] Hawkins C. Correction of hallux valgus by metatarsal osteotomy. J Bone Joint Surg Am, 1954,27:387-394.

[76] Magnan B,Pezze L,Rossi N,et al. Percutaneous distal metatarsal osteotomy for correction of hallux valgus. J Bone Joint Surg Am, 2005,87-A:1191-1199.

[77] Boesch P,Markowski H,Rannicher V. Technik und erste ergebnisse der subkutanen distalen metatarsale-I-osteotomie. Orthopädische Praxis,1990,26:51-56.

[78] Boesch P,Wanke S,Legenstein R. Hallux valgus correction by the method of boesch:a new technique with a seven-to-ten-year follow-up. Foot Ankle Clin,2000,5:485-498.

[79] Bauer T,der Lavigne C,Biau D,et al. Percutaneous hallux valgus surgery:a prospective multicenter study of 189 cases. Orthop Clin North Am,2009,40(4):505-514.

[80] Kadakia A,Smerek JP,Myerson MS. Radiographic results after percutaneous distal metatarsal osteotomy for correction of hallux valgus deformity. Foot Ankle Int,2007,28(3): 355-360.

[81] Potaluri M. Hallux valgus correction by the method of Bösch:a clinical evaluation. Foot Ankle Clin,2000,5(3):499-511.

[82] Magnan B,Bortolazzi R,Samaila E,et al. Percutaneous distal metatarsal osteotomy for correction of hallux valgus. J Bone Joint Surg Am, 2006, 88-A（Supplement 1 Part 1）: 135-148.

[83] Schuh R, Trnka HJ, Sabo A, et al. Biomechanics of postoperative shoes:plantar pressure distribution, wearing characteristics and design criteria:a preliminary study. Arch Orthop Trauma Surg,2011,131(2):197-203.

[84] Klein MS,et al. Self-tapping screw fixation of the Austin osteotomy. J Foot Surg, 1990, 29 (1):52-54.

[85] Quinn MR,DiStazio JJ,Kruljac SJ. Herbert bone screw fixation of the Austin bunionectomy. J Foot Surg,1987,26(6):516-519.

[86] Trnka HJ,et al. Six first metatarsal shaft osteotomies: mechanical and immobilization

comparisons. Clin Orthop Relat Res，2000，381：256-265.

［87］Schuh R，et al. Effect of physiotherapy on the functional improvement after hallux valgus surgery -a prospective pedobarographic study. Z Orthop Unfall，2008，146(5)：630-635.

［88］Schuh R，Hofstaetter SG，Adams Jr SB，et al. Rehabilitation after hallux valgus surgery: importance of physical therapy to restore weight bearing of the first ray during the stance phase. Phys Ther，2009，89（9）：934-945.

［89］Vora A，Myerson MS. First metatarsal osteotomy nonunion and malunion. Foot Ankle Int，2005，10：35-54.

［90］O'Malley M，Chao W，Thompson FM. Treatment of established nonunions of Mitchell osteotomies. Foot Ankle Int，1997，18：77-80.

第 3 章　第 1 跖骨短 Scarf 截骨术

第3章

第1跖骨短Scarf截骨术

Pierre Barouk,Mihai Vioreanu,Louis Samuel Barouk

关键词　解剖·跗囊肿·并发症·跗外翻·微创手术·修复·Scarf 截骨术·手术入路·入路的种类

第1节　概　述

第 1 跖骨 Scarf 截骨术是骨干干骺端的截骨术。此截骨主要的优点在于其稳定性和适应证,几乎所有类型的跗外翻都可以选择该方法治疗。像所有难度较大的截骨术一样,它也会发生术后并发症,多数是由于手术技术不熟练,这些可以通过学习严谨的技术方法来避免。

这里介绍的手术入路是由标准 Scarf 截骨术演变而来[1-7]。下面将介绍一种微创的短 Scarf 截骨术,它既保护了软组织的环境,同时保持了"长截骨术"的优势和通用性。

第2节　历　史

在 20 世纪 80 年代早期美国足外科医生就开始采用 Scarf 截骨术治疗跗外翻[8-10]。L. S. Barouk 在法国、欧洲和世界其他地区介绍了此种术式。他率先使用专用空心加压螺钉提高固定和截骨的稳定性,继而报道了 Scarf 截骨方向不同发生移位的多种可能性[1,2]。采用这种方法固定,应重新考虑 Scarf 截骨术手术适应证。在过去的 20 年里,L. S. Barouk 和笔者采用 Scarf 截骨方法治疗了绝大多数(99%)跗外翻病例。这是一系列超过 5000 个连续病例的报道。

Scarf 截骨术不易操作。外科医生应对第 1 跖骨的解剖结构有深刻的认识,应熟悉不同的截骨及它们的矫正效果。学习弧形截骨或 Scarf 截骨应从锯骨和尸体标本实践开始。

本文从解剖、手术入路、适应证等方面进行综述。

P. Barouk (✉)
Clinique du Sport，Merginac，France
e-mail：pierre. barouk@wanadoo. fr

M. Vioreanu
Royal College of Surgeons Ireland，Ballinteer，Ireland

L. S. Barouk
Yvrac，France
e-mail：samuel@barouk-ls-p. com

第3节　解　剖

行 Scarf 截骨术的 2 个关键的解剖点如下。

G. Bentley (ed.),*European Surgical Orthopaedics and Traumatology*,
DOI 10. 1007/978-3-642-34746-7_193，© EFORT 2014

一、第 1 跖骨血管分布

　　足底血管束是第 1 跖骨头的主要供血部位，其次是背侧血管束[7,11]。Scarf 截骨术保留了这 2 条血管束（图 8-3-1）。

二、第 1 跖骨形状

　　了解第 1 跖骨冠状面的三角形形状是进行截骨术的关键（图 8-3-2）。其外侧壁（外侧面）是垂直的。在保持外侧壁稳定的前提下，可达到其他截骨术（如 Chevron 截骨）无法达到的矫正度数（图 8-3-3）。

　　第 1 跖骨内侧缘（medial border）是纵向切口起始的标志。

　　截骨线朝向跖外侧是非常重要的环节（图8-3-2）。平坦的足底内侧面（倾斜和向

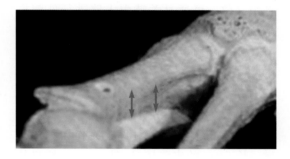

图 8-3-3　外侧壁

下）的方向是一个重要的解剖学细节，需要考虑通过这个纵向切口穿过跖骨。术中，可显露并触及足底表面。

第 4 节　手术入路

一、外侧松解

　　笔者一般更倾向于采用第 1 趾蹼背侧小切口入路，这样可直接松解籽骨悬韧带和趾骨韧带止点（phalangeal insertional band，PIB）（图 8-3-4）。注意要保留外侧副韧带以避免第 1 跖骨矫正过度，跖趾关节内翻。外科医生可粗略评估第 1 跖骨长度，根据姆外翻畸形的严重程度（即当腓侧籽骨未完全半脱位），松解矫正后姆趾在跖骨头顶

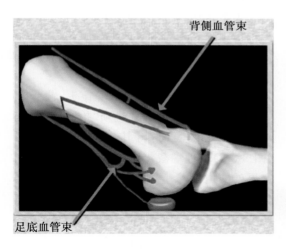

背侧血管束

足底血管束

图 8-3-1　跖骨头的血液供应

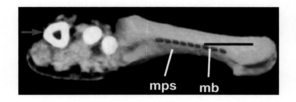

图 8-3-2　内侧缘(mb)和足底内侧面(mps)

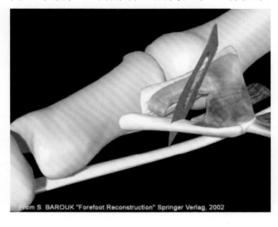

图 8-3-4　外侧松解

部中立位。可通过关节内入路进行外侧松解，从内侧在外侧籽骨和跖骨头之间切开关节囊和跖籽韧带。

二、手术显露

在第 1 跖骨头和第 1 跖趾关节中线，纵行做一长 5 cm 的皮肤切口（图 8-3-5）。切口长度不超过第 1 跖骨干。纵向切开关节囊，从跖骨头内侧分离切除骨赘，保留背侧关节囊。

此时将一个尖小的 Hohmann 牵开器放置在跖骨头外侧，暴露跖骨头关节面。评估跖骨远端关节面固有角（distal metatarsal articular angle，DMAA）的完整性和方向（图 8-3-6）。使用直的骨膜剥离器从近端切开骨膜，暴露第 1 跖趾关节跖侧面，保留足底血管束（图 8-3-7）。

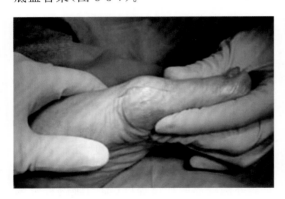

图 8-3-5　皮肤切口

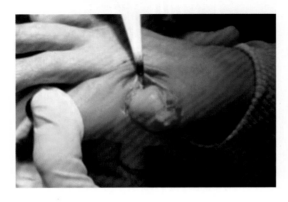

图 8-3-6　对软骨进行评估

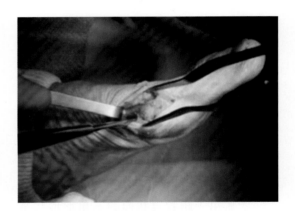

图 8-3-7　暴露近端跖侧面

用摆锯在骨干的内侧边缘最低程度地切除骨赘。

三、截骨

（一）纵行截骨：下移还是抬高？

手术要使用 10 mm 宽的摆锯片，切口决定第 1 跖骨头在矢状面的高度。

根据跖骨头预期位移的方向，选择位于内侧缘的起始线。

1. 如果术者决定降低跖骨头，截骨起始线应在内侧缘背侧，并且须"抬起手"使切口平行于足底表面，将其指向侧壁的下部（图 8-3-8）。近端截骨应始于干骺端与骨干交界处的内侧缘上方。远端截骨应位于第 1 跖骨头背侧 1/3 处，在距跖骨头关节面 10 mm 处。

2. 如果术者不想降低第 1 跖骨头，则截骨应更水平，因此，截骨应从内侧边缘开始（图 8-3-9）。这一截骨位置不应完全与足底面平行，必须终止于外侧壁下沿，以维持外侧壁的完整性和稳定性。远端截骨应止于跖骨头的中部，始终位于关节软骨 10 mm 处。近端截骨应止于内侧缘，在干骺端与骨干交界处。目前更倾向于降低跖骨头，因为过度降低会导致跖屈减少，籽骨压力过大，最终导致踇趾趾间关节爪状畸形。

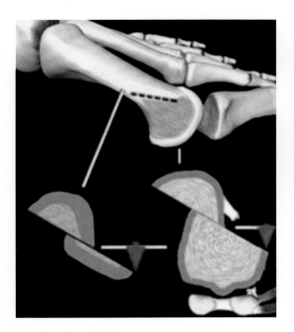

图 8-3-8　下移纵向截骨

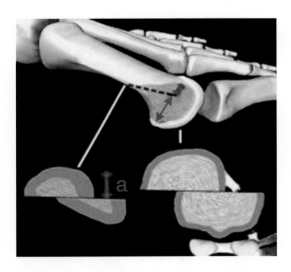

图 8-3-9　不下移纵向截骨

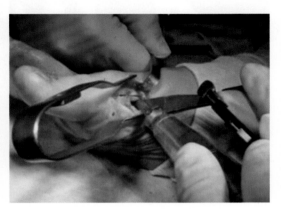

图 8-3-10　用窄锯片（5 mm）行近端截骨

（二）近端截骨

为了保护软组织，应使用 5 mm 的窄锯片进行截骨。最好能看到锯片摆动。锯片可重新消毒使用以降低成本。在足底骨皮质上进行近端截骨，应与纵向切口成 60°角（Chevron 截骨），方向指向第 5 跖骨基底的近端（图 8-3-10）。

（三）远端截骨：第 1 序列缩短还是延长？

再次使用宽锯片（10 mm）进行截骨。此截骨最终将决定矢状面第 1 跖骨的长度。截骨线向近端倾斜越多，跖骨移位后第 1 跖骨缩短越多。重要的是，远端截骨线倾斜度不能大于近端，否则出现移位后远端不协调。近端和远端截骨线应有一定的角度，移位后远端有良好的接触和加压（图 8-3-11）。远端截骨线末端应在背侧皮质关节囊止点近侧（即关节囊外）。与近端截骨相同，远端截骨线也与足纵轴成 60°角（Chevron 截骨）（图 8-3-12）。

使用 Maestro 入路进行短缩术时，近端和远端的截骨术都应进行改良（请参见后文）。

（四）截骨移位和固定

完成 3 次截骨后，使用骨凿将两截骨端分离，通过"推拉法"将截骨端移位矫形（图 8-3-13）。用一把锋利的布巾钳将近端骨块拉向内侧，使用骨刀平侧将远端部分推向外侧，可获得最大移位。拇趾轴向加压，用 1 枚克氏针临时固定截骨端。行短 Scarf 截骨术不需要使用专用的 Scarf 骨夹固定。

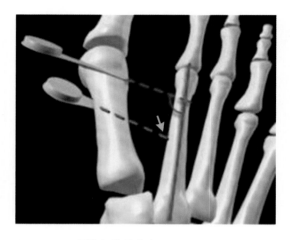

图 8-3-11　两横向截骨方向不同

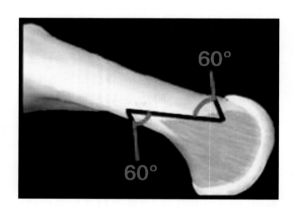

图 8-3-12　双 Chevron 截骨

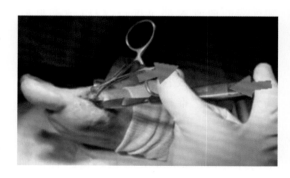

图 8-3-13　"推拉"

四、截骨矫形固定

在大多数情况下,一枚 2.5 mm 的空心加压螺钉足够(笔者使用 Barouk 或 FRS 专用螺钉)。用克氏针从近端到远端定位,进针点在远截骨端 1 cm 处,第 1 跖骨中线的外侧。将克氏针倾斜进针,朝向跖骨头的中心,出针点在跖骨头跖侧面稍内侧(图 8-3-14),外科医生可直接看到。然后,将克氏针在软骨水平上撤回。克氏针的长度减去 5 mm 为最终的螺钉长度。用空心钻钻孔后,通过克氏针拧入空心螺钉,要确保其完全进入骨中且不能穿出关节软骨。螺钉倾斜可使远端有良好的加压(图 8-3-15)。对截骨的稳定性进行评估,短 Scarf 截骨术很少(约 5% 的病例)有为了获得良好的稳定性而需要第 2 枚螺钉的情况。第 2 枚螺钉更多用于标准的长 Scarf 截骨术。第 2 枚螺钉的进针点和方向很重要,外科医生对此应熟悉。克氏针的进针点更近,更重要的是更靠近外侧,以保持外侧壁的完整(图 8-3-16)。螺钉从近端指向远端,从外侧指向内侧。应使用双皮质螺钉固定(图 8-3-16),有时使用三皮质螺钉固定(图 8-3-17)。

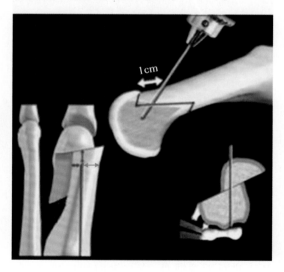

图 8-3-14　克氏针固定

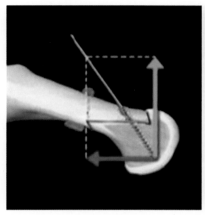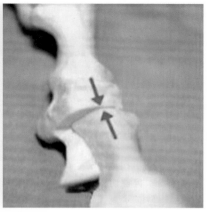

图 8-3-15　远端螺钉的位置

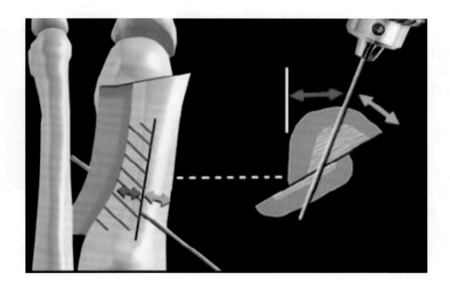

图 8-3-16　长 Scarf 截骨术，近端用双皮质螺钉固定

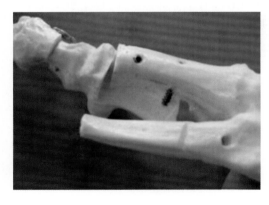

图 8-3-17　近端用三皮质螺钉固定

五、后期处理

重新对齐第 1 序列，对外侧骨赘进行最后检查。注意近节趾骨对应跖骨头处有无骨赘，应一并切除。

斜行切除第 1 跖骨背内侧骨赘。将三角形骨块翻转并嵌入近端跖侧面（图 8-3-18）。这将使最终结构牢固并减少骨出血。第 1 跖骨头和远端背侧端的碎片要磨成圆形，以防进一步刺激皮肤。

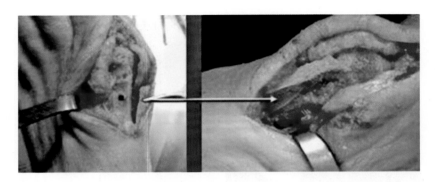

图 8-3-18　**骨赘切除和移植**

缝合内侧关节囊时,辨认并保护背内侧的感觉神经。内侧关节囊采用十字缝合(图8-3-19)。常规情况下缝合不要太紧,但在严重的畸形,需要在靠近内侧籽骨的位置紧缩缝合,缝合线应位于第 1 跖骨头的中心水平,这是第 1 跖骨的旋转中心,可防止术后跖趾关节僵硬。

然后,进行负荷模拟测试,评估校正效果和近节趾骨(内翻、去旋或缩短)截骨的必要性。

在近节趾骨截骨后,行足正位 X 线透视检查(图 8-3-20)。

然后,松开止血带并止血;用可吸收缝线连续缝合切口。

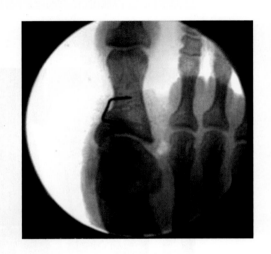

图 8-3-20　**最后进行术中 X 线透视**

六、术后护理

术后第 15 天更换伤口敷料,第 30 天去除。伤口敷料采用捆绑式重新加固,以维持校正后踇趾位置,建议患者出院前进行物理治疗。推荐穿特制 Barouk 鞋跟负重的鞋30 天,之后穿前部宽松的鞋(图 8-3-21)。建议所有患者至少随访 1 年,以了解手术的长期效果。

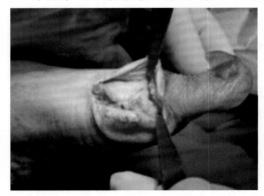

图 8-3-19　**内侧紧缩**

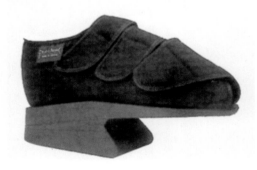

图 8-3-21　**术后矫形鞋**

第 5 节　手术适应证

当蹞外翻行 Scarf 截骨矫正术时,术者需要对移位程度进行评估,并制订手术计划。

一、侧向移位

笔者采用 Scarf 截骨时最常用的是移位(图 8-3-22)。前文已经描述了如何操作。需要特别注意的是要保留外侧壁和坚强内固定,第 1 跖骨移位截骨达到最大的侧向位移。移位 3/4,最终移位 4/5。在宽的横切面不会发生二次位移。此外,可根据蹞外翻的畸形程度,从最小到最大进行移位。然而,最大移位常需要短缩第 1 跖骨。

二、下移

1. 适应证

- 第二序列转移性跖骨痛。
- 与蹞外翻相关的平足(扁平足)。
- 第 1 序列失去支撑(图 8-3-23)。

2. 手术入路　应用 Scarf 截骨不是降低跖侧角度,而是移位足跖侧跖骨头,使其关节软骨保持在额状面上。

降低取决于纵向截骨方向,平行斜向跖内侧面,再结合外侧偏移。进行纵向截骨时,"抬起手",从第 1 跖骨背内侧缘开始切,可增加下移幅度(图 8-3-24)。

三、短缩

1. 适应证

- 第 1 跖趾关节骨性关节炎(图 8-3-25)。
- 蹞外翻第 1 跖趾关节僵硬,手动修正时背屈减少。
- 第 1 跖骨过长。
- 第 2 跖骨短缩。
- 重度蹞外翻畸形(图 8-3-25)。

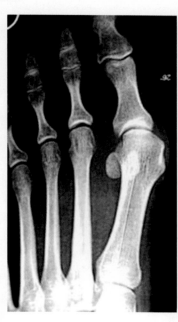 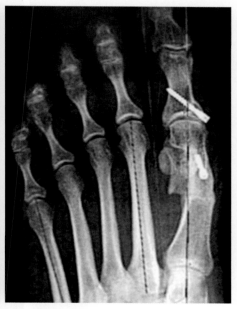

图 8-3-22　Scarf 短缩截骨,外侧移位

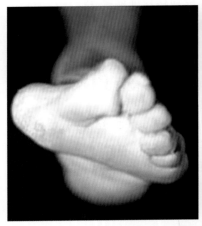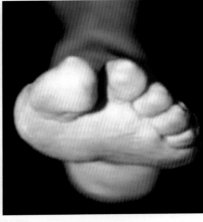

图 8-3-23　术后第 1 跖骨下移

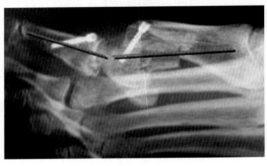

图 8-3-24　X 线 片 显 示第 1 跖骨下移

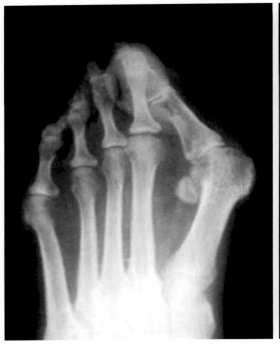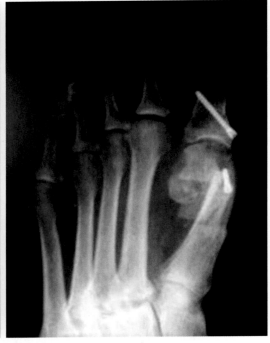

图 8-3-25　第 1 跖骨 Maestro 截骨短缩

总体目标是均衡第 1 跖骨和第 2 跖骨之间的长度。可接受第 2 跖骨比第 1 跖骨长（3～4 mm）。

2. 手术入路　通过横向截骨线向近侧倾斜使第 1 跖骨缩短，可满足中小程度的短缩。然而，更大程度的缩短要进行 Maestro 手术（图 8-3-26），可提高缩短的准确性和结构的稳定性。横行截骨垂直于纵向截骨，便于更好的复位和稳定（图 8-3-27）。

建议缩短到 ms 点（位于近节趾骨基底部分），并于手术前评估是否累及外侧跖骨（图 8-3-28）。

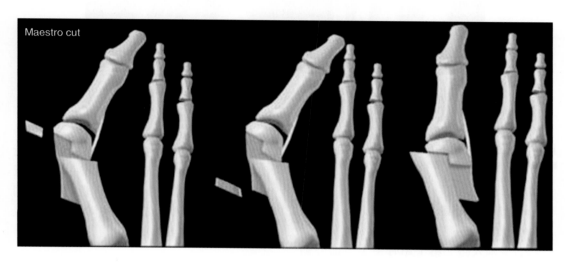

图 8-3-26　Maestro 截骨

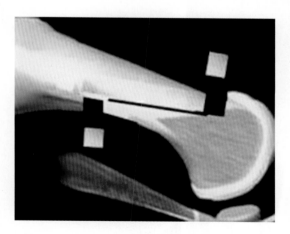

图 8-3-27　行 Maestro 截骨，横向截骨垂直于纵向截骨更易于复位和稳定

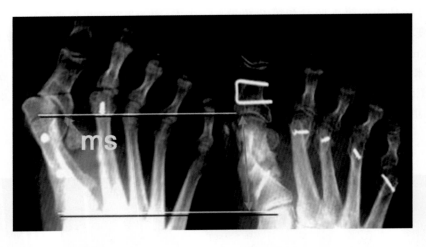

图 8-3-28　ms 点

四、矫正跖骨远端关节面固有角

1. 适应证
- 先天性姆外翻（图 8-3-29）。
- 医源性姆外翻。
2. 手术入路　第 1 跖骨头关节面外侧

倾斜的可通过向内侧旋转，增加截骨跖侧近端部分向外侧移位而矫正（图 8-3-30）。近端截骨断端之间接触少不是问题，只要远端骨有足够的接触即可。这些问题很少发生在短缩 Scarf 截骨术中。

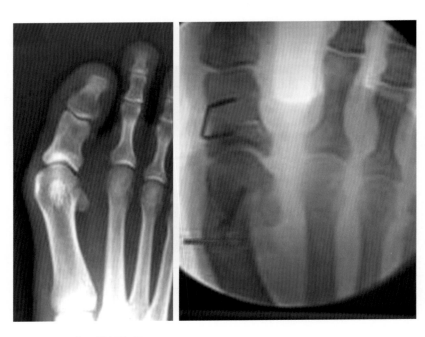

图 8-3-29　先天性姆外翻

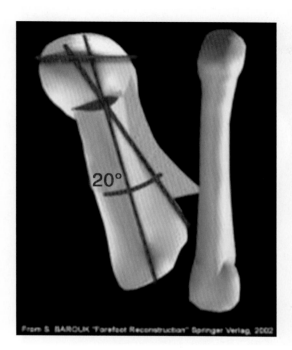

From S. BAROUK "Forefoot Reconstruction" Springer Verlag, 2002

图 8-3-30 矫正跖骨远端关节面固有角(DMAA)

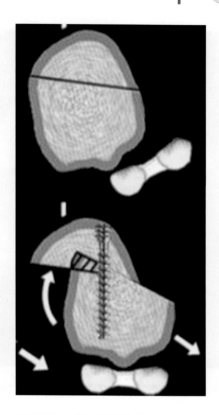

图 8-3-31 第 1 跖骨旋后

五、旋后

1. 适应证

● 姆趾第 1 跖趾关节严重旋前。

2. 手术入路 可以通过从背侧骨块内侧缘去除一小片骨皮质,从而使截骨端移位达到旋后(图 8-3-31)。

六、抬高

1. 适应证

● 姆外翻高弓足畸形。

● 第 1 跖骨过度向跖侧倾斜导致第 1 跖列跖痛症(图 8-3-32)。

2. 手术入路 首先水平纵向截骨抬高,在远端背侧进行楔形截骨(图 8-3-33)。这可能会导致最终结构更加脆弱。

七、长 Scarf 截骨术

适应证

● 跖骨间角(inter-metatarsal angle, IMA)大,则需尽量增加侧向位移以矫正畸形。在这种情况下截骨端背外侧骨皮质与跖内侧骨皮质之间接触使结构更稳定(图 8-3-34)。

● 当短缩程度大时需要 Maestro 截骨。

● 第 1 跖骨重度骨质疏松和严重姆趾外翻。

大 IMA 需要大的移位,"骨皮质与骨皮质接触"(截骨端背外侧骨皮质和跖内侧骨皮质)可防止骨槽(嵌入)的影响。相反,小 IMA 和有骨质疏松需要行短 Scarf 截骨术。当截骨在更远端(如 Chevron 截骨)时没有骨槽的影响。对于老年人,则建议矫正 DMAA,因为通常跖骨头外侧的软骨较为

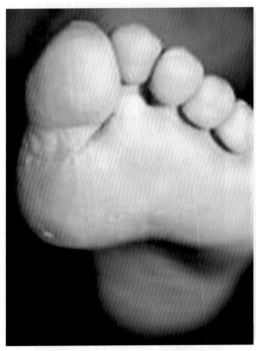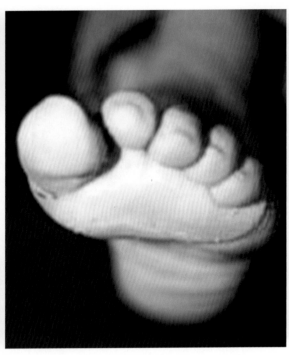

图 8-3-32　左图：第 1 跖骨过度负荷；右图：Scarf 截骨抬高

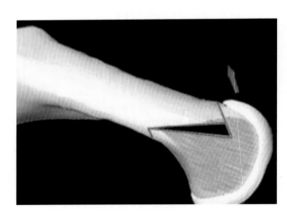

图 8-3-33　第 1 跖骨抬高

良好。这也可通过增加骨皮质接触面积以增加最终结构的稳定性。

八、移位结合

复杂的跛外翻畸形的治疗需要结合一些制定的指标。Scarf 截骨术很容易使不同平面的各种移位相结合，这是此手术最强的技术优势。在术前要进行临床和放射学评估，制订 Scarf 截骨术计划是必不可少的环节。

第 6 节　并发症

一、术中并发症

术中并发症有 4 种类型：3 处骨折和有 1 个移位。

1. 纵向截骨延伸到跖骨头远端的水平骨折（图 8-3-35）。

● 处理方法：将第 2 枚螺钉放置在跖骨头远端进行固定，穿过骨折端。

2. 截骨远端延伸到跖侧区的跖骨头垂直骨折。

● 处理方法：使用标准的远端螺钉，再用近端螺钉固定足底断端。

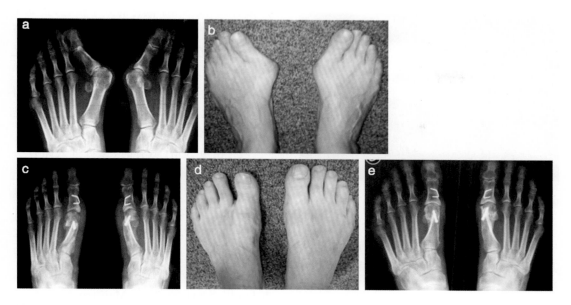

图 8-3-34　严重踇外翻(a,b),应用长 Scarf 截骨术矫形(c),长期效果:骨重塑(d,e)

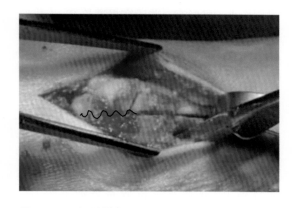

图 8-3-35　远端骨折

3. Scarf 截骨术中螺钉断裂的骨折。

● 预防:螺钉不要太靠近远端。

● 处理方法:近端置入螺钉,因此,螺钉更倾斜。

4. 骨槽/沟槽影响(两截骨端嵌入):如果截骨太靠近端,则会导致跖骨头部旋前和抬高。

● 处理方法:对于骨质疏松患者,如果IMA 大,长 Scarf 截骨术可增加更多的骨接触和位移最大(即截骨端背外侧皮质与足底内侧皮质接触)。如果

IMA 小,建议行远端短 Scarf 截骨术。

二、术后并发症

(一)早期并发症

长 Scarf 截骨术早期可能会发生近端螺钉周围骨折。如果螺钉放置太靠近外侧,则会出现外侧壁断裂,负重后可发生骨折。骨折引起疼痛导致第 1 跖骨抬高和第 2 跖列转移性跖骨痛(图 8-3-36)。

● 预防:近端螺钉放置不要太靠近外侧,建议行短 Scarf 截骨术。

● 处理方法:建议术后穿 4 周后跟负重鞋。

有经验的外科医生可避免以上并发症的发生。

(二)晚期并发症

矫正不足、矫正过度、转移跖痛症和第1 跖趾关节僵硬是踇外翻手术的晚期并发症。Scarf 截骨术无特殊的并发症,主要是由于操作失误或选择了错误的移位。Louis Samuel Barouk[1, 2]所著的《前足功能重建》

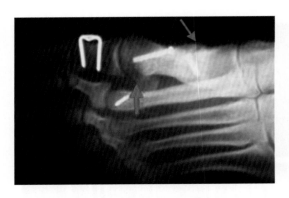

图 8-3-36   近端螺钉周围骨折,导致第 1 跖骨抬高

中"并发症"一章,详细介绍了所有并发症及其治疗方法。掌握了并发症,也就掌握了治疗方法。

第 7 节   讨   论

Scarf 截骨术已经证明了矫正中重度蹈外翻[12-19]、先天性蹈外翻[20]、复发性蹈外翻[21]和类风湿蹈外翻畸形[22,23]是有效的。

其主要优点是通用性和可靠性。所有类型的蹈外翻都可通过外科手术处理。处理蹈外翻不应该是"蹈外翻需要采用什么样的截骨术",而应是"这种蹈外翻应采用什么样的 Scarf 截骨术"。除了良好的手术技巧外,该入路需要对病例进行良好的分析,并掌握前足病理学知识。

远端长 Chervron 截骨术与短 Scarf 截骨术的比较

对于轻度或中度蹈外翻,Scarf 截骨术与远端 Chevron 截骨术相比,特别是远端长 Chevron 截骨术,为外科医生的手术选择。一种观点认为长 Chevron 截骨术和短 Scarf 截骨术很相似,但笔者有如下观点。

1. 短 Scarf 截骨术更稳定,首先是截骨的形状:双 Chevron 截骨、平行于底部的纵形截骨,以及 Scarf 截骨的 3 个位置,正如 P Rippstein[24]所强调的,主要是远端(跖骨头)、近端(近端 Chevron 截骨),以及两者之间的骨干骺端部分。

很多学者认为短 Scarf 截骨术不使用螺丝固定比其他手术入路更稳定(特别是 Maestro 截骨术[25])。

2. 在短 Scarf 截骨时,螺钉进入跖骨头内较多。

3. 对于严重的畸形,Scarf 截骨术明显优于 Chevron 截骨术。特别是外侧移位可保持外侧壁的完整,比远端 Chevron 截骨术更为重要。这些严重的病例,往往需要短缩。远端 Chevron 截骨术不适合大的短缩。相反,用 Scarf 截骨术、Maestro 截骨术[25]可以很精确而且非常稳定。

4. 此外,短 Scarf 截骨术比 Chevron 截骨术创伤小。已经有一些研究报道长 Scarf 截骨术与 Chevron 截骨术相比效果相似[26,27]。

然而,对于非常大的缩短或非常严重的畸形,笔者认为长 Scarf 截骨术更可取。

(1)Scarf 截骨术并发症已被报道,包括近端螺钉周围骨折[1,2,28],可以只使用 1 枚远端螺钉进行避免。改进后(短 Scarf 截骨和近端骨栓),只使用 1 枚远端螺钉就足够稳定。还有报道并发症是骨槽/沟的影响。通过短 Scarf 截骨术可避免这些并发症。Scarf 截骨术需要一个 20 例或 30 例的学习曲线。一连串的手术错误可能导致效果不佳[29-31]。

(2)蹈外翻矫形的发展——"微创手术"?

近几年已出现所谓的"微创手术"。De Prado[32]提出远端经皮截骨的想法,声称比经典截骨术创伤小,但其治疗原则与常规的、经过验证的开放手术有很大的不同[33]。

最近,有学者提出经皮 Chevron 截骨术(Rabat[34]),该入路结合了经典的开放手术(控制位移、截骨固定)和经皮入路的原则。截至目前,该项技术仍处于试验阶段。

第 8 节　结　论

在过去的 30 年里，Scarf 截骨术在姆外翻治疗选择上获得一席之地。手术技术不断发展，首先是消除了早期并发症，随后增加了其通用性和适应性，以治疗大多数的姆外翻病例。缩短截骨后长度以适用于小的畸形病例，并符合微创治疗的愿望和需要。与此同时，长 Scarf 截骨术在治疗更严重畸形方面占有一席之地。

参考文献

［1］ Barouk LS. Fore Foot reconstruction. Paris：Springer，2003.

［2］ Barouk LS，Barouk P. Reconstruction de l'avant pied. Paris：Springer，2006.

［3］ Barouk LS. Scarf osteotomy for hallux valgus correction. Local anatomy, surgical technique, and combination with other forefoot procedures. Foot Ankle Clin，2000，5（3）：525-558.

［4］ Barouk LS. Scarf osteotomy of the first metatarsal in the treatment of hallux valgus. Foot Dis II，1995，1：35-48.

［5］ Barouk LS. Scarf osteotomy for the hallux valgus correction. Foot Ankle Clin，2000，5（3）：525-558.

［6］ Barouk LS. Nouvelles ostéotomies de l'avant pied et leur rôle thérapeutique. In：Valtin B，editor. Cahiers d'enseignements de la sofcot，vol. 1. Paris：Expansion scientifique française，1996：49-76.

［7］ Barouk LS. Eléments d'anatomie chirurgicale du premier métatarsien. Med Chir Pied. Expansion scientifique française：Paris，1994，2：76-82.

［8］ Zygmunt KHZ，Gudas CJ，Laros GS. Bunionectomy with internal screw fixation. J Am Pediatr Med Assoc，1989，79：322.

［9］ Schwartz N，Groves ER. Long term follow up of internal threaded Kirschner wire fixation of the scarf bunionectomy. J Foot Surg，1987，26：313-316.

［10］ Weil LS. Scarf osteotomy for correction of hallux valgus. Historical perspective, surgical technique and results. Foot Ankle Clin，2000，5（3）：559-580.

［11］ Sarrafian SK. Anatomy of the foot and ankle. Philadelphia：J. B.，Lippincott，1983.

［12］ Adam SP，Choung SC，Gu Y，et al. Outcomes after scarf osteotomy for treatment of adult hallux valgus deformity. Clin Orthop Relat Res，2011，469（3）：854-859.

［13］ Kristen KH，Berger C，Stelzig S，et al. The SCARF osteotomy for the correction of hallux valgus deformities. Foot Ankle Int，2002，23（3）：221-229.

［14］ Larholt J，Kilmartin TE. Rotational scarf and akin osteotomy for correction of hallux valgus associated with metatarsus adductus. Foot Ankle Int，2010，31（3）：220-228.

［15］ Robinson AH，Bhatia M，Eaton C，et al. Prospective comparative study of the scarf and Ludloff osteotomies in the treatment of hallux valgus. Foot Ankle Int，2009，30（10）：955-963.

［16］ Garrido IM，Rubio ER，Bosch MN，et al. Scarf and Akin osteotomies for moderate and severe hallux valgus：clinical and radiographic results. Foot Ankle Surg，2008，14（4）：194-203.

［17］ Berg RP，Olsthoorn PG，Pöll RG. Scarf osteotomy in hallux valgus：a review of 72 cases. Acta Orthop Belg，2007，73（2）：219-223.

［18］ Aminian A，Kelikian A，Moen T. Scarf osteotomy for hallux valgus deformity：an intermediate followup of clinical and radiographic outcomes. Foot Ankle Int，2006，27（11）：883-886.

［19］ Freslon M，Gayet LE，Bouche G，et al. Scarf osteotomy for the treatment of hallux valgus：a review of 123 cases with 4.8 years follow-up. Rev Chir Orthop Reparatrice Appar

Mot,2005,91(3):257-266.

[20] John S,Weil Jr L,Weil Sr LS,et al. Scarf osteotomy for the correction of adolescent hallux valgus. Foot Ankle Spec,2010,3(1):10-14.

[21] Bock P,Lanz U,Kröner A,et al. The Scarf osteotomy:a salvage procedure for recurrent hallux valgus in selected cases. Clin Orthop Relat Res,2010,468(8):2177-2187.

[22] Roukis TS. Scarf and Weil metatarsal osteotomies of the lateral rays for correction of rheumatoid forefoot deformities:a systematic review. J Foot Ankle Surg,2010,49(4):390-394.

[23] Barouk LS,Barouk P. Joint-preserving surgery in rheumatoid forefoot: preliminary study with morethan-two-year follow-up. Foot Ankle Clin,2007,12(3):435-454.

[24] Coetzee JC,Rippstein P. Surgical Srategies:Scarf Osteotomy for Hallux valgus. Foot Ankle Int,2007,29(4):529-535.

[25] Besse JL,Maestro M. First metatarsal SCARF osteotomies. Rev Chir Orthop Reparatrice Appar Mot, 2007, 93 (5):512-523.

[26] Deenik A,van Mameren H,de Visser E,et al. Equivalent correction in scarf and chevron osteotomy in moderate and severe hallux valgus:a randomized controlled trial. Foot Ankle

Int,2008,29(12):1209-1215.

[27] Deenik AR,Pilot P,Brandt SE,et al. Scarf versus chevron osteotomy in hallux valgus:a randomized controlled trial in 96 patients. Foot Ankle Int,2007,28(5):537-541.

[28] Vienne P,Favre P,Meyer D,et al. Comparative mechanical testing of different geometric designs of distal first metatarsal osteotomies. Foot Ankle Int,2007,28(2):232-236.

[29] Hammel E,Abi Chala ML,Wagner T. Complications of first ray osteotomies:a consecutive series of 475 feet with first metatarsal Scarf osteotomy and first phalanx osteotomy. Rev Chir Orthop Reparatrice Appar Mot,2007,93(7):710-719.

[30] Smith AM,Alwan T,Davies MS. Perioperative complications of the Scarf osteotomy. Foot Ankle Int,2003,24(3):222-227.

[31] Coetzee JC. Scarf osteotomy for hallux valgus repair:the dark side. Foot Ankle Int,2003,24(1):29-33.

[32] De Prado M,Rippol PL,Golano P. Cirugia percutanea del pie. Barcelona:Elsevier,2005.

[33] Benichou M. Réflexions autour de la chirurgie percutanée de l'hallux valgus. Maitrise orthopédique no 159,2006.

[34] Rabat E. Osteotomia de chevron por tecnica MIS. Oral communication,Congresso SEM-CP-AFCP,Sevilla 8,2010.

第 4 章　第 1 跗跖关节融合术

第4章

第1跗跖关节融合术

Thanos Badekas，Panagiotis Symeonidis

关键词 关节融合术·并发症·第 1 跗跖关节·康复·手术适应证·手术入路

第1节 概　述

第 1 跗跖关节融合术治疗踇外翻最早是由 Lapidus 进行推广普及的。尽管 Lapidus 没有宣称对该术式的原创性，并且后来在该原始术式的基础上又出现了各种改良式，但文献仍以他的名字命名该术式。如许多以名字命名手术的情况一样，Lapidus 描述的术式完全不同于现在论文和教材中的"Lapidus术式"。最初的式是使用 0 号铬肠线通过跖骨的骨道来固定关节融合的部位。Lapidus 对自己的式进行了至少 2 次改良。回顾了自己 28 年来的手术经验，他将关节融合技术称为"我们对 Silver 手术的改良式"。尽管如此，直到今天，许多研究仍把不同的融合术称为"Lapidus 手术"。可能，称其为楔跖关节融合术或跗跖关节融合术（tarsometatarsal，TMT）比称"Lapidus 手术"更准确。

T. Badekas (✉)
Foot and Ankle Clinic Metropolitan Hospital, Athens, Greece
e-mail: thanosbadekas@gmail.com

P. Symeonidis
2nd Orthopedic Clinic University of Thessaloniki, Thessaloniki, Greece

第 2 节　适应证和禁忌证

该术式的一个主要优点是能矫正踇外翻第 1 跖骨序列后期多平面的畸形。这是通过对第 1 跖骨截骨进行旋转和平移实现的，随后将其与内侧楔骨在正确的位置进行融合。其他优点包括术后对第 1 跖骨的短缩程度最小，通过使用坚强的内固定达到早期的机械稳定，而且可以用于踇外翻矫形手术失败病例的翻修。该术式的缺点是不能在踇外翻的顶点进行截骨，即踇囊炎区。因此，作为手术操作常规，通常需将踇囊炎切除术和第 1 趾蹼区软组织松解术相结合。其他的缺点包括非关节炎关节的融合操作困难。

该术式适应证如下。

1. 症状性的踇外翻中、重度畸形合并踇外翻角＞20°，跖骨间角＞16°和第 1 跖骨内翻。

2. 转移性跖骨痛伴第 2 跖骨过度负重和第 1 跖列的过度活动。

3. 第 1 跗跖关节退行性关节炎伴或不伴踇外翻畸形。

4. 青少年踇外翻伴足外旋畸形和广义的韧带松弛症。

该术式的禁忌证如下。

1. 生长发育期儿童，生长板未闭。

2. 夏科关节病。

G. Bentley (ed.), *European Surgical Orthopaedics and Traumatology*,
DOI 10.1007/978-3-642-34746-7_165, © EFORT 2014

3. 动脉供血不足。

4. 感染活动期。

5. 第 1 跖骨短小，或者是先天性或继发于之前的创伤或前足手术。后者是相对禁忌证，因为关节融合术同时在融合部位置入置入物，这会恢复第 1 跖骨序列的长度。

适用于该术式最理想的患者是症状性跗外翻畸形经非手术治疗失败者，合并逐渐增加的跖骨间角和矢状位上第 1 跖骨高度不稳定。如何对跖跗关节不稳定进行定义和评估存在相当大的争论。最常用的临床检查方式是应力试验，查体时膝关节伸直位踝关节中立位。检查者一手握住患者的第 1 跖骨头，另一手固定第 2 跖骨头，对第 1 跖骨头施加向头侧的力。第 1 跖骨头向背侧移位＞10 mm，在 8～10 mm 范围内没有确定的止点都认为是不正常的（Klaue，Faber）。虽然用客观方法难以对第 1 跖骨不稳定的因素进行量化分析，它只是客观存在的临床症状，但是行第 1 跖跗关节融合术是解决这种临床问题的方法。

第 3 节　手术入路

手术可以采用全身麻醉或局部麻醉。笔者通常联合踝关节阻滞麻醉和静脉麻醉。患者取仰卧位，大腿根部缚扎止血带。一些术者不使用止血带，然而，正确的关节面准备能获得一个较好的无血术野。常规预防性使用抗生素。

用 15 号外科手术刀片在足背侧沿第 1 趾蹼平面跖趾关节水平做第 1 个纵行切口。在跖骨干骺端将刀片与跖骨干平行，并在远端松解踇收肌的横部和斜部。在跖骨头下水平松解外侧关节囊，使踇趾内翻能达到 45°。

在第 1 跖趾关节做一个内侧切口。注意保护足背内侧皮神经。纵行切开关节囊以暴露跖骨头。用摆锯在跖骨头内侧切除骨赘，切除时平行跖骨干，从远向近操作。剥离切除的内侧骨赘上附着的软组织，用于融合部位植骨。用 McGlammy 起子将籽骨移位到跖骨头下。在关节囊中央切除宽约 3 mm，以便闭合切口时能紧缩缝合。

第 1 跖跗关节可以通过背侧或内侧入路显露。典型的背侧入路中，在足背侧跖跗关节水平做切口，其优点是在关节融合术固定时更便于置入螺钉。

第 1 跖跗关节内侧入路的优点是便于到达跖跗关节足底的关节面，通过背侧入路难以进入这一区域。内侧入路起始于跖骨干骺端交界的部位，在跖骨掌侧和背侧之间，平行于跖骨干纵轴。

无论采用哪种入路，都要在正确的平面进行手术，避免穿透舟骨和内侧楔骨之间的关节。如果没有把握，术中透视可帮助术者避免这种常见的失误。确定关节线，将踇长伸肌腱移向外侧。

锐性切开第 1 跖骨基底和内侧楔骨的骨膜，呈单层隆起。关键因素是充分地暴露跖跗关节的足底部分，以便精确地进行关节面处理，关节面是倾斜的，距背端/远端到跖侧/近端深约为 3 cm（2.6～3.2 McInness）。用小号骨膜起子、刮匙和咬骨钳去除关节软骨。在准备融合部位时，最重要的是要保持两个面的大体形状。融合部位准备时避免使用电锯，因为切割时会对成骨细胞造成严重的热损伤。然而，用摆锯可截掉第 1 跖骨基底一薄层骨，以实现平整的截骨面与楔骨完全贴合。在畸形严重、跖间角较大的病例中，为达到准确的对线，需要在关节水平面截除一个更大的楔形骨块。但是，这可视为例外情况而不作为融合术的常规操作，因为第 1 跖骨明显短缩会导致骨的过度移位。通常，不截骨也可以减小跖骨间角。

当暴露整个关节面后，用 2.5 mm 钻头或 2.0 mm 克氏针在软骨下骨钻孔，以增加融合部位的血供。碎片留在原位，作为骨移植物。

如果需要，可从外侧和跖侧切除更大块

骨,以确保融合时能准确对位。在完成远端软组织松解、踇囊炎切除和跖跖关节准备 3 个步骤后,通过向跖骨头手动施加应力来矫正足的位置。这种内收的操作可矫正 2 种畸形,即踇外翻和第 1 跖骨内翻畸形。在进行跖骨头固定之前,应先透视以确定籽骨已完全复位。

如果内翻畸形不能通过单纯闭合截骨关节融合术来矫正,应将切除的骨赘骨块植入截骨端撑开植骨来矫正。

关节融合处可使用 2 枚 3.5 mm 或 4.0 mm 骨皮质自攻螺钉固定。螺钉的位置很重要,各种配置均有介绍。笔者更倾向于交叉螺钉固定的配置,2 枚螺钉从背侧倾斜到跖侧。

一个常见的失误是置入螺钉时造成跖骨背侧骨皮质向近端劈裂骨折并延伸至融合部位。因此,螺钉从入钉点应距跖骨基底约 1.5 cm,用一个环钻将入钉点加深,便于斜向钻孔。术中通过透视检查来确定螺钉的最终位置。不提倡使用克氏针或螺钉临时将第 2 跖骨基底部包含在内固定范围内。最后,需要准备一种低切迹接骨板,用于截骨术后关节融合处不愈合的翻修或术中螺钉固定造成骨折后的补救措施。

需要注意在融合部位要适当加压,可通过置入螺钉时手动加压,一手拧螺钉时另一手背屈第 1 跖跖关节来实现加压。

取代螺钉固定的另一种固定方式是阶梯接骨板。这可通过内侧入路完成,内侧入路的优点是将增大了的跖骨间角以便于矫正。为了达到更好的稳定性,可跨跖跖关节斜向再置一螺钉。然而,使用这种接骨板的主要缺点是不能对融合部位进行多维矫正。此外,一个大的内置物可能会引起不适和穿鞋困难。

通常,第 1 跖跖关节融合术常需结合实施踇囊炎切除术和软组织松解术。然而,根据患者病情不同,该手术可能需要同许多其他手术相结合,例如,Akin 截骨术或远端截骨术,后者用于存在旋转畸形或 DMMA 角增大者,例如,Reverdin 截骨术或双平面 Chevron 截骨术。

一、术后护理及康复

术后患者穿专用的矫形鞋活动 6 周。除非担心内置物的稳定性,否则可在能忍受的程度内负重。术后 4 周摄 X 线片复查。6 周后,患者可以穿步行靴完全负重行走。术后康复强调后跟到足趾步态的恢复,增强肌力并促进淋巴回流。术后 10 周左右患者可以穿常规"训练鞋",鼓励他们开始在跑步机上行走并开始本体感觉训练。术后 3 个月可以完全活动或参加体育运动。

二、并发症

跖跖关节融合术后骨不愈合并不少见。可能原因是关节面处理不当(特别是足底侧),因内置物选择不当或放置不当造成的融合部位不稳,使用高转速工具造成的热损伤性骨坏死和患者对术后负重的依从性差。需要强调的是,跖跖关节的位置与负重时应力传导方向平行时,会使截骨处更倾向于发生骨不愈合。另一个并发症是在冠状面(跖间角)或矢状面(第 1 跖骨背屈或跖屈)畸形矫正不足或矫正过度。术中,拧紧螺钉前通过透视或模拟负重进行认真检查便可将风险降至最低。螺钉可能会发生断裂和松动,如果其中的一种情况出现,就必须怀疑融合部位因微动而即将发生不愈合。其他可能的并发症包括转移性跖骨痛、跖趾关节僵硬伴不同程度的踇趾僵硬,以及第 1 跖骨过度跖屈导致的"籽骨炎"(痛性籽骨)。

参考文献

[1] Avino A, Patel S, Hamilton GA, et al. The effect of the Lapidus arthrodesis on the medial longitudinal arch: a radiographic review. J

Foot Ankle Surg,2008,47-46:510-514.

[2] Baravarian B,Briskin GB,Burns P. Lapidus bunionectomy:arthrodesis of the first metatarsocunieform joint. Clin Podiatr Med Surg,2004,21(1):97-111,vi.

[3] Bednarz PA,Manoli 2nd A. Modified lapidus procedure for the treatment of hypermobile hallux valgus. Foot Ankle Int,2000,21(10):816-821.

[4] Bevilacqua NJ,Rogers LC,Wrobel JS,et al. Restoration and preservation of first metatarsal length using the distraction scarf osteotomy. J Foot Ankle Surg,2008,47(2):96-102.

[5] Bierman RA,Christensen JC,Johnson CH. Biomechanics of the first ray. Part III. Consequences of Lapidus arthrodesis on peroneus longus function:a three-dimensional kinematic analysis in a cadaver model. J Foot Ankle Surg,2001,40(3):125-131.

[6] Blitz NM,Lee T,Williams K,et al. Early weight bearing after modified lapidus arthodesis:a multicenter review of 80 cases. J Foot Ankle Surg,2010,49(4):357-362.

[7] Brage ME,Holmes JR,Sangeorzan BJ. The influence of x-ray orientation on the first metatarsocuneiform joint angle. Foot Ankle Int,1994,15(9):495-497.

[8] Catanzariti AR,Mendicino RW,Lee MS,et al. The modified Lapidus arthrodesis:a retrospective analysis. J Foot Ankle Surg,1999,38(5):322-332.

[9] Chang TJ,Ruch JA. Lapidus arthrodesis. A different perspective. J Am Podiatr Med Assoc,1994,84(6):281-288.

[10] Clark HR,Veith RG,Hansen Jr ST. Adolescent bunions treated by the modified Lapidus procedure. Bull Hosp Jt Dis Orthop Inst,1987,47(2):109-122.

[11] Coetzee JC,Resig SG,Kuskowski M,et al. The Lapidus procedure as salvage after failed surgical treatment of hallux valgus. Surgical technique. J Bone Joint Surg Am,2004,86-A(Suppl 1):30-36.

[12] Coughlin MJ. Hallux valgus. J Bone Joint Surg Am,1996,78(6):932-966.

[13] Faber FW,Kleinrensink GJ,Verhoog MW,et al. Mobility of the first tarsometatarsal joint in relation to hallux valgus deformity:anatomical and biomechanical aspects. Foot Ankle Int,1999,20(10):651-656.

[14] Faber FW,Mulder PG,Verhaar JA. Role of first ray hypermobility in the outcome of the Hohmann and the Lapidus procedure. A prospective,randomized trial involving one hundred and one feet. J Bone Joint Surg Am,2004,86-A(3):486-495.

[15] Frankel JP,Larsen DC. The misuse of the Lapidus procedure:re-evaluation of the preoperative criteria. J Foot Ankle Surg,1996,35(4):355-361;discussion 71-72.

[16] Gerard R,Stern R,Assal M. The modified Lapidus procedure. Orthopedics,2008,31(3):230-236.

[17] Goldner JL,Gaines RW. Adult and juvenile hallux valgus:analysis and treatment. Orthop Clin North Am,1976,7-4:863-887.

[18] Grace D,Delmonte R,Catanzariti AR,et al. Modified lapidus arthrodesis for adolescent hallux abducto valgus. J Foot Ankle Surg,1999,38-1:8-13.

[19] Grebing BR,Coughlin MJ. The effect of ankle position on the exam for first ray mobility. Foot Ankle Int,2004,25(7):467-475.

[20] Haas Z,Hamilton G,Sundstrom D,et al. Maintenance of correction of first metatarsal closing base wedge osteotomies versus modified Lapidus arthrodesis for moderate to severe hallux valgus deformity. J Foot Ankle Surg,2007,46(5):358-365.

[21] Hamilton GA,Mullins S,Schuberth JM,et al. Revision lapidus arthrodesis:rate of union in 17 cases. J Foot Ankle Surg,2007,46(6):447-450.

[22] Hansen Jr ST. Hallux valgus surgery. Morton and Lapidus were right! Clin Podiatr Med Surg,1996,13(3):347-354.

[23] Hernandez A,Hernandez PA,Hernandez WA. Lapidus:when and why? Clin Podiatr

Med Surg,1989,6(1):197-208.

[24] Hofbauer MH, Grossman JP. The Lapidus procedure. Clin Podiatr Med Surg, 1996, 13 (3):485-496.

[25] Johnson KA, Kile TA. Hallux valgus due to cuneiform-metatarsal instability. J South Orthop Assoc,1994,3(4):273-282.

[26] Kazzaz S,Singh D. Postoperative cast necessity after a lapidus arthrodesis. Foot Ankle Int, 2009,30(8):746-751.

[27] Klos K,Gueorguiev B,Muckley T,et al. Stability of medial locking plate and compression screw versus two crossed screws for lapidus arthrodesis. Foot Ankle Int, 2010, 31 (2): 158-163.

[28] McInnes BD, Bouche RT. Critical evaluation of the modified Lapidus procedure. J Foot Ankle Surg,2001,40(2):71-90.

[29] Mendicino R,Catanzariti AR,Hofbauer M,et al. The modified lapidus arthrodesis:technical maneuvers and pearls. J Foot Ankle Surg, 2000,39(4):258-264.

[30] Meyer JM. Congenital insufficiency of the distal support function of the first ray of the foot. Ther Umsch,1991,48(12):812-816.

[31] Myerson M, Allon S, McGarvey W. Metatarsocuneiform arthrodesis for management of hallux valgus and metatarsus primus varus. Foot Ankle,1992,13(3):107-115.

[32] Myerson MS, Badekas A. Hypermobility of the first ray. Foot Ankle Clin, 2000, 5 (3): 469-484.

[33] Nasir S, Aydin MA. Reconstruction of soft tissue defect of lower extremity with free SCIA/SIEA flap. Ann Plast Surg, 2008, 61 (6):622-626.

[34] Neylon TA,Johnson BA,Laroche RA. Use of the lapidus bunionectomy in first ray insufficiency. Clin Podiatr Med Surg,2001,18(2): 365-375.

[35] Patel S,Ford LA,Etcheverry J,et al. Modified lapidus arthrodesis:rate of nonunion in 227 cases. J Foot Ankle Surg,2004,43(1): 37-42.

[36] Rink-Brune O. Lapidus arthrodesis for management of hallux valgus-a retrospective review of 106 cases. J Foot Ankle Surg,2004, 43(5):290-295.

[37] Sangeorzan BJ,Hansen Jr ST. Modified Lapidus procedure for hallux valgus. Foot Ankle, 1989,9(6):262-266.

[38] Shi K,Hayashida K,Tomita T,et al. Surgical treatment of hallux valgus deformity in rheumatoid arthritis:clinical and radiographic evaluation of modified Lapidus technique. J Foot Ankle Surg,2000,39(6):376-382.

[39] Singh D,Biz C. Pseudotumour of the foot due to hypermobility of the first ray. Foot Ankle Surg,2009,16(2):e40-43.

[40] Sorensen MD,Hyer CF,Berlet GC. Results of lapidus arthrodesis and locked plating with early weight bearing. Foot Ankle Spec,2009, 2(5):227-233.

[41] Taylor NG,Metcalfe SA. A review of surgical outcomes of the Lapidus procedure for treatment of hallux abductovalgus and degenerative joint disease of the first MCJ. Foot (Edinb),2008,18(4):206-210.

[42] Thompson IM,Bohay DR,Anderson JG. Fusion rate of first tarsometatarsal arthrodesis in the modified Lapidus procedure and flatfoot reconstruction. Foot Ankle Int,2005,26 (9):698-703.

[43] Toolan BC. Surgical strategies:the Lapidus procedure. Foot Ankle Int, 2007, 28 (10): 1108-1114.

[44] Trnka HJ. Hofstatter S [The modified Lapidus arthrodesis]. Orthopade, 2005, 34 (8): 735-741.

第5章　第1跖趾关节骨性关节炎

第5章

第1跖趾关节骨性关节炎

David Gordon，Dishan Singh

摘要 第1跖趾关节(metatarsophalyngeal joint，MTPJ)退行性关节炎是继跗趾外翻之后影响跗趾的第二常见病理问题。临床上常表现为关节疼痛和活动受限。早期疾病患者可行非手术治疗(皮质类固醇注射，服用消炎药，改变穿鞋习惯)。病情加重后，行骨赘切除或截骨手术效果良好。尽管已有多种手术技术可治疗终末期关节炎，但就缓解症状而言，关节融合术仍是预后最佳的治疗方式。关节置换术预后较差，因此只适用于精心设计和实施的临床试验。

关键词 病因·解剖学·分型·临床表现·并发症·跗趾跖趾骨关节炎·非手术治疗·康复·手术技术·手术治疗

第1节 概 述

第1跖趾关节(metatarsophalangeal joint，MTPJ)退行性关节炎最初由Davies-Colley[1]在英文文献中描述，几个月之后，

D. Gordon (✉)
Luton and Dunstable University Hospital, Luton, UK
e-mail：david@davidgordonortho.com

D. Singh
Royal National Orthopaedic Hospital, Stanmore,
Middlesex, UK
e-mail：dishansingh@aol.com

G. Bentley (ed.), *European Surgical Orthopaedics and Traumatology*,
DOI 10.1007/978-3-642-34746-7_162, © EFORT 2014

创造了"跗僵症"一词的Cotterill[2]再次描述了此病。在临床上，具体表现为关节疼痛和活动受限。许多术语被用以描述这种疾病，包括跗趾受限、跗趾强直[1]、跗趾不伸(hallux non-extensus)、趾痛症和背侧跗囊炎。继跗外翻之后，MTPJ退行性关节炎是影响跗趾的第二常见的病理性因素[3]。虽然临床和影像学指征明确，但关于其病因、分级和手术治疗，仍存在很大的争议。因此，针对MTPJ退行性关节炎有多种手术技巧，以减轻疼痛和恢复功能。

第2节 病 因

现有文献已提出许多第1跖趾关节的退行性关节炎的病因，包括创伤、鞋形、跟腱挛缩、第1跖骨高位(metatarsus primus elevatus)、扁平足、第1跖骨过长、第1跖骨头畸形、剥脱性骨软骨炎、过度活动、跗外翻、跗趾趾间关节外翻和跖骨内收。但是，目前没有确凿的证据可将MTPJ退行性关节炎的发生归为单一病因。跖趾关节炎的次要病因包括结晶与血清电解质阴性反应关节病、类风湿关节炎和感染。

Coughlin等[4]回顾1981—1999年的127个病例。研究发现95%的双侧发病患者有阳性家族史且女性发病率较高。研究

同时发现第 1 跖骨头扁平或呈"V"形,与姆趾趾间关节相关。近期,有研究对 180 只患足进行分析[5],发现第 1 跖趾关节退行性病变与以下因素存在统计相关性:女性性别、双侧受累,趾间外翻角＞10°,第 2 足趾过长(接近或同姆趾长度等长),姆趾趾间关节过伸和扁平足。

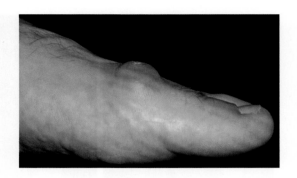

图 8-5-1　背部姆囊炎可能会与鞋子摩擦

第 3 节　应用解剖学

跖趾关节在矢状面活动,不同个体的活动范围不同,踝关节跖屈时,平均跖屈 20°,背伸 60°,背伸范围随踝关节背伸度数的减少而减少。在跨步期,背伸被动发生,而在站立期,随着各个跖趾关节间隙变窄,跖腱膜被拉长,导致跖骨头受压及足纵弓变长(绞盘机制)。跖骨头软骨丢失的典型部位在跖骨头背侧 1/2～2/3 处及近节趾骨背侧 1/2。

第 4 节　临床表现

一、病史

患者最常见的临床表现,包括潜伏性疼痛发作和第 1 跖趾关节僵直。疼痛通常位于关节背侧,尤其是在第 1 跖趾关节背伸时,在足尖离地或足跟上升提踵时最为明显。疼痛通常在活动后加重,休息后缓解。疼痛或伴有骨赘,骨赘凸起处与鞋摩擦可出现红肿(图 8-5-1)。在一些情况下,足背内侧皮神经可能被压迫,导致姆趾内侧感觉异常或麻木。患者在行走时,为了避免压迫第 1 跖列,常会采用足部外侧缘行走,进而导致足部外侧缘疼痛;或者髋关节外旋以减少足趾背伸,减轻第 1 跖趾关节疼痛。

二、体格检查

在早期阶段,单一足背骨赘突出不一定可见,但可触及。姆趾近端趾骨基底部通常可出现肉眼可见的角质化硬结,反映出跖趾关节背屈的减小。第 1 跖趾关节背侧触诊松软,背伸功能受限。随着病情的进展,运动功能会进一步减弱,背伸功能受到的影响最大,在背伸幅度最大处会出现疼痛。病情发展后期,疼痛和骨擦音贯穿整个运动过程,跖趾关节最终完全僵直(姆僵症),常固定发生于一定程度的跖屈位(锤状趾)。

三、影像学检查

应行正位和侧位负重位 X 线检查。最初,正位 X 线片可显示小的横向边缘骨赘,并可看出其随着时间推移生长的过程。随着病情发展,可见跖骨头变扁、关节间隙狭窄和硬化,偶见囊肿。侧位 X 线片可显示关节间隙缩小≤25%(主要是背侧)和明显的背侧骨刺。后期侧位 X 线片可见关节间隙明显变窄和不规则籽骨,关节间隙变窄＞25%,有突出的背侧骨刺。在终末期,可见关节间隙严重变窄并伴有大量的骨赘和游离体(图 8-5-2,图 8-5-3)。

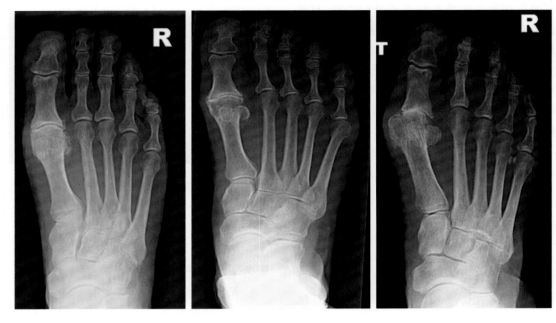

图 8-5-2   第 1 跖趾关节骨性关节炎的影像学进展（足背 X 线片）

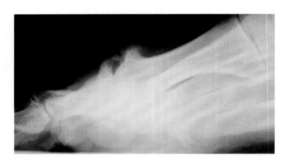

图 8-5-3   侧位 X 线片显示第 1 跖骨背侧骨赘、硬化及关节间隙变窄

四、分型

现今存在一系列纯粹以影像学检查的分型标准，诸如 Karasick 和 Wapner 分型[6]，或 Hattrup 和 Johnson 分型[7]。然而，它们之间的层次构架并不一致[8]。目前，最有效的分级系统是由 Coughlin 和 Shurnas[9] 提出（表 8-5-1，表 8-5-2），该分型结合了临床和影像学检查，可靠预测了 110 只患足中 108 只的预后[9]。

表 8-5-1   Coughlin 和 Shurnas 关于踇趾强直的临床和影像学分级系统[9]

分级	背伸	影像学检查结果[a]	临床检查结果
0	40°～60°和（或）与健侧相比，丧失 10%～20% 的关节活动度	正常	无疼痛；查体时仅有部分僵硬和关节活动度的丧失
1	30°～40°和（或）与健侧相比，丧失 20%～50% 的关节活动度	主要阳性表现为背侧骨赘形成，关节间隙轻度变窄，关节周围轻度硬化，跖骨头轻度扁平化	偶有或轻度疼痛及僵硬；疼痛发生在被动极度背伸和（或）跖屈跖趾关节时

分级	背伸	影像学检查结果[a]	临床检查结果
2	10°～30°和（或）与健侧相比，丧失 50%～75% 的关节活动度	背侧、外侧，有时有内侧骨赘形成，导致跖骨头变扁平。侧位 X 线片显示关节间隙狭窄，但累及不超过关节间隙的 1/4。关节间隙轻度到中度狭窄，并伴有骨硬化，通常籽骨不受累及	中度到重度疼痛及僵硬，可持续发作；疼痛发生在被动极度背伸和（或）跖屈跖趾关节时
3	≤10°和（或）与健侧相比，丧失 75%～100% 的关节活动度。跖趾关节跖屈也明显受限（通常≤10°）	骨赘表现同 2 级，但关节间隙广泛狭窄，可有囊性改变形成。侧位 X 线片显示，超过 1/4 的关节间隙狭窄。籽骨增大和（或）囊性改变，和（或）形状不规则	最大背伸和跖屈关节时持续疼痛及严重僵硬，但是在最大范围内活动时无明显疼痛
4	关节活动度丧失情况同 3 级	同 3 级	基本表现同 3 级，但是不仅在最大关节活动度时有疼痛，在活动度范围中间也有疼痛

注：a. 应用负重正位和侧位 X 线片

表 8-5-2　第 1 跖趾骨关节退行性关节炎手术方式总结

保留关节的术式

近节趾骨背侧闭合楔形截骨术（Bonney/Mc-Nab 或 Moberg）

近节趾骨内侧闭合楔形截骨术（Akin）

联合截骨术

骨赘切除术

骨赘切除术和截骨术联合式术

切除关节的术式

关节假体置换术

关节表面置换术

半关节置换术：硅胶、铬、钛、陶瓷

全关节置换术：硅胶、钴铬、钛、聚乙烯

切除关节成形术

关节融合术

五、非手术治疗

在大多数情况下，应首先考虑非手术治疗，最初应使用非甾体消炎药、镇痛药并改变生活习惯。研究表明，矫形鞋或刚性矫形器可减少跖趾关节背伸，以避免手术[10]。然而，矫形器可降低鞋头内部的高度，并导致鞋体和背部骨赘摩擦，疼痛加重；高趾盒鞋可防止这种情况。

皮质类固醇和透明质酸注射已被证明在短期内有效。在关节炎早期，麻醉下关节内注射皮质类固醇，6 个月内症状可得到缓解[11]，但对于严重的关节炎，其缓解程度有限。一项研究表明，跖趾关节透明质酸注射在 28 天后和 56 天后将获得比曲安奈德注射更好的疗效[12]。

六、手术治疗

手术分为关节保留术和关节融合术（表 8-5-2）。选择手术技巧时要考虑的因素，包括患者的年龄、活动水平、疾病的严重程度、合并症和外科医生的经验。

七、手术与术后康复及并发症

手术可选用局部麻醉或全身麻醉，患

者取仰卧位,踝关节加止血带。止血带加压前,予以静脉输注抗生素。以常规方式缝合切口,并行绷带包扎。术后,抬高患肢。多数情况下,患者当天即可在刚性底矫形鞋辅助下完全负重。患肢抬高持续2周。对于保留关节的患者,在第1周可鼓励进行跖趾关节的被动活动。术后2周拆线。根据患者的依从性,进行必要的物理治疗。

一般并发症包括感染,背侧骨赘复发,背侧皮神经损伤(包括神经瘤的形成),关节僵硬,疼痛残留,区域复合疼痛综合征。截骨术可导致骨不连、畸形愈合、矫形过度和矫正不足。将在下文中展开描述。

(一)近节趾骨背侧闭合楔形截骨术(Bonney-McNab 截骨术或 Moberg 截骨术)

Bonney 和 MacNab 于 1957 年首次描述了近节趾骨背侧闭合楔形截骨术,用于治疗青春期早期跚趾僵直[13]。22 年后,Moberg 使用该术式治疗了 8 例患者[3]。通过跚趾背伸,可使保留关节的同时,跖屈的功能转移到背伸。该手术的适应证为青少年时期的早期退变。其也可与凿骨术结合使用。

手术技巧:取跚趾内侧纵行切口,延伸1.5 cm 接近第 1 跖趾关节。用 Hohmann 拉钩辅助暴露近端趾骨。以 5 mm 摆锯自干骺区域沿跖骨方向从背侧向足底侧截骨;注意不要破坏跖侧骨皮质以保留铰链。去除足够的骨质,直至近节趾骨背伸可达15°。截骨结束后,用 10 mm 钉固定以维持截骨处对合稳定。进钉点可预先置入克氏针。

(二)近节趾骨内侧闭合楔形截骨术(A-kin 截骨术)

已经被充分证实的第 1 跖趾关节退变的病因中,就有趾间关节外翻角＞10°[5]。因此,应充分评估该角度的变化和矫正程度。可通过近端趾骨内侧楔形截骨进行矫正(由 Akin 在 1925 年首次描述,并用于矫正跚外翻)。

手术技巧:于近端接近趾间关节的内侧隆起处取常规纵行切口,同时保证可充分接近足背增厚处和足底蹼间皮肤。保护足底内侧和背内侧皮肤、神经。在近节趾骨近端1/3 处显露骨膜及足底外侧软组织,用 Hohmann 拉钩进行保护。使用 5 mm 的摆锯在距关节约 8 mm 的近端趾骨基底上平行于跖趾关节处截骨。注意勿伤及近端趾节的关节凹。将远端切割成楔形以矫正趾间关节角度:必须保留一个外侧部分骨皮质,以使其在截骨不移位时可以闭锁。截骨可用 8 mm 钉或加压螺钉固定,同时保持截骨断端闭合。

(三)Moberg 和 Akin 联合术式

以上 2 个术式常一起使用进行双斜形截骨。

(四)骨赘切除术

DuVries 首先描述了该术式,术中切除第一跖骨头(图 8-5-4)的背部骨赘[14]。此外,最多可切除背侧 1/3 的跖骨关节面及近端趾骨骨赘,并进行滑膜切除术,以松解关节囊和韧带。其目的是恢复部分关节活动并缓解疼痛,同时保持稳定,并为进一步治疗创造条件。

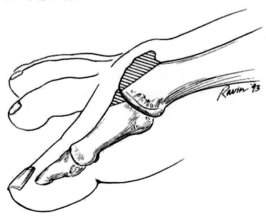

图 8-5-4　骨赘切除术可减少足趾离地时的背部撞击,改善背伸范围并缓解疼痛

Coughlin 和 Shurnas 1 级、2 级和 3 级术中保留了 >50% 的跖骨头软骨的患者,4 级证据支持该类患者使用骨赘切除术(Cheilectomy)[9]。Coughlin 等发现,97% 的患者自我感受良好或优秀,平均背伸功能改善 14.5°~38.4°。疾病发展至 4 级的患者手术全部失败。一项接受骨赘切除术的 75 只患足至少 3 年的随访中,Easley 等发现,满意率为 90%,平均背伸功能改善 19°~39°。9 只患足仍有症状,其中 8 例为严重的关节炎[15]。术前检查中,中度运动疼痛或关节弹响是术后效果不佳的一个警示信号。

1. 手术技巧　内侧切口更易于松解足底关节囊,背侧切口更易显露和触及背侧的骨赘,但无论是内侧或背侧切口,操作的难度相当。我们更推荐内侧切口,切口中心位于第 1 跖趾关节,从近节趾骨中部 3 cm 处向近端延伸。可见背侧趾神经,并且可向背侧回缩。切口加深时,可见关节囊,使用 Hohmann 拉钩保护周围组织。进行完整的背侧滑膜切除术,去除游离体,修整突出的骨赘。去除生长在近端趾骨上的骨赘(图 8-5-3),使近端趾骨跖屈,以暴露跖骨头。用 McGlamry 升降器对足底粘连进行松解。检查关节,对跖骨头上附着的软骨组织的百分比进行量化。如果软组织覆盖 <50%,则禁行骨赘切除术。

使用 6 mm 的骨刀或 5 mm 的摆锯进行跖骨背侧切除术,切除 25%~33% 的跖骨头。切口位于剩余可存活关节软骨边缘的背侧,并在背侧方向对准跖骨颈外近端。背伸至少应达到 70°。跖骨关节软骨上的任何不规则骨赘,包括松散的软骨碎片,都应去除。小面积的裸露软骨可以用 1 mm 克氏针穿孔,然后冲洗关节。修复关节囊,并闭合切口。术后 2 周拆除缝线,患者开始进行运动锻炼。8~12 周,大部分肿胀已消退,但活动度和疼痛的最大改善可能需要长达 8 个月的时间。

2. 并发症　并发症的发生率[15]为 0~3%,尤其是背部骨赘复发和跖骨头切除过多导致的跖趾关节半脱位(如果头部切除过多)。

(五)关节置换术

对于第 1 跖趾关节的终末期退行性改变,使用近端趾骨和跖骨头部之间的生物垫片进行挽救手术。其在许多不同的组织中都可应用,包括内侧关节囊、股薄肌腱、跖肌腱和伴踇短伸肌的伸肌腱帽[16,17]。少数研究报道了较好的、可靠的短期效果,表明术后跖趾关节活动度更大,患者满意度高和疼痛缓解较好[16,17]。该手术维持了跖趾关节的活动度,关节融合术则不能。一种正在试用的聚乙烯醇冻装置(Cartiva)可提供柔性缓冲,维持关节的自然力学。

手术技巧:以第 1 跖趾关节为中心,在内侧做一纵行切口,将内侧关节囊纵行切开。骨膜切开后进行截骨,将踇短屈肌从近节趾骨底部分离,然后切除近节趾骨基底近端部分的不到 25%,踇短伸肌腱和关节囊在关节背侧近端 3 cm 处分开并进入关节内。将它们和跖板、踇短屈肌腱缝合在一起。将 1.6 mm 克氏针穿过跖趾关节以保持其稳定。然后,常规缝合内侧关节囊。

(六)半关节置换术(hemiarthroplasty)

据报道,大量的人工第 1 跖趾半关节置换术,关节炎可累及全髁突(须修复籽骨接触面)或只累及跖趾关节。使用的材料包括硅、钴铬合金和钛,通常放置在趾骨侧而非跖侧。相较于全关节置换术,其更多的优势在于置换后近节趾骨可保持在跖骨头上良好的滑动,保护籽骨和近节趾骨的联系。硅橡胶部分关节置换术[18,19]因其易导致滑膜炎和假体断裂,且在一系列平均 9 年的随访中,患者不满意率达到 36%,已经不再受欢迎。关节融合术比金属半关节置换术更易缓解第 1 跖趾关节严重关节炎患者的症状并恢复其功能[20]。其他半关节置换术的长期疗效有待于进一步研究,尚缺乏半关节成形术与骨赘切除术之间的前瞻性随机对照试验。

(七)全关节置换术

尽管膝关节和髋关节置换技术已经取得成功，但第 1 跖趾关节置换术尚未达到预期的效果，且无长期随访的证据支持其应用。失败的原因或是跖骨头置换后，容易受到来自背侧和剪切负重应力的影响，导致关节松动和假体失败。市场上有很多负重面的材料，包括钛分子量聚乙烯、钴铬聚乙烯及陶瓷对陶瓷，还引进了包含 3 种成分的关节假体。许多关节假体置换术短期预后比较好，但是中、远期效果较差[21,22]。在一项随机对照试验中，Gibson 等对比研究关节融合术和 Biomet 关节假体（Biomet total toe system）[23] 置换。将 63 例患者进行随机分组，并于 2 年后复查，结果显示两组疼痛均有改善，但关节融合组改善较为明显。39 例假体中，6 例由于趾骨松动假体被取出，其余活动度较差，患者倾向于用足外侧行走。作者得出结论，关节融合术的费用成本比为 2∶1。综上所述，无中、远期随访证据支持全跖趾关节置换术。

(八)切除关节成形术（Keller 术式）

Davies-Colley[1] 首先报道了切除近节趾骨 1/3 以对第 1 跖趾关节进行减压，Keller 将这种手术技巧广泛应用[24]。该手术仅适用于低需求或活动度低的老年患者，因其转移性跖骨头痛 5 年发生率高达 50％。

1. 手术技巧　从趾间关节至内侧隆起近 1 cm 处做内侧切口，形成全厚皮瓣，分离内侧关节囊，显露近节趾骨。使用 Hohmann 拉钩保护足底和外侧软组织。用摆锯切除近节趾骨近侧 1/3，切面与趾骨基底关节面平行。通过钻孔将跖板和腱膜缝合到近节趾骨上，以辅助屈肌功能。将 1.6 mm 克氏针自趾骨尖穿过跖趾关节，留 1.5 mm 的间隙。内侧关节囊用可吸收线缝合。

2. 术后护理和康复　术后穿后跟负重矫形鞋，3～6 周后取出克氏针。

3. 并发症　短缩可引起转移性跖骨痛。"翘起"畸形（持续性 MTPJ 背伸），屈肌无力，姆外翻和姆内翻及外翻不稳定。翻修融合需植骨。

(九)第 1 跖趾关节融合术

尽管跖趾关节融合术是一种证据充分的手术技巧，但对于第 1 跖趾关节退行性关节炎治疗的报道较少。Coughlin 等通过对 34 只患足平均 6.7 年的随访发现，术后疼痛和 AOFAS 评分得到明显改善[9]。Lobardi 等在平均 28 个月的随访中，回顾性分析了 21 只患足，发现患者的美国足踝矫形学会的姆趾趾间关节评分升高（39.1～79.6 分，满分 90 分）[25]。

在笔者的实践中，第 1 跖趾关节 4 级 Coughlin 退行性关节炎，或跖骨头关节软骨面少于 50％，或骨赘切除术后失败的患者，需考虑行关节融合术。该融合术是年轻或活跃患者治疗的金标准，因该类患者的愈合率是可预测的（90％），且比关节置换术预后更好[23]。

1. 手术技巧　可采用背内侧切口或内侧切口行骨赘切除术，切除骨赘和关节游离体。将近节趾骨趾屈以暴露跖骨头。笔者首选技术是应用咬骨钳（图 8-5-5）和骨凿（图 8-5-6）去除软骨和软骨下骨（图 8-5-7，图 8-5-8），然后应用细骨凿使表面出现好的出血面。

根据笔者经验，融合时采用角度描述趾骨的位置经常会出现一些困惑（相对于第 1 跖骨轴线，外翻 15°，背伸 20°），笔者倾向于用一个平坦表面（如无菌器械托盘的盖子）模拟在跖行体位下负重（图 8-5-9）。第 1 趾骨应靠近第 2 趾骨，其间的空隙可容纳趾骨末节，以便于趾骨远节屈曲抓紧地面。通过趾间关节的屈曲角度而非甲板来判断旋转，因为甲板可能会出现畸

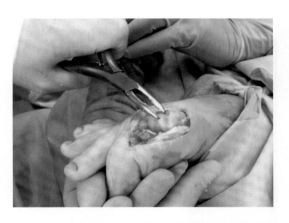

图 8-5-5　切除残留的关节软骨,暴露跖骨头的软骨下骨(第 1 跖趾关节融合术准备的术中照片)

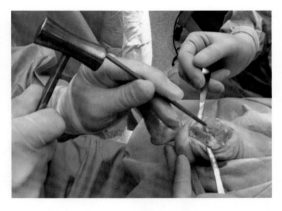

图 8-5-7　进行关节面磨锉(剥离或覆盖)是为了增加暴露的软骨下骨的表面积(第 1 跖趾关节准备的术中照片)

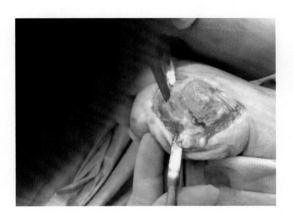

图 8-5-6　趾骨一侧最好使用骨凿(第 1 跖趾关节融合术准备的术中照片)

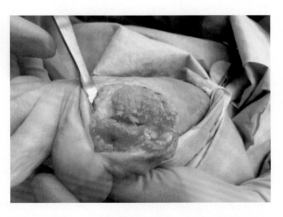

图 8-5-8　2 个方向的磨锉软化骨质,为螺钉加压做准备(第 1 跖趾关节融合术准备的术中照片)

形。用 1.6 mm 的克氏针进行临时固定,固定牢固后方可去除。

首选 2 枚 3.5 mm 的全螺纹骨皮质螺钉进行固定(图 8-5-10),进行加压固定并控制旋转。也可使用骨松质螺钉,并将螺钉进行埋头处理。

一些医生喜欢使用 2 把相匹配的动力空心半球锥形铰刀,在跖骨头磨锉出一个凸面,在近节趾骨基底磨锉出一个凹面。单独应用钢板固定会增加骨不愈合的风险,所以在使用钢板前,应先用 1 枚加压螺钉进行骨间加压(图 8-5-11)。

穿戴矫形鞋后跟完全负重 6 周后,通过影像学和临床评估骨愈合的情况,一旦愈合就可穿正常鞋完全负重。

2. 并发症　一定要避免对线不良,因过度内翻使穿鞋困难,而过度外翻使第 1、第 2 趾之间撞击。过度背屈对趾骨背侧产生压力,背屈不足可对远节趾骨产生压力。可能会发生延迟愈合和不愈合,特别是吸烟患者。随着时间的推移,可能发生趾间关节的退行性关节炎。

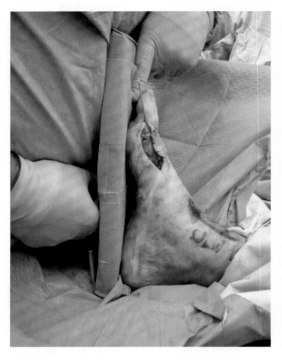

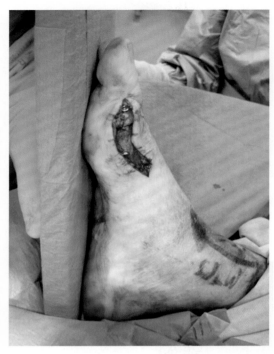

图 8-5-9　进行临时固定,并用平面检查跖趾关节的位置,以模拟其在平面位置的负重

图 8-5-10　双螺钉固定

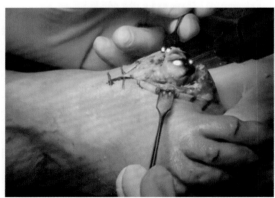

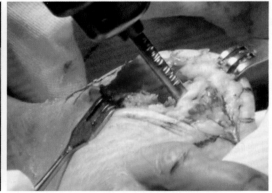

图 8-5-11　第 1 跖趾关节跖趾关节融合术:跖骨和近节趾骨依次磨锉形成一个凸面和一个凹面;缩小关节表面,并用钢丝固定;用平坦的表面模拟负重,在拉力螺钉加压前检查位置;最后,用锁定钢板进行内固定

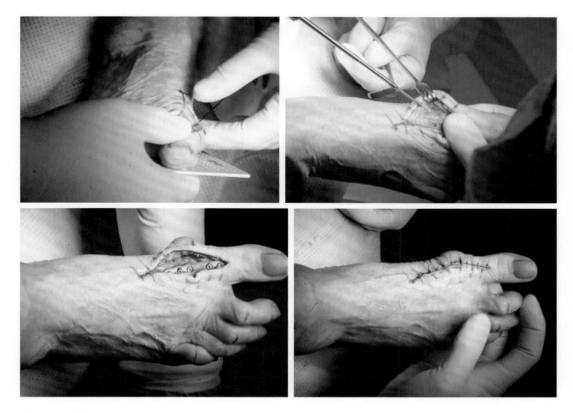

图 8-5-11（续）

第 5 节　总　结

　　根据患者第一跖趾关节关节炎的严重程度，可采用手术治疗和非手术治疗。多数患者应进行非手术治疗试验，包括使用非甾体消炎药、镇痛药、限制活动和穿戴矫形器。对于早期病症可通过注射类固醇的方式进行治疗，以达到短期内缓解症状的效果。如果上述治疗措施均无效果，行骨赘切除术可有效缓解患者症状，改善其关节活动度。3 期退行性改变也可应用骨赘切除术获得改善。尽管针对 4 级患者有一系列的手术治疗方案，但在缓解症状方面，关节融合术仍是预后最好的方法。关节置换术的治疗效果较差，所以只应用于精心设计的临床试验中。

参考文献

[1]　Davies-Colley M. Contraction of the first metatarsophalangeal joint of the great toe. Br Med J,1887,1:728.

[2]　Cotterill J. Stiffness of the great toe in adolescence. Br Med J,1887,1:1158.

[3]　Moberg E. A simple operation for hallux rigidus. Clin Orthop Relat Res,1979,142:55-56.

[4]　Coughlin MJ,Shurnas PS. Hallux rigidus:demographics, etiology, and radiographic assessment. Foot Ankle Int,2003,24:731-743.

[5]　Beeson P, Phillips C, Corr S, et al. Hallux rigidus:a cross-sectional study to evaluate clinical parameters. Foot (Edinb),2009,19:80-92.

[6]　Karasick D, Wapner KL. Hallux rigidus deformity:radiologic assessment. AJR Am J

Roentgenol,1991,157:1029-1033.

[7] Hattrup SJ,Johnson KA. Subjective results of hallux rigidus following treatment with cheilectomy. Clin Orthop Relat Res, 1988, 226: 182-191.

[8] Beeson P,Phillips C,Corr S,et al. Classification systems for hallux rigidus: a review of the literature. Foot Ankle Int, 2008, 29: 407-414.

[9] Coughlin MJ, Shurnas PS. Hallux rigidus. Grading and long-term results of operative treatment. J Bone Joint Surg Am, 2003, 85-A:2072-2088.

[10] Grady JF,Axe TM,Zager EJ,et al. A retrospective analysis of 772 patients with hallux limitus. J Am Podiatr Med Assoc, 2002, 92: 102-108.

[11] Solan MC,Calder JD,Bendall SP. Manipulation and injection for hallux rigidus. Is it worthwhile? J Bone Joint Surg Br, 2001, 83: 706-708.

[12] Pons M, Alvarez F, Solana J, et al. Sodium hyaluronate in the treatment of hallux rigidus. A single-blind, randomized study. Foot Ankle Int,2007,28:38-42.

[13] Bonney G,MacNab I. Hallux valgus and hallux rigidus: a critical survey of operative results. J Bone Joint Surg Br, 1952, 34-B: 366-385.

[14] DuVries H. Surgery of the foot. 1st ed. St. Louis:Mosby,1959:392-399.

[15] Easley ME,Davis WH,Anderson RB. Intermediate to long-term follow-up of medial-approach dorsal cheilectomy for hallux rigidus. Foot Ankle Int,1999,20:147-152.

[16] Hamilton WG, O'Malley MJ, Thompson FM,et al. Capsular interposition arthroplasty for severe hallux rigidus. Foot Ankle Int, 1997,18:68-70.

[17] Kennedy JG, Chow FY, Dines J, et al. Outcomes after interposition arthroplasty for treatment of hallux rigidus. Clin Orthop Relat Res,2006,445:210-215.

[18] Shankar NS. Silastic single-stem implants in the treatment of hallux rigidus. Foot Ankle Int,1995,16:487-491.

[19] Verhaar J,Bulstra S,Walenkamp G. Silicone arthroplasty for hallux rigidus. Implant wear and osteolysis. Acta Orthop Scand, 1989, 60: 30-33.

[20] Raikin SM, Ahmad J, Pour AE, et al. Comparison of arthrodesis and metallic hemiarthroplasty of the hallux metatarsophalangeal joint. J Bone Joint Surg Am, 2007, 89: 1979-1985.

[21] McGraw IW, Jameson SS, Kumar CS. Midterm results of the Moje Hallux MP joint replacement. Foot Ankle Int,2010,31:592-599.

[22] Fuhrmann RA,Wagner A,Anders JO. First metatarsophalangeal joint replacement: the method of choice for end-stage hallux rigidus? Foot Ankle Clin,2003,8:711-721.

[23] Gibson JN,Thomson CE. Arthrodesis or total replacement arthroplasty for hallux rigidus: a randomized controlled trial. Foot Ankle Int, 2005,26:680-690.

[24] Keller W. The surgical treatment of bunions and hallux valgus. New York Med J, 1904, 80:741-742.

[25] Lombardi CM,Silhanek AD,Connolly FG,et al. First metatarsophalangeal arthrodesis for treatment of hallux rigidus: a retrospective study. J Foot Ankle Surg,2001,40:137-143.

第6章 足趾的畸形

第6章

足趾的畸形

Jan W. Louwerens, J. C. M. Schrier

摘要

1. 概述 足趾畸形在普通人群中的发病率很高。患者的症状包括疼痛、对位不良、功能困难和穿鞋困难。上述症状在矫形骨科实践中较为常见。

本章将对足趾畸形的病因、解剖、病理生理和生物力学进行概述。本章的重点是手术治疗。

2. 病因和分型 穿鞋困难似乎是足趾和前足最常见的问题。如果足部受到鞋的束缚,足趾的功能就会受到影响,并且可导致位置不正和(或)排列不齐,从而使足趾结构发生变化,尤其是穿狭窄、过小的鞋子。

其他的影响因素包括遗传、踇外翻、神经肌肉的病变和关节炎。

3. 锤状趾、爪形趾和槌状趾的定义 爪形趾和锤状趾的一般定义一直被混淆。槌状趾畸形累及远侧趾间(distal interphalangeal,DIP)关节,跖趾关节过伸,近侧趾间关节过屈。锤状趾畸形是近侧趾间(proximalinterphalangeal,PIP)关节屈曲。

爪形趾畸形被定义为 DIP 和 PIP 关节屈曲畸形,而跖趾(metatarsophalangeal,MTP)关节过伸。

4. 解剖和生物力学 负重时,足趾起到稳定足部的作用,可控制稳定性、平衡性。要认识到足趾的功能与跖腱膜的功能密切相关。跖腱膜有助于维持足的纵弓和保持足部紧凑。MTP 关节由关节囊、侧副韧带、足底腱膜和内、外在肌肉组织共同维持稳定。

5. 病理生理 不同的机制可能在足趾畸形的发展中发挥不同的作用。一方面,内在肌和外在肌功能失调被认为是潜在的病理过程。尚不清楚到底是肌肉失衡先于畸形还是畸形先于肌肉失衡。

另一方面,跖板断裂被认为是一种致病因素。这种不稳定性使 MTP 关节延长,畸形进一步发展,导致跖骨头突出。

6. 诊断 从生物力学角度来看,畸形、局部肿胀和(或)一侧局部骨性隆起与另一侧的并发症相关。足部在放松状态、负重和行走时均应进行检查。足部需行负重下正、侧位 X 线片检查。在多数病例中,涉及足趾问题,往往无须进一步诊断。

7. 手术指征 评估手术效果须权衡非手术治疗的效果和可能性,以及手术(后)并发症的风险和术后恢复的经济负担。

8. 手术治疗 本章描述了几种软组织和骨的矫形手术。

J. W. Louwerens (✉)
Sint Maartenskliniek, Nijmegen, The Netherlands
e-mail: j. louwerens@maartenskliniek. nl

J. C. M. Schrier
Orthopedics and Traumatology, Isala Clinics, Zwolle,
The Netherlands
e-mail: j. c. m. schrier@isala. nl

G. Bentley (ed.), *European Surgical Orthopaedics and Traumatology*,
DOI 10. 1007/978-3-642-34746-7_194, © EFORT 2014

足趾其他病变畸形：在槌状趾病变的情况下，远节趾骨和中节趾骨之间弯曲。交叉趾通常描述了第 2 趾向足背侧中央偏离，多与蹞趾和第 3 趾交叉。第 2 趾骑跨蹞趾。

第 5 趾重叠畸形通常是跖趾关节背伸挛缩，伴有足趾内收和外旋。

9. 并发症　本章描述了几种不同的外科手术并发症。

关键词　病因·生物力学·分型·爪形趾·并发症·交叉趾·畸形·诊断·锤状趾·足趾·槌状趾·第 5 趾重叠·病理生理·康复·手术适应证·手术技巧

第 1 节　概　述

从功能的角度看，虽然其他足趾的作用比蹞趾小，但足趾引起的问题也很难处理，有时甚至致残。锤状趾和爪形趾畸形的发病率为 2%～20%[1,2]。该类畸形一般发展缓慢、隐匿，发病率随着年龄的增长而升高，在 60～70 岁时达到顶峰。女性发病率比男性高[1,2]。在一项关于非住院的 65 岁及以上人群（$n=7200$）的研究中，社区随机抽样发现，20% 的受访者有超过 4 周时间的非创伤性足部疾病[3]。主要症状包括疼痛（60%），其中 20% 为足趾错位及趾甲问题。这些疾病显然与活动受限和幸福感差相关。患者的足部疾病很可能被严重低估，因为许多患者认为足部问题是个不可避免的老化现象[4]。

本章概述了关于生物力学引发足趾问题的病因、解剖和病理生理。爪形趾畸形作为引起跖骨痛的原因在文献中被低估，但对病理生理机制和手术治疗方法进行了详细描述。无论爪形趾畸形的病因是什么，对于该类畸形的治疗，须清楚地了解发病机制的过程。趾甲问题、神经性疾病、关节炎和皮肤问题本章中不做讨论。

本章侧重手术治疗，足趾手术操作简单。然而，所有的足部外科医生都有过这样的经历，即患者行足部重建术后，通常会复诊并主诉如某一足趾太长。据估计，仅在美国，每年就有超过 300 000 例足趾手术。但是，其中有 50 000 例足趾患者"不满意"，预后不良率高达 16% 以上[5,47]。

第 2 节　病因和分型

一、病因

据报道，锤状趾和爪形趾发病率为 2%～20%[2]。该畸形最常见于穿戴西式鞋型人群中。据估计，60 岁以上的女性中，50% 的女性有一定程度的足趾畸形。发病高峰在 60～70 岁。女性比男性足趾畸形的发病率高 [(4～5)∶1][6]。

对于足趾畸形，鞋类、年龄和性别呈线性关系[7]。鞋形似乎是引起足趾和前足疾病的最常见原因。在大部分西方国家，人们穿的鞋，前足形状不适合足部的解剖结构，女性的鞋子尤为明显。这可能在一定程度上解释了性别之间发病率的差异。据报道，86% 的女性的鞋子尺码与足不匹配[8]。鞋类即使非发病原因，也会经常引起足部不适。如果足部受到鞋的挤压，足趾可能错位和（或）对位不良，则足趾的功能就会受损。它会导致足趾的结构性变化，特别是穿狭窄、过小的鞋子，足趾被挤压会导致屈曲。据报道，在常穿高跟鞋的人群中，足底稳定结构（腱膜、屈肌、关节囊）已被永久拉伸[9]。长期拉伸可导致这些组织结构功能减退。最终会导致跖趾关节脱位和趾间关节固定畸形。显然，穿鞋可能只是加速足趾畸形发展的众多因素之一。致病因素总结详见表 8-6-1，最重要的病理生理模式也在相关段落进行了描述。

表 8-6-1　足趾畸形的病因、引起畸形的原因并不总是明确

足部穿鞋	
遗传性	性别、高弓足、畸形足（卷曲趾、小趾畸形）
姆外翻复合体	相邻足趾序列负荷过重
糖尿病	神经病变
创伤	骨折、小腿骨筋膜室综合征[10]
关节炎	类风湿关节炎、痛风、银屑病、焦磷酸盐沉积
神经肌肉病变	腓骨肌萎缩症、Friedreich 共济失调、脑瘫、脑卒中、脊髓发育不良，多发性硬化、胶原蛋白缺乏症，麻风病
解剖	第 2 趾列过长、姆外翻、中节趾骨的形状
其他	感染、医源性

二、锤状趾、爪形趾和槌状趾的定义

　　爪形趾和锤状趾的一般定义容易混淆，文献也尚未就相关定义达成共识[11]。在评估了荷兰骨科医院的定义后，遇到了许多情况[12]。多数人对槌状趾的定义达成了共识。槌状趾畸形累及 DIP 关节；远节趾骨屈曲于中节趾骨上。Coughlin 对简单和复杂的锤状趾进行了区分[1]。简单的锤状趾累及 PIP 关节；中、远节趾骨屈曲于近节趾骨上（图 8-6-1）。复杂的锤状趾通常累及 1 个或 2 个足趾，由 PIP 关节的屈曲畸形和 MTP 关节过伸畸形组成。爪形趾被定义为 PIP 关节和 DIP 关节屈曲、MTP 关节过伸的畸形。Coughlin 考虑到复杂锤状趾和爪形趾的定义重复，但还是保留了爪形趾这一术语，用于描述所有受累足趾及伴有潜在神经肌肉疾病的情况[1]。

　　笔者认为，依据跖趾关节的研究结果区分足趾畸形更具实际意义。以下章节将从生物力学的角度阐述该关节改变的重要性。根据反绞盘机制，进行上推试验（图 8-6-12），伸直跖趾关节，如果足趾在 PIP 关节屈曲畸形即被定义为锤状趾。一旦跖趾关节出现明显的固定过伸畸形，即被定义为爪形趾。许多畸形可能最初是轻度的锤状趾，然后逐渐发展为固定的爪形趾。由于该区别可能会产生临床后果，笔者认为无论是累及单一序列或多个序列，以及是否造成姆外翻、类风湿关节炎或神经肌肉障碍，术语都不应有明显区别。

　　但是，该定义也无法涵盖所有足趾畸形。有时，一些病变发展为爪形趾，导致所有关节（MTP、PIP 和 DIP）屈曲。典型的情况是急性创伤后小腿筋膜室综合征导致肌肉缩短和挛缩（图 8-6-2）。在痉挛或其他神经疾病的患者中也可看到相同的畸形。必须考虑到，该类畸形可以是动态的，也可以是静态的。

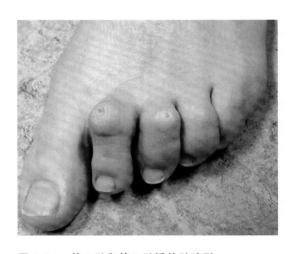

图 8-6-1　第 2 趾和第 3 趾锤状趾畸形

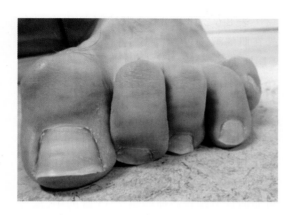

图 8-6-2 急性小腿骨筋膜室综合征的后遗症：爪形趾趾间关节屈曲挛缩

第 3 节 解剖和生物力学

足趾在负重时可控制平衡，起到稳定足部的作用。在足部推进过程中，它们也通过主动和被动机制发挥着作用。围绕相应关节的足外在肌和内在肌（蚓状肌、骨间肌、短屈肌和短伸肌）在这一过程中也发挥着积极的作用。须认识到足趾的功能与足底腱膜的功能密切相关。这条纵向腱膜连接足跟和足趾跖侧的远端。在负重阶段，腱膜通过反绞盘机制，被动地将足趾向下牵拉，增加了与地板的接触面积（图 8-6-3a）。与此同时，足纵弓降低、延长（因此，足的角度增加，图 8-6-3b）。在足部推进阶段，当足趾跖趾

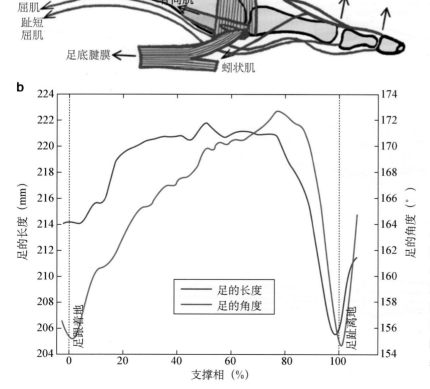

图 8-6-3 a.负重阶段，足纵弓降低，负重阶段腱膜延长，通过反绞盘机制，被动地将足趾向下牵拉，增加了与地面的接触面积；b.足部在步行周期的延长和缩短（引自 Keijsers N. Sint Maartenskliniek Research,Nijmegen,NL）

关节背伸,足底腱膜被动收紧,从而缩短了足部,增加足弓的纵向长度(足的角度减少,图 8-6-3b)。加之肌肉、腱膜积极挛缩,增强了足部推进的支撑。

一、跖腱膜

跖腱膜由强而厚的中心部与较弱的内侧部和外侧部组成[13]。它覆盖整个足底,由致密的纤维结缔组织构成。它有助于维持足纵弓,并将足部紧收在一起。它起自跟骨隆起,分为 5 束,包绕肌腱,附着在腱鞘纤维组织的边缘和踇趾的籽骨上。跖腱膜由两条强有力的纤维带与跖趾关节囊和近节趾骨连接在一起[9]。上文已讨论过它的绞盘机制和反绞盘机制的重要作用。

二、与足趾相连的足内在肌和外在肌

表 8-6-2 和表 8-6-3 概述了足内在肌和外在肌的解剖位置。表 8-6-3 还总结了足底 4 层肌肉的区别,它们辅助维持足弓,当负重在不平地面时可发挥支持作用。由于单个足趾的精细控制对大多数人来说并不重要,因此足底的每一块肌肉单独作用并不太重要[13]。足底骨间肌内收足趾,骨间背侧肌外展足趾。骨间肌在负重时可维持前足的完整性。骨间肌可在跖趾关节屈曲足趾。蚓状肌可屈曲近节趾骨并伸展第 2~5 趾的中、远节趾骨。这些肌肉如果丧失力量,就会导致足趾畸形,因其可对抗跖趾关节背伸,可对抗趾间关节屈曲(图 8-6-4~图 8-6-6)。

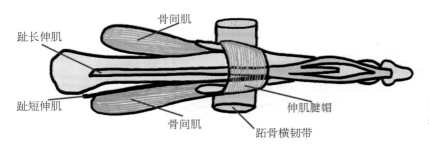

图 8-6-4 趾背肌肉的附着点

趾长伸肌 骨间肌 趾短伸肌 骨间肌 伸肌腱帽 跖骨横韧带

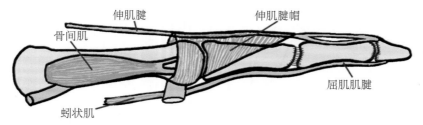

图 8-6-5 屈肌腱足趾的附着点

伸肌腱 伸肌腱帽 骨间肌 屈肌肌腱 蚓状肌

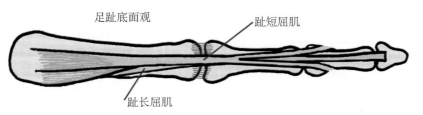

图 8-6-6 趾侧面肌肉的附着点

足趾底面观 趾短屈肌 趾长屈肌

表 8-6-2　足背肌[13]

	近侧附着点	远侧附着点
趾短伸肌	跟骨背侧前面部分	第 2～4 趾近节趾骨基底
蹬短伸肌	跟骨背侧前面部分	蹬趾近节趾骨基底
蹬长伸肌	腓骨前侧和骨间膜的中部	蹬趾远节趾骨基底
趾长伸肌	胫骨外髁及骨间膜	第 2～5 趾中、远节趾骨基底

表 8-6-3　足底肌

	近侧附着点	远侧附着点
第 1 层		
蹬外展肌	跟骨结节内侧突	蹬趾近节趾骨近端
趾短屈肌	跟骨结节内侧突	外侧 4 趾中节趾骨两侧
足趾展肌	跟骨内、外侧结节	第 5 趾近节趾骨外侧基底
第 2 层		
足底方肌	跟骨结节内、外侧突	趾长屈肌腱外侧
蚓状肌	趾长屈肌腱	近节趾骨、伸肌扩张部
第 3 层		
蹬短屈肌	骰骨、外侧楔骨	蹬趾近节趾骨基底
蹬内收肌	斜头:第 2～4 跖骨基底	蹬趾近节趾骨基底
	横头:第 4 跖趾关节外侧	
足趾短屈肌	第 5 跖骨基底	第 5 趾近节趾骨基底
第 4 层(深层)		
骨间足底肌(3)	第 3～5 跖骨内侧	近节趾骨内侧:第 3～5 趾
骨间背侧肌(4)	与跖骨干相连	近节趾骨:第 2～5 趾
腿部后室(包括腘肌和胫骨后肌)		
蹬长屈肌	腓骨后方	胫骨近端后方
趾长屈肌	胫骨后方	外侧 4 趾远节趾骨基底

三、跖趾关节和足趾肌肉平衡

跖趾关节的关节囊两侧由致密的侧副韧带加强,跖侧的关节囊部分大大增厚形成跖韧带。跖板牢牢地附着在近节趾骨的边缘,部分形成凹陷以适应第 1 跖骨头。跖韧带边缘与屈肌腱纤维腱鞘相连,与跖腱膜远端的多束纤维相连,与跖骨深横韧带相连(图 8-6-7)。

足趾在跖趾关节处通常有一个轻度背屈(25°)[9]。近节趾骨在跖趾关节的位置受到伸肌和足内在屈肌(蚓状肌和跖间肌)两种拮抗作用。跖趾关节由跖腱膜和短屈肌增加稳定[14]。在跖趾关节处,趾长伸肌(extensor digitorum longus,EDL)及趾短伸肌(extensor digitorum brevis,EDB)形成的强大的背伸力由骨间肌、蚓状肌(内在肌)和趾长屈肌(flexor digitorum longus,FDL)形成的屈曲力量平衡。趾长伸肌和内在肌具有伸展远侧和近侧趾间关节的作用(图 8-6-8)。

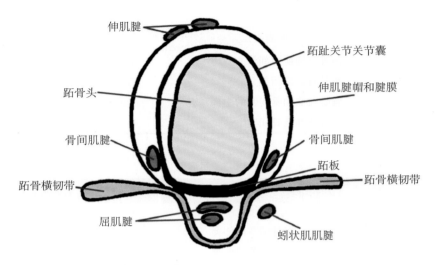

伸肌腱

跖趾关节关节囊

跖骨头

伸肌腱帽和腱膜

骨间肌腱

骨间肌腱

跖板

跖骨横韧带

跖骨横韧带

屈肌腱

蚓状肌肌腱

图 8-6-7　冠状面上的足趾肌腱

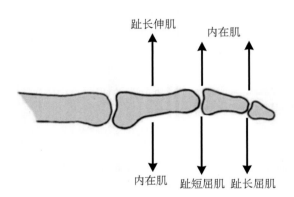

趾长伸肌

内在肌

内在肌

趾短屈肌　趾长屈肌

图 8-6-8　足趾周围力量的平衡

在肌的失衡被视为一般的病变过程[9,15]。神经功能障碍时,内在肌丧失功能通常是主要致病因素。内在肌无力时,缺乏对抗的伸肌是导致锤状趾畸形的原因[16]。Kwon 等是迄今为止,唯一量化了伸肌和屈肌(内在肌)肌力之间比率增加的人。量化方式为通过在有锤状趾畸形的健康(无神经肌肉障碍)人群与无锤状趾畸形的健康人群之间比较足趾力量。这支持了肌肉失衡理论[16]。比率的增加与跖趾关节(过度背伸位置)成角、减少踝关节背伸运动和减少距下关节外翻相关。相比之下,Bus 等在糖尿病患者中并未证实该伸肌肌力的相对增加[2]。

肌肉失衡是否先于畸形或畸形是否先于肌肉失衡并不总是明确的。然而,跖趾关节背伸位置的增加和足内在肌肉力量减少是相关的。跖趾关节的延长引起足内在肌力线的移动。跖趾关节的延长,也导致跖侧牵拉力量的减少。当这种情况发生时,由于趾长屈肌牵拉,内在肌屈曲力量增加,跖趾关节跖屈力量减少,促进跖趾关节伸展畸形的发生。在趾间关节,趾屈肌的力量越强,内在肌的力量越强。跖趾关节过伸,将导致趾间关节屈曲畸形[17]。

足趾伸肌肌力相对于内在肌肌力的增

第 4 节　足趾畸形的病理生理

足趾畸形的形成原因并不总是很清楚。前面章节已讨论过足趾畸形的病因,本章节将讨论不同的机制在锤状趾和(或)爪形趾畸形的形成中起到的不同作用。

一、不平衡/滑膜炎

足趾畸形形成的过程中,足内在肌和外

加,可能是由于内在肌肌力的下降,这种情况见于多发性神经病患者,也归因于伸肌相对过度的活动,可代偿胫骨前肌损失的背伸力量,即伸肌的"补充"(图 8-6-9)[14]。另外,跖侧屈肌,特别是腓肠肌的僵硬和缩短,可能导致踝关节背伸运动范围减少,并导致趾长伸肌过度使用[14]。上述锤状趾的形成,跖趾关节角的增加和踝关节背伸的减少之间的关系似乎都证实了这一理论[16]。

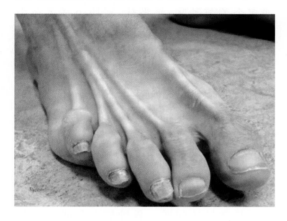

图 8-6-9 姆长伸肌和足趾伸肌的"补充"

跖趾关节角的增大被认为是锤状趾畸形发展的启动因素。它可能会造成关节周围肌肉失衡,这似乎是复合型姆外翻患者的情况,在第 2 跖趾关节尤为常见。背伸处是由于对齐不良(姆外翻的位置、穿鞋)或滑膜炎,或者两者兼有而引起的,并不太明确。在多发性关节炎患者中,尤其是当累及多个或所有外侧 4 趾的跖趾关节时,残余滑膜炎可能是背伸位置增加的原因。

二、跖板/脂肪垫

跖板是一种稳定跖趾关节的重要结构[18,19],通常被认为是跖骨头关节囊增厚的部分[20]。它牢固地附着在近节趾骨基底,与跖骨颈附着相对不牢固。足部推进过程中,跖板受到牵引力,增加骨折的风险,从而导致不稳定[21]。Stainsby[20]描述了前足的一条强有力的韧带束,由跖板和跖骨横韧带之间的连接组成,形成一个复合体。该复合体控制前足的展开,深层跖腱膜控制足纵弓,并集中于跖板。

跖板断裂可导致跖趾关节不稳定。这种不稳定的情况可能与关节滑膜炎相关,近节趾骨向跖骨头背侧移位。该移位可通过"拉赫曼征(Lachman manoeuvre)"体检证实。相反,相对背伸位置可进一步加重足趾畸形。

足底的脂肪垫位于跖骨头下方,由增厚的皮下组织形成[20],是减少压力的保护垫[17]。有研究认为足底脂肪垫的萎缩促使足趾畸形病变[22]。然而,脂肪垫萎缩和跖骨痛之间的关系尚存争议[23]。越来越多的研究显示,跖骨头突出并非源于足底脂肪垫萎缩,而是由于脂肪垫和其他软组织因畸形而错位[24,25]。跖趾关节过伸畸形会逐渐导致跖板向跖骨头的远端和背侧脱位(图 8-6-10)。最终,跖板近端与跖骨颈连接处可能破裂和(或)分裂,继而发生跖趾关节脱位伴跖骨头塌陷。正如类风湿关节炎患者一样,跖骨头会突出于关节囊"疝出"并固定在足底。

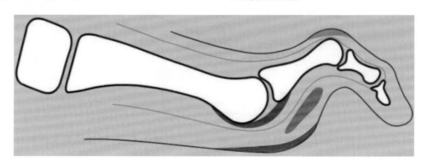

图 8-6-10 跖趾关节的过伸畸形可逐渐导致跖板向跖骨头的远端和背侧脱位

Bus 等的研究表明,糖尿病患者的足趾角度与足底压力呈正相关[26]。他们还在 MRI 成像的辅助下证实了如上所述的足底脂肪垫移位与足趾角度(足趾畸形)的增加相关。该脂肪垫移位导致跖骨头相对突出,负重面积相对减小,从而增加了压力。

随后,更多的生物力学因素发挥作用。背伸时锁定跖趾关节的肌腱施加同样的力量,屈曲的足趾也在跖骨头产生向跖侧的力(图 8-6-11)。这将导致跖骨头下方的软组织压力增加。

第5节　诊　断

患者可能有如下经历:行走时疼痛、穿鞋疼痛、平衡问题和步行距离受限。从生物力学的角度观察畸形之间的联系:足趾一边肿胀和(或)局部骨性突起,则另一边就会有并发症。局部的病变和疼痛的类型应匹配,如局部区域压力会形成茧子、硬鸡眼或软鸡眼。一般情况下,跖角化病加重或足底压力增加时,赤足负重或行走会加重疼痛,当压疮在足趾背面和足趾之间时,穿鞋疼痛。足趾顶部的压力点通常与槌状趾畸形或爪形趾畸形相关。

应在放松的状态下于负重和行走时进行足部检查。如前所述,患者足部呈痉挛状态时,可能会出现动态畸形。足趾在放松的状态下,呈伸直状且较为灵活,压力增加则会引起疼痛和痉挛,这种情况可能只会出现在负重和(或)行走时。已描述了足部常见畸形,还应观察和记录每个足趾关节的位置。每个关节的位置、运动的幅度、灵活性和稳定性(图 8-6-12)都应被重视。

应检查跖趾关节半脱位或脱位及脂肪垫的位置。关节背侧疼痛,特别是合并一个或多个关节肿胀,是炎症、滑膜炎或关节炎的标志。关节活动会引起典型的疼痛。跖骨头跖侧疼痛,特别是伴发局部胀胀,关节运动时无疼痛和背侧疼痛,是生物力学引起跖骨痛的征兆。跖痛症不仅应与跖趾关节内疾病相鉴别,还应与 Morton 神经瘤、神经性并发症、皮肤相关疾病(如皮肤疣)和其他软组织疾病(如腱鞘囊肿)等相鉴别。

尤其是在感觉神经病变的患者中,压力增加与过度角化病相关,软组织坏死和继发感染是常见的问题。骨肿瘤在足趾疾病中较为罕见(图 8-6-13)。最后,还应检查足趾的血管状况。

负重下足部正、后位和侧位 X 线片必不可少,在绝大多数情况下,当涉及足趾问题时,往往无须进一步诊断。因为 MRI、CT 扫描、超声和骨扫描通常足以辅助诊断前足畸形,但本章将不展开讨论。

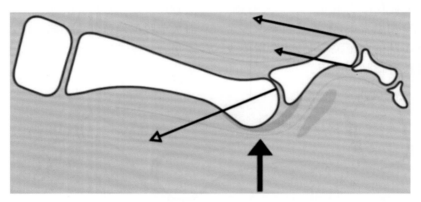

图 8-6-11　在爪形趾畸形的病例中,由于伸、屈肌腱的牵拉,导致跖骨头跖侧压力增加(负重时)

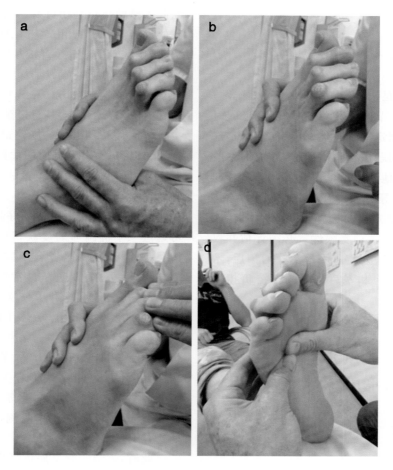

图 8-6-12　a. 跖趾关节非负重背伸；b. 上推拉伸至中立位；c. 可进一步跖屈跖趾关节；d. "上推"试验

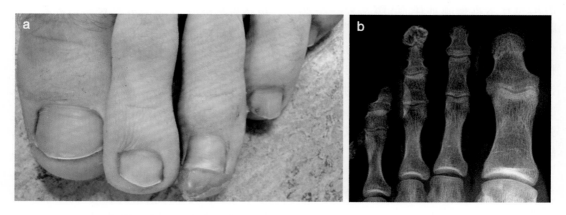

图 8-6-13　a. 第 3 趾远节趾骨内生软骨瘤；b. X 线片显示结果

第 6 节　手术指征

前足、中足、后足和下肢的变化通常与一个或多个关节问题相关,多个部位可同时发病。为了制定准确的临床决策,须对足部和踝关节的问题进行整体评估,并根据一般健康状况、其他关节受累情况、年龄、患者期望、社会因素等方面,给予患者个性化的建议。手术治疗方式的选择取决于疼痛和残疾的程度,以及活动受限性。必须评估并权衡手术治疗的益处与非手术治疗的预后,术后并发症的风险和术后恢复的经济负担也需认真考虑。

第 7 节　爪形趾和锤状趾畸形的手术技术

一、负重位

在本章节,"负重位"(standing position,SP)一词指外科医生将足部放置于类似于负重的位置。在"上推"试验中,于前足跖骨头近端施加压力(图 8-6-12),使踝关节和整个后足在"类似负重"的中立位移动。该动作触发了跖腱膜的反绞盘机制,使足趾伸直,跖趾关节稳定。通过该试验,可正常检查手术时足趾的对线情况。通过负重位(SP),可判断足趾上的张力是源于伸肌缩短,还是屈肌或其他组织挛缩。

二、近侧趾间（PIP）关节切除术

该手术用于矫正固定屈曲畸形或治疗PIP 关节的其他病变(图 8-6-14)。

可使用背侧纵向入路或背侧横向入路。

纵向入路的优点是切口易于向近端延长,暴露的术区最大。应用背侧直纵向切口的方法,沿中线切开皮肤,直接从中节趾骨基底至近节趾骨沿同一直线加深至骨,分开伸肌腱与关节囊。将 Hohmann 拉钩在肌腱下方、骨上方移动,驱动其绕过趾骨,接近两侧关节。使用 Hohmann 拉钩最大限度地打开切口以暴露关节,同时屈曲趾间关节。牵开关节囊和侧副韧带,进一步暴露关节骨髁。

应用横向切口有 2 个好处:一是胼胝可通过一个椭圆形的皮肤切口连同皮下组织层一并切除;二是缝合切口时,足趾可或多或少地由弯曲变直。最常见的是切口深切,直接切开伸肌腱和 PIP 关节的关节囊。也可在 PIP 关节囊上方劈开伸肌腱,同背侧纵向入路一样。但是,需注意,椭圆形切口略短于纵向切口。PIP 关节最大限度地屈曲,切开两边侧副韧带和关节囊的附着部分,暴露趾骨骨髁,随后将 Hohmann 拉钩放置于近节趾骨基底两侧,将趾骨骨髁两边拉开。

此时,近节趾骨基底远端周围的软组织均已剥离,完全暴露,使用骨刀或摆锯将其切除。通常在干骺端与骨干的交界处切开,切除约 1 cm。使用摆锯可防止趾骨骨折,该骨折易发生,尤其是在骨质疏松性骨皮质(类风湿性)的情况下。

足部伸直,取中立位,判断足趾是否易于伸直,判断近节趾骨截骨面和中间趾骨关节面之间的接触是否合适。如伸趾依然受限且对位不良,则需再切除更多的骨头;在中立位,也可判定近节趾骨是否和跖趾关节对齐,以及是否有跖趾关节伸直挛缩和(或)伸肌腱挛缩。如存在上述情况,则需进一步手术(见"爪形趾矫形"章节)。由于屈肌腱持久地屈曲挛缩,则需要处理这些肌腱(见"爪形趾矫形"章节)。

在该阶段,需要考虑是选择固定对线还是应用术后敷料。如果是单个足趾手术,可

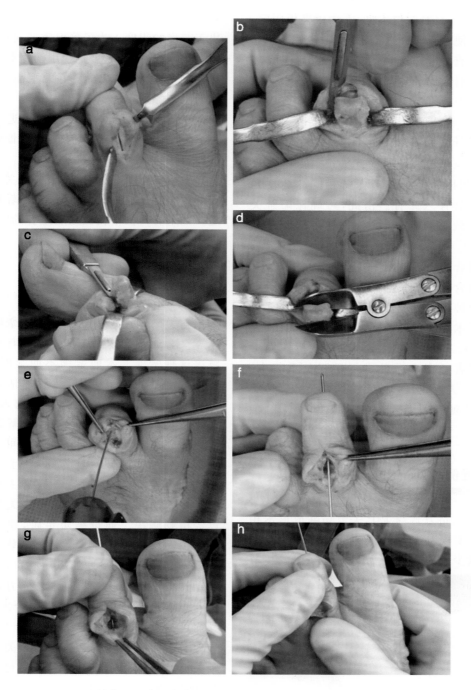

图 8-6-14　PIP 关节切除成形术的步骤

a. 背侧正中切口通过趾伸肌腱；b. 切开侧副韧带；c. 从骨髁剥离所有软组织；d. 用骨刀切除骨髁；e. 从中节趾骨基底中央穿入 1.0 mm 克氏针；f. 将克氏针从趾末端穿出；g. 克氏针穿入近节趾骨中央；h. 克氏针穿入近节趾骨并穿过跖趾关节

用夹板将其固定到相邻的足趾上,若需矫形多个足趾,足趾对位不良,无法用夹板固定,则建议使用克氏针进行固定。

将直径 1.00～1.25 mm 的克氏针经中节趾骨关节面中心穿过中节趾骨,逆行穿过远节趾骨,保持远端趾间关节在中立位置,从足趾顶端中心退出克氏针。此后,将克氏针向近端穿过近节趾骨中心。足部在负重位(SP),跖趾关节取中立位(轻度外展,和相邻跖趾关节保持相同的角度),将克氏针穿入跖骨。由此,可确保跖趾关节固定较长的一段时期,有利于跖趾序列对齐。

缝合切口。在使用横向切口的情况下,必须缝合伸肌腱。可将肌腱与皮肤全层缝合或单独分层缝合。

手术后使用纱布敷料包扎,不加压(图8-6-15)。2 天后更换纱布或留至拆线后更换。患者可穿术后鞋进行足跟负重行走。术后 14 天拆线。4 周后拔除克氏针。继续使用足趾弹性绷带固定,以免出现对位不良。

三、近侧趾间 (PIP) 关节融合术

该入路方式与 PIP 关节切除成形术相同。为实现骨性融合,需从近节趾骨远端部分切除少量的骨头,并切除中节趾骨的关节

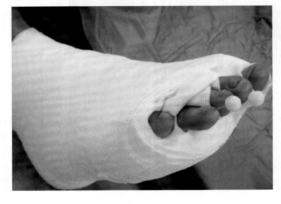

图 8-6-15   术后敷料包扎

面。双侧切面最好位于干骺端骨松质处,以利用此处骨愈合最佳的特性。骨切除量取决于畸形的程度。为了确保重新对位,畸形越严重,切除的骨越多。使用摆锯截骨可精确控制截骨量,并获得良好的平面,提供最佳的骨接触。

克氏针固定技术已经应用于近节趾间关节切除术,然而,克氏针穿过截骨面时应加压,以确保良好的骨接触。

术后 6 周摄 X 线片进行观察,关节固定充分愈合后,建议脱掉术后鞋逐渐开始行走。如果有对位不良或延迟愈合的倾向,需进一步应用弹性绷带固定足趾。

四、爪形趾矫形

前文已阐述了跖趾关节伸直挛缩的临床意义。通常建议,在矫正足趾畸形时应解决这种挛缩。术前挛缩不明显时,可先矫正近侧趾间关节畸形,然后评估足趾在负重姿势的位置。使用背侧纵向入路,更易于延长切口,以便在需要时松解跖趾关节。需注意,如果只切除近侧趾间关节而不解决跖趾关节伸直挛缩问题,手术的效果可能令人满意,因为患者最常主诉的是 PIP 关节背侧疼痛,而此时 PIP 关节问题已经得到解决。通过缩短足趾,肌腱的牵拉减少,骨突也被切除。然而,当软组织的位置不利时,畸形复发的风险有可能增加,足趾过伸(特别是在伸肌腱对抗力量不足的前提下进行近侧趾间关节融合术)和跖骨痛可持续存在。

通过背侧纵向切口暴露 PIP 关节和跖趾关节。当多个跖趾关节病变时,可在每个跖趾骨背侧做单独切口(图 8-6-16)。

爪形趾矫正的步骤见图 8-6-17。将切口切至趾伸肌腱,避免损伤跖骨间的组织。暴露跖趾关节囊。可以从背侧切开关节囊松解,但最常见的方法是缩短伸肌腱。分开跖趾关节旁边的趾短伸肌腱,之后,在近节

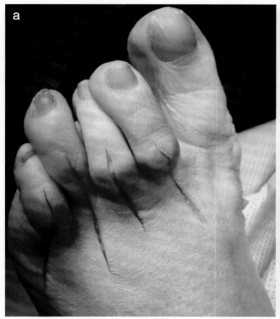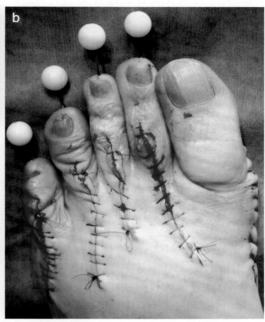

图 8-6-16 a. 背侧切口：可分别解决每个单独趾列的问题；b. 缝合伤口

趾骨背侧远端基底松解肌腱。在该层分开趾长伸肌腱。缝合前，确保趾短伸肌腱仍附着在趾骨基底，即在趾骨基底与切开的趾长伸肌腱之间。另一种方法是"Z"形延长肌腱。在该阶段，评估足趾在中立位是否充分矫形（图 8-6-12）。

如果跖趾关节背侧半脱位或脱位，则需进一步行关节囊切开术、滑膜切除术（如果关节是肥厚性的滑膜炎）和切开侧副韧带。之后，牵引和跖屈足趾，进一步松解半脱位或脱位的跖趾关节。如有脱位，需仔细在脱位趾骨的下方松解跖骨头背侧周围的软组织。在脱位的情况下，在跖骨头水平可能遇到趾屈肌腱，通常需要分离。复位前，通过在 PIP 关节切除近节趾骨的远端及缩短趾骨以减轻牵引力。充分松解后，用弧形的剥离器移至跖骨头远端足底处，将跖骨头两侧充分松解，以松解跖骨头跖侧粘连、挛缩组织，注意避免损伤软骨。由此，跖趾关节易于复位，足底脂肪垫也移回跖骨头下方。

在该阶段，常遇到跖趾关节压力大、紧

张度高的情况，可通过在 PIP 关节去除数毫米的趾骨或缩短跖骨，以进一步缩短跖趾序列。如果负重位下足趾因屈肌腱缩短而屈曲，则需在切除的 PIP 关节处分离趾屈肌腱。另一种方法是进行伸肌或屈肌转位，下文中将做详细描述。

将 1.0 mm 的克氏针穿入 PIP 关节，通过中节和远节趾骨向远端方向穿出。然后，将克氏针再向近端方向穿入近节趾骨，直至近节趾骨基底的软骨水平。足部取负重位的同时，复位跖趾关节。术者拇指在近节趾骨适当加压，保持稳定，使跖趾序列力线对齐。跖趾关节应处于轻度跖屈位。截骨端对齐后，保持足趾良好的匹配度，克氏针进一步向近端穿入跖骨。最后缝合趾伸肌腱。

处理完所有受累足趾后，松开止血带，观察所有足趾的血液循环。矫正严重畸形后，通常最初足趾的毛细血管再充盈非常缓慢，长达 5 min，可能是由于血管收缩或被拉长引起。如果在术后数小时内循环情况仍然较差（勿抬高足部），调整克氏针后，仍未改善,则应拔除克氏针。缝合切口时,皮下组织用 4-0 的薇乔线、皮肤用 4-0 的尼龙线缝合。

手术后使用无菌纱布敷料包扎切口,不加压,手术后 2 天切口换药或术后 2 周撤掉纱布。患者术后穿戴足跟负重鞋行走。术后 14 天切口拆线。术后 4～6 周拔除克氏针。长时间固定的目的是促进骨愈合,但也可能使足底结构纤维化,从而引起跖趾关节僵硬。拔除除克氏针后,指导患者积极地活动跖趾关节,将整个足趾作为一个整体,跖屈和背伸跖趾关节。若持续对位不良,可进一步用弹性绷带固定足趾。患者还可以接受物理治疗。

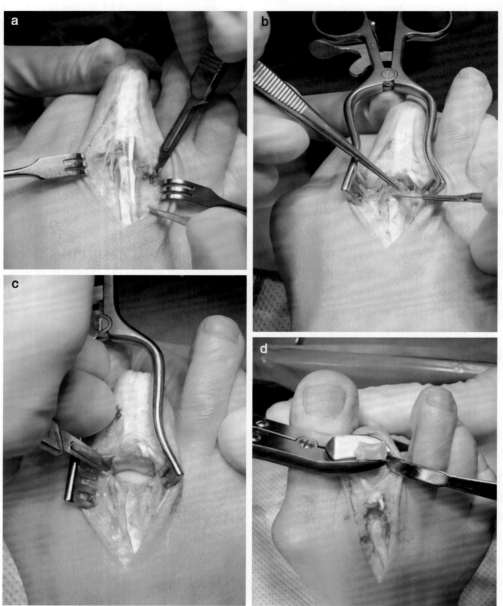

图 8-6-17　爪形趾矫形手术步骤说明

a. 延长伸肌腱;b. 切除背侧关节囊和滑膜炎;c. 跖趾关节脱位;d. 近侧趾间关节切除

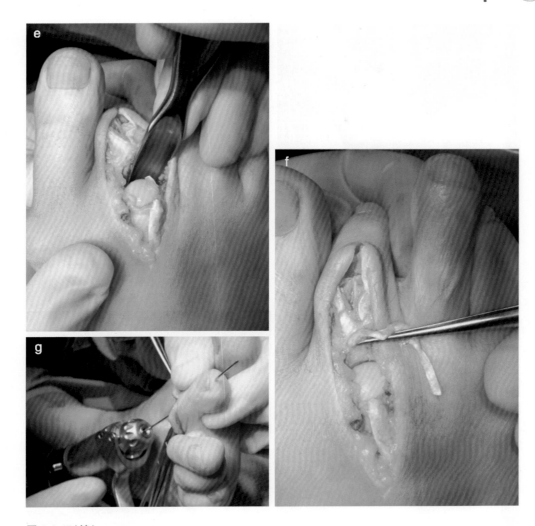

图 8-6-17（续）

e. 用骨膜剥离器松解跖趾关节；f. 可简单复位；g. 足趾远端部分穿入一枚 1.0 mm 克氏针

五、屈肌-伸肌转位术

　　自 Girdlestone-Taylor 转位术首次发表以来，文献中已描述了许多肌腱转位术，大多数文献报道了合理的结果[14,16,17,21-27]。通常，趾长屈肌腱（flexor digitorum longus，FDL）在近节趾骨的远端转移到足趾的背侧，分成两束，与伸肌腱相连（图 8-6-18）。转位后的趾长屈肌将作为内在肌，在跖趾关节屈曲足趾，而不再弯曲足趾。该术式也可用于稳定跖趾关节，抵消伸肌力量和背侧半脱位。通常，趾短屈肌（flexor digitorum brevis，FDB）被留在原位，但对于严重屈曲畸形，还需切开趾短屈肌腱。

　　进行屈肌-伸肌转位的适应证包括柔性足趾畸形、足趾畸形/可复性足趾畸形和神经肌肉病变足趾畸形，如前所述，该手术也可用于稳定跖趾关节，下文将展开讨论。

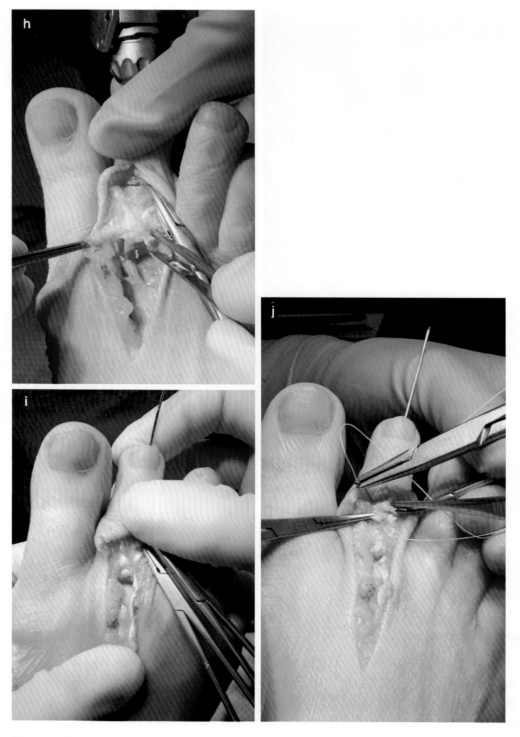

图 8-6-17(续)

h. 将克氏针向近端方向穿过近节趾骨,进入关节;i. 关节复位至正常解剖位置,足部在中立位,然后将克氏针穿过关节进入跖骨头;j. 缝合伸肌:在该情况下,可以伸屈转位。随后缝合切口

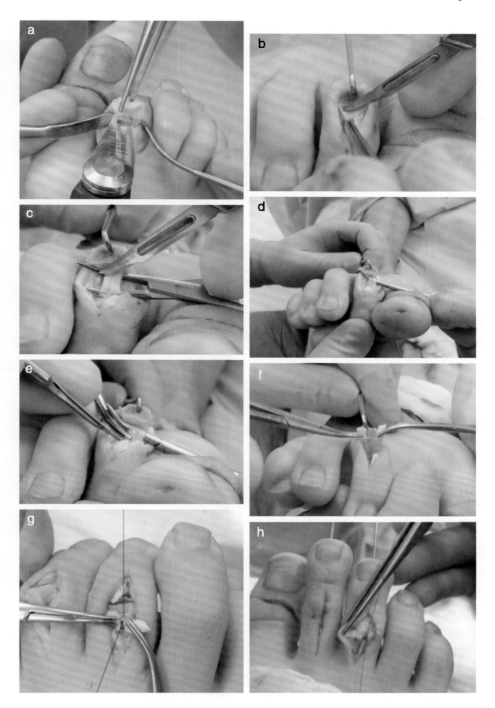

图 8-6-18　屈肌腱转位术步骤

a. 行趾间关节切除术中切除近节趾骨的骨髁近侧；b. 切除跖板以暴露屈肌腱；c. 切开趾
短屈肌腱；d. 暴露趾长屈肌腱；e. 尽可能在远侧切开趾长屈肌腱，近端夹钳固定；f. 将肌
腱劈成两束；g. 两束肌腱末端缝合在近节趾骨背侧，把跖趾关节放置于正确的位置；h.
用克氏针固定后，将伸肌腱帽缝合在转位的屈肌上在笔者的实践中,该术式更适于矫正神经肌肉病变引起的固定型爪形趾畸形,尤其适用于年轻的腓骨肌萎缩患者。因此,转移术与爪形趾畸形矫正术相结合,行 PIP 关节切除术。切除后,将趾长屈肌转位到近节趾骨相对简单。部分切除 PIP 关节的跖板,然后找到屈肌腱,放置在跖板的跖侧。第 1 层是趾短屈肌腱鞘(图 8-6-19)。屈曲畸形越严重,切除的腱鞘越多。趾短屈肌腱在趾长屈肌腱的跖侧,使用蚊式钳固定趾长屈肌,拉紧屈曲的足趾。在中节趾骨下方切断肌腱,尽可能保留肌腱长度。建议用一个蚊式钳夹住趾长屈肌,因为如果趾长屈肌放松,肌腱会迅速向近端回缩。将趾长屈肌分为两束。这两束末端绕过近节趾骨远端的两侧,一边一束,把足趾放置于正确的位置后缝合。用克氏针将足趾固定在正确的位置以矫正爪形趾。为了稳定跖趾关节,趾长伸肌通常固定于尽量接近近节趾骨的基底周围,其功能是固定肌腱而非屈肌。术后治疗方法同爪形趾。

六、伸肌腱转位术

患者神经肌肉失衡通常表现为爪形趾畸形,其病理生理前文已描述。足趾伸肌需要经常加强,以提高足背伸能力。对于该类患者,可考虑趾长伸肌转位。通常将其与 Jones 改良式中𧿹长伸肌的转位相结合。趾长伸肌腱可以转位,例如,转位到足的外侧(缝合到第 3 腓骨肌腱)或转位到足的背侧(缝合至胫前肌腱)。并不清楚有多少肌腱可转位成活跃的足部外翻肌或伸肌,但肌腱转位后可起到肌腱固定术的效果,足趾上的力量也被中和。

爪形趾畸形患者的趾短伸肌也需要切开。当在近端切开趾长伸肌腱时(腓骨肌腱部位),将趾短伸肌在跖趾关节水平切开,趾长伸肌远端部分可转位至趾短伸肌近端。

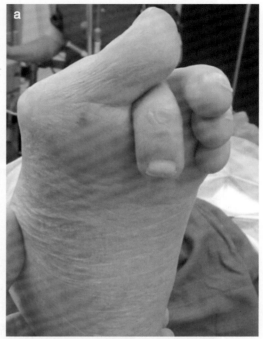

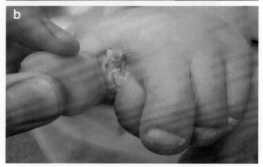

图 8-6-19　a.僵硬痉挛性屈曲畸形负重时引起疼痛,是足趾截肢的指征;b.同一患者因趾骨严重受压导致软鸡眼

对于年轻的患者,该手术可结合足趾伸肌和屈肌腱转位一起进行。

七、经皮伸肌腱切开术和(或)屈肌微创术(MIS)

对于皮肤条件较差的老年患者及长期负重严重畸形的患者,伸肌和屈肌(如果需要)需要切开时,应用短小切口或经皮切口,进行或不进行跖趾关节松解和 PIP 关节切除（图 8-6-20）。该术式可减少发病率和并发症的发生率，但由于爪形趾矫正通常只是广泛的重建手术（前足和后足）的一小部分，所以该术式也减少了止血带/手术时间。

切断足趾周围肌腱时应考虑周围软组织平衡，因为拮抗肌肌力很强，会导致术后畸形的复发。如图 8-6-2 所示（在跖趾关节固定屈曲畸形），足趾矫正是通过切除近侧趾间关节和固定屈肌腱实现的。伸肌不会使足趾向后过伸。然而，许多爪形趾患者延长或切开伸肌后，出现因未处理屈肌而再次屈曲足趾的情况。尽管从功能的角度上看，该手术不是最佳选择，但其在实践中却取得了很好的效果，因为最终的目的已实现，即从足趾末端到跖骨头已对齐，并有良好的软组织覆盖。

据报道，采用伸肌腱切开术治疗足趾畸形而非采用屈肌腱切开术是经皮伸肌腱切开术治疗足趾畸形的不良结果[27]。行经皮术治疗的医生认为，应切开伸肌治疗该类足趾畸形，同时也应切开屈肌，防止术后复发。足内在肌可为足趾提供足够的力量进行负重。使用薄的手术刀和骨刀，通过经皮关节囊切开术和趾骨截骨或部分骨干切除术进一步解决僵硬畸形[27]。

八、足趾截肢

截肢通常用于治疗严重畸形[28]（图 8-6-19a）。对于老年或并发症高风险的患者，截肢是一个实用和有益的解决方案。踇外翻患者去除第 2 趾并不能解决根本原因，畸形会继续进展。去除任何足趾都会导致该趾对相邻的足趾失去支撑作用。

九、趾骨截骨术

足趾过长通常出现在第 2 趾，可切除骨干以缩短并对齐足趾[18]。当足趾在趾间关节形成固定畸形，可通过趾间关节成形术缩短。对于趾骨内翻或外翻所致的对位不良或畸形愈合，可采用楔形截骨术矫正畸形（图 8-6-21）。笔者认为，首先应处理软组织再进行截骨。

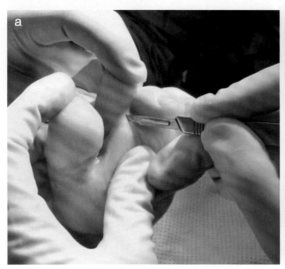
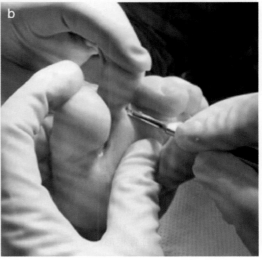

图 8-6-20　a. 第 1 刀是纵向朝向近节趾骨，之后刀转 90°；b. 将刀保持在趾骨边界内，对趾屈肌施加张力，同时刀尖沿骨从一侧移动到另一侧

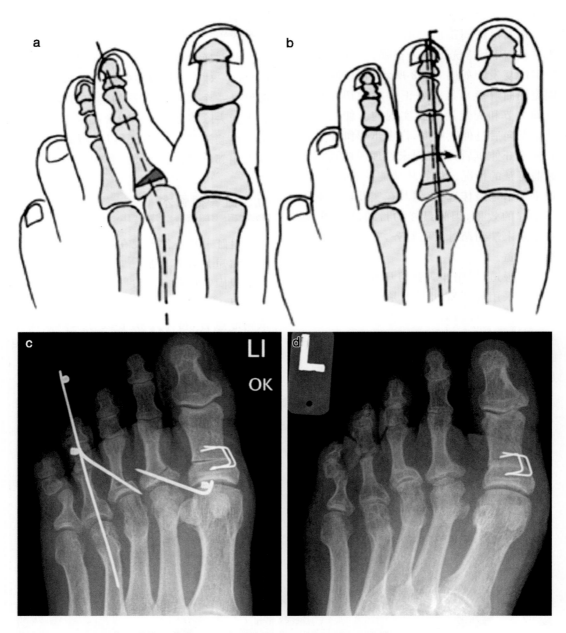

图 8-6-21　a、b.近节趾骨楔形截骨；c.手术后的情况；d.术后 1 年,无复发

第 8 节　术后护理与康复

手术后采用纱布加压敷料,纱布放置于两个足趾趾间,覆盖切口(图 8-6-15),整个足和踝于中立位下包扎。在术后最初几天,尽可能抬高患足。一旦患者的足部感觉恢复正常,就可穿术后足跟负重鞋行走。除非足部出现不适症状或敷料损坏,否则术后 2 周再更换敷料。术后 2 周切口拆线,4 周拔除足趾的克氏针(仅进行足趾手术)。如果第 1 跖列或骨相关手术后还进行了其他手术,则通常于 6 周后拔除克氏针,同时停用术后鞋。关节被动活动训练在术后 4 周或 6 周开始。应定制专用矫形带、夜间夹板或矫正器矫正畸形。

第 9 节　足趾其他病变畸形

一、槌状趾和卷曲趾

槌状趾的末节趾骨屈曲于中节趾骨上,畸形呈柔软性或僵硬性,跖趾关节和 PIP 关节不受累。具体病因尚不明确,穿鞋磨损可

能是病因之一。通常,受累足趾长于其他足趾,DIP 关节在鞋中可能会变得弯曲,可能是由创伤(类似于手指畸形机制)或关节炎(特别是银屑病关节炎)所致[29]。持续牵引或在既往趾间关节融合术后趾短屈肌缩短可能会导致槌状趾畸形。第 2 跖列受累[10]最为常见。症状为 DIP 关节受压或疼痛,但是大多数患者的疼痛点位于足趾远端。特别是在负重和行走时,足趾被拉到底面。这可能会使皮肤和(或)趾甲出现问题。

柔软的畸形可行趾长屈肌腱切开术治疗。先天性卷曲趾与此无区别,踇长屈肌腱切开术足以作为治疗手段(图 8-6-20)。

当 DIP 关节有固定屈曲畸形时,建议进行矫正融合(图 8-6-22)。可通过"Z"形背侧或倒"U"形切口进行该手术。使用摆锯切除关节。如 PIP 融合术一样,只需切除适当的骨骼以矫正畸形。关节可通过伸肌和皮肤背侧缝合线固定,术后用外夹板固定,但通常用髓内克氏针临时固定关节。克氏针无须穿过跖趾关节。一些医生倾向于使用第 2 根克氏针以固定趾前端,防止旋转,其他医生倾向于伤口敷料和胶带包扎。融合需要固定至少 4 周,通常是 6 周。Coughlin 证实,DIP 关节融合术后成功率为 72%,有 97% 的患者疼痛得到缓解[30]。

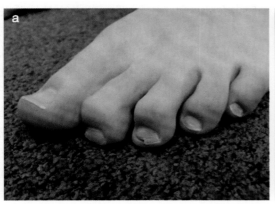
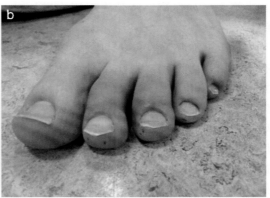

图 8-6-22　a. 15 岁男孩,患有第 2 趾和第 3 趾特发性槌状趾畸形;b. 同一患者接受第 2 趾和第 3 趾远端趾间关节融合术后

二、交叉趾畸形

交叉趾为第 2 趾向背内侧偏离，往往累及踇趾和第 3 趾。第 2 趾多跨越踇趾。由于第 2 跖趾关节的非特异性骨关节炎，该类畸形的疼痛通常始于第 2 跖趾关节。过载是导致踇外翻的常见原因之一。在踇外翻的情况下，第 2 跖骨的长度和穿鞋都可导致交叉趾。松弛/不稳定源于慢性滑膜炎和继发性肌肉失衡。近节趾骨逐渐伸展，关节背侧半脱位。向内侧偏斜可能是由于内侧长屈肌腱的牵拉和（或）外侧支撑关节结构的松弛[31]。严重时，跖趾关节可能脱位。第 2 跖趾关节被认为是足部最常见的脱位关节[32]。交叉趾第 2 跖趾关节的进展过程和类风湿关节炎跖趾关节的进展性畸形发病过程非常相似，不同的是，第 2 跖趾关节常发生侧向偏斜。

手术治疗方法与爪形趾基本相同，略有不同的是需要收缩跖趾关节侧面的关节囊。首先，缝入缝合线，将关节放置到合适的位置并用克氏针固定。然后，将缝合线收紧。切除 PIP 关节后，随着张力的释放，第 2 跖列相对缩短。如果有踇外翻畸形，该术式应与矫正对齐第 1 跖列相结合，以解决第 2 跖列在第 2 跖骨头下压力增加时的相对过载。

对于更加严重的病变，即使逐步松解所有软组织并切除 PIP 关节后，于负重位检查复位情况时，也应保持足趾背侧半脱位。医生可能会认为为了重新对齐关节，在矫正术后一段时间的固定后会引起关节的纤维化，但当第 2 跖骨相对过长时，应考虑对该跖骨进行截骨（图 8-6-23）。最近，据 Devoset 等报道，在交叉趾畸形和第 2 跖骨头相对横向位置的趾间关系，建议将缩短与第 2 跖骨头[33]的调整相结合。可重新调整跖骨和足趾以中和肌肉力量。

三、第 5 趾叠趾畸形

该畸形通常包括跖趾关节背伸挛缩，以及第 5 趾内收和外旋。这些病变组织通常会导致第 5 趾重叠在第 4 趾上。这是一个相当普遍的家族性畸形，导致一半患者残疾[34]。据 DuVries 描述，在轻度畸形时，松解跖趾关节，即可能达到令人满意的结果[35]。对于稍严重的畸形，应用最多的方法是 Cockin 在 1968 年[34]所描述的 Butler 术式。Ruiz-Mora 术式被认为是一个挽救术式。同样，交叉趾的基本手术方法与爪形趾相同。采取同样的步骤，首先延长或切开伸肌腱。在轻度病例中，仅行肌腱切开术和关节囊切开术（DuVries 技术）即可[34]。复发是未延长或切开伸肌腱，引起软组织继发性挛缩所致。切开关节囊，进一步松解关节，切开侧副韧带，使用弧形剥离器松解跖骨头足底面的挛缩组织。切除 PIP 关节以解决此关节水平的固定畸形和减压。在负重位，重新对跖趾序列进行检查，稍有外旋也可接受。

如果第 5 趾仍然外展，则需要采取内收措施。可使用伸肌腱，松解肌腱近端，将其拉出伤口远侧，牵拉足趾外展、跖屈，将肌腱固定在外展肌上[36]。另一种方法是切除关节跖侧侧面一块椭圆形的皮肤。一旦矫正的所有步骤完成，暂时缝合皮肤，可将足趾保持在矫正的位置。重新调整和固定足趾序列后缝合皮肤，跖趾关节用克氏针固定于轻微跖屈位。6 周后移除克氏针，进一步是使用胶带或绷带对夹板加压固定。根据我们的经验，在第 5 序列的背侧无须特殊的皮肤切口，同爪形趾矫正一样，略微弯曲或直的纵向皮肤切口即可达到良好的结果，不会因皮肤的残留而挛缩。如上所述，残留畸形的原因通常是伸肌腱在伸展或过度伸展的跖趾关节松解不足时，仍在拉动足趾。笔者

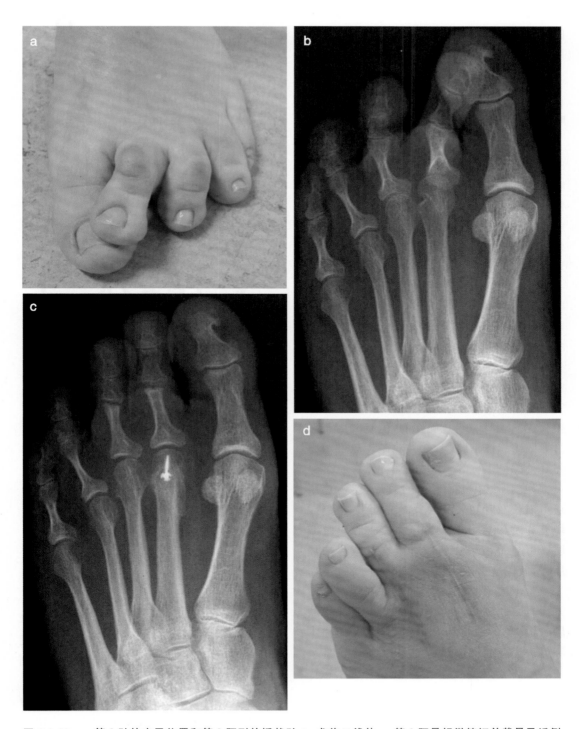

图 8-6-23　a. 第 2 趾的交叉位置和第 3 跖列的锤状趾；b. 术前 X 线片；c. 第 2 跖骨轻微缩短并截骨及近侧第 2~3 趾趾间关节切除术；d. 良好的临床结果

认为，Ruiz-Mora 术式[37,38]可作为非常罕见的挽救手术。该手术包括通过跖侧切口，利用软组织间隙切除近节趾骨。

四、足趾鸡眼

鸡眼和胼胝（图 8-6-19b、图 8-6-24 和图 8-6-25）是老年人中最普遍的足部问题，影响了 65 岁以上人群的 20％～65％[39]。它们可导致相当严重的疼痛和残疾。女性患病率较高，穿鞋占主要因素。通常，由于姆外翻畸形造成足部局部压力升高，导致病变形成。胼胝的发展与局部压力增加有关[40,41]。由于反复的摩擦或压力，正常皮肤发生了变化，导致厚度增加，形成角化过度[40]。Coughlin[42,43]将其命名为鸡眼（图 8-6-24）。典型的鸡眼病变可发生在第 5 趾外侧或足趾之间，可由趾骨和跖骨相互挤压或相邻足趾趾骨相互挤压形成。这些骨性突起一般较为正常，只有极少数是真正的外生骨疣。鸡眼一般是硬性的，但有时由于压力导致组织浸泡，成为软性鸡眼。软性鸡眼易真菌感染。

如前所述，根据不同的畸形类型，鸡眼还可以长在趾间关节的背侧或趾尖。穿鞋、填充和矫形器可以缓解压力。去除鸡眼或胼胝可显著缓解症状。胼胝本身就会增加压力，所以应去除。

手术治疗非常有效，应集中在缓解压力方面。因此，应从生物力学的角度解决该问题，行简单的肌腱切开术、部分髁突切除术和（或）完全髁突切除术。

第 10 节　并发症

足趾矫形通常被认为是简单的外科手术，但据称，足部矫形手术后患者主诉最多。这些主诉看起来并不是很严重，如足趾比相

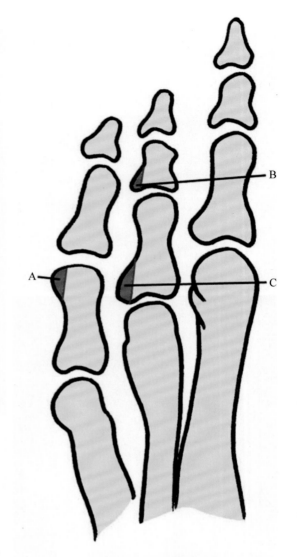

图 8-6-24　Coughlin 所介绍的鸡眼术语
A. 第 5 趾外侧鸡眼；B. 趾间鸡眼；C. 趾蹼间鸡眼

邻的足趾长。据估计，在美国每年足趾手术超过 30 万例，但无论是轻度畸形还是重度畸形，超过 16％（约 50 000 例）患者的病例结果不理想[5]。

伤口感染、针道感染、延迟愈合、骨不愈合、漂浮趾、连枷趾，畸形复发[22]、残留麻木、缺趾再植、克氏针断裂，反射性交感神经失调、手术后瘢痕挛缩、足趾横平面偏斜、穿鞋受限、残留水肿、缩短、血肿、长时间肿胀、僵硬是足趾矫形所有已知的并发症。

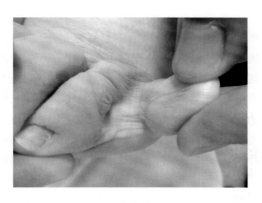

图 8-6-25　趾蹼间鸡眼的病例

当进行 PIP 关节成形术时，不移除过多或过少的骨至关重要。PIP 关节融合术后骨不连多无症状。但是，患者会出现假性关节疼痛。表 8-6-4 为 PIP 关节融合术不同方法的疗效[44]。

切除过多的骨会引起足趾不稳定和结构不完整，导致连枷趾。根据笔者经验，这通常发生于切除近节趾骨的基底部，更确切地说是发生于切除大部分或整个近节趾骨基底部之后。因为去除该骨后，跖板和跖腱膜的重要结合就分离了。

表 8-6-4　近侧趾间关节融合术不同方法的疗效

作者技术	患者或足趾的数量	随访（平均）	残留疼痛	对位不良	满意度
Newman 和 Fitton[45]	15 例切除	2.63 年	未提及	10％（3 种技术之间的差异无报道）	32％
Various	15 例切除，用克氏针固定				40％
	15 例榫卯固定				66％
Alvine 和 Garvin[48] 榫卯固定	27 例患者（75 趾）	未提及	未提及	未提及	87％
Lehman 和 Smith[49]	76 例患者（137 趾）	最低 1 年	31％不满意	23％不满意	48％
Machined 榫卯固定			保留关节的满意率为 44％	保留关节的满意率为 29％	保留关节的满意率为 37 ％
Coughlin 等[50]	63 例患者（118 趾）	61 个月	8％	14％的患者被评估	84％
切除后用钢丝固定				21％X 线片	保留关节的满意率为 10％

更为常见的并发症是 1 个或多个足趾在负重或行走时缺失负重能力，被定义为"漂浮趾"综合征[46]。这可能是由于柔软性足趾畸形的患者软组织不平衡引起的。这归因于屈肌腱的过度延长和跖板的功能障碍。然而，最常见的原因是跖趾关节过伸引起的足趾僵硬。这种过伸是由关节的挛缩或软组织和（或）伸肌腱的缩短/挛缩引起的。非手术治疗包括矫形带、矫形器和物理治疗。手术治疗包括松解所有背侧软组织和再对齐趾骨，如有需要，也有报道行屈肌腱固定术以向下拉背伸的足趾。

足趾僵硬和固定在特别直的位置也是引起并发症的一个因素，一些报道建议使用特殊的夹板而不使用克氏针固定[47]，应使足趾处于轻度弯曲的中立位（与相邻足趾相比）。另一种方法是轻微操作并弯曲足趾，克氏针钻孔后再穿钢丝固定。

克氏针在跖骨的关节水平发生断裂，原因是在手术后几周内的持续运动导致金属疲劳、穿鞋不当、未对患者解释清楚，患者不理解等。临床经常遇到克氏针断裂后，患者发生感觉神经病变，这些患者应得到更广泛、清晰的指导，或避免在该人群中使用克氏针。

关于爪形趾矫正的 2 种并发症如本章所述，应予以讨论。第 1 个问题是松解和克氏针固定术之后引起的跖趾关节僵硬。原则上，关节应处于轻度跖屈的位置。如有严重的跖趾关节病变，如类风湿关节炎，则该治疗方案可导致关节的僵硬，丧失活动度。当僵硬不能及时通过物理治疗解决时，足趾伸展活动随着时间延长可能会转移在 PIP 关节水平。这会导致近节趾骨远端基底跖侧面压力增加，形成胼胝，患者仍有主诉（图 8-6-26）。

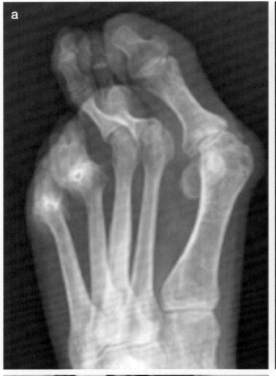

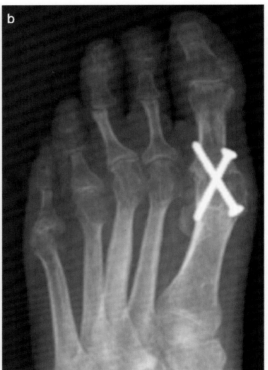

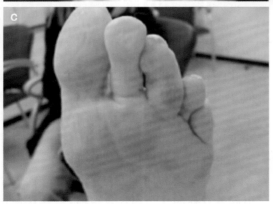

图 8-6-26　a. 手术前的类风湿关节炎畸形；b. 同一患者第 1 跖趾关节融合后、爪形趾矫形后；c. 由于第 3 跖趾关节不能延伸，在近节趾骨远端产生过载

另一个并发症是由于血管长时间收缩和(或)血管牵拉延长导致趾尖血液供应障碍。一旦怀疑是克氏针引起的,应立即去除,以缓解血管的紧张度。该情况发生后,如果来不及处理或未认识到这种并发症,将可能导致趾尖轻度甚至重度坏死(图8-6-27)。

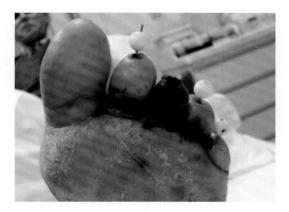

图 8-6-27　第 3 趾坏死

参考文献

[1] Coughlin MJ. Lesser toe deformities. In: Coughlin MS, editor. Surgery of the foot and ankle. Philadelphia: Mosby/Elsevier, 2007: 363-464.

[2] Cyphers SM. Review of the Girdlestone-Taylor procedure for clawtoes in myelodysplasia. Foot Ankle, 1988, 8(5): 229-233.

[3] Gorter KJ, Kuyvenhoven MM, de Melker RA. Nontraumatic foot complaints in older people. A population-based survey of risk factors, mobility, and well-being. J Am Podiatr Med Assoc, 2000, 90(8): 397-402.

[4] White EG, Mulley GP. Footcare for very elderly people: a community survey. Age Ageing, 1989, 18(4): 276-278.

[5] Wapner K. Hammer toe-a simple surgical procedure? DKOU meeting, Berlin, 2010.

[6] Coughlin MJ, Thompson FM. The high price of highfashion footwear. Instr Course Lect, 1995; 44: 371-377.

[7] DuVries HL. Surgery of the foot. 3rd ed. St. Louis: Mosby, 1973.

[8] Frey C, Thompson F, Smith J. Update on women's footwear. Foot Ankle Int, 1995, 16(6): 328-331.

[9] Scheck M. Etiology of acquired hammertoe deformity. Clin Orthop Relat Res, 1977, 123: 63-69.

[10] Coughlin MJ, Mann RA. Surgery of the foot and ankle. 7th ed. St. Louis: Mosby, 1999.

[11] Schrier J, Verheyen CC, Louwerens JW. Definitions of hammer toe and claw toe: an evaluation of the literature. J Am Podiatr Med Assoc, 2009, 99(3): 194-197.

[12] Schrier J, Louwerens JW, Verheyen CC. Opinions on lesser toe deformities among Dutch orthopaedic departments. Foot Ankle Int, 2007, 28(12): 1265-1270.

[13] Moore KL. Clinical oriented anatomy. 3rd ed. Philadelphia: Williams and Wilkins, 1992.

[14] Hansen ST. Functional reconstruction of the foot and ankle. 1st ed. Philadelphia: Lippincott Williams & Wilkins, 2000.

[15] Schnepp KH. Hammertoe and claw foot. Am J Surg, 1933, 36: 351-359.

[16] Kwon OY, Tuttle LJ, Johnson JE, et al. Muscle imbalance and reduced ankle joint motion in people with hammer toe deformity. Clin Biomech (Bristol, Avon), 2009, 24(8): 670-675.

[17] Mizel MS, Yodlowski ML. Disorders of the lesser metatarsophalangeal joints. J Am Acad Orthop Surg, 1995, 3(3): 166-173.

[18] Coughlin MJ. Subluxation and dislocation of the second metatarsophalangeal joint. Orthop Clin North Am, 1989, 20(4): 535-551.

[19] Deland JT, Lee KT, Sobel M, DiCarlo EF. Anatomy of the plantar plate and its attachments in the lesser metatarsal phalangeal joint. Foot Ankle Int, 1995, 16(8): 480-486.

[20] Stainsby GD. Pathological anatomy and dynamic effect of the displaced plantar plate and the importance of the integrity of the plantar

plate-deep transverse metatarsal ligament tie-bar. Ann R Coll Surg Engl, 1997, 79 (1): 58-68.

[21] Johnston RB, Smith J, Daniels T. The plantar plate of the lesser toes: an anatomical study in human cadavers. Foot Ankle Int, 1994, 15 (5):276-282.

[22] Fitzgerald RH, Kaufer H, Malkani AL. Orthopaedics. 1st ed. St. Louis: Mosby, 2002: 1731-1741.

[23] Waldecker U, Lehr HA. Is there histomorphological evidence of plantar metatarsal fat pad atrophy in patients with diabetes? J Foot Ankle Surg, 2009, 48(6):648-652.

[24] Bus SA. Elevated plantar pressures in neuropathic diabetic patients with claw/hammer toe deformity. J Biomech, 2005, 38: 1918-1925.

[25] Doorn PF, Keijsers NL, van Limbeek J, et al. A clinical classification system for rheumatoid forefoot deformity. Foot Ankle Surg, 2011, 17(3):158-165.

[26] Bus SA, Maas M, de Lange A, et al. Elevated plantar pressures in neuropathic diabetic patients with claw/hammer toe deformity. J Biomech, 2005, 38(9):1918-1925.

[27] de Prado M, Ripoll PL, Golanó P. Hammertoe syndrome. Minimal invasive foot surgery. Barcelona: AYH, 2009:219-238.

[28] Gallentine JW, DeOrio JK. Removal of the second toe for severe hammertoe deformity in elderly patients. Foot Ankle Int, 2005, 26(5): 353-358.

[29] Lancaster SC. Acute mallet toe. Clin J Sport Med, 2008, 18:298-299.

[30] Coughlin MJ. Operative repair of the mallet toe deformity. Foot Ankle Int, 1995, 16: 109-116.

[31] Kaz AJ, Coughlin MJ. Crossover second toe: demographics, etiology, and radiographic assessment. Foot Ankle Int, 2007, 28 (12): 1223-1237.

[32] Fortin PT, Myerson MS. Second metatarsophalangeal joint instability. Foot Ankle Int,

1995, 16(5):306-313.

[33] Devos BB, Deleu PA, Leemrijse T. The translating weil osteotomy in the treatment of an overriding second toe: A report of 25 cases. Foot Ankle Surg, 2010, 16(4):153-158.

[34] Cockin J. Butler's operation for an over-riding fifth toe. J Bone Joint Surg Br, 1968, 50 (1):78-81.

[35] DuVries HL. Dislocation of the toe. JAMA, 1956, 160:728.

[36] Lapidus PC. Transplantation of the extensor tendon for correction of overlapping fifth toe. J Bone Joint Surg Am, 1942, 24:555-559.

[37] Dyal CM, Davis WH, Thompson FM, et al. Clinical evaluation of the Ruiz-Mora procedure: long-term follow-up. Foot Ankle Int, 1997, 18(2):94-97.

[38] Janecki CJ, Wilde AH. Results of phalangectomy of the fifth toe for hammertoe. The Ruiz-Mora procedure. J Bone Joint Surg Am, 1976, 58(7):1005-1007.

[39] Black JR, Hale WE. Prevalence of foot complaints in the elderly. J Am Podiatr Med Assoc, 1987, 77(6):308-311.

[40] Menz HB, Zammit GV, Munteanu SE. Plantar pressures are higher under callused regions of the foot in older people. Clin Exp Dermatol, 2007, 32(4):375-380.

[41] Pataky Z, Golay A, Faravel L, et al. The impact of callosities on the magnitude and duration of plantar pressure in patients with diabetes mellitus. Diabetes Metab, 2002, 28(5): 356-361.

[42] Coughlin MJ. Mallet toes, hammer toes, claw toes, and corns. Causes and treatment of lesser-toe deformities. Postgrad Med, 1984, 75 (5):191-198.

[43] Coughlin MJ. Operative repair of fourth and fifth toe corns. Foot Ankle Int, 2003, 24: 147-157.

[44] Femino JE. Complications of lesser toe surgery. Clin Orthop Relat Res, 2001, 391: 72-88.

[45] Newman RJ, Fitton JM. An evaluation of op-

erative procedures in the treatment of hammer toe. Acta Orthop Scand，1979，50 (6pt 1)：709-712.

[46] McGlamry ED. Floating toe syndrome. J Am Podiatry Assoc，1982，72(11)：561-568.

[47] Weil L. Post operative care and therapy using digital splintage，"mummy dressing"，and dynamic，digital，exercise straps. DKOU meeting，Berlin，2010.

[48] Alvine FG，Garvin KL. Peg and dowel fusion of the proximal interphalangeal joint. Foot Ankle，1980 Sep，1(2)：90-94.

[49] Lehman DE，Smith RW. Treatment of symptomatic hammertoe with a proximal interphalangeal joint arthrodesis. Foot Ankle Int，1995 Sep，16(9)：535-541

[50] Coughlin MJ，Dorris J，Polk E. Operative repair of the fixed hammertoe deformity. Foot Ankle Int，2000 Feb，21(2)：94-104

第 7 章　小趾囊炎畸形

第 7 章
小趾囊炎畸形

Andy J. Goldberg

摘要 第 5 跖骨头外侧面有一个突起,称为小趾囊炎或"裁缝"趾。小趾囊炎很少引起症状,倘若囊肿外的软组织有炎症,则会出现疼痛和摩擦痛。不合适或过紧的鞋子是引起症状的最常见原因。站立位 X 线片显示第 4～5 趾跖间角增大、第 5 跖趾关节角增大。目前,以非手术治疗为主,即改变穿鞋方式和使用矫正器。非手术治疗失败后再考虑手术治疗。手术的类型取决于畸形的类型,但通常包括第 5 趾外侧髁截骨术或矫正截骨术。虽然病例系列报道的手术效果较好,但尚无高质量的对照报道研究。

关键词 病因·小趾囊肿·分型·诊断·足·手术适应证·手术技术

第 1 节 概　述

小趾畸形是指第 5 跖骨头外侧面的畸形凸起,这与踇趾囊肿相似。该畸形通常是由骨头与覆盖于突起的软组织构成。虽然小趾囊炎("裁缝"趾)似乎从 19 世纪就已被广泛认知,但直到 1949 年才被来自英国 Lancashire 的 Horace Davies 医生第一次报道。他认为这属于"第 5 跖骨外翻"临床综合征。

小趾囊炎畸形很少引起症状,但如果患者的囊肿覆盖组织有炎症,则会引起疼痛和摩擦(该症状类似于踇囊炎,但疼痛位于外侧面而非内侧面)。

第 2 节 病　因

虽然学者们已提出了几种理论,但小趾囊肿的病因尚不清楚。Horace Davies 在他的里程碑式的文章中指出,小趾囊炎主要是跖骨横韧带发育不良从而引起的跖骨先天性展开所致[1]。

探究潜在病因的最好方式是考虑与患者自身以及外在影响相关的因素。患者自身因素包括跖骨头突起或呈球形、第 5 跖骨弯曲、第 4～5 跖骨间角(intermetatarsal angle,IMA)及第 5 跖趾关节角(5th MTPJ)增大。后足内翻或扁平足患者,特别是患类风湿关节炎的患者,也被报道为小趾囊炎的易患人群。

外在因素主要是不合适的穿鞋方式。大部分情况下,鞋类对足外侧的压力造成的慢性刺激可能是原因之一。"裁缝趾"一词的由来是:过去裁缝工长期处于跷二郎腿的姿势

A. J. Goldberg
UCL Institute of Orthopaedics & Musculoskeletal Science, Royal National Orthopaedic Hospital NHS Trust,Stanmore, Middlesex, UK
e-mail: andy. goldberg@rnoh. nhs. uk

G. Bentley(ed.),*European Surgical Orthopaedics and Traumatology*,
DOI 10. 1007/978-3-642-34746-7_158,ⓒ EFORT 2014

或缝纫姿势,从而使足外侧压力增高。但是笔者对该解释表示怀疑,因为现在很少能看见传统的缝纫工因此去看病。大多数发表的系列报道显示,女性发病率高于男性,比例分别为 3:1 与 10:1。笔者认为,也许并无明显的性别特异性差异,这种分布特征主要是由于女性更在意自己的足型、穿时尚拘束的鞋子,以及因足部问题更倾向于寻医。

第 3 节 分 型

1990 年,Fallat 提出了小趾囊炎的分型[2](图 8-7-1)。

Ⅰ 型:趾骨头或第 5 跖骨外侧面明显增大。常见囊肿覆盖于骨性病变上。

Ⅱ 型:第 5 跖骨外侧有一弓形突起。

Ⅲ 型:跖间角增大。Ⅲ 型是最常见的类型(约占总病例的 50%,多见于外八足)。

Ⅳ 型:混合型(例如,外侧弓形突起合并跖骨头突起)。

但在某些情况下,第 5 跖骨头增大可能反映了足部内旋而非跖骨头本身增大,这是任何基于 X 线片分型的缺点。

第 4 节 诊 断

患者临床表现为第 5 跖骨外侧面(或跖侧)持续疼痛,患者主诉足部突起处导致难以找到舒适鞋子。囊肿有炎症时,患者可有红斑或过度角化,但极少出现囊肿感染或溃疡。

有必要对足踝部进行全面的标准检查,包括神经血管检查。诊断主要基于临床病史,以及足外侧有突起(通常是足趾内翻)和影像学表现。

患者须站立位摄正、侧位 X 线片。第 4~5 跖骨之间的正常跖间角(intermetatarsal angle,IMA)约为 6°。一定要注意,测量可能存在差异,一些医生沿着跖骨干划直线,另一些医生则沿着第 5 跖骨内侧缘划

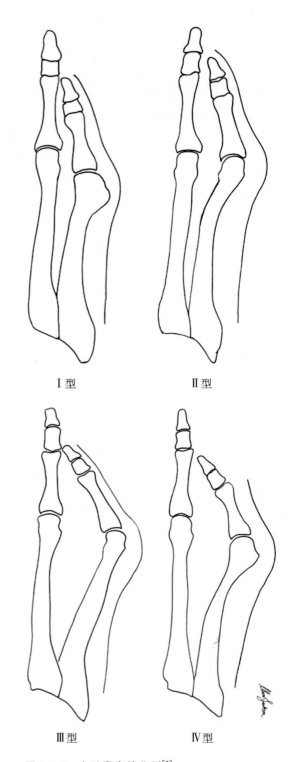

Ⅰ 型　　　　Ⅱ 型

Ⅲ 型　　　　Ⅳ 型

图 8-7-1　小趾囊炎的分型[2]

线。据报道,小趾囊炎患者中,第 4~5IMA 全部超过 9°,所以笔者认为只要 IMA＞9°,则一定为畸形。

正常的第 5 跖趾关节角≤10°,而小趾囊炎患者普遍＞15°(图 8-7-2)。

足部的压力学研究或 Harris 垫的应用研究显示,第 5 跖骨头的跖面压力明显增高,但两者都不是诊断的必要条件。

第 5 节　手术适应证

小趾畸形主要采取非手术治疗。应该明确向患者强调,穿拘束的鞋子是引起该症状的主要原因,应换一双合适的舒服的鞋。如有胼胝存在,则需刮掉胼胝并加垫层辅助保护。也应考虑通过矫形术缓解第 5 跖骨头突起下压力及纠正潜在内旋。非手术治疗失败后才需考虑手术治疗。

第 6 节　术前准备

对于有炎症病史的情况均需考虑血清

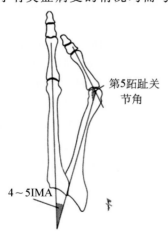

图 8-7-2　第 4~5 跖骨间角
(IMA)和第 5 跖趾关节角示
意图

指标如 CRP、ESR 及类风湿因子。应检查患者是否患糖尿病,并在检查其足部时测试是否有感觉障碍。

准备手术时,确认患者是否知情同意,向其解释任何可能的并发症,同时让其遵循术后注意事项。

第 7 节　手术技术

有多种手术方式治疗小趾囊炎,包括外侧髁突切除术、第 5 跖骨头切除术、第 5 跖列切除术、跖骨远端截骨术(如 Chevron 截骨术)、跖骨干截骨术(如 Scarf 截骨术)、近端截骨术(如闭合楔形截骨术)及第 5 跖骨关节置换术(图 8-7-3~图 8-7-5,表 8-7-1)。

实际上,已提出了 30 多种术式用于治疗小趾囊炎。当一个问题有多种解决方案时,通常意味着 2 个事实:①没有一种方式是全能的;②没有一种方式术后效果是完美的。

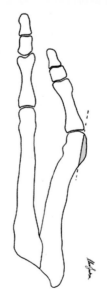

图 8-7-3　外侧髁
状突切除术

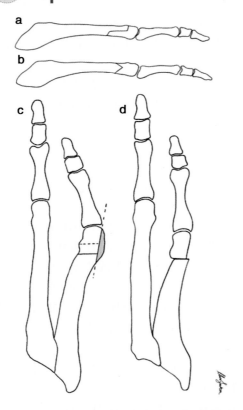

图 8-7-4　远端/骨干截骨术示意图横向髁状突矢状面切口的常规操作。(a)Scarf 截骨。(b)Chevron 截骨。头部转向内侧(d)移位至第 4 跖骨，并用一枚螺钉固定

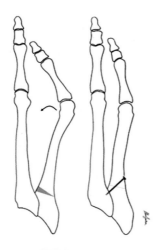

图 8-7-5　闭合楔形(基底)截骨术，在干骺端近端做一水平切口。做第 2 个切口，形成一个闭合楔形骨，侧向形成骨膜铰链使两端闭合，然后，使用螺钉固定

表 8-7-1　Fallat 针对不同类型小趾囊炎的治疗方案总结

分型	研究结果	跖间角	手术方案
Ⅰ型	第 5 跖骨外侧面明显增大	正常	单纯外侧髁状突切除术
Ⅱ型	第 5 跖骨外侧有一弓形突起	正常	远端或骨干切除术
Ⅲ型	跖间角增大(参见蹬趾外翻)	增大	远端、骨干或近端截骨术
Ⅳ型	1、2、3 型的结合型	正常或增大	远端、骨干或近端截骨术

　　手术方法与治疗蹬外翻的方法极其相似，唯一的区别在于小趾骨头更小，因此，小趾固定在技术上很有挑战性，同时不容许出错。最常用的是远端术式——Chevron 截骨术。笔者倾向于采用干骺端截骨术，即 Scarf 截骨术，最近的报道称之为"Scarfette"。

第 8 节　第 5 跖骨 Scarf 截骨术

　　患者取仰卧位，臀下沙袋悬吊。踝部扎止血带，然后铺单及敷料，充气至 280 mm-Hg。沿着跖骨远端做一 3 cm 纵行切口，恰至跖趾关节远端(图 8-7-6)。注意保护好神经血管结构。切开跖趾关节囊并用尖状骨膜起子暴露第 5 跖骨头及跖骨干。用一个小的摆动刀片切除髁状突起。此时，可于跖骨上进行 Scarf 截骨术，包括一刀水平切割和两刀垂直切割，两种刀切均定位指向于第 1 跖趾关节。然后，将远端骨向内侧(即朝第 4 跖骨方向)移位，以纠正畸形并用钳子固定。有时，旋转远端肢体而非移动它(主要针对Ⅱ型)。用 1 个或 2 个 Barouk® 类型螺钉固定骨(取决于可获得的空间及组织结构的稳定性)。然后检查跖趾关节的活动性及组织结构的稳定性，冲洗伤口，并用可

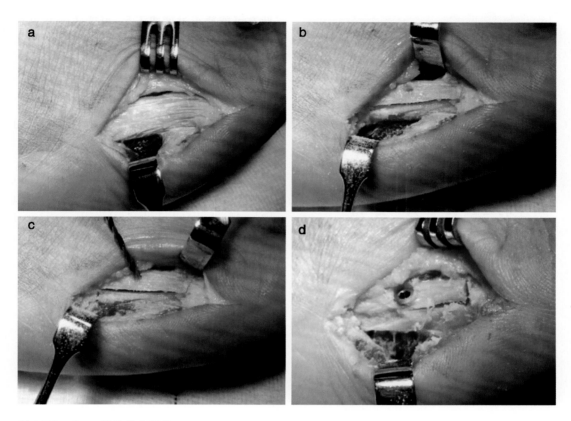

图 8-7-6　Scarf 截骨术中照片

a. 首先暴露第 5 跖骨骨干(第 5 跖趾关节在切口末端,图片的右侧);b. Scarf 截骨术的切口(水平的和远端垂直的切口均已做好);c. 远端肢体内移,并钻孔;d. 使用一枚 Barouk® 螺钉将骨骼固定在新位置

吸收缝线缝合关节囊。使用尼龙线间断缝合皮肤。最后用纱布覆盖足趾使其维持在正确的位置,敷料覆盖包扎。

第 9 节　术后护理

患者须穿足跟负重鞋,并于术后第 2 天开始行走,以便于跟腱负重。2 周后检查伤口,拆除缝线。如使用克氏针(非常罕见),则需在 4～6 周后将其取出。在 5 周或 6 周后,行 X 线检查,患者可完全负重,并恢复穿正常舒适的鞋子。

第 10 节　结　果

所有已发表的手术结果相关论文包括前瞻性病例类和恢复性综述类(Ⅲ级或Ⅳ级证据)[3]。这些研究表明,根据患者满意度调查、临床评分和影像学结果显示,中长期效果良好。然而,目前尚无针对治疗小趾囊炎的高质量的对照研究(表 8-7-2)。

表 8-7-2　证据水平:基于英国牛津循证医学中心
　　　　　发布的材料的修改

证据水平	描述
Ⅰ	高质量的前瞻性随机对照试验
Ⅱ	质量较低的随机对照试验
Ⅲ	回顾性对比研究
Ⅳ	病例系列
Ⅴ	专家意见

第 11 节　并 发 症

小趾囊炎畸形的特殊并发症包括切口

愈合问题、感染、固定失败、缺血性坏死、畸形愈合及骨不愈合等。由于是足部手术,因此有可能矫正过度或不足,可能改变其负重特征,因此转移了跖骨疼痛。

参考文献

[1]　Davies H. Metatarsus quintus valgus. Br Med J,1949,1(4606):664-665.

[2]　Fallat LM. Pathology of the fifth ray, including the tailor's bunion deformity. Clin Podiatr Med Surg,1990,74:689-715.

[3]　Ajis A, et al. Tailor's bunion:a review. J Foot Ankle Surg,2005,44(3):236-245.

第 8 章　跖 痛 症

第 8 章

跖 痛 症

James C. Stanley, Michael M. Stephens

摘要 跖骨痛是一个通用的术语,用以描述跖骨头下疼痛或不适。跖骨痛不是一个主要疾病或症状,但由于它可由多种原因引起,因此有许多不同的治疗方法。虽然诊断简单,但需要对正常足部的解剖及生物力学有全面的了解,才可了解病因,从而了解治疗不同疾病的原理。大多数跖骨痛患者经正确的非手术治疗可治愈。然而,对于症状严重的患者,可能需要手术干预。本文介绍了常见的跖骨痛的原因,如顽固性胼胝、趾畸形、Freiberg 病(跖骨头骨软骨病)和跖趾关节不稳定,以及相应的手术方法、如何避免复发和并发症。

关键词 病因·解剖和生物力学·缺血性坏死·蚓状肌功能障碍·跖骨基底截骨术·跖骨短缩·小趾囊炎·胼胝·高弓内翻畸形·爪形趾·并发症·非手术治疗·De-rotation 截骨术·诊断·埃及足·足摆动轴(foot rockers)·骨折·Freiberg 病·Freiberg 梗死·腓肠肌·痛风·希腊足·锤状·第 1 跗跖关节不稳定·医源性跖痛症·跖骨间滑膜炎·顽固性足底角化病·槌状趾·跖骨抛物线(metatarsal parabola)·跖趾关节骨折·跖趾关节软组织松解术·跖趾关节滑膜炎·跖骨倾斜角(metatarsal pitch)·跖痛症·跖趾关节不稳定·Morton 神经瘤·农夫足·足底压力成像(pedobarography)·扁平足·绒毛结节性滑膜炎·足底髁切除术·跖板·术前准备·康复·类风湿关节炎·手术·手术适应证·手术技巧·Weil 截骨术·绞盘机制

J. C. Stanley (✉)
York Teaching Hospital, NHS Foundation Trust,
York, UK
e-mail: James. Stanley@york. nhs. uk

M. M. Stephens
Mater Private Hospital, Dublin, Ireland
e-mail: footstep@tinet. ie

G. Bentley (ed.), *European Surgical Orthopaedics and Traumatology*,
DOI 10.1007/978-3-642-34746-7_241, © EFORT 2014

第 1 节 概 述

跖痛症是一种症状而非诊断,用以描述跖骨引起的疼痛。该术语通常涵盖所有产生于前足远端(特别是跖侧面)的,由于骨、关节或软组织病理改变导致的疼痛。病因通常排除第 1 跖列产生的疼痛。跖痛症可发生于任何年龄段,也是骨科转诊的常见原因。有时难以确定确切的病因,该病症往往由多因素引起。通常情况下,可由炎症引起,如类风湿关节炎、痛风、银屑病等,或为力学原因。本章将介绍非炎症性跖痛症的治疗方法。

由于近端的病理改变可能引起足踝部的代偿性畸形,因此,须仔细检查整个下肢。可通过检查足部胼胝判断跖痛症是单纯性疼痛还是由前足广泛的病变引起的。这些过载区域有时与姆外翻、裁缝趾(小趾囊炎）、高弓足、扁平足或既往外伤及手术相关。Morton 神经瘤有时会产生与跖痛症相同的症状，需先予以排除。

有多种手术方案用于矫正不同原因所致的跖痛症，例如，跖骨截骨术及爪形趾矫正术。然而治疗容易失败，除非所有诱发因素都得到解决，以实现整个步态周期（从足跟着地到推进），恢复正常功能。

下肢不等长可导致较短一侧肢体的马蹄化，增加其前足的负重。较长一侧的肢体受到影响会代偿性地产生后足外翻以致出现前足的旋前，导致行走时足中的锁定延迟及第 1 序列功能紊乱。膝内翻同样会导致代偿性后足外翻，足部跖行，以致前足产生类似的力学改变。另一方面，膝外翻会导致继发性后足内翻、足中旋后、足中关节锁定、弱化足部的减震并使足外侧负载。本章不再对外源性跖痛症的治疗进行描述。

第 2 节　病因和分型

了解影响下肢静力和动力因素的相互作用与理解前足病理的病因至关重要，应全面考虑。很难准确地定义跖痛症，因为这是一个症状描述而非诊断。然而，有学者曾经尝试过将其进行分型，再研究潜在病因学过程。显然，在这些病因中有许多重叠。

该分型可分为外源性畸形及内源性畸形，后者可进一步分为原发性畸形、继发性畸形及医源性畸形。外源性畸形是指前足近端的畸形导致前足生物力学畸形，并因此前足过度负重，例如，超重及穿高跟鞋。双

第 3 节　内因分型

分型的目的旨在将大量不同但相关的现象归纳为少量的可鉴别治疗方法和预后相同的组别，跖痛症分型极具挑战性，因为各种情况的病因有相当大的重叠。跖痛症分型的最简单方法是将其是否导致皮肤角化过度进行分组（图 8-8-1）。将造成压力性胼胝的跖痛症认定为原发性的，其余为继发性的。尽管医源性原因的处理原则与压力性胼胝组相同，仍对其进行了单独分型。

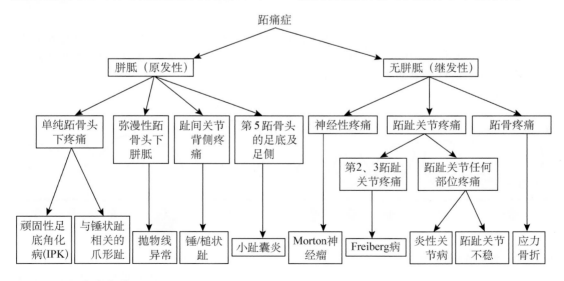

图 8-8-1　跖痛症分型

一、原发性跖骨痛

原发性跖骨痛是指由于解剖学畸形导致跖骨过载引起的压力性跖骨痛[1]。该类跖骨痛通常是由于跖骨头过度突出或跖骨过长、跖骨头过屈。这是由于跖骨过载而导致的硬结不能分担相邻跖骨的地面反作用力造成的。小腿筋膜、三头肌或腓肠肌的挛缩会加重前足畸形，造成前足过载。

在步态周期的支撑相，跖骨上的负重根据体重相对于后足和前足的位置而变化，通常是从足跟着地、站立中期到足跟抬起和推进。在每一阶段，足踝和足以运动轴的模式旋转（图 8-8-2）。了解该种步态模式，就可鉴别各种形式的原发性跖痛症，并进行适当的治疗。

二、顽固性足底角化病、跖骨塌陷、跖疣

顽固性足底角化病（intractable plantar keratosis，IPK）是指单纯跖骨头下的痛性胼胝。它通常形成于所有跖骨头中压力较为显著的跖骨头下方，这表明突出的跖骨头比相邻的跖骨头更接近足底从而导致过载（图 8-8-3）。这是由于相对于其他跖骨，足底过度屈曲，或是跖骨头或髁突异常增大所致。IPK 最常单纯见于第 2、第 3 跖骨头下方。过屈的跖骨头通常是由于跖骨头创伤后重建所致。IPK 还常见于爪形趾、跖趾关节滑膜炎及跖趾关节不稳。当爪形趾影响单一关节时，可导致 IPK。然而，爪形趾更多的是导致相邻多个跖骨头下广泛的弥漫性胼胝，而非 IPK。

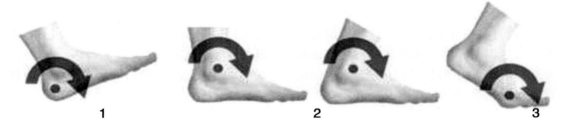

图 8-8-2　足有 3 个摆动轴（foot rockers）。当足跟撞击地面时，地面的反作用力向前移动，重力轴在足跟，将足放在地板上时，如图中所见，重力轴在踝关节，抬起足跟背屈跖趾关节时，重力旋转轴在跖趾关节。所以称之为跟转动（1）、踝转动（2）、前足转动（3）

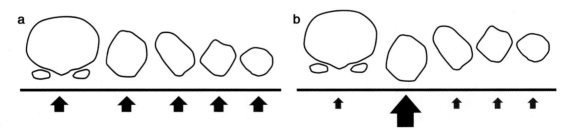

图 8-8-3　跖头横断面示意图

a. 地面反作用力分布于所有跖骨头的正常足部；b. 对于顽固性足底角化病（IPK）的患者，由于力量集中在较小的区域，导致跖骨头突出和过载

如前所述,站立相时,足部通过 3 个轴的摆动前进(图 8-8-2)。在第 2 轴摆动阶段,身体的重量从足跟转移到前足。在该阶段,由于相邻的跖骨头无法分担重量而导致突出的跖骨头过载,由此造成了单独的压力区域和跖骨头下界限清晰的胼胝,也会导致站立中期至足跟抬起阶段产生疼痛(第 2 运动轴跖痛)。当进入第 3 运动轴阶段,跖骨头下方压力和不适感会减轻。

IPK 可与病毒感染(跖疣)混淆,因其通常发生于跖骨头下方。它的外观与 IPK 非常相似,并且在负重时也会造成不适。两者的区别在于,胼胝中心有微小点状小动脉,而 IPK 有一个无血管性角化核心。

三、抛物线异常

原发性跖骨痛也可能由于跖骨头的抛物线异常而导致。希腊足或 Morton 足(图 8-8-4)通常会导致第 2 跖列异常。Lelievre[2] 描述的正常的抛物线或跖骨级联(cascade of the metatarsals)和 Maestro[3] 描述的相对长度如图 8-8-5 所示。跖骨长度不成比例会导致抛物线改变,足部负重下前后位 X 线片中可见。

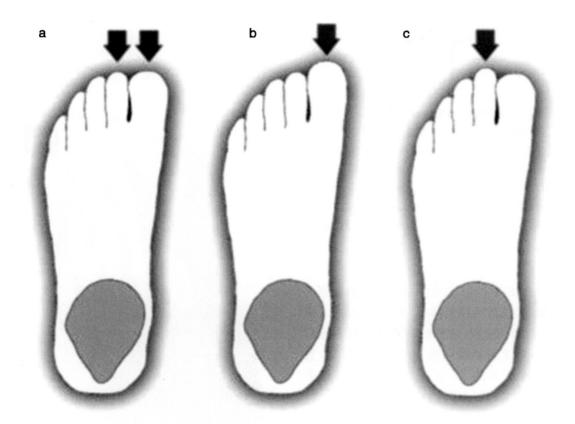

图 8-8-4 不同的足型

a. 农民(Giselle)足:第 1 趾和第 2 趾长度相同;b. 埃及足:第 1 趾比第 2 趾短;c. 希腊(Morton)足:第 1 趾比第 2 趾短

$M_1 < M_2 > M_3 > M_4 > M_5$ (mm)				
a=b	1	2	3	4	5
c	2	4	6	8	10
d	4	8	12	16	20

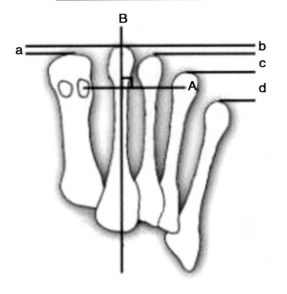

图 8-8-5   理想的跖骨抛物线[3]
A. 测量的轴线是基于一条通过腓骨籽骨到第 4 跖骨头中心的线。B. 可绘制第 2 条垂直线,以辅助测量通过第 2 跖骨。理想情况下,第 1 跖骨(M_1)比第 2 跖骨(M_2)(a)短,但与第 3 跖骨(M_3)长度相同。第 4 跖骨(M_4)短 2 倍,即 c=2×'s b。第 5 跖骨(M_5)再比第 4 跖骨短 2 倍,即 4×'s b(或 2×'s c),如表所示

　　在站立中期,跖骨头会平均分布人体的重量(假设无跖屈共存)。然而,随着进入第 3 个摆动轴阶段,过长的跖骨使跖骨头相对突出(第 3 运动轴跖痛)。胼胝形成的位置比 IPK 更远端,并且当足部外旋时,更分散,并产生剪切力。

四、短趾症

　　短趾症用以描述跖骨异常短缩,其影响 Lelièvre[2] 描述的足部正常的跖骨级联(metatarsal cascade)(图 8-8-6)。病因总结

见表 8-8-1,如继发性短跖症、创伤后遗症、医源性因素等。原发性短跖症通常累及第 1 和第 4 跖列,主要影响女性(男、女比例为 1:25);双侧占 72%[4],很少会导致全身性疾病(表 8-8-1)。不仅影响美观,而且会导致跖骨跖屈和爪形趾,跖骨头下压力增加或增加负载转移到相邻跖骨。第 3 轴摆动阶段,在足跟抬起和推进时,短跖骨所不能承担的载荷转移到相邻跖骨上,导致过载。

表 8-8-1   短趾症的病因

多发性骨软骨瘤
类风湿关节炎(Stills 病)
遗传
多趾或并趾
感染
肿瘤
医源性原因——手术或放射治疗

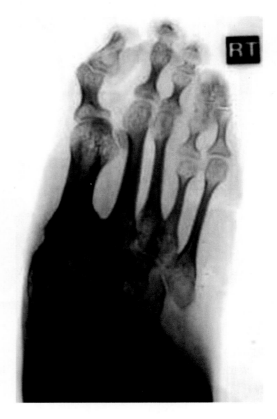

图 8-8-6   X 线片显示第 1、第 4 跖骨的短趾症

五、第 1 跖列过度活动和内旋

在正常足的步态推进过程中,第 1 跖列承受约前足载荷的 40%。其他跖列平均分担其余的载荷。平足外翻畸形可合并拇外翻、第 1 跖列过度内旋和第 1 跗跖关节的过度活动,应了解拇外翻相关的第 1 和第 2 跖列跖间角增大的情况。当第 1 跖列内旋,内侧的外展肌远离跖骨头下。随着拇外翻加剧,拇趾的屈伸肌移向外侧,可进一步加重

外翻畸形。第 1 跖列的抬高,载荷转移至第 2 跖列(图 8-8-7)。该畸形通常足部展开,形成足趾内翻畸形(小趾囊炎),并丧失功能,导致第 3、第 4 跖骨头过载。可出现第 2～4 跖骨头下的弥漫性皮肤胼胝、底层的关节滑膜炎。相反,高弓足畸形常伴有第 1 跖列过度跖屈,因此造成第 1、第 5 跖骨头(3 点负重)下过载、中间跖列非负重(图 8-8-8)。上述情况下产生的异常载荷可导致第 1 和第 5 跖骨疼痛。

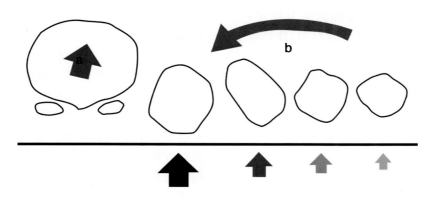

图 8-8-7　第 2 跖骨负重增加,第 1 跖列活动过度(a)和前足旋前(b)。第 1 跖骨背侧抬高导致跖骨负重增加。前足旋前通常与第 1 跖列过度活动相关,导致负重从外侧跖骨转移到第 2 跖骨

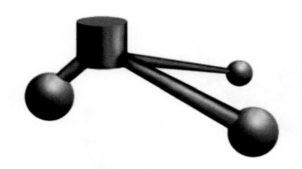

图 8-8-8　"3 点负重"(tripod foot)
随着第 1 跖列跖屈,后足受压内翻,前足旋后,中间 3 个跖骨也随之不负重。第 1 跖骨、第 5 跖骨及跟骨的负重称为"足的 3 点负重"

六、继发性跖痛症

继发性跖痛症包括所有不直接导致胼胝的形成因素。如全身性疾病(银屑病、痛风和类风湿关节炎)和非全身性疾病,跖趾关节滑膜炎(外伤性)神经瘤、Morton 神经瘤、Freiberg 病、跖间滑膜炎、应力性骨折等。

七、跖趾关节滑膜炎和不稳定

约 1/4 的跖痛症病例继发于跖趾关节滑膜炎和不稳定。确切的病理过程未知,是不稳定导致滑膜炎还是滑膜炎导致不稳定

尚存争议。在一个系统性关节病如类风湿关节炎中，滑膜炎会到导致关节稳定装置损坏，但情况并非总是如此，一组年轻男运动员患者，其病因是不同的，推测可能是反复的创伤。无论原因如何，跖趾关节下跖板的伸长及断裂导致垂直不稳定（图 8-8-9）。随着近节趾骨背侧半脱位，跖骨凹陷，爪形趾始终与屈伸肌失衡相关（图 8-8-11）。

跖趾关节的主要稳定结构是侧副韧带和跖板。尸体研究表明，侧副韧带的剥离会导致跖趾关节 50% 的稳定性丧失，跖板的剥离会导致 33% 的稳定性丧失[5]。这 2 种情况同时出现会进一步降低关节稳定性。而且关节滑膜炎会损坏稳定结构，使韧带变得松弛，跖趾关节背屈，发生爪形趾，因而导致跖板成为主要的稳定装置，最终在反复创伤下变薄、失效。然而，经证实，跖板撕裂发生在约 33% 的老年无症状患者中，且该群体可能未患有症状性的滑膜炎。

八、应力骨折

自 1855 年普鲁士军医首次报道应力骨折（"三月骨折"）以来，它被认为是一种导致跖痛症的病因。目前，常发生在体操运动员、芭蕾舞演员和跑步运动员中，跑步运动员的发病率高于其他人群。应力骨折偶尔会伴随一些导致骨质量下降的疾病，如骨质疏松、类风湿关节炎和骨代谢疾病等，并伴有神经病变，导致保护性感觉丧失。

确切病因尚不清楚。然而，通常认为反复负重和非负重可导致微骨折，压力变化的速率超过了骨修复重塑的速度。因此，该种骨折是发生在一段时间内的反复创伤，而非一次单纯性创伤。第 2 跖骨最易受累，因其长度和横截面的几何形态，使其长且不稳定。同时，跗跖关节很小的活动度也减少了推下过程中应力的吸收。

几何学并不足以解释为什么有些患者会导致应力骨折，而另一些患者并不会。足底相应跖骨的压力分布和跖底脂肪垫的减震作用至关重要，如出现异常则会导致跖列的功能失调、爪形趾等。屈肌抵抗这种背屈，可能与运动员的病因相关，并有助于解释肌肉不发达的无条件锻炼的人群中应力骨折发生率增加的原因。足底筋膜也抵抗足趾背屈的背部弯曲力，如足跟抬高所示。应力骨折可能同时伴有跖筋膜松弛及足底筋膜炎。

九、Freiberg 病（跖骨头软骨病）

Alfred H. Freiberg 于 1914 年首次阐述了第 2 跖骨头的痛性塌陷[6]。人们对其

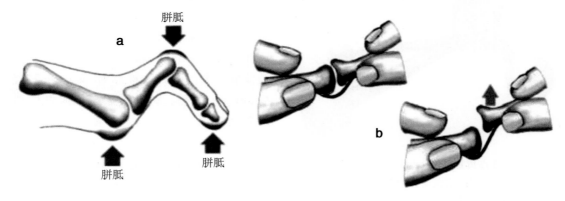

图 8-8-9 　a. 爪形趾和跖骨头凹陷示意图；b. 检查时，一手抓住近节指骨，另一手抓住跖骨，并在背跖方向垂直平移关节，可引起跖趾关节不稳定

病因知之甚少,缺乏共识。虽然尚存争论,但其结果是跖骨头坏死、碎裂和跖骨头重塑;最终导致跖骨头变形、关节不匹配和跖痛症(图 8-8-10)。大多数患者累及第 2 或第 3 跖骨(95%),约有 10% 的患者累及双侧。

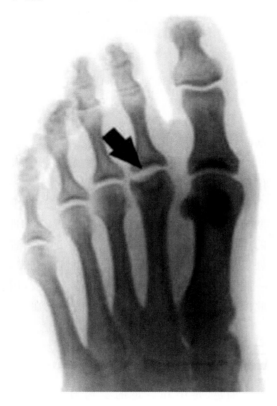

图 8-8-10　第 2 跖骨头 Freiberg 病的 X 线片

有 2 套病因理论:缺血论和创伤论,分别以骨骺血供中断和关节内压缩骨折为标志。普遍倾向于认为是这 2 种原因的结合,因为 Freiberg 病很少与身体其他部位发生的酒精中毒或缺血性坏死相关。同时,在一个小型研究中,青少年尸体的中轴向负重显示出与 Freiberg 病非常相似的病变,再次支持了创伤理论[7]。

由于局部的力学因素,第 2、第 3 跖骨头最易受累。Freiberg 认为,第 2 跖骨过长会导致第 2 跖趾关节在推进阶段过度负重。然而影像学研究发现,Freiberg 病患者中,只有 85% 的人第 2 跖骨过长[8],Freiberg 也承认创伤并非发生该病的唯一因素。

十、跖骨间滑膜炎

跖间滑囊位于跖骨头背侧与跖间韧带之间。尽管导致滑膜炎的病因尚不确切,但据推测,过紧的鞋会把跖骨头挤压在一起,同时增加前足的压力,导致炎症发生。滑膜炎是产生疼痛的主要原因。然而,先前的调查证实,足底神经(Morton 神经瘤)的纤维化与滑囊密切相关[9]。

十一、医源性跖痛症

医源性跖痛症在足踝术后时有发生。畸形的过度或不足的矫正,不正确的术式或手术并发症(如骨折)常导致负重的改变,通常难以处理。踇外翻手术短缩或抬高第 1 跖骨,常导致转移性跖痛症。即便如此,原发性和继发性跖骨痛仍遵循相同的治疗原则。

第 4 节　解剖和生物力学

一、正常解剖

如 Lelièvre[2] 所述,正常足部负重片显示,跖趾关节的正常力线呈平缓曲线状排列(图 8-8-5)。第 1 跖骨头的中心应与第 2 跖骨头平齐,而外侧其他跖骨头逐渐移向近端。在站立中期,5 个跖骨头距离地面的距离应一致,以便分担体重(图 8-8-3),与在非负重位观察到的足纵弓无关。第 1 跖骨与地面成 20°角,其他相邻跖骨的角度逐渐减少,到第 5 跖骨与地面成 5°角。

足的肌肉分为内在肌和外在肌,并通过伸肌腱帽联合在一起(图 8-8-11)。趾长伸

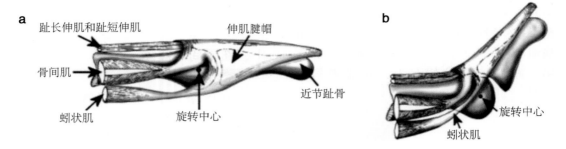

图 8-8-11　外侧跖骨跖趾关节的伸肌键帽

a. 当关节处于中立位或适度伸展时,蚓状肌位于旋转中心下方,充当跖趾关节的屈肌;b. 当过伸时,蚓状肌向后移动至旋转中心,并充当跖趾关节的背屈肌

肌(外在肌)越过跖趾关节后由趾短伸肌(内在肌)连接。然后,在近节趾骨形成纤维组织腱膜,从而直接背屈跖趾关节。趾长屈肌附着于远节趾骨的基底,可屈曲近侧及远侧趾间关节。没有直接屈曲跖趾关节的肌肉,即近节趾骨基底无屈肌相连。附着于伸肌腱膜的蚓状肌(内在肌),由于止点位于跖趾关节旋转中心以下,因此可屈曲跖趾关节。如果跖趾关节过伸,则蚓状肌的作用将不再是屈曲而是背屈跖趾关节。

伸肌腱膜分为 3 束,一中心束止于中节趾骨,两侧束止于远节趾骨。无论跖趾关节位于屈曲位还是中立位,都可伸直近侧及远侧趾间关节。然而,一旦跖趾关节处于背屈位,伸肌结构将变弱,无法背屈趾间关节。当近节趾骨背屈,趾骨的伸肌结构将紧张,导致近侧及远侧趾间关节的伸直。这种作用会被内在肌组织抵消,即蚓状肌屈曲跖趾关节的同时伸展趾间关节。

内在肌组织主要由蚓状肌和骨间肌构成。蚓状肌作为伸肌腱帽(图 8-8-11)的主要组成部分,是伸展趾间关节的主要肌腱,是一个较弱的屈曲跖趾关节的肌腱。然而,当跖趾关节过度伸展时,蚓状肌将在力学上不利于趾间关节背伸和跖趾关节屈曲(图 8-8-11)。骨间肌由于只有少量纤维到达伸肌腱帽,是一个较弱的趾间关节伸肌腱,在足

部的功能相对较弱。

跖趾关节的跖底韧带凝结成跖板。其作用是防止近节趾骨背侧半脱位,并作为一个负重器官保护关节,特别是在步态中、晚期到推进。它与跖骨的连接比与近节趾骨的连接更强壮,因而主要倾向于在远端附着处发生断裂。跖趾关节处有两组侧副韧带,一侧附着在近节趾骨,一侧附着于跖板,因此侧副韧带的作用有赖于跖板的完整性。

二、生物力学

前足、足中和后足的生物力学与单足26 块骨头的运动密切地联系在一起。当功能正常时,双足可有效推进身体进行正常的步态行走、适应不平的地面。前足的正常运转依赖于 5 个跖骨与跗跖关节和跖间关节的协调运动。稳定性是通过骨骼结构、动态稳定结构(肌腱群)和静态稳定结构(韧带)维持的。在足跟着地时,足部相对灵活,有助于减震。然而,当身体跨越踝部时重量传导至前足,足部变得僵硬。在推进阶段,后足跖屈力向前足的有效转移有助于体重的支撑和推进。足部的这种由柔性变为刚性的生物学机制,主要通过肌肉肌腱组织和足底筋膜、跖板的静态稳定结构和关节位置的改变来实现。随着足跟和踝部处于背屈位

时，小腿三头肌逐渐伸展，使足牢固站立。当足部向足趾方向推进时，胫后肌腱收缩逐渐增加，通过其在舟骨结节和距骨基底的附着点，可旋转距下关节和前足关节[10]。当足底压力从外侧跖骨向第 1 跖骨和第 2 跖骨转移时，跖骨远端的正常抛物线可辅助（图 8-8-12）。在临近足趾离地时，腓长肌的拮抗作用收缩，为第 1 跖列提供额外的稳定性，并使前足旋前，以助于姆长屈肌完成最后的推进动作。因此，这些复杂的运动可使足部从足跟着地阶段的中立位（柔性减震）摆动到站立阶段中、后期的旋后位（刚性），再摆动至足趾离地时的旋后位（姆长屈肌辅助）。

踝和后足像一个万向的关节，因此可以固定于不规则的地面上，同时保持下肢力线的垂直。距下关节的活动对于将足由一个柔软结构变成一个刚性结构至关重要，这样可将后足的力量传递至前足。这需要将足从一个外翻的柔软的状态转变为内翻的僵硬结构，这是通过"锁定"足中关节实现的。足跟从外翻位向内翻位的摆动使跟骨内侧旋转至距骨下，导致距舟关节和跟骰关节从平行位置（可以一起移动）移动到倾斜位置（无法一起移动）（图 8-8-13）。因此，距舟跟骰关节的轴线发生改变导致足中关节（Chopart 关节）刚性增加，在胫后肌腱、第 1 跖列跖屈和绞盘机制的作用下，后足更加旋后/内翻[11]。该机制的失效将导致扁平足外翻、第 1 跖列功能障碍、足中断裂和前足负重异常。

足纵弓为足提供了减震作用，但同样重要的是，它提供了一个小腿三头肌力量向前足转换的长杆力臂。足弓由足底筋膜、足底韧带、屈肌和关节匹配度共同支撑。足底筋膜起自跟骨结节，其最主要的中间束附着于跖骨头下的皮下组织和足趾的屈肌腱隔膜，从而支撑纵弓。绞盘机制描述了在步态的晚期，足趾背屈通过近节趾骨和足跟之间的足底筋膜的固定长度，抬高纵弓（图 8-8-

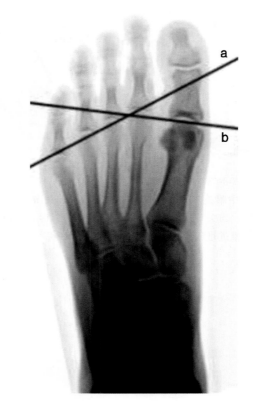

图 8-8-12　X 线片显示趾骨骨折

a 线：平行于第 2～4 跖骨头；b 线：平行于第 1 或第 2 跖骨头。跖趾断裂处提示直面观下跖骨头对齐，其通常由 2 条单独的线组成。第 1 条连接外侧跖骨头（a 线），第 2 条连接第 1、第 2 跖骨头（b 线）。当处于站立阶段尾期时，跖趾关节开始背屈，负荷转移至外侧跖骨头，前足（由此间接为后足）被迫沿着第 2～5 跖骨头斜轴旋后，有助于锁定 Chopart 关节。然后，当前足的负荷向远端移动时，前足被迫沿着该轴矫正，从而由内翻向外翻移动，以辅助力量通过第 1 跖列传递进行推进

14）。随着纵弓的抬高，跟骨内翻，第 1 跖列跖屈，足中得以稳定。

站立阶段小腿踝关节运动被称为滚轴系统，可分为 3 期，即足跟轴期（第 1 轴摆动期）、踝关节轴期（第 2 轴摆动期）、前足轴期（第 3 轴摆动期）（图 8-8-2）。第 1 轴摆动期，足跟与踝关节接触从背屈向跖屈活动，整个足部着地的时期；第 2 轴摆动期，整个足与地面接触，踝关节开始背屈，身体重心

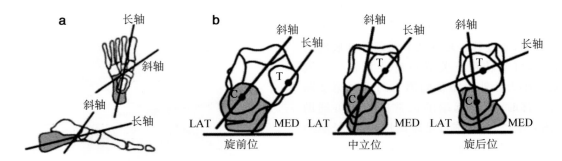

图 8-8-13 距下关节锁定,后足旋后

a. 中跗关节(横向跗骨关节或 Chopart 关节)有一个斜轴和一个纵轴。b. 是中跗关节近端表面的正位图。当关节从旋前位置移动到旋后位置时,轴与轴之间不再平行,从而锁定关节并使足中僵硬,以改善在推进过程中从后足到前足的力量转移

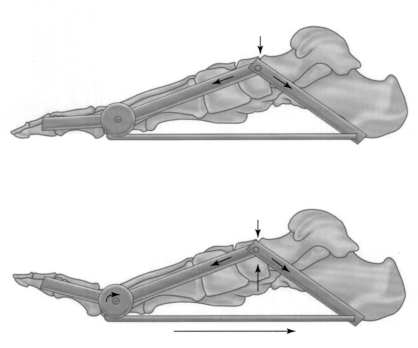

图 8-8-14 绞盘机制

足底筋膜起自跟骨,通过屈肌腱鞘止于足趾。当足趾背屈时,无法伸展的足底筋膜传递力量,抬高足纵弓

前移,足部保持固定,身体前移;第 3 轴摆动期,踝关节完全背屈,足跟开始离开地面,身体重量完全由前足支撑,跖趾关节背屈使跖骨头承受身体重量。如果在第 2 轴摆动期,踝关节无法背伸,前足会过早地承受整个身体的重量。这是很多跖痛症患者共同的病理过程。

第 5 节 诊 断

大多数跖痛症可通过详细的临床检查和影像学分析得出。应在站立位和步态中

观察判断足部的位置及畸形。全面检查可发现局限或弥散性肿胀、爪形趾、蹈外翻、小趾蹈囊炎等。同时也应检查感觉及血供。评估并记录髋关节、膝关节、踝关节的活动范围。对小腿肌应检查屈曲角度，并在膝关节屈伸的情况下检查小腿三头肌（Silferskjöld 试验）[12]。后足应检查足中（旋前/旋后）距下关节活动度，并在足跟中立位时检查足中的旋转和第 1 跖列的活动度。触诊在应力骨折情况时会引起不适，挤压试验对于趾间神经瘤有诊断价值。应检查跖趾关节和足趾关节的稳定性（图 8-8-9），因为此现象并非常见。对跖骨头触诊会发现脂肪垫移位或不适。用力跖屈跖趾关节会加强侧副韧带的紧张度，从而诱发滑膜炎的疼痛。

标准的 X 线片应包括负重正侧位和内斜位 X 线片。偶尔需要负重的轴位 X 线片来确认跖骨的跖屈或背屈。在正位 X 线片可观察到跖骨的相对长度和跖骨级联（cascade of the metatarsal），同时也可检查应力骨折、蹈外翻、小趾蹈囊炎畸形、Freiberg 病、短趾症。侧位 X 线片上的跖骨倾斜角可提示异常，如跖列的跖屈畸形、足中的角度改变合并平足外翻等。侧位 X 线片还可观察第 1 跗跖关节的稳定性。斜位 X 线片可更好地观察跗跖关节半脱位。

籽骨轴位 X 线片有助于诊断中央跖列塌陷（图 8-8-15）。

超声成像可用于诊断软组织肿块的存在，如 Morton 神经瘤和跖间滑膜炎。在罕见的情况下，磁共振（MRI）可辅助发现隐匿情形，但由于断层的关系，其难以发现较小的病理改变。核素骨扫描可有助于发现应力骨折，并且是其主要指征。

对于下肢患有神经肌肉病的患者，步态分析有助于临床医生确定各种外在原因导致的前足过载对跖痛症的影响程度，可与足底压力成像（pedobarography）结合。足底压力成像可用于研究、评估手术前后载荷模式，偶尔也可用于诊断。

第 6 节　手术适应证

肿瘤、感染、色素沉着绒毛结节性滑膜炎（pigmented villonodular synovitis, PVNS）或非手术治疗失败时应考虑采取手术治疗。在考虑手术前须严格行非手术治疗，因为手术存在风险。勿盲目行手术治疗，除非明确诊断出导致跖痛症的确切病因，否则注定会失败。必须强调，跖痛症是一个多因素疾病，通常需要综合性治疗。

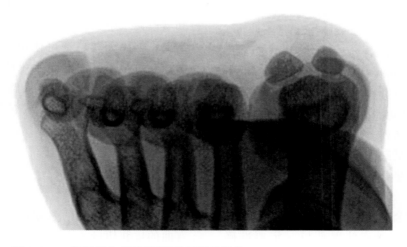

图 8-8-15　籽骨轴向/穹顶视图显示跖骨凹陷

非手术治疗

外因导致的跖痛症通常通过物理疗法和伸展锻炼可获得有效治疗。腘肌、腓肠肌、小腿三头肌的挛缩须通过上述方式治疗以减少前足的过早负重。理疗师应安排至少3个月的家庭理疗计划,以最大限度地增加踝关节的背屈和膝关节的伸展,同时改善肌肉被动长度和阻力力量特性。这将改善整个步态周期站立阶段对足的控制。夜间夹板可在睡眠时保持伸展以减轻起床时的疼痛。对于平足外翻畸形,进行胫后肌腱、胫前肌腱、腓骨长肌和内在肌的功能锻炼。对于高弓内翻畸形,应进行腓骨长肌、趾屈肌腱、胫后肌腱和腓骨短肌的功能锻炼。

足部矫形器和鞋垫的应用是为了矫正畸形或适应足,或两者都有。进行该类治疗需要临床医生正确地诊断足部畸形及其柔软度。例如,当后足中立位检查柔软性平足患者时,前足的内翻或旋前会更加明显。负重导致前足旋前、后足外翻,需要可支持其足部稳定的、适应整个步态周期足部变化的足垫。

可通过在跖骨头处重新分布足部载荷以缓解局部的疼痛。对于顽固性胼胝可通过足垫使相应的跖列跖屈,使载荷转移至相邻的跖骨。患者中心弥漫性前足载荷过大,并伴有前足增宽,需穿宽头鞋(或鞋腔增宽),并需加用跖骨垫;前者适合宽足,后者则可在支撑相中期重新分配前足的压力。若第1跖列有过度活动,在其下方使用支持垫,可改善其功能。反之,前足源性高足弓,需抬高第1跖列,或在前足的外侧柱下放支持垫。如果足跟固定内翻,可使用匹配良好的内侧楔形垫(非足垫)来缓解过度负荷的外侧跖骨。

局部和全身的抗炎、单纯性镇痛药和局部皮质类固醇激素注射部位一定要准确。必须注入跖趾关节,否则会导致韧带结构的撕裂而产生不良后果。局部注射类固醇激素对跖骨间囊和 Morton 神经瘤有一定的作用。

第7节　术前准备和计划

非手术治疗无效后可行手术治疗,但手术治疗必须符合生物力学原理,并不推荐采用单纯切除跖骨头。手术的目的是重新分配和平衡5个跖骨的负重,由此地面反作用力就可分布在更大的面积区域内。这要求外科医生识别任何固定的畸形(灵活畸形通常行非手术治疗),并就特定的问题制定了具体的治疗方案。具体操作包括背屈截骨、跖骨短缩截骨、踇外翻矫形术、锤状趾/爪形趾矫形术、髁突切除术、背侧旋转截骨等,具体采用哪种方法需根据具体情况具体分析。

第8节　手术技巧

一、总则

患者仰卧于手术台上,患侧臀部垫沙袋以确保足趾处于中立位。手术台选择可拆卸型以便术中下垂患足,可更好地观察足部情况。如果无禁忌证可使用止血带。影像增强器对于不熟悉前足手术的外科医生非常有帮助。通常采用背侧入路,具体操作可根据情况结合其他切口或对原切口进行调整。

二、标准背侧入路

对于单一跖列的暴露可选择一个纵行弯曲的皮肤切口。对于2个跖列,可选择跖骨间的纵行直切口。接着暴露皮下血管和神经,要注意保护。通过趾短伸肌(extensor digitorum brevis,EDB)和趾长伸肌(extensor digital longus,EDL)的间隙进入。趾短伸肌腱起到变形力的作用,通常可简单分离,应将其切断。趾长伸肌腱可行"Z"形延长 1～3cm,注意不要过度延长,以免出现"漂浮趾"。暴露跗跖关节,注意避免损害足背动脉。

三、跖趾关节（MTPJ）的暴露

在趾短伸肌腱和趾长伸肌腱之间切开伸肌腱膜可显暴跖趾关节囊,切开关节囊以暴露跖趾关节,可通过过度屈曲近节趾骨暴露跖骨头。适当在足底施加压力使跖骨头暴露于伤口中。注意暴露而不损伤跖骨头关节面。如果跖骨头需要进一步暴露,可应用小的骨撬插入跖骨头和侧副韧带之间松解侧副韧带,足底跖板可应用 McGlamry 或 McDonald 骨膜起子松解。

（一）局限性顽固性足底角化病/跖骨塌陷

局限性 IPK 可由过度跖屈的跖列、过度增大或突出的跖骨髁突(通常是腓侧或外侧髁)造成。无跖骨短缩的跖列跖屈畸形可通过跖骨基底背屈截骨矫形。跖骨远端单髁的肥大可行切除术,该术式最初由 DuVries[13]描述,后来由 Coughlin 和 Mann 进行了改良[14],需要切除跖面的髁突。Stephens[15]进一步提出了改良建议,即髁突切除时要与足底呈一个平面,以免造成跖骨干的劈裂(图 8-8-16)。

切除的角度应刚好与地面平行,以防切除延伸到跖骨干。最后,通过咬骨钳修正跖骨头。

（二）跖侧髁突切除术的手术技术

采用标准的背侧入路暴露跖趾关节和跖骨头。用骨凿或摆锯切除足底 20%～30%的跖骨头跖侧(图 8-8-16),注意截骨线

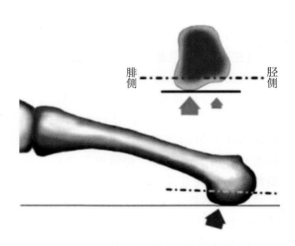

腓侧　　　　　　　　　　胫侧

图 8-8-16　足底髁切除术治疗顽固性足底角化病

不要进入跖骨干。用咬骨钳修正跖骨头,缩小近端跖骨,并通过按压足底表面检查隆起是否已被充分去除,关节是否活动自由。最后常规关闭切口。

1. 术后护理与康复

（1）采用无菌弹性绷带和敷料包扎。

（2）术后穿硬底鞋(配有楔形鞋跟防止前足负重)。

（3）若无不适则鼓励尽快负重,但最初 2 周需扶拐下地。建议行物理治疗以促进跖趾关节恢复活动度,避免出现术后僵硬和内在肌肉的萎缩。

（4）术后 6 周行物理检查和 X 线评估,其后无须进一步随访。

2. 并发症及预防

（1）跖骨干劈裂:切除髁突时需特别注意,如过度切除可导致跖骨干劈裂,应用咬骨钳去除髁突,如果劈裂严重,建议免负重 6 周。

（2）过多的骨屑残留在跖底软组织:在髁突切除过程中很容易发生,可应用 McGlamry 骨膜起子插入跖骨头下以收集术中所造成的骨屑。

（3）关节半脱位:关节的暴露过程中可能会造成跖趾关节的不稳定。在该情况下,可从趾尖引入跨关节钢丝穿过跖趾关节以

维持趾骨位置,4周后移除,并进行功能锻炼。

(三)基底背屈截骨术的手术技巧

背侧切口起自受累跖骨骨干的远端中点上方,向近侧延伸为距跖骨关节上方的纵向切口,直至暴露骨膜并行剥离。在不暴露跗跖关节的情况下暴露跖骨基底,跗跖关节可用探针定位。初始的截骨应从远端背侧向足底近端延伸,距离跗跖关节约1.5 cm,与跖骨干成60°(图8-8-17)。该部分跖骨处的骨皮质质地较柔韧,可形成铰链。截骨线的倾角可提供较大的骨接触面积,并具有背侧稳定性。第2次截骨在背侧切除一个V形骨块,具体的截除量根据手术台上的判断来决定。切忌截除过多的骨量,以免出现转移性跖痛。可垂直截骨面应用1枚无头螺钉固定。尽量缝合骨膜,常规关闭伤口。

1. 术后护理与康复

(1)采用无菌弹性绷带和敷料包扎。

(2)术后穿硬底鞋(配有楔形鞋跟,防止前足负重)。

(3)鼓励患者在最初的2周内避免负重,然后扶拐下地2周,最后穿硬底鞋完全负重2周。

(4)建议行物理治疗以促进跖趾关节恢复活动度,避免出现术后僵硬和内在肌肉的萎缩。

(5)术后6周行物理检查和X线评估确认截骨愈合,其后无须进一步随访。

2. 并发症及预防

(1)截骨过多,跖底铰链断裂:当摆锯过快或去除了一个梯形骨块而非三角形骨块时,会导致跖底铰链断裂(图8-8-18)。该情况下,仍可使用无头螺钉固定,但必须非常小心,以确保近端和远端的骨折碎片不旋转或短缩。插入螺钉时,可使用1枚克氏针协助稳定截骨端。

(2)背侧截骨端的骨折:背侧截骨端的骨折不常见,除非螺钉位置太靠近截骨处。重新选择一个进钉点,依然可以达到稳定。或者可选择其他固定技术,如钢丝、背侧张力带、小型背侧钢板(可能需要临时穿过跗跖关节)等。

(3)截骨线延伸至跗跖关节:应避免该情况的发生,因其可损伤跖底韧带,从而导致跗跖关节不稳定。可应用影像增强器以避免该并发症的发生。

(4)过度矫正:过多的背侧截骨会导致跖骨的过度抬高,可产生邻近跖骨的转移性

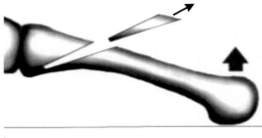
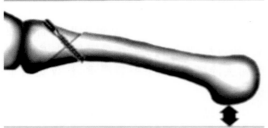

图8-8-17 足底抬高截骨术治疗顽固性足底角化病。行闭合性背侧楔形截骨术,留下干骺端铰链,并用无头螺钉固定。必须注意勿矫治过度,以免导致跖痛转移到邻近跖骨

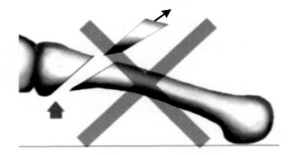

图8-8-18 在基底截骨术中,梯形截骨可能会破坏足底骨皮质,导致跖骨不稳定和短缩

跖痛。切除的楔形物可作为内植物，然后进行标准固定。术中应用足底压力成像（pedobarography）可辅助避免过度矫正。

（5）第 5 跖骨几乎与地面平行，因此很难通过跖骨抬高进行治疗，通常髁突切除术更为合适。

（四）抛物线异常

抛物线异常通常是由于第 2 跖骨过长或第 1 跖骨过短（偶尔由第 3 跖骨和第 4 跖骨）所致。尽管已有多种术式可短缩相应的跖骨，但总原则是恢复正常的 Lelièvre 抛物线结构（图 8-8-5），通常需采用 Weil[16] 描述的近端背侧或远端背侧斜形截骨术以恢复其结构。通常需要短缩一个以上的跖骨（最常见的是第 2 跖骨和第 3 跖骨，有时包括第 4 跖骨，鲜少短缩第 5 跖骨）。

（五）Weil 短缩截骨术手术技术

在跖蹼间隙做一标准的 3～4 cm 背侧切口，通过跖屈跖趾关节，在切口内显露跖骨头。然后开始进行斜形截骨，从跖骨头背侧关节面 2 mm 斜向足底（图 8-8-19），松解足底软组织使跖骨头移向近端，通过术前 X 线片评估可预测其移位的程度。固定远端骨块，垂直于截骨部位钻一个克氏针孔，用小骨块或旋开型螺钉填充该孔，然后切除覆盖关节的背侧骨块中多余的骨。冲洗骨碎屑，常规关闭切口。第 2 跖骨和第 3 跖骨可通过相同的切口进行显露。

1. 术后护理与康复

（1）采用无菌弹性绷带和敷料包扎。

（2）术后穿硬底鞋（配有楔形鞋跟，防止前足负重）。

（3）鼓励患者在最初的 2 周内避免负重，然后扶拐下地 2 周，最后穿硬底鞋完全负重 2 周。

（4）建议行物理治疗以促进跖趾关节恢复活动度，避免出现术后僵硬和内在肌肉的萎缩。

（5）术后 6 周行物理检查和 X 线评估确认截骨愈合，其后无须进一步随访。

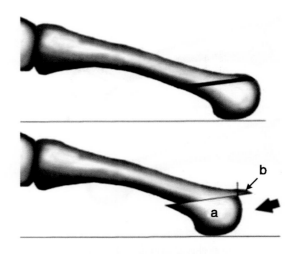

图 8-8-19　Weil 截骨术治疗抛物线异常
远端跖骨截骨术以非常小的角度向足底表面倾斜，以弥补锯片造成的骨缺损。理想的截骨术可使碎片"a"在不抬高或压低远端头部碎片的情况下滑动。使用螺钉固定，并用咬骨钳去除多余的"b"骨

2. 并发症和预防

（1）足底移位：理想情况下，截骨术应仅向足距面倾斜几度，以弥补锯片造成的骨缺损。如果截骨方向太偏向足底，近端移位也会使足底移位，导致跖骨头突出和持续性跖骨痛。可切除一条骨片以矫正足底移位，但是一定要小心（图 8-8-20）。

（2）缺血性坏死：如果截骨截得太深，靠近跖底皮肤或头颈交界处被截断，将会严重影响跖骨头的血供。必须小心确定截骨位置，并且注意保护软组织。

（3）跖骨干劈裂：如果截骨线太平，截骨面将不会滑动。应完全避免，因为对其进行补救非常困难。可行第 2 刀截骨截除一个骨片。如发生骨折，则应分离骨折碎片，并切除远端骨折碎片的最近端，以便移位。应非常小心，避免损伤足底神经血管束。

（4）跖趾关节半脱位：在截骨过程中过度暴露会导致跖趾关节稳定性丧失。该情况下可应用一个跨关节钢丝将其固定。4 周后去除钢丝进行物理治疗。期间避免负重，以避免钢丝断裂，难以去除。

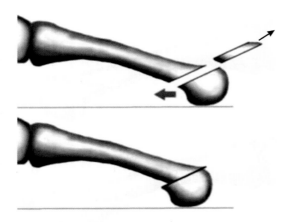

图 8-8-20　Weil 短缩截骨术切除楔形骨块
可通过多次截骨或采用厚锯片实现,对外侧跖骨尤为有用,因为外侧跖骨轴与地面逐渐平行

(5)蚓状肌功能障碍:蚓状肌在关节旋转中线以下可跖屈跖趾关节。Weil 截骨术后,蚓状肌可能会移位于关节旋转中心,背伸跖趾关节。术后需积极进行功能锻炼,以免出现爪形趾和关节僵硬,这通常会使手术复杂化。

(六)短趾症

先天性短趾症最常累及第 4 跖列,有时也累及其他外侧跖列。如果短趾症状较轻,可通过 Weil 远端截骨术短缩其他跖列以使足部恢复到正常的跖列。然而,如果短趾明显,需进行跖骨延长术。可通过骨移植或外固定牵张成骨技术来进行。这 2 种方法都有支持者,一期延长需要较短的愈合期和较低的发病率,并且较小的短缩可一次完成,但较之分期延长会有更大的神经血管并发症的风险。尽管一次延长技术也可能解决较大的短缩,但分期延长显然降低了并发症的发生率[17]。

(七)短跖症一期延长的手术技术

沿跖骨长轴背侧做一纵行切口,切口通过跖骨干的骨膜,不进入近端或远端关节。内在肌随着骨膜瓣牵开。然后,在跖骨中点垂直于骨干进行截骨。然后,用 1.6 mm 克氏针从截骨面的近端穿到远端,沿着髓腔,先后穿过跖趾关节和趾间关节,于足尖处穿

出(图 8-8-21)。然后,沿着导针延长跖骨,导针跨过趾骨远端可防止半脱位和爪形趾。在 20～30 min 逐渐延长跖骨(最大约 1.5 cm),然后将三皮质髂骨移植物成形并插入截骨端。确保跖列对齐,然后将克氏针以逆行的方式向前推进,穿过内植物,进入跖骨近端。常规缝合骨膜和皮肤。松开止血带,保证血液供应充足。

1. 术后护理与康复

(1)采用无菌弹性绷带和敷料包扎。

(2)术后穿硬底鞋(配有楔形鞋跟,防止前足负重)。

(3)鼓励患者在最初的 6 周内避免负重,然后扶拐下地 2 周,最后穿硬底鞋完全负重 2 周。

(4)建议行物理治疗以促进跖趾关节恢复活动度,避免术后 4 周拔除克氏针后出现明显僵硬。

(5)临床检查和 6 周的放射学检查将评估手术是否成功,并确认截骨部位是否愈合。在这一阶段后,通常需行 X 线评估,并进行为期 6 周的随访。

2. 并发症及预防

(1)神经血管损伤:过度延长会导致神经血管损伤,促使一些学者主张逐步牵引外固定器取代一期延长。在 30～40 min 逐渐延长可将该风险降至最低。如需延长＞1.5 cm,则可能需要短缩相邻的跖骨。

(2)肌腱紧张:肌腱可随着跖列的延长出现紧张,并且伸屈肌腱以同样的速率紧张。如果足趾呈爪形或屈曲,可进行简单的肌腱切开术(对屈肌行经皮切开术,对背侧伤口暴露的伸肌进行"Z"形延长手术)。

(八)外侧跖趾关节滑膜炎和不稳定

外侧跖趾关节滑膜炎和不稳定的手术治疗,由畸形的程度和爪形趾的严重程度决定。对于跖趾关节半脱位合并滑膜炎且无过长的跖骨,行软组织松解和单纯跖趾关节滑膜切除术。对于跖趾关节半脱位的较长的跖骨,行 Weil 短缩截骨术和伸肌腱"Z"形

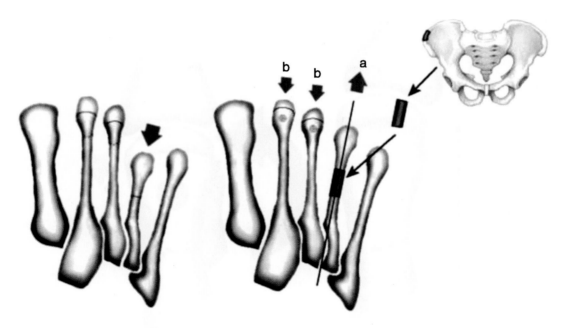

图 8-8-21 短趾症一期延长术

应用髓内克氏针(a)固定间置物实现一期延长。通常伴行其他中间跖骨(b)的 Weil 短缩截骨术

延长以纠正异常的跖骨抛物线。有时,将一枚 1.4 mm 克氏针顺行通过跖趾关节和趾间关节退出足尖,然后再逆行穿过跖趾关节以保持稳定,治疗软组织轻度过矫。必须注意导针的进针方向,因其可能影响 Weil 截骨时螺钉的进入和截骨平面的契合度。

(九)跖趾关节软组织松解手术技术

做一标准背侧切口,暴露跖骨头。应用 McGlamry 骨膜起子将跖板从跖骨头上剥离,并向近端松解。同时,也可以在这时进行组织胙胀的处理。将 1.4 mm 克氏针顺行通过跖趾关节,然后,逆行穿过关节保持复位,有部分学者主张通过足底切口对跖板进行修复,资深学者认为这是不必要的,而且应用该技术效果良好。

如关节不稳定与跖骨过长相关,则可另行 Weil 截骨术,Weil 截骨的变化在关节不稳定与内翻或外翻畸形相关的病例中发生旋转。对于这些病例,可在 Weil 截骨术中增加旋转以达到矫正目的(图 8-8-22)。

(十)近侧趾间关节融合术的手术技术

如果爪形趾很严重,需行近侧趾间关节融合术。采用趾背的横行切口切开皮肤及趾伸肌腱。在近节指骨的远端用骨刀切除,或者使用摆锯,注意避免切除过多的骨及损伤足底神经血管结构。用咬骨钳切除远节趾骨近端的两个裸露的表面,用 1.4 mm 克氏针将两骨面固定,然后用不可吸收线缝合伤口。

1. 术后护理与康复

(1)采用无菌弹性绷带和敷料包扎。

(2)术后穿硬底鞋(配有楔形鞋跟,防止前足负重)。

(3)鼓励患者在最初的 2 周内避免负重,然后扶拐下地 2 周,最后穿硬底鞋完全负重 2 周。

(4)建议行物理治疗以促进跖趾关节恢复活动度,避免术后 4 周拔除克氏针后出现明显僵硬。

(5)进行临床检查和术后 6 周复查 X 线片评估手术是否成功,并确认截骨部位是否

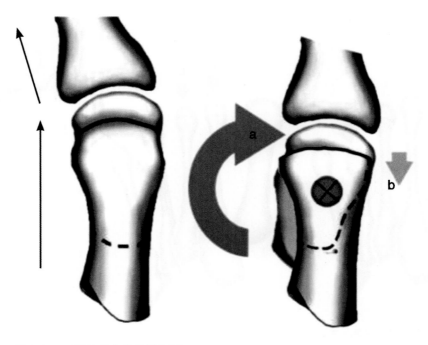

图 8-8-22　跖趾关节的背侧视图

采用 Weil 截骨术,包括旋转(a)和缩短(b),以矫正偏斜的足趾。可通过螺钉固定实现旋转

愈合。在这一阶段之后,通常不需要进一步的随访。

2. 并发症及预防

(1)克氏针感染:应去除克氏针周围损伤的皮肤,克氏针须在 4 周内拆除,以减少感染的风险。

(2)松止血带后,足趾缺血:术后松开止血带后,通常可能出现足趾缺血。应使足部下垂,以便血液流入。如果在 10 min 后的一段时间内,足趾仍为白色,应拔除克氏针,并弯曲足趾至恢复血流的位置。可弯曲克氏针以达到同样的目的,但克氏针弯曲的度数有限,而且导针转动会导致足趾内、外翻。

3. 跖骨头的 Freiberg 病　跖骨头的 Freiberg 病可导致跖骨头背侧畸形,造成关节不匹配和背侧关节撞击。任何外科手术干预的目的是消除背侧骨赘(通过标准的背侧入路"V 形"截骨),利用跖骨头背侧楔形截骨,切除滑膜或背侧旋转的跖骨头,从而将不规则的关节表面远离功能活动范围。

(十一)跖骨头背侧旋转的手术技术

于邻近的跖蹼间隙的远端做一背侧切口,延伸至受累跖骨的远端 1/3 处。识别并保护趾长伸肌腱、趾短伸肌腱和足背神经。从两伸肌腱之间进入,行纵行切口暴露跖骨头。从背侧切开关节囊,尽量保护侧副韧带(如需要,可从近节趾骨松解,以保护跖骨头的血供)。然后,跖屈近侧趾骨,将跖骨头暴露于切口内。在跖骨头关节面背侧近端 2 mm 处行斜形截骨,方向是从远端背侧至跖底近端。保留跖底骨皮质以充当铰链。去除约 2 mm 的背侧呈"V"字的楔形骨块(图 8-8-23)。可应用双头加压螺钉将远端骨块固定于近端。常规关闭切口。如果存在抛物线异常,且第 2 跖骨较长,需短缩跖骨,则可采用改良的背侧斜形截骨,该截骨术是一种结合了 Weil 截骨和背侧楔形截骨的术式

（图 8-8-24）。

1. 术后护理与康复

（1）采用无菌弹性绷带和敷料包扎。

（2）术后穿硬底鞋（配有楔形鞋跟，防止前足负重）。

（3）鼓励患者在最初的 2 周内避免负重，然后扶拐下地 2 周，最后穿硬底鞋完全负重 2 周。

（4）建议行物理治疗以促进跖趾关节恢复活动度，避免术后出现明显僵硬。

（5）进行临床检查和术后 6 周复查 X 线片评估手术是否成功，并确认截骨部位是否愈合。在这一阶段之后，通常不需要进一步的随访。

2. 并发症及预防

（1）缺血性坏死：如果足底血液供应中断，跖骨头缺血性改变可能进一步发展。须最小限度地剥离软组织，通常仅单纯"V"形截骨即可。背侧"V"形的切除应在头颈交界处进行（足底关节囊和主要血液供应部位）。

（2）过度切除：这可能会导致一个双重的问题。首先，跖骨头太小，导致跖趾关节不稳定。其次，跖骨头可能抬高。通常更安全的方法是行 Weil 旋转截骨术（图 8-8-23）的同时"V"形截骨。

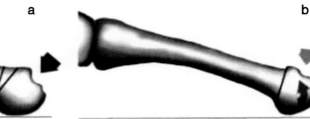
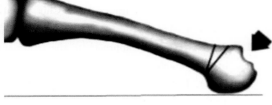

图 8-8-23　远端去旋转截骨术治疗跖骨头 Freiberg 病

a. 保护跖侧干骺端骨皮质的同时进行背侧闭合楔形截骨；b. 旋转使病变表面向背侧移动，同时进行清创术可使跖趾关节表面更匹配

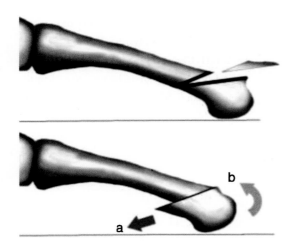

图 8-8-24　Weil 短缩截骨术和背侧闭合楔形旋转截骨术相结合治疗第 2 跖骨较长的 Freiberg 病。须注意避免跖骨头过度旋转或凹陷

（3）跛趾僵硬与爪形趾：由于跖骨短缩和旋转，其内在肌肉的动作方向发生改变，可能导致跛趾僵硬和爪形趾。建议及早进行被动运动锻炼和内在的强化练习，以最大限度地减少该影响。

第 9 节　总　结

可以看出，跖痛症涵盖了各种各样的病理过程，而非诊断。前足、足中和后足的生物力学密切相关，任何水平的改变都有可能造成以跖痛症为表现的临床病症。本章已经涵盖了各种该类疾病的过程，然而并不详尽。临床医生有责任在手术前识别和治疗任何系统性疾病，尽可能先进行非手术治疗。在治疗前应详尽地检查整个下肢情况，以发现可能导致病症的所有因素。单独治疗局部病变，可能使症状得到暂时缓解，但最终仍会失败。如果非手术治疗失败，需进行手术治疗，必须恢复足部的正常生物力学，恢复足部的正常功能（从足跟撞击到减震，通过站立中期和身体支撑，再到足趾离地和推进）。

参考文献

[1] Helal B, Greiss M. Telescoping osteotomy for pressure metatarsalgia. J Bone Joint Surg Br, 1984,66(2):213-217.

[2] Lelievre J. Pathologie du pied physiologie, clinique, traitment medicale orthopediqueet chirurgical. Paris: Masson, 1971.

[3] Maestro M, Besse JL, Ragusa M, et al. Forefoot morphotype study and planning method for forefoot osteotomy. Foot Ankle Clin, 2003,8(4):695-710.

[4] Urano Y, Kobayashi A. Bone-lengthening for shortness of the fourth toe. J Bone Joint Surg Am, 1978,60(1):91-93.

[5] Bhatia D, Myerson MS, Curtis MJ, et al. Anatomical restraints to dislocation of the second metatarsophalangeal joint and assessment of a repair technique. J Bone Joint Surg Am, 1994,76(9):1371-1375.

[6] Freiberg AH. Infraction of the second metatarsal bone: a typical injury. Surg Gynecol Obstet, 1914,19:191-193.

[7] Braddock GT. Experimental epiphysial injury and Freiberg's disease. J Bone Joint Surg Br, 1959,41-B(1):154-159.

[8] Stanley D, Betts RP, Rowley DI, et al. Assessment of etiologic factors in the development of Freiberg's disease. J Foot Surg, 1990,29(5):444-447.

[9] Mulder JD. The causative mechanism in morton's metatarsalgia. J Bone Joint Surg Br, 1951,33-B(1):94-95.

[10] Sarrafian SK. Foot and ankle. Topographic, functional. 2nd ed. Philadelphia: Lippincott, 1993.

[11] Elftman H. The transverse tarsal joint and its control. Clin Orthop, 1960,16:41-46.

[12] Silfverskiold N. Reduction of the uncrossed two-joint muscles of the legto one-joint muscles in spastic conditions. Acta Chir Scand, 1924,56:315.

[13] Duvries HL. New approach to the treatment of intractable verruca plantaris (plantar wart). J Am Med Assoc, 1953, 152 (13): 1202-1203.

[14] Mann RA, Coughlin MJ. Intractable plantar keratosis. Video textbook of foot and ankle surgery. Medical Video Productions, 1991.

[15] Stephens MM. Personal Communication, 2009.

[16] Weil LS. Weil head-neck oblique osteotomy: technique and fixation. Techniques of osteotomies of the forefoot. Bordeaux, 1994.

[17] Baek GH, Chung MS. The treatment of congenital brachymetatarsia by one-stage lengthening. J Bone Joint Surg Br, 1998, 80 (6): 1040-1044.

第9章 Morton 神经瘤

第 9 章
Morton神经瘤

Sandro Giannini，M. Cadossi，D. Luciani，F. Vannini

摘要 趾间神经瘤是引起前足疼痛和功能障碍的一种临床综合征，它被认为是引起前足疼痛的最常见原因之一。随着时间的推移，学者们对神经瘤进行了大量的研究，但是病因和理想的治疗方案尚存争论。

首先可尝试非手术治疗，对于符合手术适应证的 Morton 神经瘤患者，基本上需要依靠神经松解术或神经切除术。

由于手术治疗并发症很少，成功率在理论上可达 80% 左右。较新的微创/浸润性手术尚待进一步研究。

关键词 解剖、病理和生物力学·并发症·非手术治疗·诊断·足·Morton 趾间神经瘤·手术适应证·切除技巧——减压

第 1 节 概 述

趾间神经瘤是引起前足疼痛和功能障碍的一种临床综合征，它被认为是引起前足

S. Giannini (✉)
Movement Analysis Laboratory，Istituto Ortopedico Rizzoli，University of Bologna，Bologna，Italy

Department of Orthopaedic and Trauma Surgery，Istituto Ortopedico Rizzoli，Bologna，Italy
e-mail：Giannini@ior. it

M. Cadossi · D. Luciani · F. Vannini
Department of Orthopaedic and Trauma Surgery，Istituto Ortopedico Rizzoli，Bologna，Italy

G. Bentley (ed.)，*European Surgical Orthopaedics and Traumatology*，DOI 10. 1007/978-3-642-34746-7_149，© EFORT 2014

疼痛的最常见原因之一[1,2]。Villadot 发现，引起跖骨痛的原因中，约有 33% 的患者有跖骨间神经瘤[3]。

据文献报道，发病的平均年龄为 45～50 岁，女性的发病率高于男性[4]。双足同时受累及单足多发神经瘤的情况都很罕见[5]。

在第 2 或第 3 趾蹼间隙的发病率很高[5]。典型症状包括烧灼、麻木、穿鞋不适、跖骨下有石子感。

文献中对该种病理学的描述最早可追溯至 1835 年，由 Civinini 首次提出，然后在 1845 年由 Durlacher 提出，最后到 1876 年 Morton[6-8] 命名该病。

1835 年，Civinini 等[6] 通过对尸体的研究描述了第 3 趾底总神经的梭形肿胀。此后，Thomas Morton[8] 又发现了一系列的趾间神经瘤并描述了引起跖骨头下急性疼痛的典型综合征。Hauser 和 Williams[9] 在 1939 年的"足部疾病"文献中还讨论了趾间神经瘤。

随着时间的推移，已对神经瘤进行了大量的研究，尽管如此，对神经瘤的发病原因和治疗方法仍存在争论。

第 2 节 病因和分型

该病病因尚不清楚，但目前提出了许多假说。

1940 年，Betts[10] 对第 4 趾足底神经切除术时发现神经处有显著肿大，软组织增生[13]。然而，其并未证实 Morton 的压迫概念，而是发现当足趾背屈和趾短屈肌收缩时，跖骨横韧带拉伸足底神经。

Graham C.E. 和 Graham D.M.[11] 支持该概念。他们对相应的神经进行了显微解剖，发现血管数量增加，提示跖间韧带神经受压引起静脉充血，并未发现具体的炎症过程。

Netter 支持该理论，神经病变可能是跖间横韧带和足底筋膜之间神经卡压的结果[12]。此外，特别是在第 3 趾蹼间隙，跖趾关节的松弛和过伸与狭窄的神经通道相比，可对神经造成过度的应力[13]。Netter 进一步推测，该情况在女性中可能更为常见，因此类人群常穿高跟鞋[12]。

也有学者推测，神经瘤发生在第 3 趾蹼间隙的主要是由解剖造成的。足底内、外侧神经的分支在此间隙[14] 连接。这 2 条神经的吻合在趾短屈肌肌腹产生吊索或拱，锚定神经，由此踝关节的背屈就产生对神经的牵引力[15]。但是，Levitsky 等[16] 在 71 只足的解剖研究中观察到，该分支连接并不是引起趾间神经瘤的原因，仅 27% 的标本如此。

同样，Levitsky 等证明第 2 和第 3 趾蹼间隙比第 1 和第 4 趾蹼间隙狭窄许多[11]。

其他学者，如 Jones 和 Klenerman[14] 认为，神经瘤的形成归因于第 3 趾蹼间隙的神经是足底内侧神经的末端分支，且通常与足底外侧神经有一侧吻合。这可能使神经在此间隙更容易受到应力或压迫。

Alistair、Brigitte 和 Sunil[17] 认为神经瘤可能是一种卡压性神经病，可能与长期穿鞋不当相关。

虽然慢性创伤的因素发挥着重要作用，但该情况在从事涉及前足高度压力的体育活动的人群中似乎并不常见[18]。

Nissen[19] 认为从局部组织缺血到神经炎，再到有张力的跖横韧带，组织学标本表现为趾间动脉壁管壁变性增厚。

Kim 等[20] 在尸体上对 Morton 神经瘤的病因进行研究，证实病因为行走过程中 2 个跖骨头和第 1 跖趾关节间神经的挤压。

Giannini 等[21] 认为，神经瘤区域的解剖学特征产生了导致神经及血管退行性变的机械应力。在病变的周边出现大量的弹性纤维，同时也证实了微创病变。

Viladot[22] 认为这与前足跖侧机械过载相关，尤其多见于受到畸形影响的前足。跖骨间神经瘤与前足的一些病变有关，如踇外翻、锤状趾或扁平足。

最后，Bossley 和 Cairney[23] 认为，炎症机制是 Morton 神经瘤的基础，有时也是一种全身性疾病（例如，类风湿关节炎）的局部表现。

第 3 节　解剖、病理和生物力学

足底神经与动脉和韧带一起走行于趾蹼间隙。该间隙与跖骨头相邻，位于跖骨间横韧带上和足底筋膜下方。

Giannini 等[21] 在其系列研究的 63 个病例手术中发现趾间神经增厚，特别是在神经分支处，无定形物质沉积在神经周围，这些物质松散地附着于底层血管和皮下脂肪上。

显微镜下，组织学改变累及神经、间质和血管。

神经表现为硬化性透明质沉着症相关的神经膜和神经外膜增厚和纤维化（图 8-9-1）。有髓纤维同心性水肿和变性，表现为嗜酸性粒细胞以圆形、非晶态组织的形式沉积，以及间质明显纤维化、水肿和退行性硬化性透明质形成。已有文献描述了由纤维间隔分隔成的脂肪组织小叶。最后，可见散布在间质中的弹性纤维增多（图 8-9-2），肌层血管增生明显，内弹性膜也很明显，肌层和外膜有小血管增生。可见伴有纤维蛋白样坏死和反应性巨细胞的动脉炎存在。

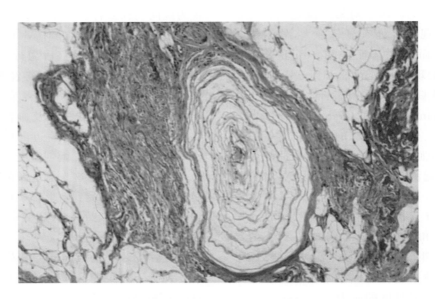

图 8-9-1　手术标本（苏木精、伊红染色和 Weighert 染色，×150）显示神经同心性水肿

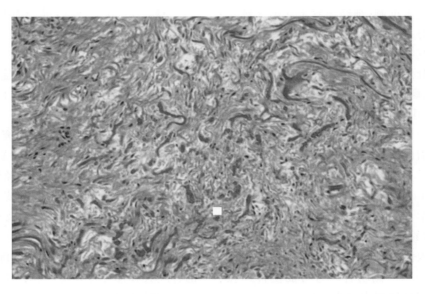

图 8-9-2　手术标本（苏木精、伊红染色和 Weighert 染色，×150）含有间质，显示间质中散布的弹性纤维增加

第 4 节　诊　断

临床诊断，症状包括相应的足趾之间灼痛或疼痛。通常累及第 3 趾和第 4 趾，也可累及第 2 趾和第 3 趾[24]。行走和站立时疼痛加剧，休息和脱鞋后得到短暂的缓解，有时出现压痛和背部肿胀。在某些情况下，假瘤可引起邻近足趾的偏斜。

观察发现，受累区域有足底压痛和感觉异常。肿胀和红斑是罕见的临床表现[24]。

用一手在足底表面向上施压(跖骨头之间的神经),然后用另一手对前足进行加压,患者再次产生疼痛[25,26]。

在该操作过程中,有一声明显的咔嗒声为 Mulder 征阳性,可能会让患者感到疼痛(图 8-9-3)。Morton 神经瘤的症状也可通过 Gauthier 测试进行复制,即挤压前足并从内侧至外侧施加压力[27]。Bratkowski[28]描述了一项测试:足趾过伸并让检查者的拇指在症状区域进行滚动。该动作可以发现软厚的长块肿物。Morton 神经瘤患者也可表现出 Tinel 征和 Valleix 现象。通过检查与撞击或跖痛和跖趾关节不稳定的跖骨头进行鉴别诊断,因其是误诊最常见的原因。

其他鉴别诊断包括:①应力骨折;②肿瘤;③滑囊炎;④代谢性神经病;⑤纤维肌痛和慢性疼痛综合征。

标准的 X 线片对于排除其他骨性疾病至关重要。

超声和 MRI 可用于诊断是否存在神经瘤。脂肪抑制的 T_1WI 可显示神经瘤。然而,据报道,MRI 的 Morton 神经瘤检出率为 79%[29]。相反,Studler 等[30]对无症状的志愿者进行研究发现,足底脂肪垫的变异率很高,与神经瘤类似。Dominik 等[31]研究发现,在俯卧位、仰卧位或负重位下,Morton 神经瘤的图像表现出显著差异,其中俯卧位时在

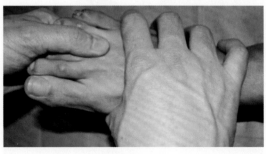

图 8-9-3　患者可能会表现出 Mulder 征,这是通过挤压前足并于足底和背部施加压力引起的。阳性测试包括可感觉到或听到咔嗒声或爆裂声;这对患者来说可能是疼痛的

MRI 下可获得最佳神经瘤图像。

然而,有些学者尚未确认 MRI 的可信度,特别是对于较小的病变[15,25]。

因此,MRI 的使用是一个必要的补充诊断工具,仅适用于难以确定病变部位或病史非典型的情况下。高成本和假阳性率限制了其临床应用。

虽然有假阴性报道,并且仅在神经瘤 > 4 mm 时有效,超声或可作为辅助工具和更经济的选择,即使其非常依赖于检测手段[31]。

第 5 节　手术适应证

手术适应证主要是基于临床症状,手术并非是唯一的选择。一些学者,如 Viladot 等[22]认为非手术治疗(如使用鞋垫)在 70% 的患者中是有效的。

非手术治疗包括使用合适的跖垫、非甾体抗炎药和注射皮质类固醇与局部麻醉药的混合物至受累部位。这些均被广泛使用,但报道的成功率各不相同[32-35]。

通常情况下,多数学者首选非手术治疗,但由于非手术治疗效果不佳及考虑到注射类固醇的并发症,也有学者支持立即行手术治疗[36-38]。

第 6 节　术前准备和计划

文献描述了不同的手术方法,例如,经背侧入路的神经松解术或切除术及经足底入路的神经切除术。

Mann 和 Reynolds[15]首选背侧入路,因其不仅避免了足底入路带来的痛性足底瘢痕,并且提供了充分的手术视野。然而,一项回顾性研究发现使用足底横切口的多个优点,如易于暴露和接触神经瘤[39]。

根据 Villas 的说法,选择适当的手术

方案时,应遵循以下指导原则:当神经表现为肉眼可见的增厚或典型水肿,须经背侧入路切除;当神经无宏观变化时,应松解跖骨间韧带和任何其他潜在的受压结构[40]。

神经减压术

开放式减压术或内镜减压术是切除术的替代术式。Zelent 等[41]描述了在 14 例腕管综合征患者中使用腕横韧带松解仪器的结果。减压术的基本原理是基于一个事实,即:当神经被切除后,就会产生一个真正的神经瘤[42-44]。Gauthier[27]认为,在步态过程中,通过对跖间韧带前缘施加压力,可消除跖间神经的机械刺激,从而有效地减轻神经瘤症状[27]。

此外,为了减少术后并发症(如血肿、感染和伤口延迟愈合),虽然报道很少,但内镜技术仍被开发用以实现神经减压。然而,困难的学习曲线和所需的多种方法在很大程度上限制了这些方法的使用[45,46]。

第 7 节　神经切除术

在各项技术报告中,基于神经瘤的大小,笔者支持背侧入路切除神经瘤。

患者可以在门诊进行治疗:手术时在踝关节进行神经阻滞麻醉,并在止血带的控制下操作。

在背侧的受累趾蹼间做一个 2~3 cm 的纵行切口,延伸至趾蹼基部,到达 2 个远端的趾间神经分支。识别趾总神经,并对其病理进行评估(图 8-9-4)。游离包括神经瘤在内的神经,用剪刀切除跖横韧带近端 3 cm,以避免其近端横卧在负重区域(图 8-9-5)[47,48]。

游离 2 个远端分支,切除神经瘤远端 3 mm;然后切除神经瘤(图 8-9-6);最后进行标准缝合(图 8-9-7)。

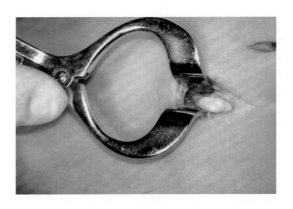

图 8-9-4　第 3 趾蹼间隙的背侧入路:神经瘤位置已确定

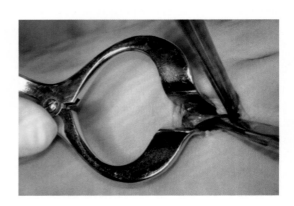

图 8-9-5　用一把剪刀尽可能近地切除神经

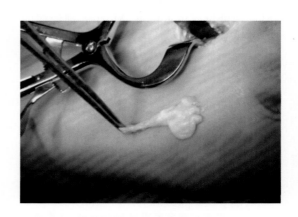

图 8-9-6　肉眼下神经瘤的外观

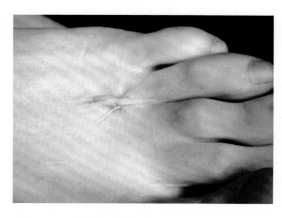

图 8-9-7　最后缝合切口

第 8 节　术后护理

术后,患者前足覆盖敷料,穿术后"距骨鞋"。限制负重,抬高患足。术后 10～15 天拆线,患者在耐受的前提下逐渐恢复活动。

第 9 节　并 发 症

该手术并发症较少、感染率低,且文献记载的主要并发症为复发。

据报道,经足底入路的手术,可由于增生性瘢痕引起疼痛[40]。

Ronconi 等对增生性瘢痕罕见的感染情况进行了报道,20％的患者症状具有持久性(10％的患者需行神经切除术)[49]。

Mann 和 Reynolds[15]发现,65％的患者在术后出现持续性跖压痛,术后 3 个月疼痛症状得到最大程度的恢复。

Johnson 及其同事[50]研究了 39 例从复发性神经瘤切除的病理标本。46％的标本有部分初级神经瘤组织残留,清楚地表明了在多数病例中,初级切除不充分。另有21％的标本在之前的切除部位有残端神经瘤。有趣的是,12％的标本中无神经瘤组织,这表明神经切除术之后,持续性疼痛可能由其他因素引起。

Mann 和 Reynolds[15]提倡重复背侧入路以探查复发性神经瘤的存在。他们发现 11 例患者中有 9 例(82％)对第 2 次手术表示满意。

与此相反,Johnson 等[50]提倡采用足底纵向入路探查跖骨头近端的神经。他们发现,67％的患者术后疼痛完全缓解,24％的患者无改善或疼痛加重。

第 10 节　总 　结

Morton 神经瘤是跖骨痛的常见原因,通常需手术治疗。据报道,非手术治疗成功率不定,文献中的手术成功率约为 80％。

笔者认为,该部位的解剖学特征主要是造成神经和血管退行性改变的机械应力。

在病变的周围,弹性纤维基质明显增多,与弹性纤维瘤相似,证实了病变的微创伤来源[50]。实际上,弹性纤维瘤一直被认为是对反复微创伤一个非肿瘤性反应过程,其特征是弹性纤维大量反应性增生。

基于上述组织学观点和缺乏特定致病标志物,笔者认为,反复损伤结缔组织元素,包括趾间裂开的神经和动脉,是反应性过度生长产生 Morton 神经瘤的原因。

一旦非手术治疗失败,理想的手术治疗仍尚存争议。切除是最常见的手术治疗方法。由于 Morton 神经瘤的病理生理过程,当无神经瘤症状时,可进行神经松解术。然而,与神经切除术相比,缺乏前瞻性随机对照研究来支持神经松解术。此外,虽然引入了不同的手术方法,但究竟哪种手术更为理想一直是争议的焦点。

Betts 报道了足底纵向入路,Kaplan 建议采用足底横向入路。然而,McElvenny 主张采用背侧趾蹼切口,McKeever 则提出了另一背侧切口[10,51-53]。

Akermark 等在一项回顾性研究中比

较了跖侧切口与背侧切口。据报道,2组患者在术后疼痛的临床结果和总体满意度方面评分相似,而在残余感觉丧失和并发症数量方面,使用足底入路的患者存在显著差异。背侧入路最严重的并发症是遗漏神经瘤[54]。

笔者倾向于使用背侧入路切除神经,因其创伤较小。它可为 Morton 神经瘤的切除提供足够的暴露,避免足底瘢痕疼痛[15]。

应进行进一步的调查和前瞻性对比研究以评估新型有趣的微创方法的有效性,例如,在针头电极辅助下,可定位神经以进行选择性浸润的苯酚浸润治疗的胆碱化[55]。

参考文献

[1] Guiloff RJ,Scadding JW,Klenerman L. Morton's metatarsalgia:clinical,electrophysiological and histological observations. J Bone Joint Surg,1984,66-B(4):586-591.

[2] Mann RA. Disease of the nerves. In:Coughlin MJ,Mann RA,editors. Surgery of foot and ankle,vol. 1. 7th ed. St. Louis:Mosby,1999:502-524.

[3] Viladot A. Metatarsalgia due to biomechanical alterations of the forefoot. Orthop Clin North Am,1973,4(1):165-178.

[4] Thomson C,Campbell R,Wood A,et al. Disorders of the adult foot. In:Lorimer DL et al.,editors. Neale's disorder of the foot. 6th ed. Edinburgh:Churchill Livingstone,2001.

[5] Interventions for the treatment of Morton's neuroma(review) Copyright 2009 The Cochrane Collaboration. Wiley.

[6] Civinini F. Su d'un nervoso gangliare rigonfiamento alla pianta del piede. Pistoia:Lettera anatomica,1835.

[7] Dangnall JC. Lewis Durlacher. Surgeon-Chiropodist(1792－1864). Med Hist,1958,2:68-69.

[8] Morton TG. A peculiar and painful affliction of the fourth metatarsophalangeal joint artic-ulation. Am J Med Sci,1876,71:37-45.

[9] Hauser EDW. Diseases of the foot. Philadelphia/ London:WB Saunders,1939:472.

[10] Betts LO. Morton's metatarsalgia:neuritis of the fourth digital nerve. Med J Aust,1940,1:514.

[11] Graham CE,Graham DM. Morton's neuroma:a microscopic evalouation. Foot Ankle,1984,5:150.

[12] Green WB. Netter's orthopaedics. Morton Neuroma. Elsevier science,2007:445-446.

[13] Weinfeld SB,Myerson M. Interdigital neuritis:dagnosis and treatment. J Am Acad Orthop Surg,1996,4(6):328-335.

[14] Jones JR,Klenerman L. A study of the communicating branch between the medial and lateral planter nerves. Foot Ankle,1984,4(6):313-317.

[15] Mann RA,Reynolds JC. Interdigital neuroma:a critical clinical analysis. Foot Ankle,1983,3(4):238-243.

[16] Levitsky KA,Alman BA,Jesevar DS,et al. Digital nerves of the foot:anatomic variations and implications regarding the pathogenesis of the interdigital neuroma. Foot Ankle,1993,14(4):208-214.

[17] Pace A,Scammell B,Dhar S. The outcome of Morton's neurectomy in the treatment of metatarsalgia. Int Orthop,2010,34(4):511-515.

[18] Hassouana H,Singh D. Morton's metatarsalgia:pathogenesis,aetiology and current menagment. Acta Orthop Belg,2005,71(6):646-655.

[19] Nissen KI. Plantar digital neuritis:Morton's metatarsalgia. J Bone Joint Surg Br,1948,30:84.

[20] Kim JY,Choi JH,Park J,et al. An anatomical study of Morton's interdigital neuroma:the relationship between the occurring site and the deep transverse metatarsal ligament(DTML). Foot Ankle Int,2007,28(9):1007-1010.

[21] Giannini S,Bacchini P,Ceccarelli F,et al. In-

terdigital neuroma: clinical examination and histopathologic results in 63 cases traeted with exicision. Foot Ankle Int, 2004, 25: 79-84.

[22] Viladot A. Morton's neuroma. Int Orthop, 1992,16:294-296.

[23] Bossley CJ, Cairney PC. The intermetatarsophalangeal bursa: its significance in Morton's metatarsalgia. J Bone Joint Surg, 1980, 62-B: 184-187.

[24] Coughlin MJ, Mann RA. Surgery of foot and ankle. Compressive neuropathies of the foot and ankle. Plantar interdigital neuroma. 8th edn. p. 825-833.

[25] Biasca N, Zanetti M, Zollinger H. Outcomes after partial neurectomy of Morton's neuroma related to preoperative case histories, clinical findings, and findings on magnetic resonance imaging scans. Foot Ankle Int, 1999, 20 (9):568-575.

[26] Mulder JD. The causative mechanism in Morton's metatarsalgia. J Bone Joint Surg Br, 1951,33:94-95.

[27] Gauthier G. Thomas Morton's disease: a nerve entrapment syndrome. A new surgical technique. Clin Orthop Relat Res, 1979, 142: 90-92.

[28] Bratkowski B. Differential diagnosis of plantar neuromas: a preliminary report. J Foot Ankle Surg, 1978, 17:99-102.

[29] Mi-Jung L, Sungjun K, Yong-Min H, et al. Morton Neurona: evaluated with ultrasonography and MRI. Korean J Radiol, 2007, 8: 148-155.

[30] Studler U, Mengiardi B, Bode B, et al. Fibrosis and Sdventitious Bursae in plantar fat pad of forefoot: MR imaging findings in asymptomatic volunteers and MR imaging-histologic comparison. Radiology, 2008, 246 (3): 863-870.

[31] Weishaupt D, Treiber K, Kundert HP, et al. Morton neuroma: MR imaging in prone, supine, and upringht weight-bearing body positions. Radiology, 2003, 226(3):849-556.

[32] Haddad-Zebouni S, Aoun N, Okais J, et al. Regression of Morton neuroma after local injection of steroids. Radiology, 2006, 87: 566-568.

[33] Bennet GL, Graham CE, Maudlin DM. Morton's interdigital neuroma: a comprehensive treatment protocol. Foot Ankle Int, 1995, 16 (12):760-763.

[34] Greenfield J, Rea J, Ilfield F. Morton's interdigital neuroma: indications for treatment by local injections versus surgery. Clin Ortho Relat Res, 1984, 185:142-144.

[35] Rasmussen CE, Neal RM, Hinton GE, et al. The DELVE manual;1996.

[36] Gaynor R, Hake D, Spinner SM, et al. A comparative analysis of conservative versus surgical treatment of Morton's neuroma. J Am Podiatr Med Assoc, 1989, 79(1):27-30.

[37] Basadonna P, Rucco V, Gasparini D, et al. Plantar fat pad atrophy after corticosteroid injection for an interdigital neuroma. A case report. Am J Phys Med Rehabil, 1999, 78(3): 283-285.

[38] Reddy PD, Zelicof SB, Ruotolo C, et al. Interdigital neuroma: local cutaneus changes after corticosteroid injection. Clin Orthop Relat Res, 1995, 317:185-187.

[39] Glasoe WM, Coughlin MJ. A critical analysis of Dudley. Morton's concept of disordered foot function. J Foot Ankle Surg, 2006, 45 (3):147-155.

[40] Villas C, Florez B, Alfonso M. Neurectomy versus neurolysis for Morton's neuroma. Foot Ankle Int, 2008, 29(6):578-580.

[41] Zelent ME, Kane RM, Neese DJ, et al. Minimally invasive Morton's intermetatarsal neuroma decompression. Foot Ankle Int, 2007, 28(2):263-265.

[42] Banks AS, Vito GR, Giorgini TL. Recurrent intermetatarsal neuroma: a followup study. J Am Podiatr Med Assoc, 1996, 86:299-306.

[43] Cabaud HE, Rodkey WG, Nemeth TJ. Progressive ultrastructural changes after peripheral nerve transection and repair. J Hand

Surg,1982,7:353-365.

[44] Williams HB. The painful stump neuroma and its treatment. Clin Plast Surg,1984,11:79-83.

[45] Shapiro SL. Endoscopic decompression of the intermetatarsal nerve for Morton's neuroma. Foot Ankle Clin,2004,9:397-407.

[46] Barrett SL,Pignetti TT. Endoscopic decompression for intermetatarsal nerve entrapment. J Foot Ankle Surg,1996,86:299-306.

[47] Amis JA,Siverhus SW,Liwnicz BH. An anatomic basis for recurrence after Morton's neuroma excision. Foot Ankle, 1992, 13:153-156.

[48] Haddad SL. Compressive neuropathies of the foot and ankle. In: Myerson M, editor. Foot and ankle disorders,vol. 2. Philadelphia: WB Saunders,2000:825-830.

[49] Ronconi P,Arati E,Baleanu PM,et al. Neuroma di Morton: "Decompressione endoscopica". Tecnica di Carretmodificata con alcolizzazione. Foot medical hospital of Rome.

[50] Yamamoto T,Akisue T,Kurosaka M,Mizuno K,Mukai H. Elastofibroma in shoulder osteoarthritis: a theoretical concept of the etiology. Clin Orthop,2001,387:127-131.

[51] Kaplan EB. Surgical approach to the plantar digital nerves. Bull Hosp Joint Dis,1950,11:96-97.

[52] McElvenny RT. The etiology and surgical treatment of intractable pain about the fourth metatarsophalangeal joint (Morton's toe). J Bone Joint Surg Am,1943,25:675-679.

[53] McKeever DC. Surgical approach for neuroma of plantar nerve (Morton's metatarsalgia). J Bone Joint Surg Am,1952,34:490.

[54] Akermark C,Crone H,Saartok T,et al. Plantar versus dorsal incision in the treatment of primary intermetatarsal Morton's neuroma. Foot Ankle Int,2008,29(2):136-141.

[55] Magnan B,Marangon A,Frigo A,et al. Local phenol injection in the treatment of interdigital neuritis of the foot (Morton's neuroma). Chir Organi Mov,2005,90(4):371-377.

第 10 章　足中关节融合术

第 10 章

足中关节融合术

Monika Horisberger，Victor Valderrabano

摘要 足中关节病变的患者常主诉关节疼痛和畸形，影响其娱乐和日常生活。当非手术治疗无法缓解患者疼痛时，足中关节融合术可作为一种标准的治疗方法。本章介绍了足中关节融合术不同的手术适应证，如不同原因引起的骨性关节炎、足中畸形和 Charcot 关节病。诊断、术前计划和手术方案及特殊并发症等将在本章中阐述。

关键词 病理学·解剖和生物力学·关节融合·分型·临床特征·并发症·足中·康复·手术适应证·手术技巧

第 1 节 概 述

足中关节形成了稳定的横弓和纵弓，行走过程中使前足适应其并不平整的关节面，在步态的绞盘机制中起非常重要的作用。骨关节炎、骨折脱位、关节畸形和神经病变破坏了足中关节的这种功能。多数足中关节病变患者主诉关节疼痛和畸形，影响其日常生活和娱乐。非手术治疗方法包括对鞋的改良：摇摇鞋，以及纵向拱形支撑的矫形器、高帮鞋、全掌碳板鞋、踝足矫形器，甚至

可以应用石膏固定[1,2]。然而，许多患者的非手术治疗失败，因为疾病在加重，但并未考虑到其他部位的畸形，从而未严格依照非手术治疗方案进行治疗。当所有的非手术治疗都无法充分缓解疼痛时，手术治疗不失为一种好的选择。虽然已有多种手术方式可供选择，如单纯 V 形截骨、外生骨疣切除术、切除关节成形术、关节间置成形术及内镜手术[3-7]，但关节融合术仍是治疗重度骨关节炎、足中关节畸形和关节破坏的金标准。

第 2 节 病因和分型

足中融合术的适应证有 3 种类型，3 种类型之间有部分重叠：①不同原因引起的骨性关节炎；②单纯足中畸形和（或）伴有后足、前足（偶尔）的功能障碍；③各种神经源性的 Charcot 关节病。

一、足中骨关节炎

足中骨关节炎由多重病因导致，包括创伤、长期畸形、炎性关节病、特发性骨关节炎。流行病学数据很少，特别是足中近端。在跗跖关节的 3 个柱中，外侧柱（第 4 和第 5 跖骰关节）最不常发生疼痛性关节炎。中间柱（第 2 和第 3 跗跖关节）最常受累[3]。

M. Horisberger · V. Valderrabano (✉)
Orthopaedic Department, University Hospital Basel,
Basel, Switzerland
e-mail: vvalderrabano@uhbs.ch

G. Bentley (ed.), *European Surgical Orthopaedics and Traumatology*,
DOI 10.1007/978-3-642-34746-7_153, © EFORT 2014

损伤(如 Listfranc 韧带损伤、骰骨和舟骨骨折)后,关节内损伤和持续畸形可导致创伤性关节炎。内侧柱作为纵弓负重地方,如果内侧柱关节受累,患者会特别疼痛,无法行走。炎症性关节病通常影响足中关节。然而,该疾病不限于足中。Vidigal 等报道慢性类风湿关节炎患者中,约 2/3 的患者跗骨间关节受累[8],近 50% 的患者发生纵弓塌陷[9]。其他炎症性关节病,如银屑病关节炎、Reiter 综合征可累及足中,但非常罕见。

原发性足中骨关节炎病因尚不明确。Davitt 等[10]尝试第 1 跖骨和第 2 跖骨相对长度与特发性足中关节炎相关联。试验组第 1 跖骨的平均长度是第 2 跖骨长度的 77%,对照组第 1 跖骨长度是第 2 跖骨长度的 82%。考虑到跖间角的影响,第 2 跖骨的功能长度比试验组的第 1 跖骨长度增加 18.6%,只比对照组的第 1 跖骨长度平均长了 4.1%。结果显示,与年龄匹配的对照组相比,足中骨关节炎患者第 1 跖骨相对较短,这支持足中原发性骨关节炎的病理机制[10]。

二、足中畸形

足中的成角畸形可导致非生理性步态、疼痛和关节退变。Lisfranc 损伤未经处理常导致外展畸形,内侧柱受压,胫后肌腱功能障碍,以及外侧柱的短缩引起的扁平足畸形。未经治疗的骰骨骨折也可以造成扁平畸形。未经治疗的骰骨骨折可导致类似的扁平外翻畸形[11-16]。Lisfranc 骨折或脱位后很少发生内收畸形。舟骨塌陷导致内侧柱短缩,随后发展为内收畸形。当舟骨外侧粉碎,距骨头向外侧脱位,该结果尤为明显。舟骨骨折很少导致外展畸形和外侧柱短缩,除非舟骨结节粉碎使距骨向内侧脱位。

由于长期的关节畸形,扁平足和高弓足可导致足中关节退化。对于扁平足,外侧成角畸形位于足中/后足的不同水平。Johnson 和 Christensen 发现,由于持续跟腱紧张/挛缩,后足马蹄外翻畸形,引发胫后肌腱功能障碍和内侧柱的过度活动。这导致足中在矢状位,尤其是在楔舟关节处呈弓形,随后塌陷[17]。内侧柱功能障碍是足中关节炎发病原因之一[17-21]。需要行手术治疗时,必须认真分析和处理成角畸形。

三、足中 Charcot 关节病

Charcot 关节病与周围神经病变相关,常累及跗跖关节和跗骨关节。该病由 Charcot 于 1868 年首次报道,Jordan[22] 于 1936 年初次将其和糖尿病相关联。据报道,在糖尿病患者中,该病发病率为 0.1%~3.5%[23]。虽有待进一步了解,但文献中描述的 4 个因素被认为是导致 Charcot 关节病的必要因素:①周围神经病变;②不明损伤;③损伤部位的持续受压,即由于神经病变引起的肌肉失衡导致压力增加;④局部血流增加[24,25]。

在该病中发现过度的成骨细胞活动,而成骨细胞功能未相应增加。在急性过程中,骨性结构的迅速破坏,关节半脱位,导致畸形[24]。Eichenholtz 根据临床及影像学表现对该病进行了分期。Ⅰ期:发展期(伴有关节断裂和脱位的骨碎片);Ⅱ期:关节破坏(聚结、硬化增加、碎片吸收、可能自发融合);Ⅲ期:重建、重塑[24]。

Sanders 和 Frykberg[27]提出了解剖学分型,包括前足受累(模式 1)、跗跖关节受累(模式 2)、楔舟关节和跗间关节受累(模式 3)、踝关节受累(模式 4)和后跟骨受累(模式 5)。他们发现足中(模式 2 和模式 3)是最常受累的区域,通常合并足底溃疡。同样,Brodsky 和 Rouse[18]描述了关节受累的 3 种类型,即足中(类型 1)、后足(类型 2)和踝关节(类型 3),其中足中占 60%~70%。Schon 及其同事[25]研发了一种分型系统,对跗中关节畸形进行分型,将其分为 4 种类型和 3 个阶段(图 8-10-1)。

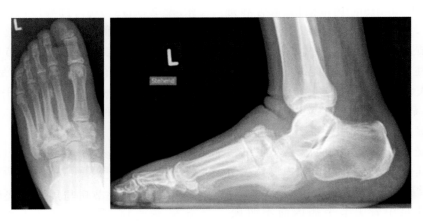

图 8-10-1　1 例 61 岁患者足中 Charcot 关节病。可看到足中完全分离,Lisfranc 关节半脱位和纵弓丢失

第 3 节　解剖和生物力学

　　足中定义为从跗中关节(距舟关节和跟骰关节)到跗跖关节。然而,足不同部分之间在活动中是互相关联的,手术矫形可导致邻近部分功能发生改变(图 8-10-2)。

　　跟骰关节和距舟关节可概括为横向跗骨关节或 Chopart 关节线。尽管它们

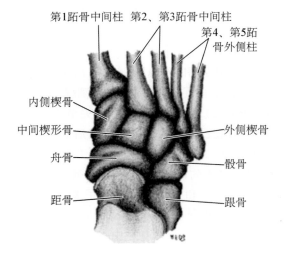

图 8-10-2　足中段的骨性解剖

第1跖骨中间柱　第2、第3跖骨中间柱
第4、第5跖骨外侧柱
内侧楔骨
中间楔形骨
舟骨
距骨
外侧楔骨
骰骨
跟骨

分别独立运动,但在功能方面,它们是共同工作的。Elftman 认为,当跟骨处于外翻位置时,这 2 个关节的轴线是平行的,而当内翻时不平行[28]。2 个关节轴线不平行导致横向跗骨关节僵硬,因此当跟骨内翻时,足纵弓较稳定。在临床上,这在横向关节融合术中至关重要。如果这 2 个关节过度内翻,则导致足中关节僵硬。融合位置应为中立或轻度旋前,以保证足的灵活性。

　　跗跖关节线(Lisfranc 关节)可分为 3 柱:内侧柱(第 1 跗跖关节)、中间柱(第 2 和第 3 跗跖关节)和外侧柱(第 4 和第 5 跗跖关节)。内侧柱对于足弓的稳定性至关重要。外侧柱灵活度最大,以适应不平整的地面。第 2 跖骨是横弓结构的最后一块基石。在 Chopart 关节和 Lisfranc 关节线之间,其余足中骨间几乎无活动度。跗中关节和跗跖关节可通过手术进行稳定,同时最大限度降低功能损失或增加足部其他关节的应力[3]。

　　足底筋膜起于跟骨结节,向远端延伸,止于近节趾骨基地,是足纵弓稳定最重要的基础,与距舟关节协同工作。当施加压力时,该关节增强了内在稳定性。这

发生在步态后期足尖离地时,足底筋膜稳定了纵弓,整个体重由前足和内侧纵弓承担。

对于手术过程来说,足中背侧软组织覆盖至关重要,应仔细操作避免神经血管损伤,注意伤口愈合问题。尤其是在进行内侧柱和中间柱手术时,需注意神经血管束(足背动脉和腓深神经)经过第 1 和第 2 跖跗关节之间。足背动脉穿支或弓状动脉的损伤可导致术后血肿肿胀。内侧入路须注意避免损伤胫前肌腱和胫后肌腱的附着点,而姆长伸肌腱和趾长伸肌腱容易回缩(图 8-10-3)。

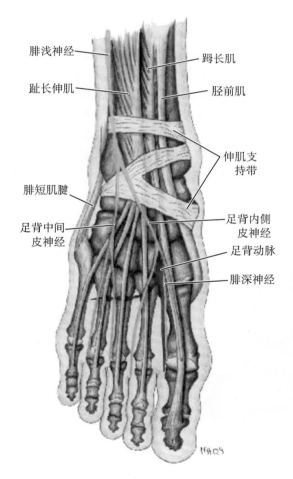

图 8-10-3　足背的重要解剖结构

腓浅神经
趾长伸肌
腓短肌腱
足背中间皮神经

姆长肌
胫前肌
伸肌支持带
足背内侧皮神经
足背动脉
腓深神经

第 4 节　诊　断

诊断第 1 步需要详细的病史并进行细致的临床检查。病史需要问疼痛的确切类型、部位、疼痛加重的因素、行走问题及其他受限情况,既往损伤和足部相关的问题。仔细询问合并症,如糖尿病、多发性神经病、尼古丁滥用等,都应排除。

体格检查包括检查整足站立和步态时触诊和功能的测试。

足中病变可能与前足畸形相关,偶尔与后足畸形相关。因此,检查整个足的畸形至关重要。跗骨横向关节畸形和后足外翻畸形可导致严重的足中关节炎。另一方面,足中骨关节炎和高弓足相关。触诊有助于辨别疼痛肿胀的位置及分辨足中的关节。骨赘的形成可导致足中背侧突出,使穿鞋困难、触诊疼痛。进行性扁平足畸形可导致足底骨性突起和足中外展背屈畸形[3]。足中外侧柱骨关节炎诊治较困难。足中外侧疼痛的其他原因(腓肠神经炎、腓骨肌腱炎、应力骨折等)须仔细排除[29]。

功能测试的目的是确定关节的稳定性和足中畸形的可修复性。前足被动外展外旋可辅助识别最大疼痛的位置[3]。"钢琴键"测试,在背侧每一个跖跗关节施加压力,对于病理关节是一个非常有用的临床指征[30]。具体测试,如 Coleman 试验,可确定是否需要进行相关的后足和足中矫形手术。包括增加跟骨滑动或外侧延长截骨术,或通过第 1 跖跗关节融合以建立足底屈曲[3]。应评估不稳定的程度和邻近关节的活动度,尤其是踝关节的活动度。踝关节跖屈是足中塌陷的病理原因[31]。检查跟腱紧张/挛缩的状态,以判断是否需要进行跟腱延长或松解。

对于病因多样的多发性神经病变的患者而言,可高度怀疑为 Charcot 关节病。Pakarinen 及其同事[32]回顾性分析了 36 例

Charcot 神经关节病,平均延误诊断时长为 29 周。这些患者出现了类似蜂窝织炎和化脓性关节炎的下肢红斑、发热和水肿。创伤性发病很少报道。在这些患者中,检查周围皮肤和软组织很重要,如果有溃疡必须排除骨髓炎。临床检查和影像学检查用于确定畸形的程度和分期[33]。这些患者中,必须特别考虑年龄、糖尿病和并发症的详细病史、其他合并症、肾和心血管情况、营养状况和社会史。如有必要,应派更多专家会诊治疗。

诊断第 2 步是影像学检查,需在常规站立位下对足部进行 X 线检查;同时进行踝关节正位 X 线检查或 Salzman 透视,以确定足的力线。负重足的 X 线检查包括检查距骨-第 1 跖骨角、跟骨-第 5 跖骨角、第 1 跖骨偏斜角、跟骨俯仰角和距骨背侧-第 1 跖骨角(图 8-10-4)。当第 2 跖骨内侧缘和内侧楔骨内侧缘对齐时,跗跖关节内侧柱对齐。对于外侧柱来说,当第 4 跖骨内侧缘和骰骨的内侧缘对齐时,复位成功[3]。

CT 和 MRI 辅助下可确定必须达到的退变和融合程度。MRI 对于评估疑似骨坏死非常有用,可排除疼痛原因是软组织问题。对于不确定的病例,SPECT-CT 是非常有效的辅助手段,结合了用于空间定位的计算机断层扫描和闪烁扫描,以检测代谢活跃区域。这 2 种计算机影像辅助技术的融合可精准定位活动焦点。文献中已证实活动区域与疼痛来源相关。也可选择其他诊断工具,如 X 线透视、CT、机器人辅助等,局部麻醉可辅助判断疼痛的位置。然而,这些足中小关节的特异性尚不确定。

第 5 节　手术指征

足中关节融合适应证包括:创伤后骨关节炎、足部功能障碍、全身性疾病、严重足中畸形,非手术治疗难以治愈的足中 Charcot 关节病。在所有病因的骨关节炎中,最常累及的是第 2 和第 3 跗跖关节,很少累及第 1 跗跖关节,最少累及第 5 跗跖关节[34,35]。足中关节融合术最主要的目的是精确恢复比例长度,距骨-第 1 跖骨轴对齐,以及融合疼痛关节。第 1 跗跖关节融合术将在其他章节讨论,本章节不做讨论。

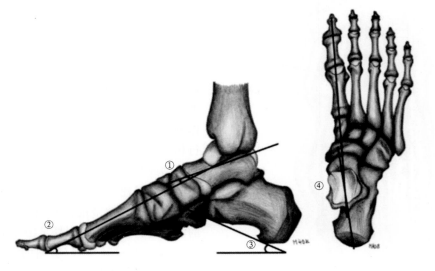

图 8-10-4　足掌中部周围的角度
①距骨外侧-第 1 跖骨角;②第 1 跖骨下倾角;③跟骨倾斜角(calcaneal pitch angle);④距骨背侧-第 1 跖骨角[经 Deutscher Ärzte-Verlag 许可:H-H. Küster, M. Engelhardt, V. Valderrabano(2009)Deutscher Ärzte-Verlag]

对于 Charcot 关节病,手术融合的时机和指征尚存争议。在一个大型三级医疗中心的回顾性研究中,127 例 Charcot 关节病患者通过非手术治疗,每年 2.7% 的患者截肢,49% 的患者复发性溃疡,23% 的患者佩戴支具超过 18 个月[36]。该类患者通常表现为多发性骨折和足中塌陷脱位[18,27],最终导致"摇摇鞋"状足底畸形,前足压力增加。在文献报道中,不稳定的足中畸形且血供无问题是手术指征。不稳定是指足中的骨折脱位,跖骨向背侧脱位和向近侧移位。足脱位和畸形逐渐加重,以及停止应用石膏后溃疡复发,这些表现都被认为是不稳定的[37,38]。在这种情况下,须行手术治疗。足中畸形很复杂,可能合并开放伤口。对于足部对位不良和溃疡,最重要的是须恢复足部稳定性和正常生理结构,无集中受压部分,从而使溃疡愈合和减少感染[39]。

第 6 节　术前准备和计划

术前,每个患者需要仔细的临床和影像学检查,确定哪些关节需要融合。需要分析整个足的畸形,并认真计划矫正。如有骨缺损,需行缺损填补,髂骨移植或者应用同种异体材料。根据软组织和骨骼情况选择合适的固定材料。尽管进行了术前准备,还需要准备第 2 套方案备用。

对于 Charcot 关节病手术,严格的术前血糖控制对于控制术后并发症至关重要[40]。须评估术前血管情况,如患者有血供问题,需要血管专家协助进行术前血管重建。吸烟对于踝足部关节融合术的恢复有不良影响[41,42]。因此,须督促患者戒烟。术前须宣教,以提高治疗策略的依从性。如计划应用外固定,需向患者解释外固定将固定在什么位置,患者应知晓手术的并发症及可能延长的恢复时间[19]。

第 7 节　手术技巧

下肢应准备好并覆盖到膝关节以上,必要时需准备同侧髂骨。应使用大腿止血带。术中 X 线透视下进行调整和固定。如果手术操作到外侧柱,同侧髂骨下方需要垫东西。做一标准切口,以免损伤神经和血管(图 8-10-5)。切口的长度和位置必须适于暴露区域。

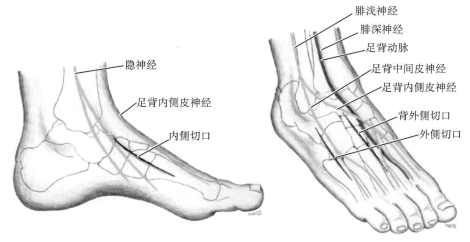

图 8-10-5　足中手术的标准切口
内侧切口可应用于内侧柱的所有手术,如需要,该切口易于向近端和远端延伸。必须保留胫骨前后肌腱。中间柱手术必须采用背外侧切口。须注意勿损伤附近经过的神经血管束。外侧柱和跟骰关节进行手术时需要做外侧切口

138

足中关节融合术的内固定方式繁多,包括加压螺钉、光滑和螺纹销、克氏针、骑马钉、半管板、H形板、改良跟骨板、单侧和混合型外固定架等。总之,内固定类型取决于患者、解剖和固定因素。患者因素包括体重指数、负重状态和依从性。解剖因素包括骨质量、手术暴露和局部骨结构等。内固定因素包括易用性、强度压缩、拉伸、扭转和弯曲的强度,以及反复循环加载后保持稳定性的能力[43]。

无论选择哪种内固定方式,手术目的是相同的,即矫正畸形、缓解疼痛、稳定和改善功能[44]。有3种不同的足中关节融合方法:原位融合、矫正足中关节融合及填补骨缺损融合[45]。

一、距舟关节融合术

距舟关节融合是足三关节融合术的一部分,很少单独进行。由于距舟关节的特殊性,须认识到该关节的融合或多或少限制距下关节活动并且关系到足中的僵硬程度。因此,保持或恢复跗骨正常的横向轴线、内侧柱的长度和对齐距骨-第1跖骨轴线至关重要。

内侧切口位于胫前肌腱和胫后肌腱之间,自内踝的顶点到第1楔骨内侧。暴露关节后,所有软骨被剥离至软骨下骨。保持关节的匹配度对于关节畸形的复位很有帮助[19]。应用2.0 mm的克氏针进行软骨下骨钻孔,解决软骨下骨的硬化并增加血供。如需应用移植骨块,应用摆锯切除软骨下骨以更好地适应移植骨块。笔者建议取髂嵴处三皮质骨块。如感觉融合困难,可考虑应用生物补充剂,如脱钙骨基质(demineralised bone matrix,DBM)。笔者建议至少应用2枚交叉螺钉进行固定(直径≥3.5 mm)。在间置式关节融合术的情况下,也可应用钢板以增加融合的稳定性。距舟关节融合作为足三关节融合术的一部分将在以后的章节进行讨论。

二、楔舟关节融合术

楔舟关节融合术应用于足中的塌陷和扁平足内侧柱的稳定,也可应用于有重度骨关节炎的高弓足患者。由于矢状面的成角畸形,关节融合必须融合在合适的位置,以恢复第1跖骨和距骨的解剖力线[19,46]。

从距舟关节到内侧楔骨的内侧,在胫前肌腱和胫后肌腱之间做一稍弯曲的内侧切口,同时仔细保护这2个肌腱。暴露关节面,用骨凿和刮匙切除内侧楔骨和中间楔骨的软骨。如有必要,需进行楔形截骨,扁平足楔形基底位于跖侧,高弓足则采用背侧,以恢复正常的力线。使用绞盘机制恢复足的正常力线,应用3.5 mm的骨皮质螺钉通过楔舟关节进行拉力加压固定。Hamilton等建议应用2枚螺钉从舟骨粗隆打入至第1楔骨和第2楔骨内侧。第3枚螺钉应从舟骨背侧或楔骨的背内侧打入。从舟骨粗隆放置的2枚螺钉尽可能穿过楔舟关节,以使内固定就位于融合关节的张力侧[19]。楔舟关节在足力臂的中心,因此受到弯曲应力。如腓肠肌紧张,建议松解腓肠肌或行跟腱延长术以减少融合部位的弯曲应力。

三、跟骰关节融合术

单独跟骰关节融合有较高的假关节的发生率,很少单独进行跟骰关节融合。因此,跟骰关节融合的详细内容将在足三关节融合的章节中进行讨论。

四、跗跖关节融合术

如果内侧柱和中柱需要融合,可采用两切口入路。内侧切口位于第1跖骨干中部远端,踇长伸肌腱的内侧,根据暴露需要止于近端。背外侧切口位于第3跖骨和第4

跗骨之间至跗骨位置。手术切口时，注意避免损伤背内侧和中间的皮神经，切口尽量远离，避免以后出现伤口愈合问题。暴露关节并切除骨赘和关节软骨。第 1 跗跖关节和第 2 跗跖关节可以通过内侧切口暴露。暴露第 2 跗跖关节内侧面时，注意避免损伤神经血管束，其位于姆短伸肌腱的外侧[19]。通过背外侧切口暴露第 2 跗跖关节和第 3 跗跖关节，如需要暴露外侧柱，则需在第 4 跖骨和第 5 跖骨基底间做第 3 个切口。恢复关节力线后，将受累关节进行融合。融合从足内侧向外侧进行。第 2 跗跖关节的复位是复位足横弓的关键。临时克氏针固定有助于保持解剖位置。笔者倾向于在标准的拉力技术中使用交叉螺钉固定，但是，文献中也描述了多种不同的固定方式。

对于足中关节融合的必要性尚存争议。在很早的出版物（如 Johnson J. 和 Johnson K. 的文献）中，Johnson 报道了原位融合 70% 的良好和优异的结果[47]。然而，患者的数量很少。最近的文献报道强烈推荐恢复足力线的重要性。为了治疗足中在矢状面和冠状面上的畸形，必须恢复内侧柱和外侧柱的正常解剖长度。Hamilton 等的研究成果，描述了用髂骨植骨延长内侧柱，以治疗足中内收畸形，如陈旧性、嵌顿性舟骨骨折。对于足中外展畸形的重建，需进行内侧柱的短缩或外侧柱的延长。对于伴有外展畸形的 Lisfranc 骨关节炎，内侧柱的解剖重建需要进行第 1～3 跗跖关节的重建。对于骰骨骨折造成外侧柱短缩的患者，可行骰骨截骨和跟骰关节融合植骨[19]。Jung 等[6]评估了 59 例非创伤性跗跖关节骨关节炎和其他伴发足部畸形的患者。他们将跗跖关节融合术、跖内侧楔形截骨术、跟骨截骨术、外侧柱延长、足三关节融合术和 Lapidus 手术相结合。尽管这项回顾性研究存在方法问题，但作者得出结论：关节融合术治疗跗跖关节非创伤性关节炎，可结合前足和后足病理，患者满意度较高，功能评分得到改善。

Horton 和 Olney[48]对 8 例患者的 9 只足进行了回顾性研究，这些患者因创伤后关节炎或退行性骨关节破坏而接受跗跖关节融合术或其他足中关节融合术。所有患者均应用跨足中关节的内侧 1/3 管状钢板进行关节融合。3 只足进行了原位融合，其他 6 只足同时矫正了扁平、扁平外翻或内翻畸形。所有患者均在 12 周内完成关节融合。其中 7 只足效果非常好，畸形被矫正，术前症状在术后得到缓解。距骨第 1 跖骨角度在外侧面平均矫正了 15.5°，矢状面矫正了 10°[48]。然而，由于病例数较少，无法获得有效结论。Mann 等[49]报道 41 例原发性、创伤后和炎性骨关节炎患者，其中 38 例患者接受足中关节融合术治疗，结果非常满意。他们建议进行畸形复位。在 Sangeorzan 的系列研究中，减少残留关节畸形是预测预后的重要指标[50]。Komenda 等[34]更精确地指出，冠状面或矢状面有 15° 的畸形或有 2 mm 的移位，是畸形复位的手术指征。

对于楔骨间关节是否需要融合尚在讨论。Sangeorzan 等[50]鲜少提到楔骨间关节，而 Mann 等[49]、Horton 和 Olney[51]经常将其纳入关节融合术中讨论。

与内侧柱和中间柱骨关节炎不同，外侧第 4 跗跖关节和第 5 跗跖关节融合无标准的手术方案。外侧跗跖关节对于前足适应地面至关重要。由于外侧柱跗跖关节相对灵活，通常会出现骨不愈合、伴有跖痛的足中外侧僵硬或应力骨折。据报道，单独外侧柱的融合效果不佳。但其已成功与内侧跗跖关节融合术联合应用[50]。Sangeorzan 和 Hansen 发现外侧柱的关节融合和内侧柱、中间柱的关节融合临床效果并无差异[52]。然而，外侧柱融合病例较少且无有效的统计学分析。Raikin 和 Schon[35]回顾性分析了 28 例接受足中关节融合术（包括第 4 和第 5 跗跖关节）的外侧柱骨关节炎和 Charcot 畸形患者。最终随访（平均 37 个月），28 例患者中有 26 例成功融合。平均疼痛评分和 AOFAS 足中评分明显提高。部分争议主要源于缺乏关于侧柱融合的明确标准。然而,对于神经性畸形或不可矫正的足中外侧柱塌陷,须通过侧柱关节等以获得足够的稳定和矫正。最近,已提出一些新的手术方法解决该问题,例如,间置关节置换术治疗外侧柱关节炎[7]。然而,这些方法需进行长期的随访。

此外,一些软组织手术,如跟腱延长、腓骨短肌腱移位至腓骨长肌腱、趾长屈肌腱移位至胫后肌腱止点,有助于维持内侧纵弓的动态稳定性和平衡,因此,需保护尚未融合的关节避免其额外磨损。

尽管文献中记录了各种病因的足中关节融合术术后良好到极佳的短期效果,但对于其中期效果的相关报道却很少。在 2005 年美国足踝矫形外科学会(AOFAS)的夏季会议上,Moorthy 等[53] 报道了至少 5 年随访的结果。多数患者(20/22)手术效果满意。然而,患者主诉赤足行走困难,前足存在胖胀/跖骨疼痛、跖趾关节僵硬及邻近关节骨关节炎。

五、足中 Charcot 关节病关节重建融合术

足中 Charcot 关节病的治疗仍是一项挑战,如果非手术治疗[54-56]失败,骨关节严重不稳脱位或出现顽固性溃疡,则需考虑手术治疗。尽管多数医生建议推迟手术,希望等水肿和发热的急性期过后再行手术治疗[33],但由于非手术治疗效果较差和 Ilizarov 型外固定支架的普遍应用,使一些医生提倡早期行手术干预[19,24,57]。然而,Charcot 关节病的手术治疗难度较大,由于其伴随着多种疾病,相对其他足中手术差异较大。糖尿病患者骨质较差,神经病理改变,血液循环较差,糖化组织的营养受损,延迟关节融合的愈合时间,并且导致并发症的发生率高[58]。局部压力和剪切力的增加导致溃疡,随后可伴发骨髓炎,因此限制了许多内固定技术。

Charcot 关节病的手术目的是恢复足部稳定性,避免骨突引起进一步溃疡。手术还旨在去除跟腱引起马蹄畸形的力量,该力引起足中塌陷和弯曲,恢复距骨倾斜角,重建内侧柱和外侧柱[17,19]。马蹄足畸形是引起足中塌陷的重要因素,因此必须首先处理。如果经皮延长或跟腱松解不足以重建跟骨倾斜角,须切断跟腱并松解关节囊[33]。

为了准备复位和融合,须切除受累关节面和足底骨突。尽可能达到无张力复位。应去除碎骨块和明显的骨坏死,直到看见稳定的骨质。关节融合和畸形的矫正应从内侧向外侧进行。如果累及外侧柱,第 4 跖跗关节和第 5 跖跗关节也需要融合。但是,这会导致足中僵硬。

已推出了多种固定装置可供选择,并且许多传统内固定策略已失败。虽然应用的是标准的固定技术,但畸形矫正失败和骨不愈合是常见的并发症,尤其是在骨折的急性期,骨骼是柔软、充血的[23,25,32,59-61]。神经病变患者很难进行融合,该类患者无法负重或部分负重[62]。每一种治疗 Charcot 关节病的固定技术,原则为扩大近端和远端骨的区域,固定区域无神经病理病变,且连接畸形和骨溶解区域,并创建内在最大稳定性的结构。这些技术包括跖侧和(或)背侧钢板固定、多枚交叉拉力螺钉固定、跟距关节拉力螺钉固定、外固定和内外联合固定技术[25,57,63-65]。长跖侧钢板固定、跨越内外侧柱的固定、桥接固定均已被应用[25,61]。与交叉螺钉固定和更标准的背侧、内侧钢板固定相比,钢板张力固定可提供更加稳定的负重[38]。然而,过多地剥离软组织使该技术在 Charcot 关节病中的应用不太理想。另一种方法是,应用长空心螺钉或实心螺钉技术,进行跖骨髓内固定,顺行或逆行穿过关节融合处(图 8-10-6)。髓内固定轴向位置为融合部位的加压提供了稳定性,避免了骨皮质的应力集中,螺钉的倾斜和软组织的过度剥离。

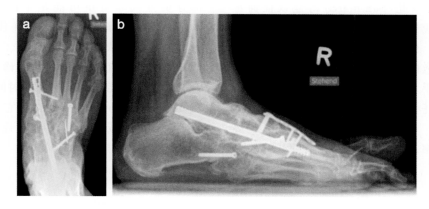

图 8-10-6　足中融合螺栓

糖尿病患者，55 岁，患有 Charcot 关节病并伴有足中塌陷。通过外侧柱延长和内侧柱融合重建内侧弓高度，采用足中融合螺栓和附加钢板固定。在 2 年的随访中，患者始终穿着模压鞋垫的"糖尿病"鞋

　　然而，如果交叉螺钉未经过融合部位，持续的活动在非融合关节，可导致螺钉移位和断裂。另一方面，交叉螺钉可保持关节完好，减少了手术剥离引起的并发症，保持软骨下骨完整，提供更好的固定加压效果。Sammarco 等报道其优点远远超过螺钉后期断裂和移位的风险[38]。

　　大量的研究报道了足中 Charcot 关节融合术的成功，其融合率为 70%～100%。Sammarco 等[64]回顾性报道了 22 例 Charcot 关节病患者通过手术治疗的情况。其中，16 例骨融合完全成功，平均融合时间为 5.8 个月。5 例部分融合，其中一个关节未融合但是很稳定。1 例患者骨不愈合，畸形复发。距骨第 1 跖骨角度、距骨倾斜角度、跟骨第 5 跖骨角度均有明显改善。Simon 等手术治疗了 14 例早期足中骨关节炎患者，报道了 100% 的融合率，无短期和长期并发症[24]。

　　足中 Charcot 关节病合并骨髓炎的治疗方法有限，对每一个足踝外科医生来说都是一项挑战。对于一些严重病例，截肢有时是最好的选择[38]。然而，若尝试进行挽救手术，须对所有感染和血管组织进行根治性

清创，去除所有导致溃疡的骨突，进行植骨[66]和外固定。单纯切除跖侧骨突，容易导致溃疡复发，并且会造成结构不稳定，从而加重畸形[67]。虽然和微生物学家进行合作很重要，但手术的成功在于切除所有坏死和感染的骨骼，而不仅是行抗生素治疗[68,69]。建议在清创后立即用抗生素珠链或抗生素饱和的骨移植物填充，以关闭无效腔并治疗感染[66,70]。现在已广泛应用 Ilizarov 型外固定架治疗 Charcot 关节病[19,63]。与内固定相比，在足部和踝部的环状结构上张拉的许多小钉更少依赖坚硬的骨骼，且增加的接骨材料也更少。手术的目的是达到融合，外固定支架保证了稳定性和足的位置，控制感染和骨移植相结合。然而，外固定钉对于感染的骨和软组织不利，可能会加重感染，导致并发症。应尽可能覆盖溃疡，以促进创面的愈合[70]。

　　Pinzur[57] 报道 26 例有重建高风险的 Charcot 关节病患者，接受中央外固定环进行治疗，结果优良率为 92%。Farber 及其同事[63]回顾了 11 例足中神经 Charcot 关节病合并溃疡的患者接受外固定重建，平均随访 24 个月，所有患者都可应用支具行走。虽然有这些好的治疗结果报道，由于溃疡在

手术区域,因此,Sammarco 等建议任何重建术前都应先治疗溃疡,以避免关节融合部位的感染。他们认为,顽固性溃疡的存在不是一个治愈的标准,一个尚未解决的感染问题是矫形手术的禁忌证[61]。

选择任何治疗方式都必须考虑手术的挽救策略。手术可能伴随着多次截肢和高手术失败率,这些术前需和患者交代清楚。

第 8 节   术后护理与康复

术后早期阶段,患者应卧床休息,直到肿胀消退,伤口开始愈合。患者通常可于3～7 天后出院。为了促进骨性愈合,必须穿戴石膏或制动鞋部分负重。在该阶段,物理治疗应仅限于步态训练。患者进行深静脉血栓的预防。具有正常愈合能力的患者,术后 6 周进行 X 线检查后可增加负重行走。如有必要,应穿戴矫形鞋垫维持患者内侧纵弓。开始物理治疗和步态训练,进行所有平面的被动和主动训练。术后 3 个月和 6 个月行 X 线检查,或直到关节融合,患者可以自由下地行走。3～6 个月,患者应恢复所有平面的活动度,步态达到正常标准。物理治疗应集中在足踝部功能强化和本体感觉训练上。然后,患者可重新进行非冲击性健身活动。

对于足中 Charcot 关节病患者来说,术后康复需有康复原则,考虑到该类患者的特点和愈合能力,必须遵守原则。伤口需护理频繁,如果使用了外固定架,则必须检查牵引针。术后 21～28 天前不可拆线,因为伤口愈合较慢。据 Loder[71] 报道,糖尿病患者骨折的愈合时间比正常对照组延长 163%,移位骨折的愈合时间甚至延长 187%。本质上,糖尿病患者的骨愈合时间本身就比非糖尿病患者的时间长。此外,该类患者常患有多种共病,如多发性神经病、超重和一般身体状况较差。这意味着,对于患者而言,

部分负重或非负重可能是个问题。Sammarco 等指出,该类患者即使在住院期间,对限制负重的依从性也较差[38]。患者需要严格石膏固定直至临床和 X 线诊断证明融合成功。这可能需要几个月的时间。有时,需要借助 Allgöwer 行走支具,它可使足部不负重。融合成功后,这些患者还需佩戴矫形鞋垫和穿"摇摇鞋"。

第 9 节   并 发 症

足中关节融合的并发症包括伤口愈合问题、感染、骨不愈合、畸形愈合、神经瘤、神经卡压、复杂的区域性疼痛综合征和邻近关节的关节炎等[13,53]。约 3% 的非糖尿病患者在接受选择性足中关节融合术后,可能会发生伤口愈合困难[34]。广泛的皮肤坏死可能需要翻修手术,甚至进行皮瓣转移手术。一旦患者发生深部感染或骨髓炎,医生应积极清创,根据培养结果进行长期抗生素治疗。内置物存在会导致持续性感染,细菌继续繁殖,造成抗生素治疗异常困难。因此,彻底的清创、清除坏死骨、取出内置物是解决术后骨髓炎的必要步骤。一些学者建议使用抗生素聚甲基丙烯酸甲酯珠链治疗[13]。据报道,足中关节融合术后骨不愈合发生率为 3%～7%[34,49]。但是,有文献系列报道了 100% 的愈合率。Horton 和 Olney[48] 报道了 9 例无临床证据和影像学证据的骨不愈合的患足。对于植骨的必要性尚存争议。Sangeorzan 等发现,骨移植对多数患者来说并非必要。Mann 等报道仅有 1/4 的患者应用骨移植获得了 98% 的融合率。他们认为只要复位足够,则无植骨的必要。然而,其他一些学者却为所有患者均进行了植骨[49]。

骨不愈合的治疗基于足的不稳定机制和疼痛症状。足中融合术后无痛性和无不稳的骨不愈合,可穿戴改良鞋进行治疗,如

摇摆底、向内侧或外侧偏斜的鞋底,以防止骨不愈合区域的活动[13]。如果患者有症状,则翻修手术不可避免,多数需要进行髂骨移植,生物性骨材如脱钙骨基质(DBM)的应用不可避免。对于较大的融合,CT可辅助诊断骨不愈合疼痛的区域。术后应努力优化愈合条件,包括戒烟、适当的补充营养、严格限制可能影响愈合的药物。

有文献报道,内固定失败率差异很大,笔者建议移除突出的器械以适应穿鞋。高达9%的患者融合术后会出现神经症状[34],神经瘤的发生率为7%[49]。物理治疗和给予神经营养药物是合理的治疗方案[72]。

Raikin和Schon[35]报道了28例跗跖关节融合的并发症,感染(4%)、骨不愈合(7%)、僵硬(46%)和外侧突出(14%)。Mann等报道了3例(7%)应力骨折,该骨折是由于距骨头非正常负重导致的,归因于复位不良。他们认为长期结果不会因为该并发症受到影响[49]。从长远来看,相邻关节出现退变值得关注。然而,由于足中关节活动受限,所以在足中关节融合中这并非大问题[49]。

糖尿病患者,特别是伴有Charcot关节病患者在避免并发症方面仍面临挑战,手术并发症的发生率高达53%[59]。感染、过度矫正、矫正不足、假关节形成、由于畸形矫正不足溃疡复发、畸形复发甚至需要截肢,都有可能发生[19,23,25,32,60,61,65]。对于内固定,特殊的并发症包括由于器械突出引起的软组织刺激、螺钉拔出或断裂、髓内钉弯曲和应力升高引起的围术期骨折(图8-10-7)。Sammarco报道了22例患者中,23%部分骨不愈合、5%骨不愈合伴随畸形复发、14%足底溃疡复发和36%内固定失败[38]。使用外固定架重建Charcot关节病的并发症包括浅表伤口开裂、钢丝刺激、软组织感染、钢丝断裂,最常见的是钉道感染。据报道,钉道感染率为5%～100%,多数报道在10%～20%[40]。术前如果在开放性溃疡下

重建,则术后感染的风险增加[73]。与足中关节融合术的其他适应证相比,Charcot关节融合的不愈合和延迟愈合率更高。一些证据表明,应用骨刺激装置可减少风险[74]。

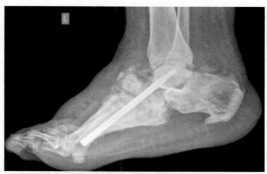
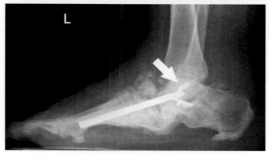

图 8-10-7　内置物失败
糖尿病患者,45岁,无法进行部分负重。因此,足中关节融合术未愈合,内置物最终失败

第 10 节　总　结

患有足中关节疾病的患者主诉疼痛和畸形限制了他们的日常生活和娱乐。当所有非手术措施都无法缓解患者疼痛症状时,可进行手术干预。虽然有多种手术方式可供选择,如简单切除、截骨、关节置换、内镜手术,但对于严重的骨关节炎、畸形和足中关节神经病理性破坏来说,关节融合术仍然是金标准。关节融合的目的是矫正畸形、缓解疼痛、稳定和改善功能。有多种固定器械可应用于足中关节融合,包括传统的加压螺钉、轴向髓内钉、螺栓、克氏针、半管状钢板

和单侧混合式外固定架。手术的并发症包括伤口愈合问题、感染、骨不愈合、畸形愈合、神经瘤、内置物失败、畸形复发和畸形矫正过度。Charcot 关节病患者的并发症发生率很高,有时甚至需要截肢。从长远来看,人们仍担心周围关节加速退变。然而,总体来说,足中关节融合术对于减轻疼痛和恢复功能还是不错的选择。

参考文献

[1] Janisse D. Prescription footwear for arthritis of the foot and ankle. Clin Orthop Relat Res,1998,349:100-107.

[2] Rao S,Baumhauer J,Nawoczenski D. Uncovering the effect of shoe inserts on plantar loading in patients with midfoot arthritis. Summer meeting of the American orthopaedic foot and ankle Society,13-15 July 2007, Toronto,Canada,2009.

[3] Mann RA,Coughlin MJ. Surgery of the foot and ankle. 8th ed. St Louis:Mosby,2006.

[4] Lui T. Arthroscopy and endoscopy of the foot and ankle:indications for new techniques. J Arthrosc Relat Surg,2007,23:889-902.

[5] Lui T. Arthroscopic tarsometatarsal (Lisfranc) arthrodesis. Knee Surg Sports Tramatol Arthrosc,2007,15:671-675.

[6] Jung H,Myerson M,Schon L. Spectrum of operative treatments and clinical outcomes for atraumatic osteoarthritis of the tarsometatarsal joints. Foot Ankle Int,2007,28:482-489.

[7] Berlet G,Anderson R. Tendon arthroplasty for basal fourth and fifth metatarsal arthritis. Foot Ankle Int,2002,23:440-446.

[8] Vidigal E,Jacoby R,Dixon A,et al. The foot in chronic rheumatoid arthritis. Ann Rheum Dis,1975,34:292-297.

[9] Spiegel T,Spiegel J. Rheumatoid arthritis in the foot and ankle-diagnosis,pathology and treatment. The relationship between foot and ankle deformity and disease duration in 50 patients. Foot Ankle,1982,2:318-324.

[10] Davitt J,Kadel N,Sangeorzan B,et al. An association between functional second metatarsal length and midfoot arthrosis. J Bone Joint Surg Am,2005,87:795-800.

[11] Hansen ST. Functional reconstruction of the foot and ankle. Philadelphia:Lippincott,Williams & Wilkins,2000.

[12] Harper M,Tisdel C. Talonavicular arthrodesis for the painful adult acquired flatfoot. Foot Ankle Int,1996,17:658-861.

[13] Bibbo C,Anderson R,Davis W. Complications of midfoot and hindfoot arthrodesis. Clin Orthop,2001,391:45-58.

[14] Ferris L,Vargo R,Alexander I. Late reconstruction of the midfoot and tarsometatarsal region after trauma. Orthop Clin North Am,1995,26:393-406.

[15] Kuo R,Tejwani N,Di Giovanni C,et al. Outcome after open reduction and internal fixation of Lisfranc joint injuries. J Bone Joint Surg Am,2000,82:1609-1618.

[16] Rosenberg G,Patterson B. Tarsometatarsal (Lisfranc's) fracture-dislocation. Am J Orthop. 1995,2(Suppl):7-16.

[17] Johnson C,Christensen J. Biomechanics of the first ray. Part I. The effects of peroneus longus function:a three-dimensional kinematic study on a cadaver model. J Foot Ankle Surg,1999,38:313-321.

[18] Brodsky J,Rouse A. Exostectomy for symptomatic bony prominences in diabetic Charcot feet. Clin Orthop,1993,296:21-26.

[19] Hamilton G,Ford L. External fixation of the foot and ankle. Elective indications and techniques for external fixation in the midfoot. Clin Podiatr Med Surg,2003,20:4563.

[20] Myerson M. Adult acquired flatfoot deformity:treatment of dysfunction of the posterior tibial tendon. Instr Course Lect,1997,46:393-405.

[21] Trnka H,Easley M,Myerson M. The role of calcaneal osteotomies for correction of adult flatfoot. Clin Orthop,1999,365:50-64.

[22] Jordan W. Neuritic manifestations in diabetes

mellitus. Arch Intern Med,1936,57:307-366.

[23] Myerson M, Henderson M, Saxby T, et al. Management of midfoot diabetic neuroarthropathy. Foot Ankle Int,1994,15:233-241.

[24] Simon S,Tejwani S,Wilson D,et al. Arthrodesis as an early alternative to nonoperative management of Charcot Arthropathy of the Diabetic Foot. J Bone Joint Surg Am,2000, 82:939-950.

[25] Schon L,Easley M,Weinfeld S. Charcot neuroarthropathy of the foot and ankle. Clin Orthop Relat Res,1998,349:116-131.

[26] Gough A,Abraha H,Li F,et al. Measurement of markers of osteoclast and osteoblast activity in patients with acute and chronic diabetic Charcot neuroarthropathy. Diabetic Med, 1997,14:527-531.

[27] Sanders L,Frykberg R. The Charcot foot. In: Frykberg R,editor. The highrisk foot in diabetes mellitus. New York:Churchill Livingstone,1991:325-335.

[28] Elftman H. The transverse tarsal joint and its control. Clin Orthop Relat Res, 1960, 16: 41-46.

[29] Riehl J,Tomaszewski D,Cush G. Midfoot arthritis:evaluation and treatment,surgical and nonsurgical. Curr Orthop Pract, 2008, 19: 249-252.

[30] Keisermann L,Cassandra J,Amis J. The piano key test:a clinical sign for the identification of subtle tarsometatarsal pathology. Foot Ankle Int,2003,24:437-438.

[31] Armstrong D,Peters E. Charcot's arthropathy of the foot. J Am Podiatr Med Assoc, 2002,92:390-394.

[32] Pakarinen T,Laine H,Honkonen S,et al. Charcot arthropathy of the diabetic foot. Current concepts and review of 36 cases. Scand J Surg,2002,91:195-201.

[33] Bevilacqua N,Rogers L. Surgical management of charcot midfoot deformities. Clin Podiatr Med Surg,2008,25:81-94.

[34] Komenda G,Myerson M,Biddinger K. Results of arthrodesis of the tarsometatarsal

joints after traumatic injury. J Bone Joint Surg Am,1996,78:1665-1676.

[35] Raikin S,Schon L. Arthrodesis of the fourth and fifth tarsometatarsal joints of the midfoot. Foot Ankle Int,2003,24:584-590.

[36] Saltzman C,Hagy M,Zimmerman B,Estin M,Cooper R. How effective is intensive nonoperative initial treatment of patients with diabetes and Charcot arthropathy of the feet? Clin Orthop Relat Res,2005,435:185-190.

[37] Alvarez R,Trevino S. Surgical treatment of the Charcot foot and ankle. In:Kelikian A,editor. Operative treatment of the foot and ankle. Stamford: Appleton and Lange, 1999: 147-177.

[38] Sammarco V,Sammarco G,Walker EJ,et al. Midtarsal arthrodesis in the treatment of Charcot midfoot arthropathy. J Bone Joint Surg Am,2009,91:80-91.

[39] Garapati R,Weinfeld S. Complex reconstruction of the diabetic foot and ankle. Am J Surg,2004,187:81-86.

[40] Rogers L,Bevilacqua N,Frykberg R,et al. Predictors of postoperative complications of Ilizarov external ring fixators in the foot and ankle. J Foot Ankle Surg,2007,46:372-375.

[41] Easley M,Trnka H,Schon L,Isolated subtalar arthrodesis. J Bone Joint Surg Am,2000, 82:613-624.

[42] Chahal J,Stephen D,Bulmer B,et al. Factors associated with outcome after subtalar arthrodesis. J Orthop Trauma,2006,20:555-561.

[43] Perren S. Physical and biological aspects of fracture healing with special reference to internal fixation. Clin Orthop, 1979, 138: 175-195.

[44] Ryerson E. Arthrodesing operations on the feet. J Bone Joint Surg,1923,5:453-471.

[45] Weinraub G. Midfoot arthrodesis using a lockinganterior cervical plate as adjunctive fixation:early experience with a new implant. Foot Ankle Surg,2006,45:240-243.

[46] Giannini S,Ceccarelli F,Benedetti M,et al. Surgical treatment of adult idiopathic cavus

foot with plantar fasciotomy, naviculocunei- form arthrodesis, and cuboid osteotomy. A review of thirty-nine cases. J Bone Joint Surg Am,2002,84(Suppl 2):62.

[47] Johnson J,Johnson K. Dowel arthrodesis for degenerative arthritis of the tarsometatarsal (Lisfranc) joints. Foot Ankle,1986,6:243.

[48] Horton G,Olney B. Deformity correction and arthrodesis of the midfoot with a medial plate. Foot Ankle,1993,14:493-499.

[49] Mann R,Prieskorn D,Sobel M. Mid-tarsal and tarsometatarsal arthrodesis for primary degenerative osteoarthrosis and osteoarthrosis after trauma. J Bone Joint Surg Am,1996, 78:1376-1385.

[50] Sangeorzan B,Veith R,Hansen SJ. Salvage of Lisfranc's tarsometatarsal joint by arthrode- sis. Foot Ankle,1990,10:193-200.

[51] Horton G,Olney B. Triple arthrodesis with lateral column lengthening for treatment of severe planovalgus deformity. Foot Ankle Int,1995,16:395-400.

[52] Sangeorzan B,Hansen S. Early and late postt- raumatic foot reconstruction. Clin Orthop, 1989,243:86-91.

[53] Moorthy M,Smith R,Reischl S. Midfoot ar- throdesis:a minimum 5-year follow-up stud- y. In:Summer Meeting of the American Or- thopaedic Foot and Ankle Society, 15 July 2005,Boston,MA,USA,2009.

[54] Helm P,Walker S,Pullium G. Total contact casting in diabetic patients with neuropathic foot ulcerations. Arch Phys Med Rehabil, 1984,65:691-693.

[55] Walker S,Helm P,Pullium G. Total contact casting and chronic diabetic neuropathic foot ulcerations:healing rates by wound location. Arch Phys Med Rehabil,1987,68:217-721.

[56] Campbell J. Intra-articular neuropathic frac- ture of the calcaneal body treated by open re- duction and subtalar arthrodesis. Foot Ankle Int,2001,22:440-444.

[57] Pinzur M. Neutral ring fixation for high-risk nonplantigrade Charcot midfoot deformity.

Foot Ankle Int,2007,28:961-966.

[58] Pinzur M. Charcot's foot. Foot Ankle Clin, 2000,5:897-912.

[59] Early J,Hansen S. Surgical reconstruction of the diabetic foot:a salvage approach for mid- foot collapse. Foot Ankle Int, 1996, 17: 325-330.

[60] Papa J,Myerson M,Girard P. Salvage,with arthrodesis,in intractable diabetic neuropathic arthropathy of the foot and ankle. J Bone Joint Surg Am,1993,75:1056-1066.

[61] Sammarco G,Conti S. Surgical treatment of neuroarthropathic foot deformity. Foot Ankle Int,1998,19:102-109.

[62] Bohannon R,Kelly C. Accuracy of weight- bearing at three target levels during bilateral upright stance in patients with neuropathic feet and control subjects. Percept Mot Skills, 1991,72:19-24.

[63] Farber D,Juliano P,Cavanagh P,et al. Single stage correction with external fixation of the ulcerated foot in individuals with Charcot neuroarthopathy. Foot Ankle Int, 2002, 23: 130-134.

[64] Sammarco V,Acevedo J. Stability and fixa- tion techniques in first metatarsal osteoto- mies. Foot Ankle Clin,2001,6:409-432.

[65] Marks R,Parks B,Schon L. Midfoot fusion technique for neuroarthropathic feet: biome- chanical analysis and rationale. Foot Ankle Int,1998,19:507-510.

[66] Cabanela M. Open cancellous bone grafting of infected bone defects. Orthop Clin North Am,1984,15:427-440.

[67] Myerson M. Evaluation of diabetic neuroar- thropathy guides and treatment. Biomechan- ics,1999,6:37-46.

[68] Mader J,Ortiz M,Calhoun J. Update on the diagnosis and management of osteomyelitis. Clin Podiatr Med Surg,1996,13:701-724.

[69] Waldvogel F,Medoff G,Swartz M. Osteomy- elitis:a review of clinical features,therapeutic considerations,and unusual aspects. 3. Osteo- myelitis associated with vascular insufficien-

cy. N Engl J Med,1970,282:316-322.

[70] Thordarson D,Patzakis M,Holtom P,et al. Salvage of the septic ankle with concomitant tibial osteomyelitis. Foot Ankle Int,1997,18: 151-156.

[71] Loder R. The influence of diabetes mellitus on the healing of closed fractures. Clin Orthop,1988,232:210-216.

[72] McQuay H,Tramèr M,Nye B,et al. A systematic review of antidepressants in neuro-

pathic pain. Pain,1996,68:217-227.

[73] Clohisy D,Thompson R. Fractures associated with neuropathic arthropathy in adults who have juvenileonset diabetes. J Bone Joint Surg,1988,70:1192-1200.

[74] Saxena A,DiDomenico L,Widtfeldt A,et al. Implantable electrical bone stimulation for arthrodeses of the foot and ankle in high-risk patients:a multicenter study. J Foot Ankle Surg,2005,44:450-454.

第 11 章　距下关节融合术

第 11 章
距下关节融合术

David Loveday，Mark Farndon，Nicholas Geary

摘要 本章主要介绍了行距下关节融合术的解剖学、手术适应证、融合的方法、关节处准备、植骨、内固定、术后管理及预期疗效。

关键词 解剖和生物力学·足踝·疗效·距下关节融合术·直接外侧入路，Ollier 入路，外侧延伸·康复·手术原则

第 1 节 解剖和生物力学

行足部手术之前需充分了解正常的解剖结构及生物力学。距下关节在足部生物力学中起着至关重要的作用。在步态周期中，足跟着地时，距下关节的运动使得中足具有弹性，从而能够吸收冲击力。相反，在足趾离地时，距下关节使得中足具有刚性，有助于推动足的向上运动。

距下关节的运动轴与矢状面约成 16°，与水平面约成 42°。距骨与跟骨形成 3 个关节面，使其具有独特的运动。距下关节为多运动轴线关节，其轴线可随位置发生改变，可将其理解为杠铃。轴线是中间的杆，两端是距骨和跟骨（图 8-11-1）。当足在距骨周围运动时，距舟关节发生旋转。

当足跟内翻时（图 8-11-2），从后方看，跟骨的后关节面向侧方发生了移动；从前方看，跟骨的前中关节面向内侧发生了移动。因此，足跟内翻时，跟骨的上表面在距骨下外旋。跟距关节和踝舟关节间关系的改变可促进中足的稳定，使得力量更有效地从后跟传至前足。因此，在步态足趾离地期，同轴的腓肠肌-比目鱼肌复合体的收缩力通过稳定的中足形成推动力。

多年来公认的学说与后足的 3 个关节（距舟关节、距下关节和跟骰关节）高度相关，若一个关节融合则影响其他两个关节。

D. Loveday (✉)
Norfolk and Norwich University Hospital，Norwich，UK
e-mail：david.loveday@nnuh.nhs.uk

M. Farndon
Harrogate District Hospital，Harrogate，North Yorkshire，UK

N. Geary
Wirral University NHS Trust，Upton，Wirral，UK

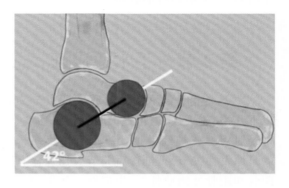

图 8-11-1 距下关节运动类似于哑铃运动，中间杆为旋转轴

G. Bentley (ed.)，*European Surgical Orthopaedics and Traumatology*，
DOI 10.1007/978-3-642-34746-7_197，© EFORT 2014

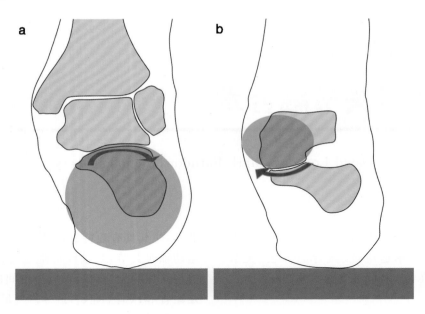

图 8-11-2　a.距下关节后侧运动；b.距下关节前侧运动

实验室研究表明,行单纯后足关节融合术后可产生显著运动[1,2]。足部越僵硬,随着时间的推移,毗邻关节发生继发性关节炎的可能性越大。有时出现关节损伤,后跟不稳定或需矫正畸形时,需行三关节融合术。若想避免行此术,在 X 线透视下进行局部麻醉的诊断性注射,可有助于确定症状性关节。当行单关节融合时,应避免未受损的关节发生变形。如果变形,则伴随发生继发性关节炎。当融合的关节骨质破坏或畸形程度较小时,发生变形的可能较小。

第 2 节　手术适应证

距下关节融合术常见的适应证可分为以下几类:先天性、退化性、创伤后、炎症性、神经肌肉性或神经性损伤。退行性疾病指的是原发性关节炎,创伤后关节炎往往伴有跟骨和距骨外侧壁骨折,炎症性疾病指的是类风湿关节炎和关节病变。神经失衡可能伴有胫骨后肌腱功能紊乱,腓骨功能或遗传感觉丧失,以及运动性神经病变。此外,在过去,脊髓灰质炎也是一个常见原因。神经损伤可导致距下关节不稳定。虽然影响距下关节的先天性疾病多样且罕见,但在临床实践中,专家发现合并后足病变较为常见。

第 3 节　手术原则

一、力线

在矫正关节畸形时,可行融合(原位)或改变位置。评估轴向力线时须考虑整侧肢体。后足须与下肢对齐,前足与后足对齐。行踝关节或后足融合术前,需矫正膝关节力线。否则,会导致后足力线不正或内、外侧超负荷。同样,踝关节力线不正则导致距下关节超负荷。踝关节内翻常引起一系列距下关节症状。距下关节旋前的活动度低于旋后,可相应代偿性降低踝关节内翻畸形。

在正常足,从后部观察足跟大致呈垂直方向,前足的承重平面为水平方向,与之构成直角。如果前足和足跟的这种直角关系能持续维持,则可认为前足与足跟的相对方向正确。

冠状面上,跟骨无论是内翻还是外翻,都必须相对于足跟来评估前足的力线及足的内、外侧柱的稳定性。如果足跟可通过手法复位,那么前足应与负重平面平行,此时评估更为容易。如果手法复位不成功,应参照与足跟垂直的理论负重平面来评估前足。

制订距下关节融合术前计划时,必须考虑以下畸形和不稳定因素,因为它们的治疗方法不同。

1. 如果内、外侧柱较为稳定,且相对于足跟,前足力线正确,行距下关节融合术可使足跟轴线恢复到解剖学垂直轴线,进一步纠正前足力线。

2. 当内、外侧柱较为稳定,且相对于足跟的内翻或外翻位置而言,前足力线不正确,此时,可选择 2 种方法进行治疗。①如果将距下关节与足跟融合于解剖位置上,则需对内侧柱行背屈或跖屈,以使前足处于中立位置。②可行融合,使得前足与地面平行。通过跟骨截骨术治疗后足畸形。

3. 最后,如果内、外侧柱不稳定(即过度活动发生于内、外侧柱的关节内),且相对于足跟,前足力线不正,此时行单纯距下关节融合术不能矫正此力线问题。需矫正距舟关节、楔舟关节或第 1 跗跖关节不稳定,从而恢复前、后足力线。

二、入路

足踝部缺乏足够的软组织覆盖,无论行何种手术入路均需考虑这一解剖特点。尽可能地保留全层厚的皮瓣,以减少皮肤边缘坏死。术中自深层组织(而不是浅层)小心地进行剥离,可起到一定的保护作用。切开皮肤和掀起皮瓣时,应注意表浅神经和血管,以免损伤。无张力缝合皮肤。

患者的体位可影响手术疗效。当患者处于俯卧位或仰卧位时,利用解剖轴线可有助于调整后足力线。侧卧位失去了这个参考,但可以改善入路。

三、关节处准备

融合成功的关键在于,骨松质表面出血时及时加压。可通过关节内或关节外装置(例如,分别使用椎板撑开器或 Hintermann 牵开器)完成关节牵开。对于关节炎和骨质疏松的患者,术中需谨慎,避免造成骨和关节的医源性损伤。使用弧形的锋利骨凿及刮匙切除纤维状组织和关节软骨,暴露关节。外侧入路可充分显露距下关节的后侧,可在踝关节后内侧看到蹞长屈肌腱。术中切除中、后关节面,保留前关节面,避免损伤距舟关节。使用骨凿或软骨刮勺暴露软骨下骨松质。笔者建议使用摆锯将软骨下骨切割成一系列厚度为 2～3 mm 的菱形骨块,切割时一侧平行,另一侧则与之成 60°。

四、融合位置

恢复融合位置的力线至关重要,其目的在于使后足中立,前足跖行。通常距下关节处于 5° 外翻时进行融合。如果距舟关节和跟骰关节处于内翻时,导致负重时外侧应力增大,造成足部僵硬。同样地,如果跟骨外翻角度较大,则无法锁定距舟关节和跟骰关节,使得足部过度灵活,从而进一步增加足踝内侧面的应力及距骨侧壁与腓骨间的撞击力。

五、刚性内固定

通过行关节加压内固定术,可进一步提高融合术后的愈合率。行单纯距下关节融合术时,一般使用螺钉、U 形钉或钢板。

部分螺纹螺钉或全螺纹螺钉(后者通过近端滑孔)可用于关节间的加压。全螺纹螺钉的纹数较多,可提供更好的抓持力,但使用滑动孔时,通常需要一个垫圈,以防止螺钉在施加压力时埋入到骨质中。对于距下关节的螺钉置入,通常从跟骨到距骨,足跟处的垫圈负重时会感觉疼痛。螺钉方向放反的话,可能会撞击踝关节(除非使用无头加压螺钉)。研究表明,跨距下关节的一根大螺钉可提供足够的刚性固定以进行融合,距下关节的形状决定其不可能绕螺钉上旋转。

现在常用低切迹锁定钢板,可提高稳定性。

过去经常使用U形钉进行固定。置入U形钉之前,使用复位钳在关节处加压,以保持其位置。此外,还可使用压缩钉,置入后会改变形状,利于对关节处加压。一般而言,笔者不赞成使用U形钉,因为固定质量和固定刚性通常不如其他2种技术。

六、植骨

在融合时使用植骨,既可用于结构性重建,也可用于非结构性重建。骨移植可使用自体骨、异体骨或人工合成的替代物。对于原位融合如有需要,可从跟骨侧壁取自体骨。此外,也可从内踝、胫骨近端内侧或髂嵴取自体骨松质。对于矫正畸形的融合术而言,有时也需要植骨,可从髂嵴取骨或使用同种异体股骨头。笔者更倾向于采用髂骨三皮质取骨,以用于结构的重建,其原因在于此位置中富含骨松质,便于重建血供,此外,三皮质取骨可防止"松动"或移植物的塌陷。移植物中包含一些天然的骨形成蛋白(BMP),若取骨处理得当,可有足够的骨量用于植骨。这样既可以重建原结构,也可通过骨膜再生,减少供区疼痛。

手术注意事项:沿骨盆边缘切开,暴露髂嵴。将腹肌连同髂肌从内板剥离,将臀肌从外板剥离。使用弧形锋利骨凿作为骨膜起子,尽量保持肌肉下骨膜的完整。确认所需取骨的长度并标记。取一1/3管状、厚3.5 mm的AO钢板,其轮廓与髂嵴外形一致,其两端用拉力螺钉固定。依次取出2枚螺钉,移除钢板,取下所需的移植骨长度。使用小型摆锯切断两端的髂嵴,之后将摆锯片尖端弯曲40°,切割两侧骨皮质。然后,使用Lion持骨器将骨块完整取出。再次置入钢板,并与肌肉组织相连,重建髂嵴。通常不需要缝合或网状补片。

第4节 手术入路

对于皮肤质量较差的患者,可采用直接侧方及Ollier入路,以限制暴露。对于全踝关节置换或距下关节局部联合的患者,可行原位Grice融合术,此时应避免对距骨施压,以免发生骨折。

一、直接侧方入路(操作需谨慎)

此入路切口介于腓浅神经和腓肠神经界面间,由于切口与距下关节垂直,与某些入路相比,对距下关节牵张力较小。由于施加的牵张力程度不同,使得无张力缝合无法实现。

二、Ollier入路(操作要谨慎)

Ollier入路(图8-11-3~图8-11-11)介于神经界面间,可能损伤腓肠神经和腓浅神经。伤口远端的感觉可能丧失或改变。此外,穿鞋可能导致痛性神经瘤的形成风险。此入路也可用于矫正外翻畸形。沿畸形做一直线切口,矫正后足,减少皮肤边缘张力(图8-11-5)。

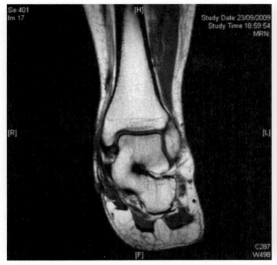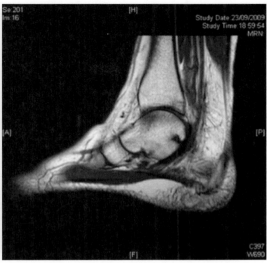

图 8-11-3　术前 CT 检查显示距骨跟骨粘连

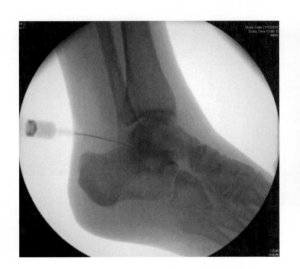

图 8-11-4　诊断性距骨下关节注射局部麻醉药

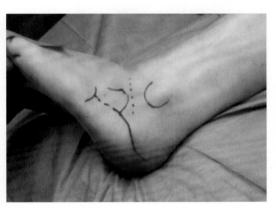

图 8-11-5　行 Ollier 入路的切口标记

三、延伸外侧入路（Atkins 入路）

此入路常用于矫正融合畸形。掀起全层厚皮瓣，充分暴露术野，撑开距下关节并植骨，然后无张力缝合（图 8-11-22 ～图 8-11-24）。

四、后侧入路

沿跟腱的外侧做一纵行切口，与延伸的外侧入路垂直，直至暴露距下关节后侧面。该入路适用于距下关节撑开融合术，由于切口与畸形方向大致一致，因此，缝合时可减少皮肤边缘的张力。术中过度牵拉时要注意保护腓肠神经，以免受损。

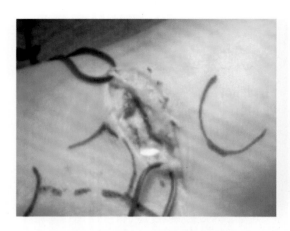

图 8-11-6　术中识别腓浅神经和腓肠神经，并加以保护

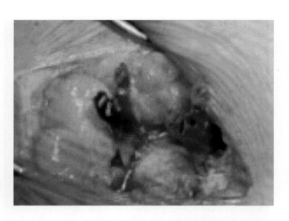

图 8-11-9　使用 2 个平行锯片测量所需的三皮质移植骨

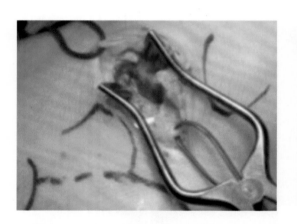

图 8-11-7　剥离趾短伸肌，暴露距下关节

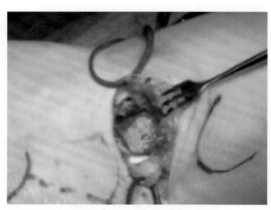

图 8-11-10　将移植骨嵌入距下关节

五、关节镜

切口可位于后侧（后内侧或后外侧），或距下关节外侧、后外侧及跗骨窦内。

六、直接侧方入路的手术步骤

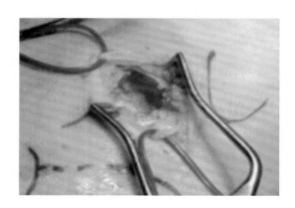

图 8-11-8　距下关节准备

- 术前在病房备皮（图 8-11-21）。
- 患者取仰卧位，将沙袋置于患侧臀部下方，以限制髋关节外旋。
- 术前静脉注射抗生素。
- 大腿扎止血带，充气至 300 mmHg。

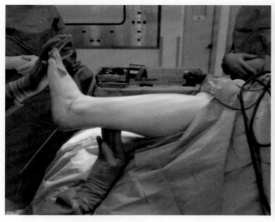
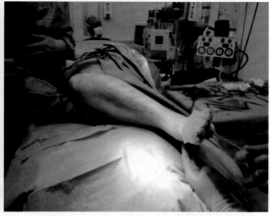

图 8-11-11　穿过距下关节插入克氏针

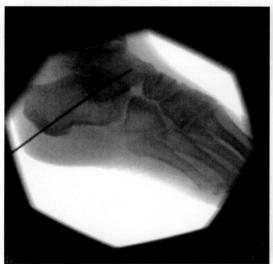
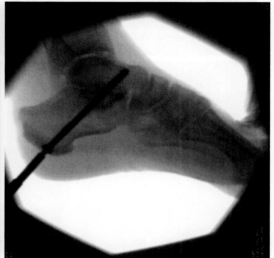

图 8-11-12　术中透视

- 消毒皮肤，并铺单至膝关节上方，暴露胫骨结节，便于调整力线。
- 标记解剖体表标志和皮肤切口。
- 皮肤切口从腓骨尖开始，延伸至第 4 跖骨基底部。
- 钝性分离，注意保护腓肠神经前支。
- 值得注意的是，虽然此界面为跨神经界面，但实际上存在腓肠神经和腓浅神经的交叉。因此，切开皮肤后，钝性分离软组织，以免损伤皮神经。

- 识别趾伸短肌，并将其剥离至骨的近端。
- 暴露距下关节和跗骨窦。
- 掀起跗骨窦脂肪垫，清除组织，暴露距下关节后关节面。
- 使用 Hintermann 牵开器或椎板撑开器撑开关节，暴露后、中关节面。
- 使用弧形锋利骨凿清除剩余的关节软骨，避免损坏后内侧的踇趾屈肌腱及神经血管束。

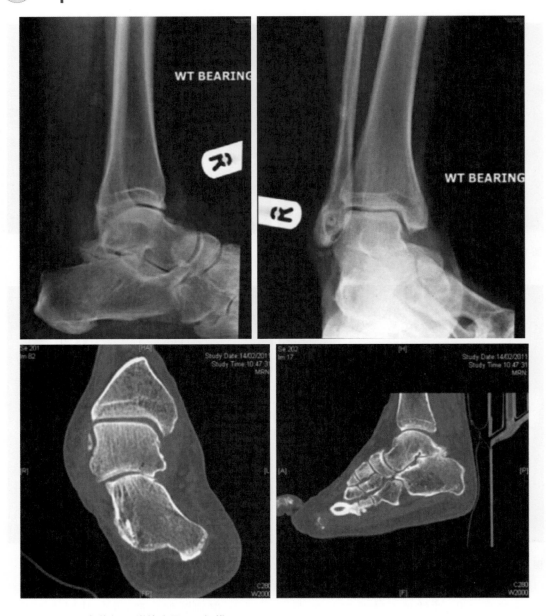

图 8-11-13　术前行 X 线检查及 CT 扫描

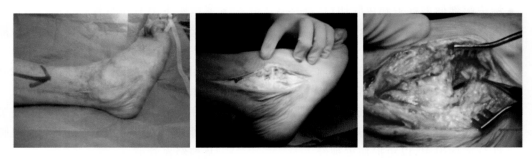

图 8-11-14　沿之前手术瘢痕做一切口,切开趾短伸肌,暴露距下关节

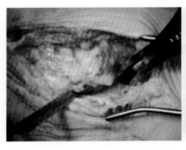
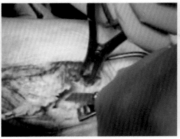
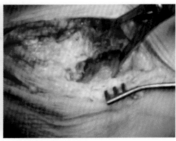

图 8-11-15　使用骨凿切除关节

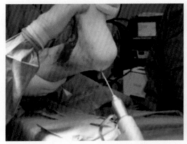
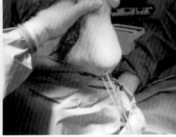
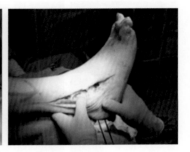

图 8-11-16　插入导针

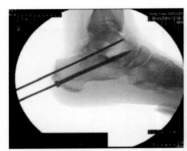
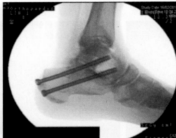
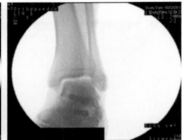

图 8-11-17　X 线透视

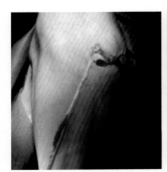
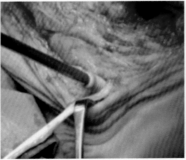
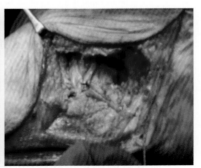

图 8-11-18　使用可吸收螺钉取骨并重建外侧韧带复合体

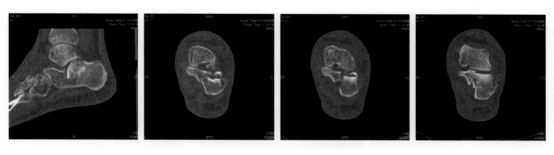

图 8-11-19   跟骨骨折行术前 CT 扫描

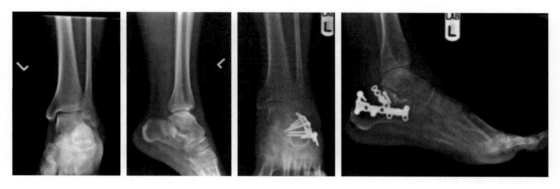

图 8-11-20   跟骨骨折术前、术后固定后行 X 线检查

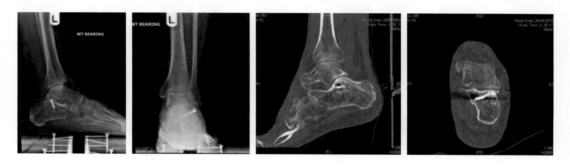

图 8-11-21   取出内固定物后,发生创伤后关节炎行 CT 平扫

- 暴露软骨下骨,使用摆锯将其切割成菱形骨块。
- 移除牵开器,对准融合位置的力线。
- 在横向切口中线 1 cm 处插入一临时导针,其正好位于足跟负重区的上方。
- 将导针瞄准足中线内侧的距骨头。
- 使用 X 线透视检查融合位置。
- 在导针上方置入 1 枚部分螺纹的空

- 心自攻、自钻不锈钢或钛(7~8 mm)螺钉。此螺钉使得 MRI 检查不受影响。常规不使用垫片。
- 撤除导针,在 X 线透视下检查螺钉的位置。
- 将骨松质碎片填入跗骨窦内。
- 将跗骨窦脂肪垫和趾短屈肌重新放回至正常位置。
- 闭合浅表组织,无张力缝合皮肤。

- 伤口敷料包扎，并用石膏夹板固定。

七、Ollier 入路的手术步骤

手术步骤如下（图 8-11-3 ～ 图 8-11-12）。

- 术前在病房备皮。
- 患者取仰卧位，将沙袋置于患侧臀部下方，以限制髋关节外旋。
- 术前静脉注射抗生素。
- 大腿扎止血带，充气至 300 mm Hg。
- 消毒皮肤，并铺单至膝关节上方，暴露胫骨结节，便于调整力线。
- 标记解剖体表标志和皮肤切口。
- 沿皮肤褶皱处，从跟骨前上端，以 45° 向上向远处做一长 3 cm 切口。
- 切开皮肤，钝性分离软组织，注意保护皮神经，以免损伤。
- 接下来的步骤与直接侧方入路相似。

八、延伸外侧入路（Atkins 入路）的手术步骤

注意：此入路主要适用于严重畸形的患者，术中合并三皮质髂骨取骨及截骨术。若重建足跟高度时，所需的植骨量较多，则可能增加缝合的困难。在这种情况下，笔者建议整形科医生参与规划此入路并进行伤口缝合。此入路的优势在于可在垂直切口近端向前延伸，做一附加切口，并与远端的水平切口平行。这样有助于调节足部皮肤张力，更便于闭合缺口。此外，近端缺损处可做皮瓣移植。手术步骤如下（图 8-11-22～图 8-11-25）。

- 术前在病房备皮。
- 患者取仰卧位，将沙袋置于患侧臀部下方，以限制髋关节外旋。
- 术前静脉注射抗生素。

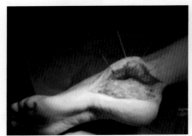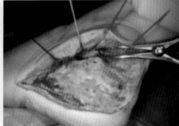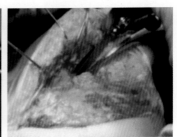

图 8-11-22　延伸外侧入路下暴露距下关节

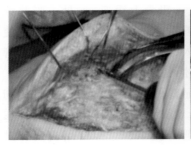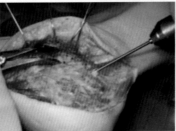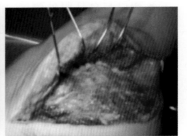

图 8-11-23　行清创术，同时植骨并进行干燥冷冻处理

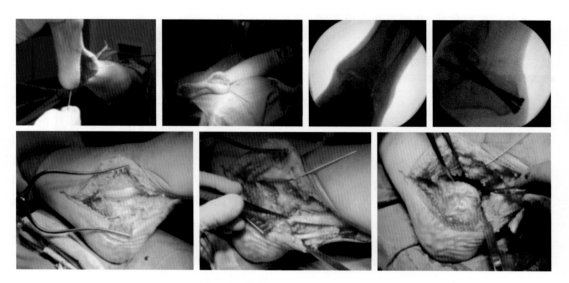

图 8-11-24　插入导丝及透视，切除腓骨肌腱及跟腱

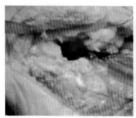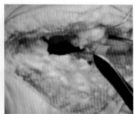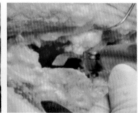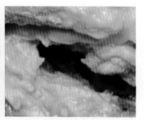

图 8-11-25　行关节软骨清除术，暴露关节剖面

- 大腿扎止血带，充气至 300 mm Hg。
- 消毒皮肤，并铺单至膝关节上方，暴露胫骨结节，便于调整力线。
- 标记解剖体表标志和皮肤切口。
- 切口起自足跟外侧缘，沿足底和外侧皮肤间做一平滑弧形切口。此两处区域的皮肤性质明显不同。平行于外踝尖，沿跟腱外侧缘向上做一长约一掌宽的垂直切口。
- 沿足底和外侧皮肤之间的线向前延伸做一水平切口，直至第 5 跖骨基底部。
- 将切口继续向深部延伸，直至显露骨面，使用手术刀和弧形锋利骨凿从骨骼中剥离软组织。

- 此切口介于神经界面间，经皮穿过神经血管区域，因此损伤神经的风险较小。掀起大筋膜皮瓣，其血供主要来自于腓骨后动脉，该动脉起自踇长屈肌，止于跟骨上缘 5 cm 处。当此区域受损时，治疗时需谨慎，应避免使用此入路，除非血管造影术显示血管通畅才可实施。
- 为了显露距下关节，须打开腓骨后韧带，活动腓骨肌腱，使得这些肌腱在腓骨前外侧半脱位。使用克氏针进行固定，阻止其移位。
- 闭合时修复韧带。止血固定，放置引流管，使用可吸收线间断缝合软组织。大部分张力在此层吸收。最后连续或间断缝合皮肤。笔者不推荐使用订皮钉缝合。

- 伤口敷料包扎,并用石膏夹板固定。

第 5 节　关节镜下入路

此技术在本章节将不过多阐述。在关节镜下行距下关节融合术前应熟练掌握关节镜技术。水平插入细长骨凿并垂直旋转,撑开关节,暴露术野。

第 6 节　术后管理及康复

对于术后镇痛,可在局部麻醉下行腘窝坐骨神经阻滞,通常可缓解 24～36 h。

术后腿部制动,在膝下用夹板固定以保护软组织,保持足部处于中立位。理想情况下,可使用石膏夹板,针对患者的情况进行定制。由于术后软组织肿胀,石膏的形状不能是环形的,否则会导致血管受压,最终引起骨筋膜室综合征。当膝下消肿后移除夹板,使用非负重石膏固定。术后 6 周取下石膏,并行 X 线检查。如果出现早期愈合的症状,可根据患者的情况,在接下来的 6 周内,膝下使用负重石膏或行走靴。术后 12 周再行 X 线检查。如果愈合良好且活动可,则需进一步物理治疗,加强步态训练。

术后避免使用非甾体抗炎药,以免影响愈合。

此外,遵循术后指南,预防血栓栓塞。

第 7 节　结　果

目前,大部分距下关节融合术的报道主要为回顾性研究。一些超过 90 例患者的系列研究结果表明术后疗效良好,患者愈合率高且并发症的发生率较低[3-5]。这些系列研究均表明,对于不伴有后足畸形的患者,行单纯距下关节融合术,可取得较好的效果。最近的一项系统性研究[6](由于数据异质性较差,无法做 meta 分析)表明,对于后足畸形需复位的权重值为 65%,而其他指标的权重值为 85%。两组不愈合的权重值分别为 14% 和 10%。不愈合的原因可能是软骨清理不彻底,移植的骨质较差或内固定不牢固。最近频繁报道骨不连接伴后足力线不正的病例,尤其是伴有后足畸形组,这些患者的预后往往较差。早期并发症主要与切口有关,研究表明感染的权重值为 5%,神经血管损伤为 10%。后期内固定物取出后,后足畸形的权重值为 14%,其他指标为 18%。

病例 1:患者 35 岁,由于距骨跟骨粘连,患者出现疼痛,行距下关节融合术。

病例 2:距下关节严重退变并伴有踝关节不稳定。使用腓骨短肌腱重建外侧韧带。

病例 3:创伤后关节炎伴有跟骨骨折。

病例 4:行距下关节及距舟关节融合术治疗关节炎。

参考文献

[1] O'Malley MJ,Deland JT,Lee KT. Selective hindfoot arthrodesis for the treatment of adult acquired flatfoot deformity:an in vitro study. Foot Ankle Int,1995,16(7):411-417.

[2] Gellman H,Lenihan M,Halikis N,et al. Selective tarsal arthrodesis:an in vitro analysis of the effect on foot motion. Foot Ankle,1987,8(3):127-133.

[3] Easley ME,Trnka HJ,Schon LC,et al. Isolated sub-talar arthrodesis. J Bone Joint Surg Am,2000,82(5):613-624.

[4] Davies MB,Rosenfeld PF,Stavrou P,et al. A comprehensive review of sub-talar arthrodesis. Foot Ankle Int,2007,28(3):295-297.

[5] Haskell A,Pfeiff C,Mann R. Sub-talar joint

arthrodesis using a single lag screw. Foot An-
kle Int,2004,25(11):774-777.

[6] Tuijthof GJ,Beimers L,Kerkhoffs GM,et al. Overview of sub-talar arthrodesis techniques:
options, pitfalls and solutions. Foot Ankle
Surg,2010,16(3):107-116.

第 12 章　肌腱转位术治疗扁平足

第 12 章

肌腱转位术治疗扁平足

Simon A. Henderson, K. Deogaonkar

关键词 病因和分型·解剖和生物力学·Cobb 方法·并发症·矫正·诊断·扁平足·术前计划·康复·手术适应证·手术方法·肌腱转位·胫后肌

第 1 节 概 述

成人柔性扁平足且不伴有后足固定畸形时,可通过被动矫正进行复位,此时用于矫形的手术方式较多,其中包括肌腱转位。胫后肌腱功能不全早期不伴有畸形,而晚期畸形较为固定且不可复,在此期间行肌腱转位术是治疗的最佳时期。肌腱转位通常是一系列复杂手术计划中的一部分,此外还包括畸形矫正,物理治疗方案制定,手术技巧如弹簧绷带及距舟关节囊修复、跟腱延长及后足截骨术[10,11]。

S. A. Henderson (⊠)
Musgrave Park Hospital, Belfast, UK
e-mail: simon@ballynaris.com

K. Deogaonkar
Northern Ireland Higher Surgical Training Programme for Trauma and Orthopaedics, Musgrave Park Hospital, Belfast, UK

第 2 节 病因和分型

随着年龄的增长,胫后肌腱表现为退行性改变。术中肉眼可见肌腱增厚伴内部结构撕裂。显微镜下显示腱纤维组织丧失、黏蛋白沉积、黏液样变性和细胞沉积伴新血管形成。肌腱末端 1.5 cm 处缺乏血供,此区域易发生肌腱撕裂和变性。胫后肌腱直接穿过内踝后侧,与之形成锐角,这会导致肌腱组织磨损,并伴有狭窄性腱鞘炎。

目前,最常用的胫后肌腱功能不全分型由 Johnson 和 Strom 于 1989 年提出[1]。

Ⅰ期:肌腱病变但不伴有足部畸形、结构缺损及功能异常。

Ⅱ期:柔性扁平足,可被动矫正。

Ⅲ期:僵硬性扁平足,固定性畸形。

Ⅳ期:僵硬性扁平足伴有距骨倾斜及踝关节退行性改变(Myerson 改良)[2]。

与年龄相关的胫后肌腱退行性病变较为常见。肌腱退行性改变的程度和临床及影像学结果已在相关文献中描述。对于Ⅱ期伴肌腱延长、腱鞘炎及继发柔性畸形的患者,可行肌腱转位术联合软组织修复及截骨术。

G. Bentley (ed.), *European Surgical Orthopaedics and Traumatology*, DOI 10.1007/978-3-642-34746-7_237, © EFORT 2014

第3节　解剖和生物力学

胫后肌腱向远侧延伸,分为强韧的前束和足底束。前束止于舟状骨结节、楔舟关节内侧及内侧楔骨的下缘。足底束止于楔状骨的外侧、内侧及跖骨的基底部。因此,胫后肌内收,并使前足旋后,继而使距下关节内翻。它与腓肠肌-比目鱼肌复合体具有协同作用,稳定后足和足跟内翻。

足尖离地的过程中,胫后肌腱收缩可内收跗横关节,启动距下关节内翻。腓肠肌-比目鱼肌复合体为足尖离地提供了跖屈动力。胫后肌启动距下关节内翻,使得腓肠肌-比目鱼肌复合体成为继发性和更强大的后足内翻肌。胫后肌腱功能不全的患者足尖无法站立,但在腓肠肌-比目鱼肌复合体的作用下,可维持站位。

正常情况下,胫后肌腱的活动范围约为2 cm。对于胫后肌腱功能不全的患者,腓骨短肌的拮抗作用可显著导致足部进行性畸形。足的纵弓通常是由韧带结构的完整性,以及足部骨骼和关节的整体形状维持,并不需要肌肉辅助。腓骨短肌的长期拮抗牵拉可造成内侧韧带结构减弱,从而导致扁平足。

对于胫后肌腱功能不全的患者,其进行性畸形的中心通常为距舟关节。距舟关节的完整性主要依靠弹簧韧带复合体维持[3]。弹簧韧带由较为强韧的内侧浅层跟舟韧带和外侧深层跟舟韧带组成。距舟关节内侧由表浅的三角韧带支撑。

在步态站立相中期,胫后肌通过内收跗横关节和启动距下关节内翻来进一步保护距舟关节的韧带支持。若无完整的胫后肌腱提供支撑,则会增加弹簧韧带复合体的内侧压力,并随着时间推移逐渐延伸。当压力以距骨头部为中心向前移动时,则会导致跗横关节内收不稳定。因此,当外展时,力主要集中在距舟关节复合体内侧面,随着弹簧韧带复合体收缩,导致跗横关节渐进性内收及距骨头跖屈。此外,当跟骨逐渐外翻时,可导致 Achilles 肌腱挛缩。由于腓骨短肌牵拉,导致距下关节畸形进行性加重,这是导致畸形的最主要原因。

趾长屈肌转位,进一步使得跗横关节内收和距下关节内翻,与腓骨短肌力相反,保护弹簧韧带复合体免受损伤。通过对横跨跗间关节肌力的重建,可显著改善扁平足及不完全高弓足患者的症状。

第4节　诊　断

诊断主要依据患者的临床症状。对于扁平足患者,内侧的疼痛逐渐加重足部畸形。患者在走路时,表现为足弓消失或足下垂。随着病情的进展,患者足外侧腓骨下端会出现继发性撞击痛。以上原因导致前足畸形,进而累及跖骨,使得患者步行距离变短及穿高跟鞋行走困难。此外,有些患者可能伴有轻度到中度的足部外伤史,如低能量摔伤、绊倒或扭伤,而这些对患者的影响目前尚未明确。

当患者出现Ⅱ型胫后肌腱损伤的临床表现时,进行体格检查便可明确诊断。患者步行时,观察其足部前方、侧方和后方,发现患者常出现足内侧下垂,并伴有足跟过度外翻和前足过度旋前。从后侧显示胫后肌腱滑膜炎可引起内侧软组织肿胀。对于Ⅱ型和Ⅲ型晚期胫后肌腱损伤的患者,若出现急性滑膜炎,肿胀较轻(图 8-12-1)。

随着病情进一步发展,后足内侧出现突起,提示距骨头部内侧凸出。若足跟旋转时足趾不能抬起,则提示胫后肌功能不全。其主要原因在于横向跗间关节在后足无法稳定,使得腓肠肌-比目鱼肌在踝关节跖屈时不能用力。如果考虑行肌腱转位术,则术前需对踝关节、距下关节和跗横关节的功能状

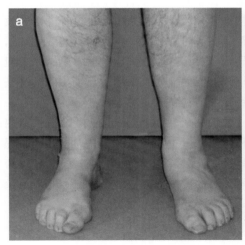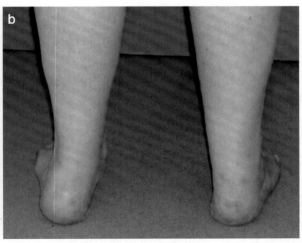

图 8-12-1   成人扁平足畸形前面观(a)和后面观(b)。该图显示内侧足弓消失,腓骨下端受压及过度内旋

态进行测量。若距下关节移位明显或跗横关节活动度减低,则会造成肌腱转位术的失败。此外,需鉴别诊断跗跖关节炎与胫后肌腱损伤。还需评估后足和前足掌间的关系,将跟骨、距下关节和跗横关节置于中间位置,就可观察后足和前足的位置关系。正常情况下跨越跖骨头部的直线与胫骨和跟骨的长轴呈垂直关系。胫后肌腱损伤的患者前足掌常伴有内翻畸形(外侧缘比内侧缘更跖屈)。前足掌固定的内翻畸形,可导致后足外翻,则不宜行肌腱转位术。

第5节   手术适应证

胫后肌腱损伤初期一般采用非手术治疗,主要包括合理使用矫形装置和物理疗法。非手术治疗(一般6个月)失败后,如果患者条件允许,则可考虑手术治疗。此外,患者日常生活和工作中常伴有疼痛和畸形,术前需评估患者的畸形水平能否耐受手术所带来的疼痛,还需告知患者(包括住院患者和门诊患者)手术过程,即手术计划和术后预期、术后康复预后。肌腱转位手术仅仅

只限于完全扁平足患者。

另外,手术的绝对禁忌证包括:①循环功能障碍患者;②神经病变患者;③脓毒症患者;④关节炎患者。

相对禁忌证包括:①服用类固醇药物患者;②糖尿病患者;③重度肥胖患者。

第6节   术前准备和计划

正、侧位 X 线片可用于评估足部畸形的严重程度,还提供了宝贵的基线,据此可以评估术后的变化。正位 X 线片显示距舟骨半脱位的程度取决于距骨头部占足舟骨的比例。侧位 X 线片显示通过测定距骨颈长轴与第 1 跖骨长轴距离,可判定距舟关节、外楔舟关节和第 1 跗跖关节凹陷的程度。若患者存在后足和中足处关节炎,需行关节融合术(图 8-12-2)。

胫后肌腱损伤的患者多数可经临床表现进行评估。MRI 可用于诊断伴有踝关节内侧和后足疼痛及后足关节隐匿性退行性病变的患者。若患者伴有后足关节隐匿性退行性病变时,优先选择关节融合术。

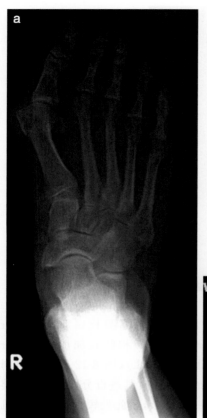
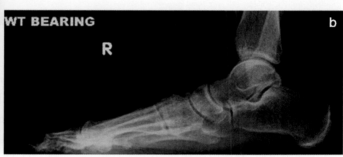

图 8-12-2　成人扁平足正位 X 线片(a)和侧位 X 线片(b)。距骨头部未被覆盖(a)和楔舟关节下垂(b)

第 7 节　手术方法

患者手术时,取仰卧位,全身麻醉或局部麻醉,在大腿处使用止血带。使用局部麻醉(如腘神经阻滞麻醉)可有效缓解术后疼痛。术中髋关节自然外旋,充分暴露踝关节、后足和中足的内侧结构。

切口起自内踝顶部上 4～6 cm,胫骨内侧缘后 1 cm 处,沿胫骨边缘延伸至内踝顶部,经足部内侧延伸至舟状骨后方的胫骨肌内,然后,沿着蹈展肌的背侧缘延伸至蹈趾近端内侧粗隆之上。

图 8-12-3 可见暴露的胫后肌和背侧蹈展肌腱鞘。

切开腱鞘并检查肌腱。常见的病理变化主要包括肌腱肿胀的滑膜炎,足舟骨嵌入处的撕脱和(或)磨损,内踝远端肌腱的纵向磨损和撕裂,伸肌腱增厚或完全中断。此外,弹簧韧带复合体和距舟关节囊区域的组织往往会出现严重的增厚或剥脱,尤其是沿足部内侧面和足底的弹性韧带。

如果胫后肌腱撕裂或严重受损,功能丧失,则需要对其进行切除,否则会造成继发性增生、疼痛。如果肌腱自舟骨撕脱或拉伸,并伴有功能性移位,则需将其移至舟骨前行修复或缩短术。行重新固定修复术时,将相邻的趾屈肌腱转位至舟骨钻孔内,然后将其缝合到胫后屈肌腱上。

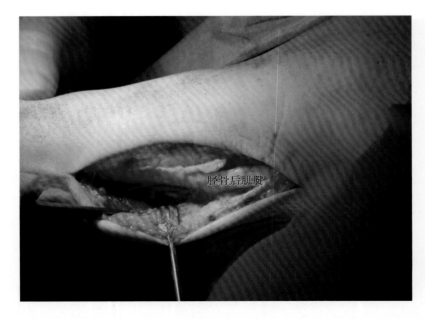

图 8-12-3　暴露胫骨后肌腱

做一个 2～3cm 长的垂直切口,暴露距舟关节。可显示增生的关节囊自近端深层和远端浅层逐渐变薄。在不造成组织过度增生的情况下,需要进行多重修复和关节囊紧缩术(图 8-12-4)。

剥离姆展肌,暴露姆短屈肌(flexor halluces brevis,FHB)及第 1 跖骨间的足部远端解剖结构。锐性和钝性复合分离足底姆短屈肌腱,进一步扩大解剖视野。剥离足底收缩肌外层的脂肪组织,暴露姆长屈肌腱(flexor hallucis longus,FHL)和趾长屈肌腱(flexor digitorum longus,FDL)(图 8-12-5)。通过姆趾和小足趾的活动对其进行分区。2 条肌腱连接于 Henry 结节,于此处锐性剥离 2 条肌腱。自 Henry 节点至舟骨粗隆下段锐性分离胫后肌腱。趾长屈肌和姆长屈肌间不需要缝合,由于 2 个肌腱间有多重相互连接,意味着趾长屈肌的锻炼几乎无功能的损伤。

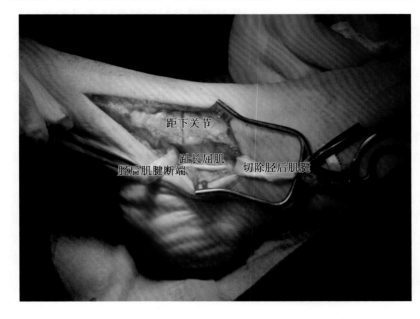

图 8-12-4　暴露距下关节囊

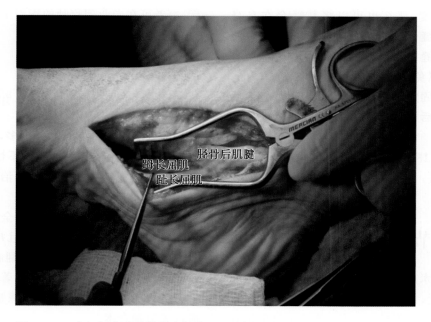

图 8-12-5　向远侧分离并暴露跛长屈肌及趾长屈肌

通过前期距舟关节囊切开术暴露舟骨，自足底对舟骨钻一 4.5 mm 的深孔。钻孔的位置不能太接近外缘，否则肌腱的植入点接近距下关节的轴线，导致反转力的减弱。应远离外侧缘，建立足够牢固的骨桥连接，以免肌腱紧绷时发生破损。此外，位置尽可能居中，使得距舟关节和楔舟关节免受干扰（图 8-12-6）。

清理趾长屈肌腱游离末端，使用 4-0 可吸收缝线缝合。肌腱远端 1.5 cm 处使用 1

号 Kessler 可吸收缝线，穿过舟骨的钻孔，自足底至足背的肌腱末端处缝合。缝合时，避免舟骨钻孔周围软组织干扰。一旦穿过钻孔，肌腱就被拉紧，足部处于足底屈曲和内翻的位置（图 8-12-7）。由于距骨关节囊最深，因此应首先对其进行双排扣修复。使用 2-0 可吸收缝线对该处软组织缝合，然后修复断裂或缺陷的弹簧韧带，之后修复损伤的屈趾肌腱韧带。将肌腱（包含残余的胫后肌腱）固定于骨膜及其周围软组织。如果有

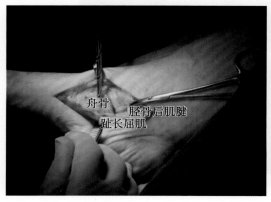

图 8-12-6　舟骨钻孔

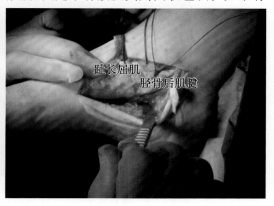

图 8-12-7　牵拉趾长屈肌

足够的长度,那么也可以将其缝合在自身上。之后缝合皮下组织和皮肤,皮肤缝合使用可吸收缝线。再行后期软组织修复时,小心操作,以免发生断裂(图 8-12-8)。

石膏固定,内部垫软垫,以免引起术后肿胀。术后 24～48 h,抬高双足,减少足部肿胀。

术后 18～24 h 进行腘窝阻滞,可有效缓解疼痛。

第8节　术后护理和康复

患者术后用石膏固定,保持无负重抬高10～14 天,以减少术后肿胀。之后使用轻型支具使患者保持中立位,继续无负重抬高4 周。术后 6 周,患者软组织愈合,患者可下床活动,但需穿充气步行靴。术后 8 周,患者可进行完全负重,但此过程需在指引下进行。术后经过 12～14 周的步行靴治疗后,患者可在专业理疗师的指引下行足踝部功能康复训练。

第9节　并发症

术后出现并发症的原因较多,常见的主要是患者选择不当、手术选择不恰当、患者自身的合并症、术中失误、术后治疗及康复失败。

肌腱转位术非常适用于完全扁平外翻足患者(Ⅱ型胫后肌腱损伤),且疗效显著。对于前足掌内翻和(或)后足外翻患者,则疗效较差。对于后足和中足有显著退行性关节炎的患者,术后可能出现疼痛症状,此时需行关节融合术。

影响伤口愈合的主要因素包括重度肥胖、明显的外周水肿、吸烟、糖尿病和关节炎。伤口愈合不良可能会影响患者的功能恢复,最终导致功能下降。

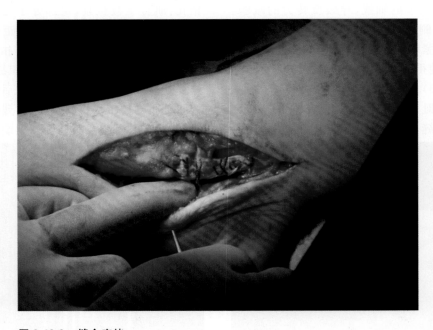

图 8-12-8　缝合完毕

手术过程中可能会遇到较多技术问题，正确定位切口可确保直接进入相关解剖结构。在行主要软组织切开之前，准确地识别相关的解剖结构是非常重要的。进行关节切开时，选择距舟关节囊中心的厚壁端，而不选择有褶皱的一端。为了确保肌腱移植的正确，需要准确定位和识别趾长屈肌腱和踇长屈肌腱。当踇趾屈曲功能丧失时，也可使用踇长屈肌。获取足够长的趾长屈肌腱对于移植手术而言至关重要。因此，术中需充分暴露其远端。如果无法钻孔，可使用骨锚或干预螺钉技术。术中舟骨钻孔的位置和大小很重要。如果太小，肌腱在通过时会受压损坏；过大，则会削弱舟骨。关于这一部分已在上文中阐述。收紧内侧软组织很重要，因为它们在康复过程中会一直伸展。该种方法很少单独进行，通常同时行跟骨截骨术或外侧柱延长术以增强矫正效果，并保护内侧软组织修复。

术中使用夹板进行固定，确保肢体修复时不会过度伸展。术后需在外科医生的指导下更换石膏。当软组织愈合后，患者可进行负重，但需小心，以确保患者安全。对于恢复缓慢的患者而言，在固定期间要确保修复和重建之间的平衡，而此过程需要在专业的康复师的指导下进行，以确保获得最佳结果。

常见的继发性功能障碍主要包括软组织过度僵硬、软组织过度伸展，其主要原因在于退行性关节炎或轻度退行性病变，但伴有疼痛。后期并发症可行融合术进行治疗。

第 10 节　Cobb 方法

对于严重的胫后肌腱损伤及外翻扁平足的患者，可行胫前分离移植术作为肌腱移植手术的替代疗法[4,5]。沿踝关节将胫前肌腱分离 8～10 cm，之后自胫后穿过内侧楔骨或足舟骨进行钻孔。肌腱通过胫后动脉鞘，最终附着于近侧胫骨后残端（图 8-12-9）。

从理论上讲，Cobb 方法优于其他方法，因为胫骨前肌运动功能较趾长屈肌更强。但是，这是一种异位转移和分裂，可能会影响内侧柱的稳定性。虽然 Cobb 方法缺乏理论依据[5,7,8]，但通过长达 5 年的随访研究，显示 Cobb 方法效果显著。据研究报道，对于 II 型胫后损伤的患者，同时行 Cobb 方法及内侧截骨术取得的效果显著[6,9]。

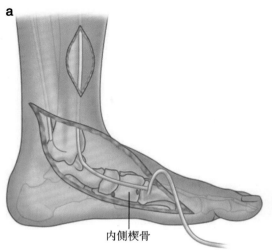
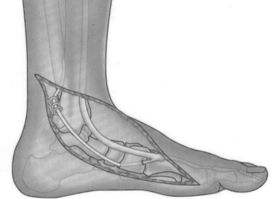

内侧楔骨

图 8-12-9　a. 胫骨前肌切除术；b. 转移至胫骨后肌[6]

参考文献

［1］ Johnson KA，Strom DE. Tibialis posterior tendon dysfunction. Clin Orthop Relat Res，1989，239：196-206.

［2］ Myerson MS. Adult acquired flat foot deformity. J Bone Joint Surg，1996，78A：780-792.

［3］ Sarrafian SK. Anatomy of the foot and ankle. Philadelphia：JB Lippincott，1993：174-194.

［4］ Cobb N. Tibialis posterior tendon disorder. In：Helal B，Rowley DI，Cracchiola A，Myerson MS，editors. Surgery of disorders of the foot and ankle. Philadelphia：Lippincott-Raven，1996：291-301.

［5］ Helal B. Cobb repair for tibialis posterior tendon rupture. J Foot Surg，1990，29：349-352.

［6］ Madhav RT，Kampa RJ，Singh D，et al. Cobb procedure and Rose calcaneal osteotomy for the treatment of tibialis posterior tendon dysfunction. Acta Orthop Belg，2009，75(1)：64-69.

［7］ Knupp M，Hintermann B. The Cobb procedure for treatment of acquired flatfoot deformity associated with stage II insufficiency of the posterior tibial tendon. Foot Ankle Int，2007，28(4)：416-421.

［8］ Janis LR，Wagner LT，Kravitz RD，et al. Posterior tibial tendon rupture：classification，modified surgical repair，and retrospective study. J Foot Ankle Surg，1993，32(1)：2-13.

［9］ Parsons S，Naim S，Richards PJ，et al. Correction and prevention of deformity in type II tibialis posterior dysfunction. Clin Orthop Relat Res，2010，468(4)：1025-1032.

［10］ Johnson K. Master techniques in orthopaedic surgery：the foot and ankle. 2nd ed. Philadelphia：Lippincott Williams & Wilkins，2002.

［11］ Coughlin MJ，Mann RA，Saltzman CL. Surgery of the foot and ankle. 8th ed. Amsterdam：Elsevier，2006.

第 13 章　高弓足的手术治疗方法

第 13 章
高弓足的手术治疗方法

Thomas Dreher，Wolfram Wenz

摘要　高弓足的特点是前足和中足相对于后足跖屈，从而导致足纵弓增高。高弓足很少以单一的形式出现，所以"高弓足"是一个复杂的并伴有其他各种因素的足部畸形。由于高弓足的病因不同，其治疗方法也不同。根据发病机制，对骨和软组织畸形进行矫正。本文主要介绍的是高弓足及其治疗方法。

关键词　病因·跟行型高弓足·内翻型高弓足·高弓足·矫正畸形·跖屈型高弓足·结果·病理学·手术方法-肌腱转位术-关节融合术-截骨矫形术·治疗方法

第 1 节　概　述

　　高弓足的特点是前足和中足相对于后足跖屈，从而导致足纵弓增高。高弓足很少以单一形式出现，所以"高弓足"描述的是一个复杂的并伴有其他各种因素的足部畸形。

T. Dreher · W. Wenz (✉)
Paediatric Orthopaedics and Foot Surgery, Department for Orthopaedic and Trauma Surgery, Heidelberg University Clinics，Heidelberg，Germany
e-mail：Thomas_dreher@hotmail.com；
wolfram. wenz@urz. uni-heidelberg. de

G. Bentley（ed.），*European Surgical Orthopaedics and Traumatology，*
DOI 10. 1007/978-3-642-34746-7_196，© EFORT 2014

　　高弓足畸形分为以下 4 种类型：①单纯性高弓足（图 8-13-1a）；②内翻型高弓足（图 8-13-1b、c）；③跖屈型高弓足（图 8-13-1d）；④跟行型高弓足（图 8-13-1e、f），表现为后足外翻或内翻畸形。

　　可通过病因、发病机制、临床表现及 X 线表现区分其分型。表 8-13-1 总结了 4 种类型的高弓足畸形的特性。

第 2 节　畸形的介绍

　　行矫形术前，需掌握足够的病理学基础。然而，对于高弓足而言，其病因较为复杂，是一种多病因型疾病。所以，熟知畸形的病因至关重要，一般认为，高弓足是由于肌力失调所致，其根本性的发病机制尚未发现[1,2]，尤其是关于神经性高弓足目前存在较大的争议。

一、单纯性高弓足

　　单纯性高弓足可能发展为特发性或神经源性的紊乱。特发性高弓足的发病机制尚存有争议。一些研究者认为，相对于胫前肌而言，腓骨肌纤维较肥大，可能导致前足跖屈增加及高弓畸形[1,2]。但是，目前关于特发性高弓足患者腓骨长肌纤维肥大的原因尚未查明。另一些专家认为，由于跖屈肌（腓肠肌、

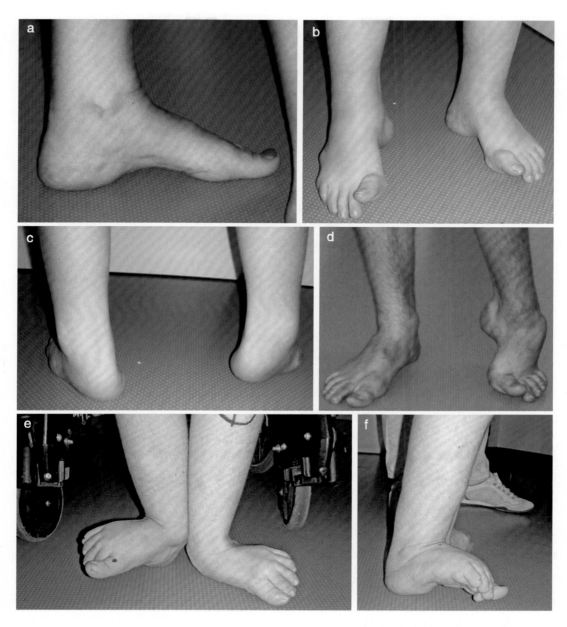

图 8-13-1　a. 患者，女，36 岁，典型的单纯性高弓足。表现为单纯足纵弓增高且不伴其他症状或畸形。b、c. 双侧内翻型高弓足。后足内翻，导致足纵弓增高（高弓足），前足内旋，第 1 足趾为爪形趾。患者为 16 岁男孩，这种畸形通常是由腓骨肌萎缩引起。d. 严重的跖屈型高弓足。其特点为严重的后足跖屈畸形。偏瘫是由脑瘫引起。e、f. 跟行型高弓足，15 岁脊柱裂女性患者

表 8-13-1　肌腱转位术的评估标准

高弓足畸形	病因	发病机制	临床表现	X线表现
单纯性高弓足	1. 先天性 2. 神经源性（罕见）	1. 未知 2. 腓骨长肌单纯性肥大 3. 神经源性（肌力不平衡，背屈和腓骨短肌肌力减弱）	足弓正常的畸形	足弓增高
内翻型高弓足	1. 神经源性：CMT、CP、遗传、营养性肌强直症、脊柱萎缩 2. 先天性	肌力不平衡，背屈及腓骨短肌肌力减弱	后足跖屈、足下垂、后足内翻、高弓足、前足内旋、锤状趾	"跟骨缩短术"、开放性跗骨凹陷、"双圆顶"症、腓骨背伸、高弓、第1跖骨跖屈、锤状趾
跖屈型高弓足	1. 先天性 2. 神经源性：关节挛缩、脊柱损伤、CP、外伤性脑损伤、卒中、营养性肌强直症、遗传性痉挛性截瘫、脊柱纵裂、脊髓栓系、截瘫	1. 病因未知 2. 胫后肌、跖屈肌过度收缩致肌肉受力不均衡（神经性的）	1. 前足跖屈 2. 后足内翻 3. 高弓足 4. 内收 5. 前足旋后	"跟骨缩短"、开放性跗骨凹陷、"双圆顶"症、腓骨背伸、高弓、第1跖骨跖屈、锤状趾
跟行型高弓足	1. 神经性 2. 医源性 医源性（如 TAL） 神经性（如 MMC、脊髓拴系、CP）	1. 肌力不平衡（胫后肌无力、踝关节过度背伸、足趾屈肌替代足底屈肌） 2. 延长后腓肠肌无力	高弓足 后足背屈（后足内翻和外翻畸形） （前足畸形）	跟骨间距增加 足内、外翻 足弓增高

足趾屈肌）肌力减弱，从而加大腓骨长肌代偿性应用，进一步导致肌力失衡，并增加前足（高弓足）的跖屈。

二、内翻型高弓足

内翻型高弓足的发病机制较为复杂，文献阐述不尽相同[3-5]。内翻型高弓足最常见症状是腓骨肌萎缩（Charcot-Marie-tooth，CMT）[6]，本节主要对 CMT 高弓足的发病机制和相关综合征进行阐述。

目前，较为公认的发病机制为腓骨长肌与胫前肌间、胫后肌与腓骨短肌间，以及胫后肌与腓骨短肌肌力不均衡，前两者不如后者早期明显[3]。Tynan 等的一项 MRI 研究发现，CMT 和马蹄内翻足患者的腓骨长肌横截面是健康人的 2 倍[1]。此外，胫前肌比腓骨长肌损伤更严重，主要表现为胫前肌神经纤维萎缩伴腓骨长肌的纤维性肥大[2]，研究结果表明胫前肌与腓骨长肌间相对失衡[2]，常见于 CMT 和内翻型高弓足患者。胫前肌肌力减弱导致第 1 跖骨跖屈增加（图 8-13-2a），前足旋前及高弓足。由于足部万向耦合机制，前足内旋可导致后足内翻（图 8-13-2b）。胫后肌和腓骨短肌间的不平衡进一步加强后足内翻，最终导致早期退变。后足内翻时，腓骨长肌支撑腓骨短肌，进一步加重第 1 跖骨的跖屈。胫前肌腱减弱导致足下垂，趾长伸肌进一步替代胫前肌腱（图 8-13-1a），使得跖趾关节和趾长屈肌的过度伸展，导致跖骨跖屈，同时伴有足部固有肌肉活动的丧失，形成爪形趾。

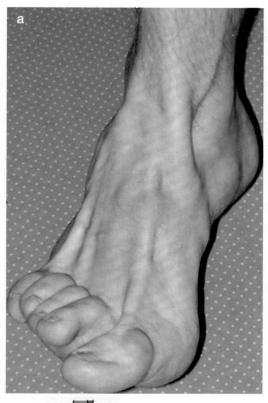

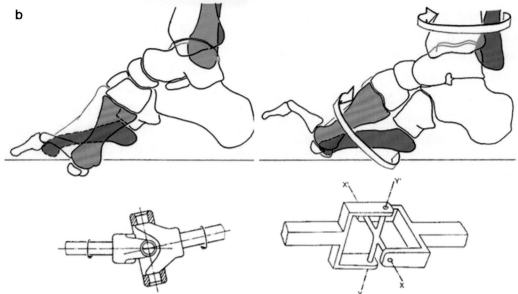

图 8-13-2 a.CMT 患者马蹄内翻足的典型表现,尽管胫前肌腱较厚,但也无法对抗第 1 跖骨的跖屈,此外,腓骨长肌活动过度而导致前足外翻;b.如果第 1 跖骨跖屈,前后足间 Cardian 耦合会导致后足内翻,这在 CMT 患者中较为常见(引自 Döderlein 等的研究[41])

三、跖屈内翻型高弓足

神经源性跖屈型高弓足主要见于脑瘫患者、遗传性痉挛性截瘫、卒中及后期骨筋膜室综合征患者。其次，肌肉失调是导致足部畸形的主要原因，小腿肌肉痉挛或过度活动是导致后足马蹄足的主要原因。胫后肌腱的过度活动可导致后足内翻，但腓骨短肌不能替代胫后肌。由于腓肠肌特别是胫前肌的过度活动，许多神经源性跖屈内翻高弓足的患者背屈肌相对薄弱，导致前足跖骨屈肌和高弓足的畸形。增强的腓骨长肌促使腓骨短肌向外延伸至后踝，进一步导致第1跖骨跖屈，最终足弓增高。此外，其他患者可能合并胫前肌、胫后肌痉挛，导致后足内翻和前足旋后。

四、跟行型高弓足

跟行型高弓足主要由背伸肌和小腿肌肉的失调引起。在大多数情况下，小腿三头肌无力［麻痹、萎缩或超长（医源性）］是其潜在病变。胫前肌异常活跃或痉挛同时伴有腓肠肌无力时，可能导致跟骨步态。为了扩大足与地面的接触面积及弥补跖屈的不足，趾长屈肌通常被异常激活（屈肌替换）。最终导致前足跖屈和高弓足，并伴有其他各种畸形，如后足外翻或内翻及前足掌内收或外展。

第3节　治疗方法

一、一般治疗注意事项

手术矫正的目的是恢复正常功能，矫正畸形。行骨和软组织手术可用于高弓足畸形的矫正。为了更好地矫正，通常需将2种手术合并。通常手术主要由2部分组成：结构畸形矫正与平衡矫正[4,7-10]。目前，通过行软组织结构松解或延长术矫正畸形，若发生骨性畸形时，则需行截骨术或关节融合术[4,7-10]。然而，若肌腱转位术未能消除潜在的病因，可能诱发高弓足畸形的发生[11]。肌腱转位术的主要目的为恢复关节的功能，若不能恢复患者的活动，则用于平衡肌力[7]。

高弓足患者行足部矫形术的步骤如下：①行肌腱转位术；②行松解或延长术进行畸形矫正；③矫正后足（截骨术或融合术）；④矫正前足（截骨术或融合术）；⑤肌腱修复移植术。

为了达到预期的最佳疗效，需进行周密的术前计划，包括临床及影像学检查，以及功能和动态测试（动态气压计[12]，以及足的三维成像和步态分析[13]是必不可少[4,10,11]）。

二、具体治疗的注意事项

（一）单纯性高弓足

只有当单纯性高弓足患者出现症状时，才能确诊（疼痛、摆动阶段间隙的相关问题）。图8-13-3显示1例36岁的女性患者，通过临床和影像学检查确诊为单纯性高弓足，且无任何神经系统疾病。然而，患者并无任何其他症状，在这种情况下无须手术。

对于有症状的单独性高弓足患者，可行矢状面矫正术且较为容易。术中可能有以下几点导致失败。首先，术前是否应进行足底筋膜松解。笔者经常进行足底筋膜松解，然后再进行骨矫正。但对于轻度患者，尤其是儿童，有助于矫正畸形。在大多数患者中，此术并不能充分矫正畸形，还需对其他骨进行矫正。以下方法可进一步矫正高弓足畸形。

1. 延伸性第1跖骨截骨术（只涉及第1跖骨）[14]。

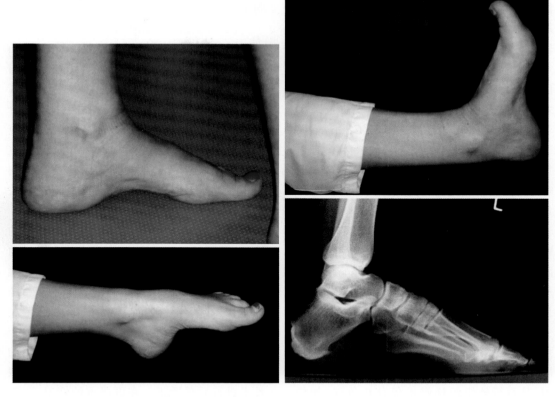

图 8-13-3　患者,36 岁,单纯性高弓足患者(图 8-13-1),显示足部功能未受损且肌力正常。侧位 X 线片显示足弓增高

2. Cole 截骨术[15]。

3. Chopart 关节融合术(±背肌楔形)。

(二)内翻型高弓足

对于内翻型高弓足的治疗,笔者建议采用包括软组织和骨联合手术的标准化方案。

表 8-13-2 总结了内翻型高弓足患者的治疗策略。

关于治疗胫前肌及腓骨短肌肌力减弱的患者,笔者建议行 T-SPOT 术[4,7,9]。松解胫后肌腱并分成两半,经骨间膜向前移位

表 8-13-2　治疗内翻型高弓足方法

内翻型高弓足形成原因	手术策略	手术
TA 和 PB 肌力减弱	支持 TA 和 PB	T-SPOT、POTT
后足内翻	矫正后足内翻	Chopart 术、Triple 术、Lambrinudi 关节融合术、Dwyer 截骨术
足弓增高	降低增高的足弓,增加足部长度	(松解足底筋膜术)、Chopart 融合术、Cole 截骨术
第 1 跖趾跖屈	第 1 跖趾再次背屈	Jones 术、延伸性第 1 跖骨截骨术
锤状趾	矫正锤状趾	Jones 术、趾长屈肌切除术、Hibbs 术
伸肌替代	促进背屈活动	T-SPOTT、POTT

并固定于胫前肌腱和腓骨短肌腱上。最终消除胫后肌对后足内翻的影响，并增加了背屈。本文中更倾向于行矫形术前进行肌腱转位，术中进行固定。

内翻型高弓足患者主要矫正的是后足的内翻，可行截骨术（关节除外）或关节融合术。手术的目的在于前足解剖复位及踝关节功能恢复。笔者通常选择行 Chopart 关节融合术，而不是 Dwyer[16] 截骨术。有以下几点原因：①由于内翻型高弓足为多平面畸形，单纯行 Dwyer 截骨术[16] 无法矫正后足畸形，此术适用于单纯性内翻畸形的患者。②术中若保留 Chopart 关节，可能导致畸形复发或塌陷，再加上术中胫后肌的切除，最终导致扁平外翻足。若患者畸形较为严重，则需行三关节融合术，以达到矫正的目的[17-19]。对于踝关节撞击综合征的患者，主要表现为限制性背屈或严重的后足跖屈，可行改良型的 Lambrinudi 关节融合术进行矫正[20]。关于矫正内翻型高弓足的方法中，是否行软组织松解术仍存在争议（如松解足底筋膜[21]）。主要有以下 2 点原因：一方面行软组织松解术很难实现矫正畸形；另一方面，松解术使得足弓塌陷，导致足弓稳定性较差，应慎重考虑。然而，足底筋膜松解术可减少畸形，进一步使骨矫正。因此，对大多数的内翻高弓足患者，笔者常规行 Steindler 式足底筋膜松解术[21]。矫正内翻型高弓足的术式包括 Cole 截骨术[15] 或 Chopart 关节融合术。若只存在第 1 跖骨跖屈，应考虑行延伸性第 1 趾骨截骨术[14]。接下来通过行改良的 Jones 术矫正第 1 跖骨[22,23]，进一步消除蹈长伸肌的过度活动及矫正第 1 跖骨锤状趾畸形。若第 1 跖骨持续性跖屈，可进一步行延伸性截骨术[14]。最后评估腓肠肌-比目鱼肌的长度。对于极少数发生小腿肌肉缩短者，可行腓肠肌腱膜或 Achilles 跟腱延长术。此外，对于胫骨旋转畸形的患者，应行踝上截骨术。对于爪形趾的矫形，应行屈肌腱切断术、PIP 融合术

或 Hibbs 术[24]。最后，行肌腱移植术进行固定。

（三）跖屈内翻型高弓足

治疗神经性跖屈型高弓足和先天性跖屈型高弓足的基本原则为软组织松解术与截骨术相结合。神经性跖屈型高弓足患者主要行肌腱转位术的同时行截骨术或融合术，然而，对于复发性先天性高弓足患者应行肌腱松解术伴截骨术，此时行肌腱转位术并无太大意义。了解其病因及病理机制对于矫正神经源性跖屈型高弓足至关重要。

同样地，对于内翻型（B）高弓足患者的治疗，可行后足和中足截骨术或融合术。内翻型高弓足应行 Cole 截骨[15] 及 Chopart 融合术，或累及第 1 跖骨，应行延伸性第一跖骨截骨术[14]。一般而言，优先考虑行足底筋膜松解术。后足内翻患者可行 Chopart 关节融合术，然而，Cole 截骨术对于内翻的矫正不会影响后足的位置，可行 Dwyer 截骨术进行后足矫正。在更严重的情况下，需行 Triple[17-19] 关节融合术或 Lambrinudi 关节融合术[20]。

由于病理机制不同，内翻型高弓足和跖屈型高弓足的肌力平衡策略也不同[7]。与肌肉萎缩引起的肌肉失衡相反，痉挛性畸形不应进行完整的肌腱转位，因为有过度矫正的危险。由于胫后肌及趾长屈肌肌张力过高，可致内翻足及高弓足畸形，因此，应行 SPOTT（楔形胫后肌腱转位术）将胫后肌通过骨间膜（合并足下垂）或通过胫骨周围转移至足外侧缘[25-27]。站立相后足内翻有时会伴有摆动相的前足旋后，在这种情况下，可以考虑向腓骨或骰骨进行额外的 SPLATT（胫前肌腱分裂转位）[7,28-30]。

后足轻度马蹄足患者，应通过肌腱延长术来矫正[31]。若较为严重累及腓肠肌，则应行 Strayer 术[32] 来矫正。对严重马蹄足患者应行 Achilles 跟腱延长术[28]。对于行软组织松解术无法复位或对踝关节造成撞

击者,此时笔者建议行 Lambrinudi 关节融合术[20]。对于严重足下垂的患者,则需再将趾长屈肌转移至足背侧[33-35]。

表 8-13-3 总结了矫正跖屈内翻型高弓足的方法。

表 8-13-3 矫正跖屈内翻型高弓足的方法汇总

跖屈内翻高弓足畸形临床表现	手术方法	术式
胫后肌肌张力过高	减少 TP 内侧,支持 PB 外侧	SPOTT(T-SPOTT)
后足内翻	矫正后足内翻	Chopart 术、Triple 术、Lambrinudi 关节融合术 Dwyer 截骨术
足弓增高	降低足弓高度,增加足部长度	(足底筋膜松解术) Chopart 融合术 Cole 截骨术
跖屈	矫正跖屈	腱膜松解术 腓肠肌退缩术(Strayer 术) Achilles 跟腱延长术 Lambrinudi 关节融合术
足下垂	促进活动背屈	Hiroshima 术、改良性 SPOTT(跨膜)术
锤状趾	矫正锤状趾	Jones 术、趾长屈肌切断术、Hibbs 术

(四)跟行型高弓足

目前,关于麻痹性或医源性跟行型高弓足的手术治疗仍存在较大争议。腓肠肌肌力减弱或增加是跟行型高弓足存在的主要问题,需行 Achilles 跟腱延长术及跟腱移位。Georgiadis 及 Aronson 详细描述了一种将胫前完整肌腱移位至跟骨的方法,来增强脊柱裂及跟骨步态患者的腓肠肌肌力[36]。Park 等的研究报道,将胫前肌腱转移至 Achilles 跟腱,并使用三维步态分析[37]。然而,Scott 等认为,单纯胫前肌腱的转移并不能防止站立相的踝关节过度背屈,还需行胫前踝关节足部融合术,以实现最佳步态功能[38]。DiCesare 等报道了对脊髓灰质炎术后综合征[39]患者转移 1~5 条肌腱,但步态分析的结果表明并无统计学差异。笔者考虑将所有的肌腱(胫前部和后部,腓骨短肌和腓骨长肌、趾长伸肌和踇长伸肌)转移至 Achilles 跟腱,以保留趾长屈肌,若患者发生足下垂时可行此术,作为

Hiroshima 术的替代疗法[40]。当出现其他畸形时,可行肌腱转位术及 Lambrinudi 关节融合术。一项研究中对 6 例患者进行随访,结果表明患者术后疗效显著,由于 2 例患者发生足下垂,需再行踇趾屈肌转位术[40]。

然而,无论选择何种治疗方法,手术治疗的关键在于能够增加跖屈强度,因此,需转移足够的肌腱。内翻高弓足的矫正主要取决于所伴随的后足畸形(见上文)。

第 4 节 手术技巧

关于手术方法和技术已在 CMT 高弓足描述。首先,切开舟状骨,暴露胫后肌腱并松解(图 8-13-4a)。在小腿的内侧另做一切口,将肌腱由此切口拉出(图 8-13-4b),其走行于趾长屈肌下胫骨正后方。然后,将肌腱劈成 2 条(图 8-13-4c),标记后,通过间膜转移至伸肌隔

室（图 8-13-4d、e）。通过伸肌上方做一小切口，将肌腱拉出（图 8-13-4f）。重新回到足部内侧面，确认胫前肌腱位置（图 8-13-4g）。根据 Steindler[21] 的要求，在足底筋膜的起始处做一切口，行足底筋膜松解术（图 8-13-4h）。沿足部外侧缘做另一长约 1 cm 的 S 形切口，延伸至足背。识别腓肠神经，切除腓骨肌腱鞘。将

第 1 跖骨背屈，行腓骨长肌腱切割或延长术，同时对腓骨短肌腱进行标记（图 8-13-4i）。重新返回至足部内侧，将胫后肌腱的一半从胫前肌腱鞘转移至远处下支持带（图 8-13-4j）。切开趾长伸肌腱鞘，将胫后肌腱另一半通过趾伸肌腱鞘转移至足部外侧的下支持带（图 8-13-4k、l）。手术结束时进行肌腱转位术固定。

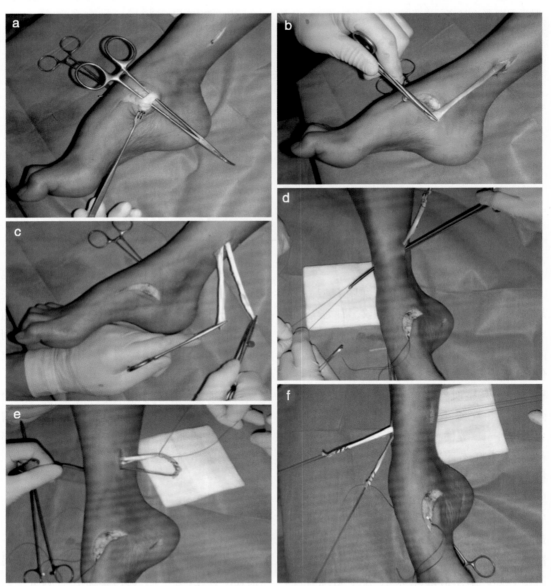

图 8-13-4　CMT 内翻马蹄足畸形的矫正

a. 暴露胫后肌腱；b. 沿踝内侧远端做一切口，将肌腱从切口拉出；c. 胫后肌腱被劈成两半；d. 将长镊通过此切口横穿骨间膜及伸肌间隔上方 1 cm 处；e. 将标记线经长镊拉出，若出现血流灌注问题，使用标记线进行结扎，以确保肌腱的安全；f. 将胫后肌腱转移至伸肌隔间

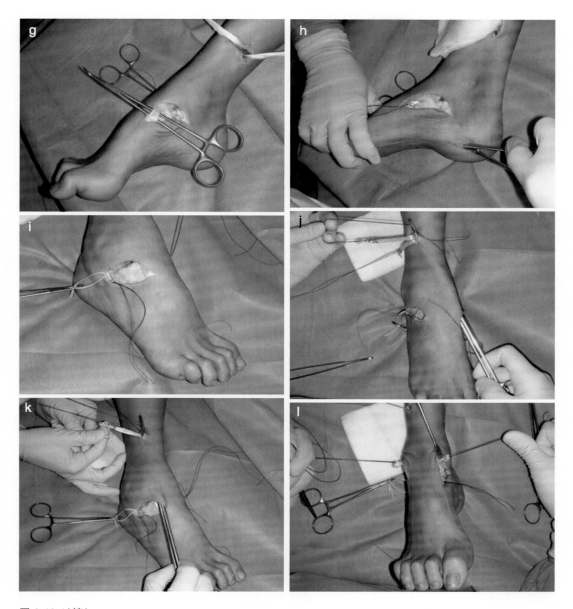

图 8-13-4（续）

g. 暴露胫前肌腱；h. 沿足内侧做一小切口（1.5～2.0 cm），行跟骨足底筋膜松解术；i. 暴露腓骨短肌腱并标记，术中黄色的细管保护腓肠神经，此入路应沿足背侧，以保证趾长背伸肌腱鞘充分暴露；j. 使用长钳将胫后肌腱的一半从伸肌支持带下转移至足背内侧；k. 将胫后肌腱的另一半从伸肌支持带下转移至足背外侧；l.2 个半肌腱并未发生转移，可用于增加足部内、外侧背屈

　　肌腱转位成功后，矫正中、后足畸形。目前，笔者更倾向于行 Chopart 关节融合术，因为可完成三维矫正。通过内、外侧入路行 Chopart 关节融合术，使用软骨凿切除距舟关节及跟骰关节软骨（图 8-13-4m、n）。

松解和切除软骨后，重新定位和融合可进一步矫正三平面。对于严重高弓足畸形的患者，可在背侧行楔形截骨以完全地矫正畸形（图 8-13-4o～p）。若行 Chopart 关节融合术无法矫正后足内翻畸形或距下关节严重

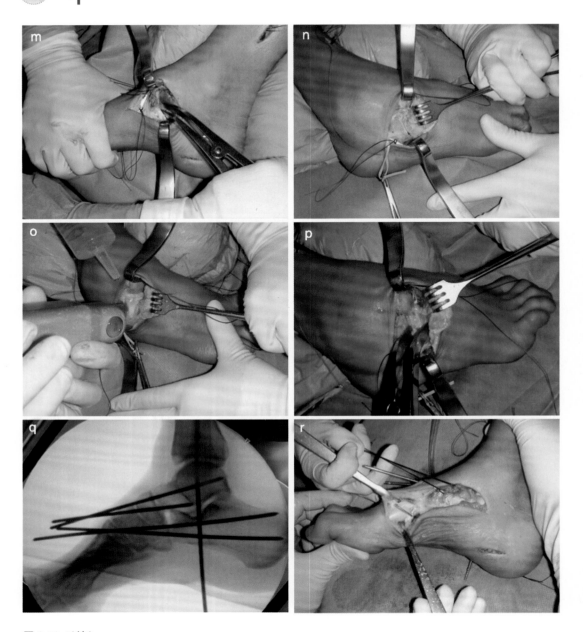

图 8-13-4(续)

m. 通过切除内侧关节囊及背侧楔形软骨行 Chopart 关节融合术；n～p. 沿足部外侧缘打开跟骰关节，使用摆锯切除楔形软骨；q. 使用 2 枚克氏针固定跟骨-骰骨关节和距骨-舟骨关节，矫正后足后将第 1 跖列处于跖屈位

不稳时，需行三关节融合术[17-19]，此外，还需从距下关节背侧做一楔形截骨。如果距骨撞击胫骨或后足马蹄畸形时，应行 Lambrinudi 关节融合术[20] 伴距下关节楔形截骨术，对后足位置重新定位。在此过程千万不

要矫正第 1 跖骨跖屈位。笔者认为患者取足部中立位或后跟轻微外翻，前足和中足保持旋前和中立位。使用 2 枚克氏针(成年人用 2.5 mm，儿童和青少年用 2.2 mm)固定跟骰关节。行三关节或 Lambrinudi 关节融

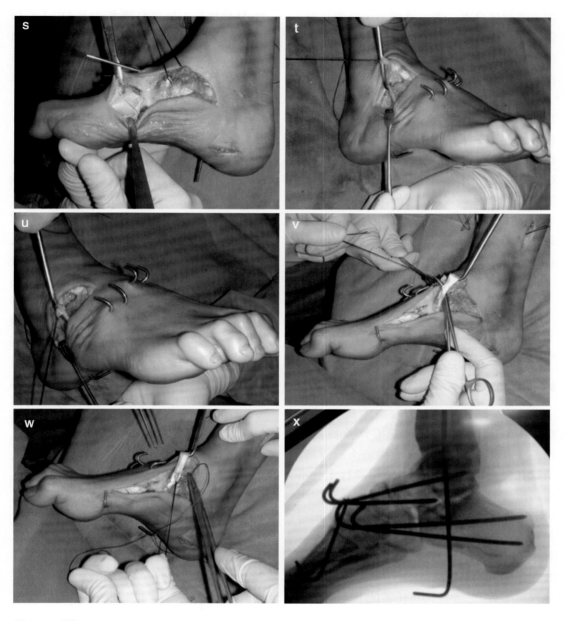

图 8-13-4（续）

r、s. 矫正第 1 跖列跖屈后，行延伸性截骨术；t、u. 使用 Pulvertaft 缝合术将胫后肌腱的外侧半缝合至腓骨短肌腱；v、w. 将胫后肌腱内侧半缝合至胫前肌腱；x. 矫正内翻高弓足后行术中透视

合术时，用 2 枚克氏针固定距舟关节，另外使用 2 枚克氏针固定跟骨和距骨。术中透视克氏针的位置。虽然矫正后足三平面，但存有第 1 跖骨跖屈。行 Silfverskiöld 测试，以检测小腿肌肉是否短缩。情况较轻者，可行腓肠肌（比目鱼肌）退缩术（Baumann

术[28]、Strayer 术[29]），而较为严重者需行 Achilles 跟腱延长术。

接下来，是对第 1 跖列进行矫正，对于出现锤状趾并伴第 1 跖趾关节过伸[14]的症状，笔者会选择行改良版 Jones 术[22,23]，主要是将拇长伸肌转移至第 1 跖骨和第 1 趾

间关节行融合术。为了矫正第 1 跖骨跖屈，需行延伸性截骨术[14]（图 8-13-4r）。缝合后（图 8-13-4s），使用锁定钢板或克氏针进行固定。

随后缝合转移的肌腱，将一半外侧胫后肌腱缝合到腓骨短肌腱（图 8-13-4t、u）。将足内侧面的另一半肌腱缝合至胫前肌腱（图 8-13-4v、w）。通过行屈肌腱切割术和（或）PIP 融合术矫正爪形趾。最后，应对胫骨扭转和足部对准进行检查。极少数患者可能出现胫骨异常扭转，此时需在 X 线透视下行踝关节前部旋转截骨术（图 8-13-4x）。

第 5 节　结　果

一、跟行型高弓足

患者，女性，37 岁，脊柱裂术前 X 线片（图 8-13-5a～h）。该患者患有严重的双侧跟行型高弓足畸形，由于小腿三头肌瘫痪，所以在无任何辅助下只能短距离行走。术中将所有的肌腱转移至跟腱，保留趾长屈肌（图 8-13-5i、j）。使用 Lambrinudi 术矫正后足畸形，同时从 Chopart 关节背侧行楔形截骨，矫正高弓足畸形。患者术后 1 年的临床和影像学资料（图 8-13-5k～p）。矫正足部双侧畸形后，患者在无拐杖辅助下且能长距离行走，无继发性足下垂症状。

二、内翻型高弓足

患者，女，16 岁，患脊髓拴系综合征，双足均为内翻高弓足，但左足足下垂症状更明显（图 8-13-6a～e），同时在长距离行走后第 1 跖趾关节下出现疼痛、脱位、下垂的症状。患者左足行 Steindler 术[21]、改良版 Jones 术[22,23]、T-SPOTT 术、Chopart 关节融合

术、延伸性第 1 跖骨截骨术[14]及 DII-DV 锤状趾矫形术。图 8-13-6f～j 显示患者术后 1年疗效显著。图 8-13-6i 显示的是经治疗后的左足与未经治疗的右足的比较，表明右足仍存在足下垂，但随后对其进行了治疗。

三、跖屈内翻型高弓足

患有脊髓拴系综合征的女孩，双足均伴有跖屈内翻高弓足，15 岁进行手术治疗。临床表现及 X 线片显示双侧症状明显的不对称，右侧受累更严重（图 8-13-7a～e）。由于右侧不平衡与膝关节反张，使得患者走路非常困难。术前检查发现小腿三头肌、胫骨后肌和趾长屈肌挛缩和痉挛，而腓骨肌腱和胫前肌肌无力。手术分两个步骤完成，首先解决右侧，其次是左侧，但应同时行足底筋膜松解术及 SPOTT。右足行 Achilles 跟腱延长术、Lambrinudi 术[20]及延伸性第 1 跖骨截骨术[14]，之后左足行腓肠肌腱延长术、Chopart 关节融合术及 TMT-I 关节融合术。术后 9 个月的疗效和 X 线片见图 8-13-7f～l，显示左侧功能良好，活动接近正常踝关节活动范围。右侧手术前位置较僵硬，表现为严重的跖屈性内翻高弓足，术后与术前相比，足部背伸 15°，跖屈 20°。

第 6 节　总　结

一般而言，行高弓足畸形矫正术非常具有挑战性，伴有其他足部畸形时行该手术，单纯性高弓足患者行该手术较为罕见。高弓足最常见的类型主要包括单纯性高弓足、内翻型高弓足、跖屈内翻型高弓足及跟行型高弓足。术前需充分了解高弓足的类型、畸形的病理机制及病因。治疗方法主要依据患者的病理机制。治疗时，常规使用骨[截骨术和（或）融合术]和软组织（肌腱/肌肉延

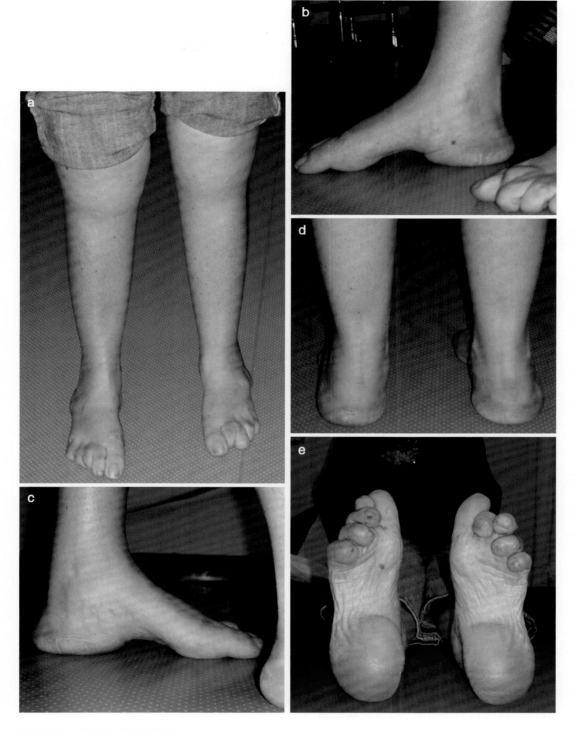

图 8-13-5　跟行型高弓足畸形

a～h. 患者，女性，37 岁，脊柱裂患者，术前典型的临床特征和 X 线片

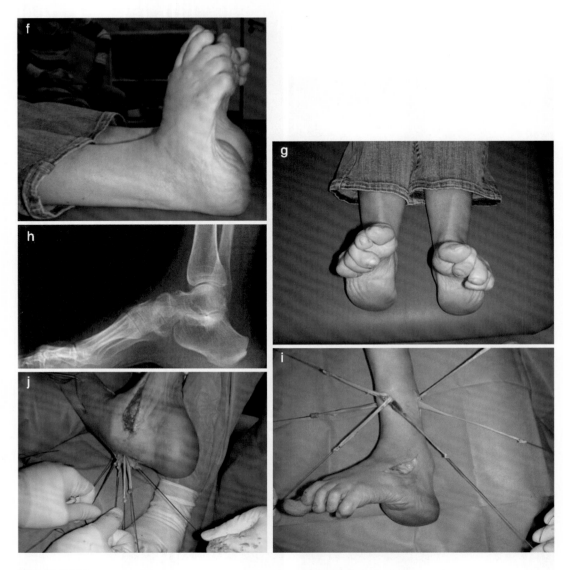

图 8-13-5(续)

i、j. 术中将所有的肌腱转移到跟腱,保留趾长屈肌

长或松解术)结合术伴肌腱转位术,目的在于消除潜在的病因即恢复神经源性高弓足平衡。单纯性高弓足通常指的是一个平面的畸形,而内翻型高弓足、跖屈内翻型高弓足及跟行型高弓足则是多个平面的畸形,这需行复杂的重建术。关于 4 种高弓足的治疗方法已在本节详细讨论。

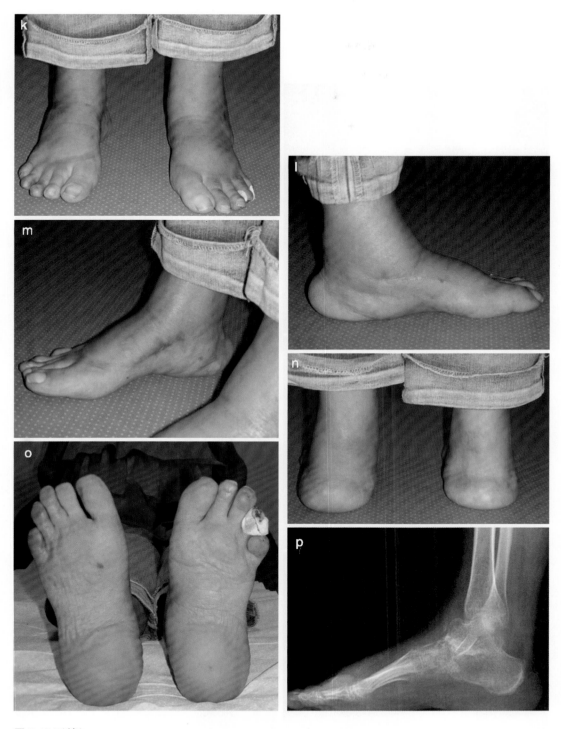

图 8-13-5(续)

k～p. 使用 Lambrinudi 术矫正后足畸形,同时从 Chopart 关节背侧行楔形截骨,矫正高弓足畸形。矫正足部双侧畸形后,患者再无拐杖辅助下且能长距离行走,无继发性足下垂症状。患者术后 1 年的临床和影像学资料

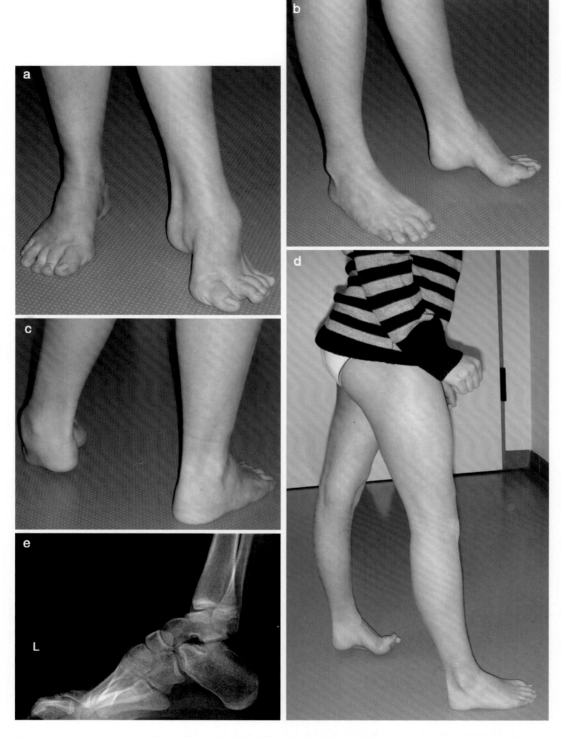

图 8-13-6 a～d. 患者,女性,16 岁,患脊髓拴系综合征,双足均为内翻高弓足,但左足足下垂症状更明显,同时在长距离行走后第 1 跖趾关节下出现疼痛、脱位、足下垂,走路时膝关节过伸

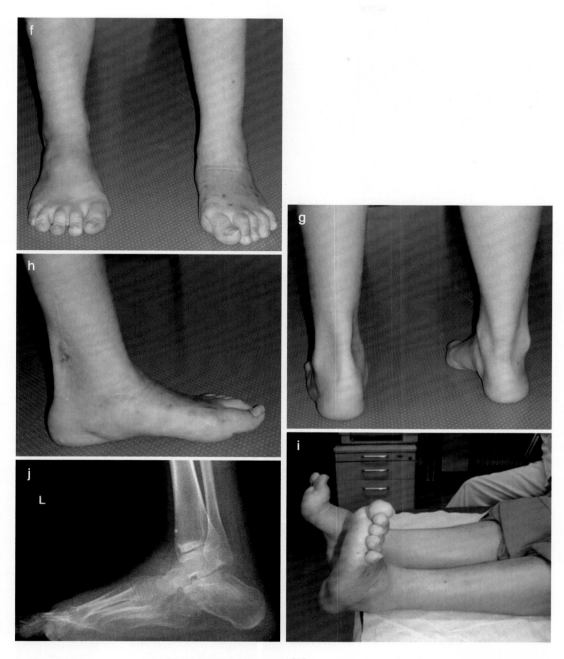

图 8-13-6（续） e～h. 通过对患者左足行 Steindler 术[21]、改良版 Jones 术[22,23]、T-SPOTT 术、Chopart 关节融合术、延伸性第 1 跖骨截骨术[14]及 DII-DV 锤状趾矫形术，术后 1 年通过临床和功能，以及影像学资料显示疗效显著。i. 经治疗后的左足与未经过治疗的右足的比较，右足仍存在足下垂。j. 术后侧位 X线片

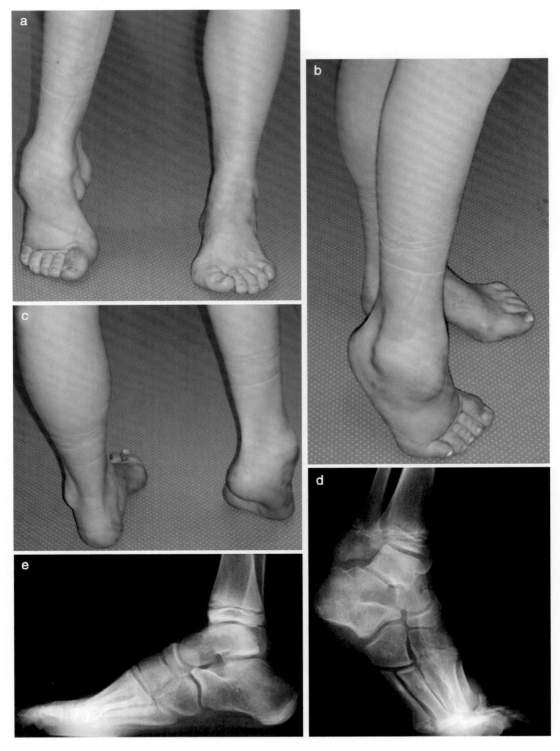

图 8-13-7 　a～e. 患有脊髓拴系综合征的女孩，双足均伴有跖屈内翻高弓足，15 岁进行手术治疗。临床表现及 X 线片显示双侧症状明显的不对称，右侧受累更严重。由于右侧不平衡与膝关节反张，使得患者走路非常困难。术前检查发现小腿三头肌、胫后肌和趾长屈肌挛缩和痉挛，而腓骨肌腱和胫前肌肌无力

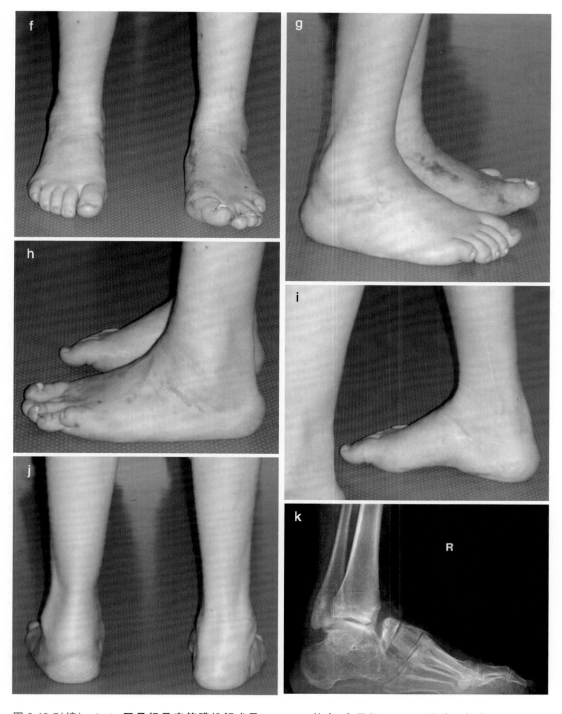

图 8-13-7(续)　f~l. 双足行足底筋膜松解术及 SPOTT。其次,右足行 Achilles 跟腱延长术、Lambrinudi
术[20]及延伸性第 1 跖骨截骨术[14],之后左足行腓肠肌腱延长术、Chopart 关节融合术及 TMT-I 关节融合
术。术后 9 个月的疗效和 X 线片显示左侧功能良好,活动接近正常踝关节活动范围。右侧,手术前翻位
位置较僵硬,表现为严重的跖屈性内翻高弓足,术后与术前相比,足底屈曲的效果更好,背伸 15°,跖屈 20°

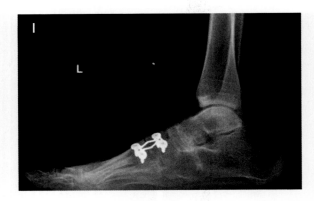

图 8-13-7（续）

参考文献

［1］ Tynan MC，Klenerman L，Helliwell TR，et al. Investigation of muscle imbalance in the leg in symptomatic forefoot pes cavus：a multidisciplinary study. Foot Ankle，1992，13：489-501.

［2］ Helliwell TR，Tynan M，Hayward M，et al. The pathology of the lower leg muscles in pure forefoot pes cavus. Acta Neuropathol，1995，89（6）：552-559.

［3］ Mann RA，Missirian J. Pathophysiology of Charcot-Marie-Tooth disease. Clin Orthop Relat Res，1988，234：221-228.

［4］ Wenz W，Dreher T. Charcot-Marie-Tooth disease and the cavovarus foot. In：Pinzur MS，editor. Orthopaedic knowledge update-foot and ankle. Rosemont：AAOS，2008：291-306.

［5］ Azmaipairashvili Z，Riddle EC，Scavina M，et al. Correction of cavovarus foot deformity in Charcot-Marie-Tooth disease. J Pediatr Orthop，2005，25：360-365.

［6］ Nagai MK，Chan G，Guille JT，et al. Prevalence of Charcot-Marie-Tooth disease in patients who have bilateral cavovarus feet. J Pediatr Orthop，2006，26：438-443.

［7］ Dreher T，Wenz W. Tendon transfers for the balancing of hind and mid-foot deformities in adults and children. Tech Foot Ankle Surg，2009，8：178-189.

［8］ Ward CM，Dolan LA，Bennett DL，et al. Cooper RR. Long-term results of reconstruction for treatment of a flexible cavovarus foot in Charcot-Marie-Tooth disease. J Bone Joint Surg Am，2008，90：2631-2642.

［9］ Dreher T，Hagmann S，Wenz W. Reconstruction of multiplanar deformity of the hind-and midfoot with internal fixation techniques. Foot Ankle Clin，2009，14：489-531.

［10］ Leeuwesteijn AE，de Visser E，Louwerens JW. Flexible cavovarus feet in Charcot-Marie-Tooth disease treated with first ray proximal dorsiflexion osteotomy combined with soft tissue surgery：a short-term to midterm outcome study. Foot Ankle Surg，2010，16：142-147.

［11］ Jahss MH. Evaluation of the cavus foot for orthopedic treatment. Clin Orthop Rel Res，1983，181：52-63.

［12］ Metaxiotis D，Accles W，Pappas A，et al. Dynamic pedobarography（DPB）in operative management of cavovarus foot deformity. Foot Ankle Int，2000，21：935-947.

［13］ Simon J，Doederlein L，McIntosh AS，et al. The Heidelberg foot measurement method：development，description and assessment. Gait Posture，2006，23：411-424.

［14］ Tubby AH. Deformities including diseases of bones and joints. 2nd ed. London：Macmillan，1912.

[15] Cole WH. The treatment of claw foot. J Bone Joint Surg Am,1940,22:895-908.

[16] Dwyer FC. The present status of the problem of pes cavus. Clin Orthop Relat Res, 1975, 106:254-275.

[17] Hoke M. An operation for stabilizing paralytic feet. J Orthop Surg（Hong Kong）,1921, 3:494.

[18] Wetmore RS, Drennan JC. Long-term results of triple arthrodesis in Charcot-Marie-Tooth disease. J Bone Joint Surg Am, 1989, 71: 417-422.

[19] Vlachou M, Dimitriadis D. Results of triple arthrodesis in children and adolescents. Acta Orthop Belg,2009,75:380-388.

[20] Lambrinudi C. New operation for drop foot. Br J Surg,1927,15:193.

[21] Steindler A. The treatment of pes cavus (hollow claw foot). Arch Surg,1921,2:325-337.

[22] Jones R. An operation for paralytic calcaneocavus. Am J Orthop Surg, 1908, 190: 371-376.

[23] DePalma L, Colonna E, Travasi M. The modified Jones procedure for pes cavovarus with claw hallux. J Foot Ankle Surg,1997, 36:279-283.

[24] Hibbs RA. An operation for claw foot. J Am Med Assoc,1919,73:1583-1585.

[25] O'Byrne JM, Kennedy A, Jenkinson A, et al. Split tibialis posterior tendon transfer in the treatment of spastic equinovarus foot. J Pediatr Orthop,1997, 17:481-485.

[26] Mulier T, Moens P, Molenaers G, et al. Split posterior tibial tendon transfer through the interosseus membrane in spastic equinovarus deformity. Foot Ankle Int, 1995, 16: 754-759.

[27] Qian JG, Yao WH, Qian CZ. A long-term follow-up result of posterior tibialis muscle transfer for foot-drop in leprosy patients. Zhongguo Xiu Fu Chong Jian Wai Ke Za Zhi, 2003,17:240-241.

[28] Edwards P, Hsu J. SPLATT combined with tendo achilles lengthening for spastic equinovarus in adults: results and predictors of surgical outcome. Foot Ankle,1993,14:335-338.

[29] Hoffer MM, Reiswig JA, Garrett AM, et al. The split anterior tibial tendon transfer in the treatment of spastic varus hindfoot of childhood. Orthop Clin North Am, 1974, 5: 31-38.

[30] Vogt JC. Split anterior tibial transfer for spastic equinovarus foot deformity: retrospective study of 73 operated feet. J Foot Ankle Surg,1998,37:2-7.

[31] Baumann JU, Koch HG. Ventrale aponeurotische Verlängerung des Musculus gastrocnemius. Oper Orthop Traumatol, 1989, 4: 254-258.

[32] Strayer LM. Gastrocnemius recession: a five-year report of cases. J Bone Joint Surg Am, 1958,40: 1019-1030.

[33] Ono K, Hiroshima K, Tada K, et al. Anterior transfer of the toe flexors for equinovarus deformity of the foot. Int Orthop, 1980, 4: 225-229.

[34] Hiroshima K, Hamada S, Shimizu N, et al. Anterior transfer of the long toe flexors for the treatment of spastic equinovarus and equinus foot in cerebral palsy. J Pediatr Orthop,1988,8:164-168.

[35] Morita S, Yamamoto H, Furuya K. Anterior transfer of the toe flexors for equinovarus deformity due to hemiplegia. J Bone Joint Surg Br,1994,76:447-449.

[36] Georgiadis GM, Aronson DD. Posterior transfer of the anterior tibial tendon in children who have a myelomeningocele. J Bone Joint Surg Am,1990, 72:792.

[37] Park KB, Park HW, Joo SY, et al. Surgical treatment of calcaneal deformity in a select group of patients with myelomeningocele. J Bone Joint Surg Am,2008,90:2149-2159.

[38] Stott NS, Zionts LE, Gronley JK, et al. Tibialis anterior transfer for calcaneal deformity: a postoperative gait analysis. J Pediatr Orthop,1996, 16:792-798.

[39] DiCesare PE，Young S，Perry J，et al. Peri-malleolar tendon transfer to the os calcis for triceps surae insufficiency in patients with postpolio syndrome. Clin Orthop Relat Res，1995，310：111-119.

[40] Wenz W，Bruckner T，Akbar M. Complete tendon transfer and inverse Lambrinudi arth-rodesis：preliminary results of a new tech-nique for the treatment of paralytic pes calca-neus. Foot Ankle Int，2008，29：683-689.

[41] Döderlein L，Wenz W，Schneider U. Fußdeformitäten：Der Hohlfuß. Heidelberg：Springer，2000.

第 14 章　胫后肌腱断裂

第 14 章

胫后肌腱断裂

Steve Parsons

摘要 胫后肌腱的病理性损伤或外伤,可导致不同程度的后天性扁平足畸形、功能障碍和疼痛。根据临床表现及影像学评估分型进行有效的治疗。当出现持续性疼痛或功能障碍,非手术治疗无效时,需行手术治疗,包括保留关节的肌腱及韧带重建术伴跟骨和内侧楔骨的截骨或牺牲关节的后足关节固定手术。踝关节病变或不稳定可导致其他问题,恢复时间可能延长。

关键词 断裂·胫骨后肌腱·解剖、功能和病理·分型·诊断·手术技术

第 1 节 概 述

人的行走、跑、跳依赖于足部功能,足部功能又主要依靠关节的运动和稳定性。足的形状从"足掌平放"的低足弓支撑到"足跟抬高"与"足尖抬高"之间的高弓足。在随后的步态期,力逐步稳定地传递到足趾,并不伴有足中段关节的塌陷。足部可灵活调整平衡和矫正轮廓和倾斜。

足部具有的改变形状、维持稳定及灵活性,主要是由足部解剖三要素引起,包括骨骼和关节的形状、静态约束力和动态控制力。身体近端活动主要影响关节的活动。足关节活动方向和范围主要是由韧带、筋膜、足底韧带和足底筋膜控制。小腿的内在肌和外在肌决定了关节活动的周期和速度。在后跟抬起的过程中,参与活动的主要肌肉包括胫后肌、腓骨肌和腓肠肌-比目鱼肌复合体的平衡拮抗肌。

病理改变或损伤可影响骨、软组织约束或动态控制,最终导致足部功能障碍。病理损伤会影响内侧/中间柱的完整性,后天性扁平足不断进展,进而影响其稳定性。表 8-14-1 为典型的功能障碍。本节重点介绍胫后肌腱及邻近的弹簧韧带功能障碍。

表 8-14-1 扁平足病因

先天性	退行性
先天性垂直距骨	TMT 关节炎
扁平足	距下关节炎
游离性扁平足	胫后肌腱功能障碍
斜足	跟舟足底韧带断裂
跗骨融合	
副舟骨	
炎症性	**神经源性**
类风湿关节炎	
血清反应阴性关节炎	
创伤性	**医源性**
跗跖关节损伤	
后足骨折	
创伤后踝关节僵硬	**肿瘤**

S. Parsons
Royal Cornwall Hospitals,Cornwall,UK
e-mail:swparsons@btinternet.com

G. Bentley (ed.),*European Surgical Orthopaedics and Traumatology*,
DOI 10.1007/978-3-642-34746-7_151,© EFORT 2014

第 2 节　解剖、功能和病理

胫后肌起于胫骨、小腿骨间膜和腓骨的后面。胫后肌腱起于小腿下 1/3 的后内侧，经内踝后下方，到足底内侧，止于舟骨粗隆和内侧、中间及外侧楔骨，骰骨和第 2、第 3、第 4 跖骨基底部。血管研究发现内踝后下方有特殊的低血供区[1,2]。

在正常受试者中，胫后肌活动是可变的，尤其是在后跟抬起之前及抬起的过程较明显，在维持关节动态稳定中起重要作用。肌腱功能障碍的扁平足患者活动性更大[3]。

外伤或全身炎性疾病可导致肌腱损伤。功能障碍最常见的病因是退行性肌腱炎引起的肌腱病变、黏蛋白含量增加、成纤维细胞增生、软骨化及新生血管形成[4]。

病变可能发生于舟骨肌腱止点处或贯穿于整个肌腱，伴有纵行劈裂（图 8-14-1）和拉长，或完全断裂（图 8-14-2），常见于踝关节周围区域[5]。胫后肌收缩限定在 1.5 cm 内。若延长肌腱，肌力则明显降低。但肌肉功能丧失可能不会导致高弓足发生。然而，若足部关节活动较为灵活，尤其是倾向于平足或腓肠肌紧张，此时肌无力可能导致后跟抬高时关节稳定性丧失。随后胫骨外旋减少，后足持续内旋，中足关节背屈，最终导致中足"断裂"。后跟抬起时 Achilles 跟腱仍向外侧，进一步加重腓肠肌挛缩。当腓肠肌与胫骨后肌不再拮抗，尽管行走时距骨头与地面保持平行，但后足旋转时，会产生后足外展，导致平足（扁平外翻足）畸形[6,7]。

第 3 节　临床畸形

可通过站立位的 3 个面对此类畸形进

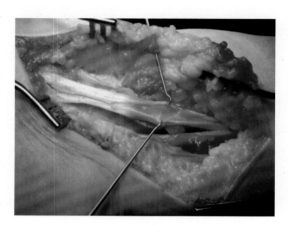

图 8-14-1　胫后肌腱纵向撕裂

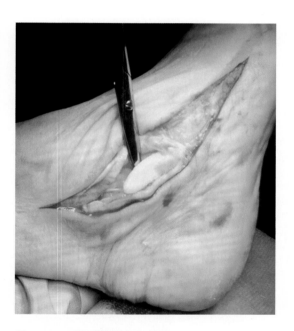

图 8-14-2　胫后肌腱完全断裂

行评估，包括矢状面、冠状面、轴位面。矢状面可见明显的足纵弓变扁（图 8-14-3），前足与地面相平，后足出现跖屈。冠状面（图 8-14-4）可见后足外翻（旋前）。相反，冠状面可见前足与地面相平，与第 1 跖骨头和第 5 跖骨头下方接触。在轴位面上（图 8-14-5），前足相对于后足出现外展，在外形上导致距骨发生旋转。

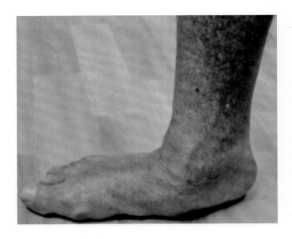

图 8-14-3　平足，内侧矢状面

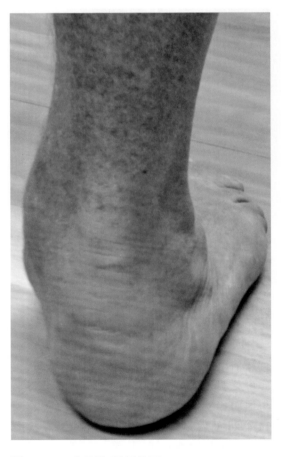

图 8-14-4　扁平足，后冠状面

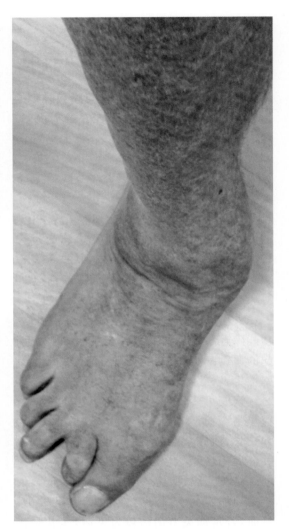

图 8-14-5　扁平足，轴位面

第 4 节　影像学畸形

侧位 X 线片（图 8-14-6）显示距骨跖屈伴明显缩短，跟骨高度降低。第 1 跖骨和距骨间的垂直线被破坏，且距舟关节成角变大，但楔舟关节和跗跖关节的成角更大。在一些病例中，这些成角在 3 个平面均可看到。

图 8-14-7 为踝关节站立位正位 X 线片，除严重的病例外，正常踝关节的踝穴并

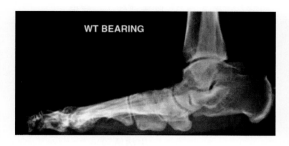

图 8-14-6　扁平足,站立位侧位 X 线片

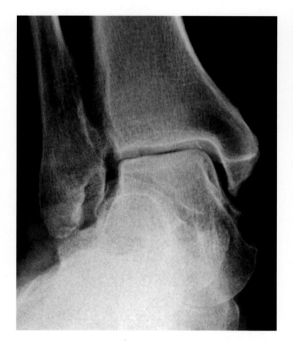

图 8-14-7　扁平足,站立位踝关节正位 X 线片

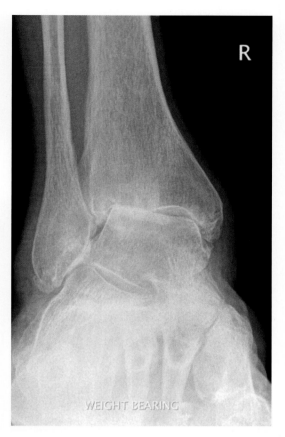

图 8-14-8　扁平足,踝关节炎患者 X 线正位片显示距骨倾斜

无成角。显示跟骨外翻,外观较平及距骨头外露。对于晚期后天性成人扁平足患者,可观察到更严重的畸形,踝穴发生倾斜和胫距关节磨损,以及腓骨远端与跟骨撞击(图 8-14-8)。

图 8-14-9 为站立位 X 线片的背面观,显示距骨与跟骨间移位增大,舟骨外侧半脱位导致距骨头外露。对于楔舟关节和跗跖关节退行性病变的患者,其外展角度更大(更常见于关节病变或外伤后病变)。

背侧足底斜位片有助于诊断关节病变,但很少应用于评估畸形。

第 5 节　临床评估

胫后肌腱功能障碍性扁平足的诊断主要根据患者的临床表现、病史及体格检查。病史询问患者的特殊症状、症状开始及典型的变化,以及功能情况(表 8-14-2)。对严重的症状和残疾的认知有助于指导随后的治疗计划。

通过查体(表 8-14-3)可显示患者的身体体征,包括承重与非承重时畸形的变形、异常活动、可见明显膨胀、触及压痛、肌肉对抗阻力的主动收缩,关节被动活动和主动活动范围。术中要特别注意腓肠肌的挛缩、软组织情况、神经血管的供应及患者的一般情况。

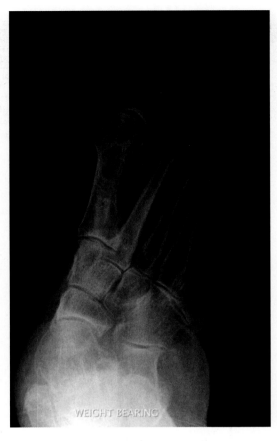

图 8-14-9　扁平足,站立位 X 线正位片

第 6 节　影像学检查

　　常规行足踝负重 X 线检查,评估畸形的严重程度及关节病变。超声用于检查胫后肌腱,MRI(图 8-14-10)用于检查不典型的病变或怀疑存在或排除病理学改变。

第 7 节　分　型

　　成人后天扁平足可能合并各种畸形。根据患者的临床表现及影像学资料进行分型,以便制订治疗计划。

表 8-14-2　临床评估——病史

病史	
症状	疼痛
	僵硬
	肿胀
	稳定性
功能	移动
	工作
	生活活动
	运动
诊断信息	部位
	既往史
	系统回顾

表 8-14-3　临床评估——体格检查

体格检查
站立式畸形
3 临床平面
肿胀
胫骨后肌腱
关节炎面积
步态
镇痛
足后跟抬高受限
外旋
姿态测试
双足站立时内翻,抬起足跟
内旋无力或单足站立失败
减少承重旋后
静态畸形
前足旋后
前足外展
移动性
距下关节
足中段僵硬
前足静息后旋矫正术
腓肠肌挛缩
压痛
胫后肌腱
跟舟足底韧带
横向撞击
关节炎区域
肌力
胫骨后肌腱无力
一般状况
维管联结
神经分布
软组织覆盖

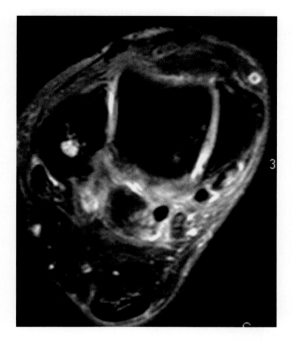

图 8-14-10　MRI 轴位，胫后肌腱病变

1. 根据病史可将患者分为炎性和非炎性肌腱病变，前者需行关节置换术；后者考虑行保留关节术。

2. 根据患者发病时间分型。急性发作、无畸形者采用非手术治疗或行保留关节术。慢性病变的急性发作最初采用非手术治疗，但对于复发性患者而言，需行手术治疗。患者若存有长期畸形并伴关节的改变，需行关节置换术。

3. 目前被广泛认可的分型为 Johnson-Strom 分型[8]，主要依据病史和体格检查。将功能障碍和畸形分为 3 个阶段。第 1 阶段是腱鞘炎，此阶段肌腱通常长度正常，后内侧轻度到重度疼痛、肿胀，但畸形轻微。第 2 阶段，患者发展成柔韧性外翻畸形，胫骨后肌腱被拉长或撕裂，力量减弱，单独后跟抬高障碍或丧失，但此时距下关节仍可运动。第 3 阶段的特点是畸形较为严重伴后足固定。第 4 阶段畸形最为严重，出现踝关节外翻及退行性病变[9]。

4. 1997 年，笔者对分型进行修正，根据后足的运动和非负重前足的旋后将第 2 阶段的畸形再划分（表 8-14-4），见于冠状位平面（图 8-14-11）。第 1 阶段和第 3 阶段基本上没什么变化，但在第 2 阶段中，尽管后足较为柔韧，但可观察到畸形和中足部僵硬[10,11]。

第 2 阶段分为 3 个亚型。

(1) 2(a) 型：矫正后足后，前足旋后 15°或更少。

(2) 2(b) 型：前足旋后＞15°，但可被动矫正（图 8-14-11）。

(3) 2(c) 型：前足旋后加重但不能完全被动矫正，距下关节仍可活动。

表 8-14-4　基于静息前足旋后的扁平足畸形改良后分型

	畸形	后足	前足	矫正
1 型	无	非固定	中立	完全矫正
2(a) 型	轻度	非固定	轻度旋后	完全矫正
2(b) 型	中度	非固定	中度旋后	完全矫正
2(c) 型	重度	非固定	重度旋后	不完全
3 型	重度	固定	重度旋后	不完全
4(a) 型	重度	踝关节中立＋关节炎	重度旋后	不完全
4(b) 型	重度	踝关节外翻＋关节炎		
4(c) 型	重度	踝关节外翻，不伴有关节炎		

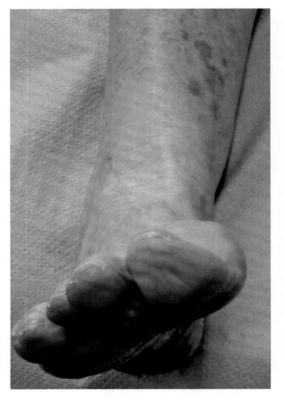

图 8-14-11　前足旋后

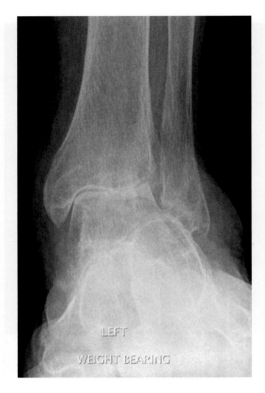

图 8-14-12　扁平足,踝关节正、侧位 X 线片显示关节炎并不伴有倾斜

5. 根据 X 线结果,将第 4 阶段分为 3 个亚型[11]。

(1)4(a)型:踝关节病变,但无倾斜(图 8-14-12)。

(2)4(b)型:踝关节病变合并外翻(图 8-14-8)。

(3)4(c)型:踝关节外翻,但不伴有关节炎(图 8-14-13)。

其他学者也报道了类似的分型方法[12]。

第 8 节　治　疗

对于此类疾病从进行性发展到自然稳定,其预后疗效外科医生意见不一[12]。非手术治疗包括使用夹板固定、矫形器、物理治疗、药物治疗,这些方法报道疗效显著[13,14]。手术适应证为持续或加重性疼

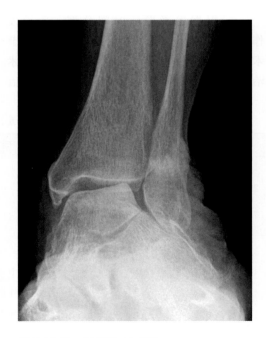

图 8-14-13　扁平足 4(c)型

痛,畸形不断进展及功能下降。但较为困难的是手术时机的选择。对于肌腱完全断裂且迅速恶化的年轻患者,需尽早手术。对于仅存在肌腱功能障碍且伴有严重并发症的老年患者,对预后要求较低,可行非手术治疗。

另外的选择是行保留关节术,对肌腱和韧带软组织重建,以及截骨或行关节置换术。手术的影响因素包括年龄、功能程度、诊断、软组织情况、畸形严重程度、关节的灵活性及是否存在关节病变(表 8-14-5)。

表 8-14-5　手术的影响因素

保留关节	关节置换
病史	病史
急性＋慢性	慢性
非炎性关节	炎性关节
体格检查	体格检查
体重较轻	体重较重
软组织覆盖较好	较厚的软组织覆盖
非固定的关节	固定的后足畸形
无关节受累	距下关节受累
畸形	畸形
1～2(b)型	2(c)～4 型
影像学诊断	影像学诊断
无后足关节炎	关节炎

一、第 1 阶段

对于第 1 阶段急性期的患者(无畸形)可行非手术治疗,若症状持续存在,可行肌腱减压术、滑膜切除术、修复或加强术。

对于炎症性疾病引起的腱鞘扩张,可行肌腱修补和清理术。最常见的是开放探查术。患者取仰卧位,把软垫放在对侧臀部侧下面,小腿放到垫子上抬高。沿着胫骨后肌内踝近端至舟骨水平做一 4 cm 直线切口(图 8-14-14)。在切口末端,小静脉需电凝

止血。切开脉鞘可见肌腱并切除滑膜炎。缝合所有中心性撕裂。对于较差的肌腱,可用趾长屈肌加强或 Cobb 劈开胫前肌转移术(图 8-14-15)。用可吸收缝线间断缝合腱鞘和皮肤切口。术后肢体用夹板固定并抬高。术后建议不负重,2 周后即伤口痊愈后开始康复训练。

二、第 2 阶段

大多数患者伴有慢性的急性表现、柔韧性(第 2 阶段)扁平外翻足。腓肠肌挛缩较为常见,需行重建术。

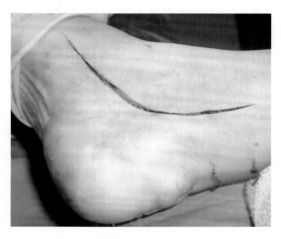

图 8-14-14　后足后内侧切口

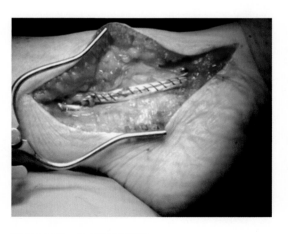

图 8-14-15　胫后肌腱加强

三、2（a）型

对于 2（a）型畸形合并胫后肌功能障碍，可行腓肠肌退缩术、胫后肌腱重建术，辅以跟骨内截骨术。

患者取半侧位，将小腿放置于泡沫板并抬高。此体位可暴露后跟外侧面，肢体内旋可暴露踝关节的后内侧。可通过内侧切口行腓肠肌退缩术，但在笔者的实践中，通常行后正中小切口，暴露腓肠肌腱膜，术中保护腓肠神经。在肌腱 3 cm 上做一中部切口，向近端肢体内侧延长 90°，踝关节背屈位（图 8-14-16）末端外侧行 Z 形延长，缝合腱膜。

关于跟骨内侧移植或截骨术有以下 2 个方法。

1. 于跟骨外侧取斜行切口，术中注意保护腓肠神经。使用锯和骨刀斜行截骨。使用小型横撑开器撑开截骨区。撤掉撑开器后，近端截骨端内侧移位达 1 cm，注意不要让后部碎片向近端移位。从后足跟拧入 1 枚螺钉固定截骨。

2. 笔者倾向于行后外侧入路（图 8-14-17）。掀起皮瓣保护腓肠神经，暴露跟骨外侧壁。行 Chevron 截骨术，避免损伤内侧重要的软组织结构。使用小型横撑开器分离截骨，然后行松解术，并将近端截骨端向内侧移位 1 cm。当足部背屈时，将 V 形锁定接骨板置于截骨处（图 8-14-18）。直视下较为稳定，使用 6.5 mm 螺钉固定。此入路的优点是保护腓肠神经，避免截骨近端移位，精确定位截骨和内固定器械（图 8-14-19），还可较大矫正内翻成角[18]。使用可吸收线缝合切口及皮肤。

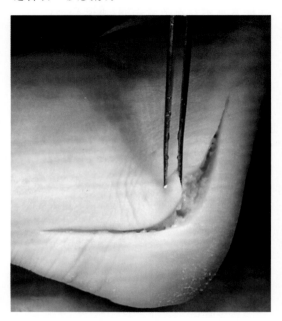

图 8-14-17　跟骨后外侧切口

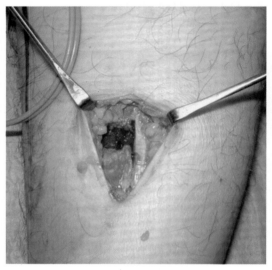

图 8-14-16　腓肠肌腱膜 Z 形延长

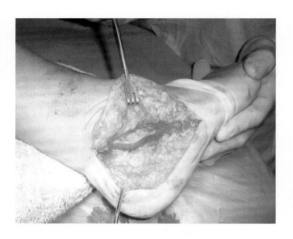

图 8-14-18　跟骨 Chevron 截骨术

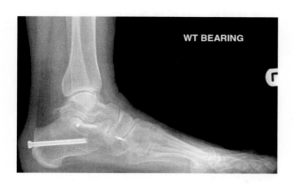

图 8-14-19　跟骨截骨内固定

　　然后旋转髋关节,行后内侧入路暴露胫骨后肌腱(图 8-14-14)。切断完全断裂及缺损的肌腱,之后行肌腱转位。肌腱病变不严重的话可行修复和前移,但需其他肌腱转位术。检查弹簧韧带,并对其修补和加固(图 8-14-20)。然而,2(b)型畸形比 2(a)型畸形更常见。

　　常见的肌腱转位方式有 2 种,即屈趾长肌[15,16]转位和"Cobb"劈开胫前肌转位[11,17,18]。

　　(1)行趾长屈肌腱转位术,将切口延长到第 1 跖骨基底部。沿足底解剖至 Henry 大结节,暴露趾长屈肌腱(flexor digitorum longus,FDL)及姆长屈肌腱(flexor hallucis

longus,FHL)。此时,分离 FDL。由于两肌腱间相互连接,通常不建议将 FDL 缝合至 FHL。然而,如需要的话,两者缝合也较为迅速。通过内侧楔骨钻孔。缝合趾长屈肌腱近端残端。通过背侧向跖侧连续缝合,进行环形一圈缝合。使用此方式缝合趾长屈肌腱末端,穿过钻孔使肌腱从足底穿向足背(图 8-14-20),同时保持足底弯曲、内收和旋后。然后,缝合肌腱以保持稳定(图 8-14-21)。

　　(2)行"Cobb"术,做一后内侧切口,向远端延伸,暴露胫骨前肌腱。沿小腿前侧,即胫骨前肌腱近端,踝关节上 10 cm 处做另一切口。劈开肌腱,使用 2 条尼龙带穿过肢体内侧(图 8-14-22)。足跖屈位,将止血钳从胫骨前肌腱远端穿至支持带下方的近端(图 8-14-23)。将尼龙带拉至伤口远端,在第 2 圈尼龙带处行反牵引固定,撕裂全长。劈开内侧肢体肌腱近端,然后延长至伤口远端。通过内侧楔骨钻孔,肌腱断端穿过钻孔到达足的跖侧。足跖屈位、内收和旋后,将肌腱转位至内踝残余的胫骨后肌腱(图 8-14-24)。然后将肌腱转移至凹槽,通常在一定张力下,将足保持在同一位置,并间断缝

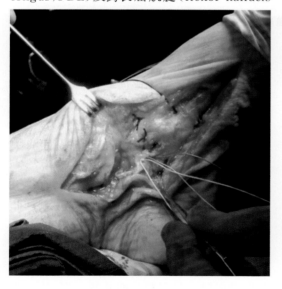

图 8-14-20　**趾长屈肌腱转位和弹簧韧带加固**

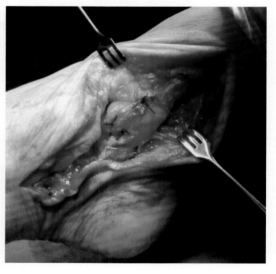

图 8-14-21　**趾长屈肌腱缝合后进行转位,稳定跟舟足底韧带**

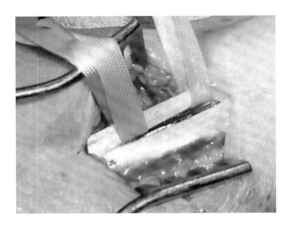

图 8-14-22　于小腿前方劈开胫前肌腱

合重建腱鞘。最后缝合伤口,小腿夹板固定并抬高,直至伤口完全愈合。此后,足部开始慢慢负重,在疼痛允许的情况下,逐渐增加负荷。术后 6 周,开始进行康复治疗,逐渐加强关节运动及肌力。若患者持续出现疼痛、僵硬、肿胀及无力,则恢复期较长。

四、2（b）型

对于 2(b)型患者,其畸形、肌腱病变更为严重,跟舟足底韧带断裂较常见。手术主要包括胫骨后肌腱重建术(同时修复和加强跟舟足底韧带)[19]、腓肠肌切断术、跟骨内侧

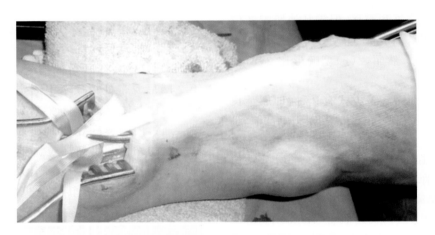

图 8-14-23　在腱鞘内由远端向近端传递应用止血药

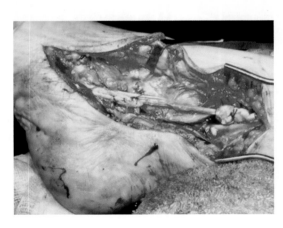

图 8-14-24　将劈裂的胫前肌腱缝合至近端胫后肌腱

移位截骨或外侧柱延长术。术中处理两距舟关节和楔舟关节下陷问题。

对于外侧面而言,选择行跟骨内移位截骨或外侧柱延长术[20-24]。若畸形较为严重,行外侧柱延长术,可最大限度地矫正距舟关节半脱位。

可通过行跟骨开放楔形截骨术或跟骰关节撑开牵引融合术行外侧柱延长术。此外,可结合行跟骨内移位截骨术。

若行外侧柱延长术结合近端截骨术,将后外侧切口延长至第 5 跖骨基底,掀开皮瓣与腓骨肌腱。暴露跟骨前外侧远端,软组织外露。截骨的位置垂直平行于跟骰关节,完

成内侧面和前侧面间截骨，或斜穿过跗骨窦，完成后内侧面截骨。撑开两截骨端，并使用粗克氏针固定，使用拉钩撑开，纠正畸形，以此覆盖距舟关节，测量间隙。从同侧髂嵴切取楔形三皮质骨移植物，并将其插入间隙。只需 1 枚螺钉即可固定。若螺钉稳定较差或发生骨质疏松，则可使用锁定钢板。

可通过跟骰关节置换术延长外侧柱。沿跟骰关节中心行一纵向切口，保护腓肠神经的分支。去除关节直至允许骨移植物插入。固定方法与截骨术类似，但疗效评分低于截骨术。

外侧截骨一旦完成，则行跟舟足底韧带重建及胫后肌腱探查术[19]。切除弹簧韧带缺损的边缘，用可吸收线缝合断端。将胫后肌腱附着于舟骨远端 1～2 cm 处。将其切除及附着残余物作为修复补充物。于舟骨结节近端 2 cm 处确定载距突。使用注射器针头确定上方和下方的空间。然后将骨锚插入支撑带，在张力下缝合解剖的肌腱断端，确保距舟关节复位，矫正前足旋后（图 8-14-20 和图 8-14-21）。

可按照 2（a）型方式行内侧肌腱重建术。

五、2（c）型

此类型患者后足柔软，但前足明显旋后，不能被动复位。因此，行中足畸形固定。

需通过查体及影像学检查，确定跗跖关节到跗横关节畸形程度。矫正柔韧性后足畸形类似于重建胫后肌腱和跟舟足底韧带，或行跟骨截骨术或关节置换术，如距下关节融合术[24,25]。矫正固定的中足旋转通常需行内侧楔形截骨关节融合术。

六、第 3 阶段

固定后足畸形需行关节融合手术，通常行三关节融合术。行此术前需评估软组织情况及畸形的严重程度。

对于软组织情况较差的畸形矫正术，若采用外侧切口，可导致伤口愈合问题。因此，建议行以下 2 种入路。

1. 对于畸形不太严重伴软组织条件较差的患者，可行关节镜下三关节融合术[26]。

2. 对于严重的畸形，建议行内侧入路三关节融合术[27-29]。

七、第 4 阶段

4（a）型畸形及 4（b）型畸形的治疗具有挑战性。术前需评估踝关节畸形及严重程度，还需评估距下关节和跗横关节的灵活性。矫正后足和中足畸形来改善力线。对于踝关节而言，可行关节镜下踝关节融合术或踝关节置换术，对于后者而言，需保证精确的韧带平衡。根据临床和放射学评估，对治疗方案进行概括，见表 8-14-6。

表 8-14-6　4 型疾病手术选择

踝关节畸形	距下关节移动性	横向跗骨移动性	手术选择
无倾斜＋关节炎	非固定	非固定	踝关节置换＋后足矫正
			关节镜下行踝关节融合术
			关节镜下行胫骨-距骨-跟骨关节融合术
无倾斜＋关节炎	固定	非固定	踝关节置换＋后足关节融合术

（待　续）

（续　表）

踝关节畸形	距下关节移动性	横向跗骨移动性	手术选择
无倾斜＋关节炎	固定	非固定	关节镜下行胫骨-距骨-跟骨关节融合术 踝关节置换＋三关节融合术 全距关节固定术
外翻倾斜不伴有关节炎	非固定	非固定	足部畸形＋内侧踝关节软组织增加术
外翻倾斜不伴有关节炎	固定	非固定或固定	后足关节融合术＋内侧踝关节软组织增加术
外翻倾斜＋OA	非固定	非固定	关节镜下行踝关节融合术 关节镜下行胫骨-距骨-跟骨关节融合术
外翻倾斜＋OA	固定	非固定	关节镜下行胫骨-距骨-跟骨关节融合术
外翻倾斜＋OA	固定	固定	全距关节融合术 截肢术

第9节　总　结

　　胫后肌腱功能障碍产生一系列扁平足畸形。临床与影像学评估允许分类和制订治疗计划。对于疼痛及残疾的患者，可行保留关节伴肌腱重建、韧带修复及跟骨截骨术或行关节融合术。恢复期通常会延长。

参考文献

[1] Frey C, Shereff M, Greenidge N. Vascularity of the posterior tibial tendon. J Bone Joint Surg Am, 1990, 72(6): 884-888.

[2] Petersen W, Hohmann G, Stein V, et al. The blood supply of the posterior tibial tendon. J Bone Joint Surg Br, 2002, 84-B: 141-144.

[3] Semple R, Murley GS, Woodburn J, et al. Tibialis posterior in health and disease: a review of structure and function with specific reference to electromyographic studies. J Foot Ankle Res, 2009, 2: 24.

[4] Gonçalves-Neto JS, Witzel S, Teodoro WR, Carvalho-Junior AE, Fernandes TD, Yoshinari HH. Changes in collagen matrix composition in human posterior tibial tendon dysfunction. Joint Bone Spine, 2002, 69(2): 189-94.

[5] Funk DA, Cass JR, Johnson KA. Acquired adult flat foot secondary to posterior tibial-tendon pathology. J Bone Joint Surg Am, 1986, 68: 95-102.

[6] Houck JR, Neville CG, Tome J, et al. Ankle and foot kinematics associated with stage II PTTD during stance. Foot Ankle Int, 2009, 30(6): 530-539.

[7] Kohls-Gatzoulis J, Angel JC, Singh D, et al, Livingstone J, Berry G. Tibialis posterior dysfunction: a common and treatable cause of adult acquired flat-foot. BMJ, 2004, 329(4): 1328-1333.

[8] Johnson KA, Strom DE. Tibialis posterior tendon dysfunction. Clin Orthop, 1989, 239: 196-206.

[9] Myerson MS. Adult acquired flatfoot deformity. J Bone Joint Surg Am, 1996, 78-A: 780-792.

[10] Parsons SW. A modified classification for the adult acquired planovalgus foot. Presented to Br Orthop Foot Surg Soc, 1997.

[11] Parsons S, Naim S, Richards PJ, et al. Correction and prevention of deformity in type 2 Tibialis posterior dysfunction. Modified Cobb technique and assessment. Clin Orthop Relat Res, 2010, 468(4): 1025-1032.

[12] Deland JT, Page A, Sung I, et al, Choung S.

Posterior Tibial tendon insufficiency results at different stages. HSS J,2006,2:157-160.

[13] Alvarez RG,Marini A,Schmitt C,et al. Stage I and II posterior tibial tendon dysfunction treated by a structured nonoperative management protocol:an orthosis and exercise program. Foot Ankle Int,2006,27(1):2-8.

[14] Kulig K,Lederhaus ES,Reischl S,et al. Effect of eccentric exercise program for early tibialis posterior tendinopathy. Foot Ankle Int,2009,30(9):877-885.

[15] Wacker JT,Hennessy MS,Saxby TS. Calcaneal osteotomy and transfer of the tendon of flexor digitorum longus for stage-II dysfunction of tibialis posterior. Three-to five-year results. J Bone Joint Surg Br,2002,84(1):54-58.

[16] Myerson MS,Badekas A,Schon LC. Treatment of stage II posterior tibial tendon deficiency with flexor digitorum longus tendon transfer and calcaneal osteotomy. Foot Ankle Int,2004,25(7):445-450.

[17] Knupp M,Hintermann B. The Cobb procedure for treatment of acquired flatfoot deformity associated with stage II insufficiency of the posterior tibial tendon. Foot Ankle Int,2007,28(4):416-421.

[18] Madhav RT,Kampa RJ,Singh D,et al. Cobb procedure and Rose calcaneal osteotomy for the the treatment of tibialis posterior tendon dysfunction. Acta Orthop Belg,2009,75(1):64-69.

[19] Gazdag AR,Cracchiolo III AM. Rupture of the posterior Tibial tendon. Evaluation of injury of the spring ligament and clinical assessment of tendon transfer and ligament repair. J Bone Joint Surg Am,1997,79-A:675-681.

[20] Bolt PM,Coy S,Toolan BC. A comparison of lateral column lengthening and medial translational osteotomy of the calcaneus for adult acquired flatfoot. Foot Ankle Int,2007,28 (11):1115-1123.

[21] van der Krans A,Louwerens JW,Anderson P. Adult acquired flexible flatfoot,treated by calcaneocuboid distraction arthrodesis,posterior tibial tendon augmentation,and percutaneous Achilles tendon lengthening:a prospective outcome study of 20 patients. Acta Orthop,2006,77(1):156-163.

[22] Moseir-LaClair S,Pomeroy G,Manoli A. Intermediate follow-up on the double osteotomy and tendon transfer procedure for stage II posterior tibial tendon insufficiency. Foot Ankle Int,2001,22(4):283-291.

[23] Moseir-La Clair S,Pomeroy G,Manoli A. Operative treatment of the difficult stage 2 adult acquired flatfoot deformity. Foot Ankle Clin,2001,6(1):95-119.

[24] Johnson JE,Cohen BE,DiGiovanni BF,et al. Subtalar arthrodesis with flexor digitorum longus transfer and spring ligament repair for treatment of posterior tibial tendon insufficiency. Foot Ankle Int,2000,21(9):722-729.

[25] Kitakoa HB,Patzer GL. Subtalar arthrodesis for posterior tibial tendon dysfunction and pes planus. Clin Orthop Relat Res,1997,345:187-194.

[26] Lui TH. New technique of arthroscopic triple arthrodesis. Arthroscopy,2006,22(4):464.

[27] Knupp M,Schuh R,Stufkens SA,et al. Subtalar and talonavicular arthrodesis through a single mrdial approach for the correction of severe planovalgus deformity. J Bone Joint Surg Br,2009,91(5):612-615.

[28] Jackson WE,Tryfonidis M,Cooke PH,et al. Arthrodesis of the hindfoot for valgus deformity. An entirely medial approach. J Bone Joint Surg Br,2007,89(7):925-927.

[29] Jeng CL,Vara AM,Myerson MS. The medial approach to triple arthrodesis. Indications and techniques for the management of rigid valgus deformities in high risk patients. Foot Ankle Clin,2005,10(3):515-521. vi-vii.

第 15 章　腓骨肌腱疾病

第 15 章

腓骨肌腱疾病

Paul Hamilton，Andrew H. N. Robinson

摘要 腓骨肌腱异常可引起足部后外侧疼痛。然而,其发病率目前仍未知,且容易被误诊。

大多数患者表现为力学方面的异常,比如腓骨短肌、腓骨长肌或两者同时存在急性或慢性腱鞘炎、撕裂或半脱位。也可能会存在籽骨。

此外,还会引起踝关节不稳定、后足的内翻或外翻畸形,其主要原因在于腓骨肌腱脱位或腓骨外侧结节。病史和体格检查对于探究病因至关重要。还需与关节炎进行鉴别诊断。

临床上提出几种常见的分型。这些主要与解剖异常、肌腱自身及肌腱半脱位有关。

病史和体格检查,超声和 MRI 可用于临床诊断。此外,注射药物也有助于诊断。对于肌腱撕裂和半脱位的久坐患者而言,可采用非手术治疗。但其不适用于积极活动的人群。手术治疗取决于肌腱的活力和导致其损伤的其他病因。

治疗的目的是修复或重建受影响的肌腱,修复韧带。恢复其稳定性。手术成功的关键在于修复潜在的异常力学因素。

关键词 解剖·生物力学·慢性损伤·分型·并发症·诊断·疾病·病因和发病率·非手术治疗·受伤机制·腓骨肌腱·修复·相关足部疾病·手术治疗·急性损伤的手术技巧

第 1 节 概 述

腓骨肌腱常见的病变为腱鞘炎、撕裂、半脱位/脱位和压迫。这些病理表现为足外侧和踝关节疼痛。准确的诊断对于确定适当的治疗方法至关重要。目前,关于腓骨肌腱疾病治疗方法较多,但其治疗的证据仅为 IV 级和 V 级。腓骨长肌腱和腓骨短肌腱走行于踝关节外侧后方,并且对足产生外翻力,其对踝关节内翻产生二次约束。腓骨三头肌走行于足踝前面,较少发生病变。

第 2 节 发病率和病因

目前,腓骨肌腱病的发病率仍是未知。临床上,此类型疾病较为罕见,但尸体研究表明腓骨短肌腱撕裂的患病率为 11% ～ 37%,腓骨长肌腱撕裂较少见。然而,肌腱的半脱位与脱位是动态性的,因此,尸体研究并无太大意义。

值得注意的是,腓骨肌腱脱位较为罕

P. Hamilton (✉) · A. H. N. Robinson
Cambridge University Hospitals, NHS Foundation Trust,
Cambridge, UK
e-mail: fredthefoot@virginmedia.com

G. Bentley (ed.), *European Surgical Orthopaedics and Traumatology*,
DOI 10.1007/978-3-642-34746-7_195, © EFORT 2014

见,有时急性脱位容易误诊为外侧踝韧带扭伤,这意味着大多数腓骨肌腱病变的患者存在慢性而非急性症状。据估计,0.3%～0.5%的踝关节损伤是由于腓骨肌腱的半脱位或脱位引起的[2]。

腓骨肌腱病变误诊率高达40%。肌腱脱位通常会影响1～2个肌腱。经手术治疗腓骨肌腱撕裂的患者中,88%的患者表现为短肌腱撕裂,13%的患者表现为长肌腱撕裂[4]。进一步研究发现,38%的患者两条肌腱都有撕裂[13]。

腓骨肌腱病变时,对足部整体的评估至关重要。足跟内翻使得腓骨肌腱超负荷,而外翻可导致肌腱在远端腓骨和外侧跟骨壁间压迫。经手术治疗腓骨肌腱撕裂患者中,足内翻患者占32%～82%,外踝不稳定需行肌腱重建术的患者占33%,腓骨肌腱滑脱者占20%,肌腱从后踝浅槽中脱出者占10%,低位腓肠肌萎缩者占33%。

最后,临床上仍需注意由于腓神经压迫导致的腓骨疼痛患者。以下2种情况需注意:第1种是跟骨骨折,当患者跟骨的宽度增加时;第2种是过度的足跟外翻,通常是由胫骨后肌腱不全造成。

第3节 解 剖

腓骨肌构成腿部外侧间室,并由表面腓神经支配。神经来源分别为 L_4、L_5 和 S_1。腓骨短肌起自外侧腓骨的下 1/3 及肌间隔。腓骨长肌起自外侧腓骨的上 2/3 及肌间隔。偶尔部分腓骨长纤维起自胫骨。

腓骨肌腱最初走行于普通的滑膜鞘中,滑膜鞘从近端 4 cm 延伸至外踝远端 1 cm 处(图 8-15-1)。在外踝的水平上,腓骨短肌腱相对平坦并位于腓骨后侧。腓骨长肌腱是圆形且位于短肌腱后侧。两者都包含在后踝滑车中(图 8-15-2)。此后,这种纤维骨隧道由浅表腓骨支持韧带形成。支持韧带起自腓骨

远端 2 cm 处并插入跟腱及跟骨中[3]。支持韧带由筋膜和增厚的腱鞘构成,主要限制踝部肌腱半脱位。后踝滑车形状存在个体间的差异,82%的受试者滑车是凹形的,11%平坦和7%凸形[6]。平均深度为 2～4 mm。附接到腓骨后外侧方的纤维软骨脊使沟加深。腓骨肌腱的不稳定性主要与凸槽、纤维软骨缺陷和松弛的上支持带有关。

低位的腓骨短肌肌腹和第 4 腓骨肌均可过度挤压后踝滑车并引起病变。高达33%的人群中低位腓骨短肌肌腹延伸到上支持韧带边缘。第 4 腓骨肌是一种附属肌肉,见于 6%～22%的人群中,主要起自腓骨短肌肌腹,并插入腓骨结节[23]。

穿行于纤维骨隧道之后,两肌腱路线分成两个不同的滑膜鞘。当其沿着跟骨外侧壁向下通过时,两腱鞘自腓骨结节分离。在结节水平处,两腱鞘增厚并形成腓骨下支持韧带。腓骨短肌腱经结节上方,腓骨长肌腱经结节下方。腓骨肌下支持带经常发生病变。与腓骨上支持带相比,其比较稳定,结节的肥大导致腓骨下支持带易受压迫。腓骨短肌继续插入第 5 跖骨基底。

腓骨长肌走行于纤维骨下方的"骰骨隧道"。骰骨隧道走行于骰骨外侧缘滑车与足底长韧带间。在骰骨隧道的水平处,籽骨位于腓骨长肌腱。Sarafian 认为籽骨始终存在,尽管在大多数情况下它是纤维软骨的一部分。它在 20%的人群中发生骨化,放射学上仅 5%能观察到[14]。与其他籽骨一样,腓籽骨可以是单部分、双部分或多部分。籽骨位于跟骨外侧和跟骰关节或骰骨下方。骰骨隧道内腓籽骨受压是腓骨长肌受压的另一个潜在原因。腓骨长肌腱走行于足下,并插入内侧楔骨和第 1 跖骨基底部。

与其他腓骨肌不同,第 3 腓骨肌走行于小腿前方。其起源于胫骨前 1/3,骨间膜与腓骨短肌间的肌间隔。第 3 腓骨肌走行于上、下伸肌支持带,插入第 5 跖骨基底的背部。

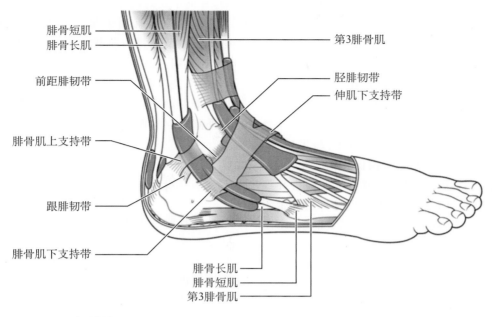

图 8-15-1　外踝解剖

腓骨短肌
腓骨长肌
前距腓韧带
腓骨肌上支持带
跟腓韧带
腓骨肌下支持带
第3腓骨肌
胫腓韧带
伸肌下支持带
腓骨长肌
腓骨短肌
第3腓骨肌

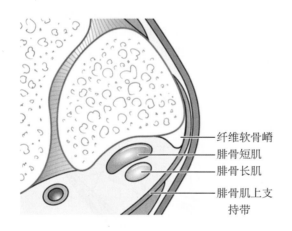

纤维软骨嵴
腓骨短肌
腓骨长肌
腓骨肌上支持带

图 8-15-2　正常腓骨后侧滑车解剖

腓骨肌腱的血液供应主要来自腓后动脉和胫内动脉。目前存有争议的是腓骨肌腱是否存在临界缺血区，其可能导致肌腱病变。多项研究表明，目前存在 2 个缺血区。首先，绕过外踝的两个肌腱是相对缺血的。其次，腓骨长肌在骰骨下方通过时也是相对无血管的。然而，这些无血管区在损伤发病机制中的存在和意义尚不清楚。

第 4 节　损伤机制

腓骨肌腱撕裂和断裂往往伴有急性或慢性病史。急性踝关节扭伤、慢性踝关节不稳定及肌腱半脱位或脱位均与肌腱撕裂有关。腓骨短肌最易发生纵向撕裂，从而影响腓骨肌腱在腓骨滑车的位置，即短切口压缩在腓骨长肌和腓骨之间。在这一点上，腓骨长肌圆润，腓骨短肌扁平，起楔形物的作用（图 8-15-2）。重复性损伤，特别是松弛的腓骨上支持带和锋利的腓骨后缘，最易发生撕裂。

在手术治疗腓骨短肌撕裂时，发现亚临床半脱位发生率高，这提示半脱位在腓骨肌腱损伤机制中起关键作用[7]。低位腓骨短肌肌腹、腓骨肌腱或腱鞘的后侧的滑车较为狭窄，可促进撕裂的发生。

长时间或重复的活动会导致腓骨肌腱炎症或腱鞘炎。其他诱发因素包括严重扭伤、慢性踝关节不稳定及跟骨或踝骨骨折。腓骨结节性肥大、创伤或骨软骨瘤的存在，也与腱鞘炎有关。腓骨肌腱鞘炎较为罕见，呈现全身性、炎性关节病变。

腓骨肌腱半脱位或脱位主要是腓骨肌腱从跟跖沟移位。患者通常将该问题与初始损伤相关联，最常见的损伤机制是急性发作，踝关节强制背屈与随之而来的腓总肌反射收缩，继而腓骨上支持带断裂。一些体育运动，例如，滑雪、打篮球、溜冰、踢足球、橄榄球和体操[8]与此类型损伤有关。

综上所述，肌腱的反复性半脱位会导致肌腱撕裂。内翻足、后踝区或腓骨上韧带不足可导致腓骨肌腱不稳定。孤立的、完全断裂的腓骨长肌较为罕见。X线片显示近端腓籽骨移动。一系列完整的肌腱断裂均分布在骰骨，并与内翻足有关。66％的患者与腓籽骨无关[1]。

第 5 节　生物力学

腓骨长肌走行于第 1 跖列跖屈和足外翻，有助于足踝的跖屈及足内侧稳定。

腓骨短肌有利于足外翻及足踝跖屈。腓骨长肌及腓骨短肌共承担 63％的足外翻力，其分别占 35％及 28％。此外，共同承担 4％的踝关节屈曲。腓骨肌腱是踝关节外侧踝韧带的动态稳定器。第 3 腓骨肌在背屈和外翻时起的作用较小。

第 6 节　分　型

腓骨肌腱半脱位分型首先由 Eckert 和 Davis[5]提出，随后由 Oden 改进修订[10]（图 8-15-3）。Ⅲ级脱位中观察到的外侧踝小撕脱性骨折是腓骨肌腱急性脱位的病理特征，被称为"斑点征"。随后 Krause 和 Brodsky[7]开发了基于肌腱横截面积的腓骨肌腱撕裂分型。对于＜50％横截面积的撕裂，建议切除损伤的肌腱和残留物。若肌腱损伤＞50％，建议全部切除，并将其缝合至相邻的长肌腱上（图 8-15-4 和图 8-15-5）。

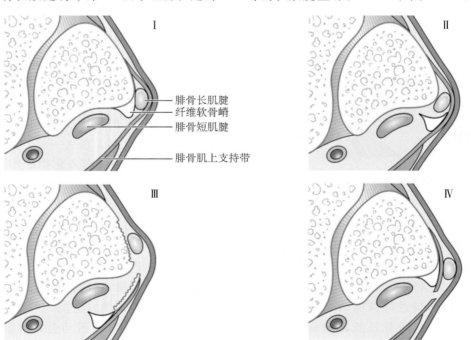

腓骨长肌腱
纤维软骨嵴
腓骨短肌腱

腓骨肌上支持带

图 8-15-3　由 Eckert 和 Davis 描述的肌腱半脱位的等级，Oden 进行了修订。Ⅲ级分型中可观察到腓骨骨折，可看作"斑点征"

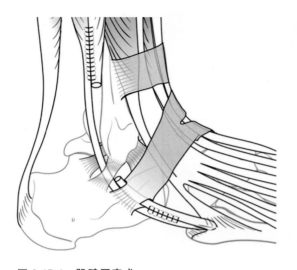

图 8-15-4 肌腱固定术

Brandes 和 Smith[1]描述了腓骨长肌撕裂的解剖分型(图 8-15-6)。

- A 区指的是上支持韧带下发生的肌腱撕裂,主要包括半脱位或脱位,或者由低位腓骨短肌或第 4 腓骨肌的占位效应产生的撕裂。
- B 区指的是腓骨下支持带区域,且增大的腓骨结节与撕裂有关。
- C 区指的是骰骨凹口及与腓骨肌损伤相关区域。研究表明 77% 的腓骨长肌病变在此区,并伴有完整肌腱的断裂(22 例中的 6 例)。然而,从严格意义上讲,此分型仅与腓骨长肌的撕裂有关,因此,将其用于腓骨长肌和腓骨短肌撕裂。

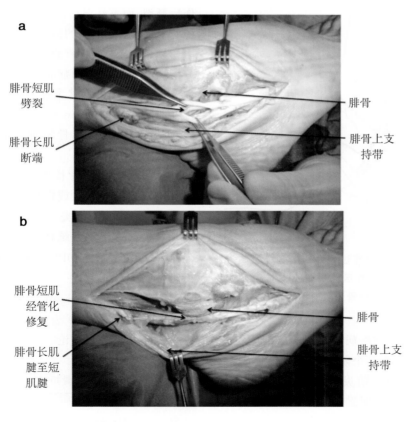

图 8-15-5 a.腓骨长肌和腓骨短肌纵向完全撕裂;b.由腓骨长肌至腓骨短肌行肌腱固定修复术

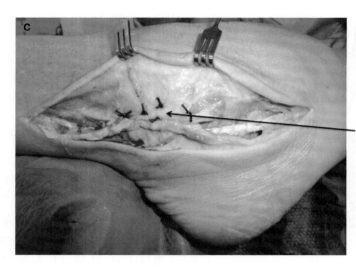

图 8-15-5(续)　c.腓骨上支持带再修复

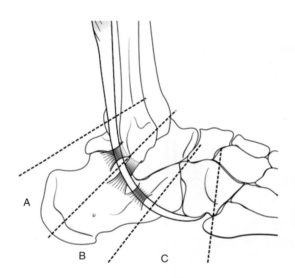

图 8-15-6　腓骨长肌腱穿过足外侧的 3 个区域：A 区为腓骨上支持带区；B 区为腓骨下支持带区；C 区为骰骨凹槽区，此区腓骨长肌通足的跖面

最常用的肌腱疾病分型是 Puddu 等[11] 提出的，主要分为 3 个阶段。

第 1 阶段为腱鞘炎，肌腱正常，但伴周围结构炎症，例如，肌腱膜、肌腱旁组织或肌间隔。

第 3 阶段是肌腱炎，伴肌腱退变。

第 2 阶段具有第 1 阶段和第 3 阶段的特征。临床中，已将 Puddu 分型应用于腓骨肌腱。

根据笔者的经验，由于腓骨肌腱撕裂通常是创伤后撕裂，而不是退行性撕裂，因此，Puddu 分型对于腓骨肌腱病变的治疗意义不大。

因此，描述了腓骨肌腱病变的几种替代分型。急性肌腱炎的症状时间较短，一般少于 2 周。亚急性肌腱炎症状持续 2～6 周，慢性肌腱炎症状则＞6 周[9]。

Sobel 等[17] 将腓骨短腱撕裂分为 4 型（表 8-15-1）。

腓籽骨位于腓骨长肌。疼痛性软骨炎的鉴别诊断包括急性或慢性腓骨骨折、骨软骨分离、关节内关节炎、剥脱性骨软骨炎或长骨骨折。这组病症统称为"腓籽骨疼痛综合征"[18]，缩写为"POPS"，疼痛通常沿腓骨长肌腱出现。

Redfern 和 Myerson[13] 提出了一种基于手术疗效的治疗算法（图 8-15-7）。这将在手术部分进一步讨论。

表 8-15-1　腓骨短肌撕裂分型

1 型	展开或展平
2 型	分割后部分厚度＜1 cm
3 型	分割后全部变厚，长 1～2 cm
4 型	分割后长度＞2 cm

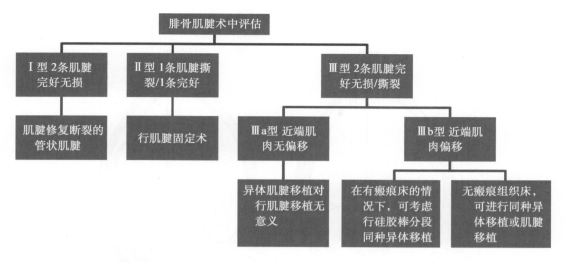

图 8-15-7　腓骨肌腱重建算法（取自 Redfern 和 Myerson[13]）

最近的研究提出了腱鞘内半脱位[12]。A 型半脱位常发生于腓骨远端深处，B 型半脱位发生于腓骨长肌穿过腓骨短肌纵向撕裂时（图 8-15-8）[19]。

第7节　诊　断

可通过病史和体格检查诊断大多数腓骨肌腱病变。X 线、超声、磁共振及注射可有效辅助。腓骨肌腱病理学的鉴别诊断较为广泛，详见表 8-15-2。

表 8-15-2　腓骨肌腱疼痛的鉴别诊断

骨损伤：腓骨骨折；距骨外侧突骨折；前跟骨突骨折；距骨骨软骨缺损；第 5 跖骨基底骨折
韧带损伤：外侧副韧带损伤；韧带联合损伤
冲击：三角骨病变，踇长屈肌腱压迫
腓肠神经损伤
距下关节病变

一、病史

既往史通常为创伤性事件，伴或不伴有撕裂，或发生脱臼伴肌腱痉挛。患者损伤类型为急性外侧踝韧带扭伤或慢性不稳定。常见症状为肿胀和疼痛，且在行走时更加严重。如果由 B 区或 C 区病变引起，则为末梢疼痛。在高弓内翻足的情况下，可通过重复过度使用而损伤肌腱，造成急性腱鞘炎。慢性症状在发病中较为隐避，临床医生应注意，若腓后肌腱撕裂或不稳定性症状不明显，则可能误诊。

既往史主要包括骨折、创伤、穿透或钝伤、炎性关节病、银屑病、使用氟喹诺酮、注射类固醇或复发性不稳定发作。最终导致腓骨肌腱疾病。

二、体格检查

体格检查时排除关节炎或神经异常十分重要。

仔细检查并与正常踝关节进行比较，可发现病变引起沿肌腱的局部肿胀、增厚和压痛。腓骨短肌腱撕裂最常见的症状为外侧踝骨后方疼痛（A 区）。然而，腓骨长肌腱病变表现为腓骨结节（B 区）及后踝外侧骰骨（C 区）区疼痛。

急性腓骨脱位的压痛通常发生在腓骨

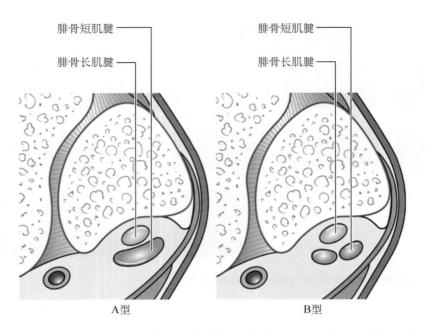

图 8-15-8　描述肌鞘内半脱位的腓骨滑车解剖轴向图。A 型发生在腓骨长肌腱位于腓骨短肌腱前方；B 型发生在腓骨长肌腱通过腓骨短肌腱纵向裂开时

远端的后侧,伴有不同程度的肿胀和瘀斑。这与急性踝关节扭伤形成鲜明对比,踝关节扭伤疼痛发生在距骨前韧带上方。踝关节的主动性和抵抗性外翻和背伸,通常引起疼痛和无力。足踝环形运动可导致可见或可触及的肌腱半脱位或脱位。第 1 跖屈屈伸外侧疼痛是腓骨长肌畸形的征兆。

　　Sobel 等[17]描述了腓骨短肌腱撕裂患者的挤压试验。患者膝关节屈曲 90°,腿下垂、放松,检查者的手指放在患者腓骨后面,在足踝处施加轻微压力。要求患者将足强迫背屈并翻转,触痛或可触知的半脱位提示试验阳性。

　　通过前抽屉试验和距骨倾斜试验检测外侧踝韧带的稳定性。试验中,特别注意足跟内翻或外翻足的对齐方式。如果有足跟内翻,应行 Coleman 阻滞试验。患者站立,将木块放置于足外侧柱下面,保持内侧柱和第 1 跖列不在木板上,进一步消除第 1 跖列对后足的影响。因此,如果从后跟观察到其处于中立或外翻,说明距下关节畸形较柔

性。行手术矫正第 1 跖列和前足旋前。如果后足矫正失败,则需进一步矫正前足和(或)前足和后足。

　　术中应注意保护腓肠神经。

三、影像学检查

　　术后需在负重下行足踝前后观、侧面观及踝关节榫眼视图。虽然在大多数情况下均正常,但其在骨解剖结构和诊断中不可或缺,可进一步模拟肌腱病变(应力骨折、骨肿瘤),或者是肌腱病变原因(骨赘、骨突起)。Ⅲ型腓骨肌腱脱位和病变中存在"斑点征",是外踝的小撕脱性骨折。足部倾斜视图有助于识别腓籽骨,以及显示腓骨结节(图 8-15-9)。

　　超声和 MRI 可用于评估腓骨肌腱病变,且被证实有助于诊断肌腱撕裂。超声对人体无侵入性,也可在金属制品存在下使用,可动态、实时成像,有助于诊断肌腱半脱位。目前,动态超声是肌鞘内半脱位的最佳

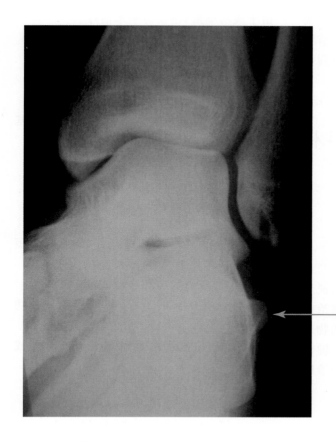

过度肥大的腓
骨结节

图 8-15-9　踝关节 X 线
片显示过度肥大的腓骨
结节

诊断工具[12]。超声的主要缺点是它与操作者有关，并具有学习曲线，特异性为 85% ～ 90%，敏感性为 100%。

MRI 的优点是更容易被临床医生所理解应用。此外，还可显示伴随的病变，如距骨圆顶缺陷、腓骨撕脱性骨折和应力骨折。MRI 扫描显示肌腱不连续性或腱鞘内充满异质性的液体，说明腓骨肌腱撕裂。对于腓骨肌腱撕裂

患者，MRI 诊断敏感性为 83%，特异性为 75%。相比超声，其敏感性和特异性较低。与手术结果相比，MRI 易低估腓骨肌腱病变[13]。

因此，有经验的医生较倾向于使用超声，除非鉴别诊断范围较广时使用 MRI。

CT 扫描可用于评估腓骨滑车的深度、腓骨结节（图 8-15-10）和相关骨折。特别有助于有跟骨骨折史的患者的检查。

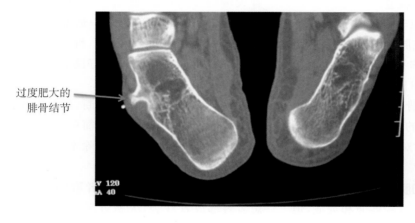

过度肥大的
腓骨结节

图 8-15-10　冠状位 CT
扫描显示过度肥大的腓
骨结节

将局部麻醉药注射到腱鞘中,可用于辅助诊断,尽管在约 15% 的病例中,踝关节和距下关节的联系降低了特异性。考虑到可能引起肌腱断裂,应谨慎使用类固醇。

第 8 节　手术治疗和非手术治疗的适应证

手术指征为非手术治疗失败。

一、腓骨腱鞘炎

非手术治疗包括休息、石膏固定、使用非甾体抗炎药物、矫正后足内翻、冷冻治疗和绷带。拉伸、加强和本体感觉运动的物理治疗可用于顽固性病例。尽管存在肌腱断裂的风险,但单次注射类固醇,可作为诊断和治疗干预,最好在超声引导下进行。

二、腓骨肌腱撕裂

对于腱鞘炎患者而言,可采用非手术治疗。一系列病例显示单独非手术治疗失败率约为 80%[15]。

三、腓骨肌腱半脱位和脱位

(一)急性半脱位和脱位

急性腓骨肌腱脱位非手术治疗的目的在于将腓后肌腱保持在腓骨沟内,进一步治疗腓骨肌上支持带。非手术治疗更适用于 Eckert 和 Davies I 型和 III 型损伤,因为肌腱一旦复位,更利于腓骨骨膜和撕脱骨折的愈合。据报道,石膏固定的非手术治疗成功率为 26%～57%。因此,对于急性患者而言,应行手术治疗。

(二)慢性半脱位和脱位

非手术治疗可用于减轻疼痛和炎症,但由于成功率低,建议行手术治疗。

第 9 节　术前准备和计划

腓骨肌腱的手术计划中,需考虑 3 个基本因素。

1. 腓骨肌腱病变
(1)腓骨肌腱的评估与重建。
(2)支持韧带的修复。
(3)滑车沟加深。
(4)先天性畸形如腓籽骨,低位腓骨短肌或第四腓骨肌。
(5)腓籽骨疼痛综合征或"POPS"。
2. 相关疾病的治疗,如外侧踝韧带功能不全。
3. 矫正病理性足部畸形,如内翻或外翻。

第 10 节　手术技巧

一、腓骨肌腱病

(一)腓骨肌腱的评估和重建

1. 关节镜对腓骨肌腱的检查　使用一个 2.7 mm 的关节镜行腓骨肌腱检查,做 2 个切口。远端的切口沿肌腱位于腓骨尖端约 2 cm 处,近端切口位于腓骨尖端近端 3 cm 处。首先做一远端入口,然后在透视下做一近端切口。钝性分离,避免损伤肌腱和神经。建立好路径后,入口可进行反转。

关节镜检查主要用于诊断,其并发症发病率较低。主要应用于相对简单的手术,例如粘连分离或有限的腱鞘切除术,有时也应用于开放性手术[20]。

2. 开放性清创术　患者取仰卧位,在患者臀部放置沙袋,大腿近端放置止血带。

以最大的痛点为中心,沿腓骨肌腱做一切口。确定腱鞘,将滑膜腱鞘纵行切开,暴露肌腱,对其检查。必要时分离腓骨肌上支持带。当仅存在腱鞘炎的情况下,切除滑膜,并保持腱鞘开放。任何狭窄必要时应行松解术。切除突出的腓骨结节,使跟骨的侧壁变平。修复腓骨肌上支持带,防止脱位,腓骨肌下支持带可不必修复。

3. **腓骨肌腱撕裂**　上文已描述了肌腱的分离,当肌腱撕裂时切口需向近端进一步分离。切开上支持带,在腓骨后侧软骨处留一个小口,行支持带的修复。然后检查肌腱,应特别注意表面深处。肌腱撕裂通常是纵向的,并伴有一处或多处退变。Krause 和 Brodsky[7] 提出,若 50% 以上的腓骨短肌腱较有活力,则应切除撕裂和退化区域。修复剩余的肌腱并缝合。如果活性肌腱少于 50%,切除病变的腓骨短肌,然后将腓骨短肌的两端缝合至腓骨长肌(图 8-15-4)。肌腱固定技术包括将一根肌腱交织到另一根肌腱或者两根一起固定。此外 Redfern 和 Myerson[13] 描述了对腓骨肌腱重建术的进一步评估(图 8-15-7)。

有经验的术者使用 Brodsky 和 Krause 的"50% 规则"方法。使用不可吸收线缝合肌腱的远端和近端。注意避免肌腱互相挤压。为了防止互相影响,于腓骨小头上方 3 cm 上行近端肌腱固定术,腓骨小头下方 5 cm 上行远端肌腱固定术,修复上支持带(图 8-15-5)。

腓骨肌腱固定术的满意率约为 75%,3 个半月开始恢复活动。研究表明,仅 50% 的患者可恢复到受伤前的活动水平,需 1 年时间进行康复。

4. **腓骨肌腱损伤**　若两肌腱均退化且无法重建,可选择行肌腱转位、自体移植或同种异体移植。行肌腱转位或移植术主要依靠腓骨肌腹是否足够分离,若分离足够的话,可通过自体肌腱或异体肌腱治疗。如果肌肉组织纤维化,可考虑用拇长屈肌腱和趾长屈肌腱行肌腱转位。如果腱鞘纤维化或瘢痕化,则可分为 2 个阶段进行。第一阶段,切除纤维组织与剩余的腓骨肌腱。将引流条(6 mm)放至外侧并缝合至肌腱远端。肌腱近端保持游离状态,第二阶段在 6～12 周进行。当形成假神经鞘膜时[22],在外翻位行肌腱固定术。

5. **趾长屈肌腱转位**　患者取仰卧位,臀部放置沙袋,大腿根部放置止血带。趾长屈肌腱通过两切口获得,第 1 个切口在舟骨远端向上,沿拇趾外展肌的上缘。确认 Henry 结节,识别趾长屈肌腱,分离结节远端,在内踝上方 7 cm 处做一切口,切开趾长屈肌腱腱鞘,将肌腱从伤口处拉出,使用肌腱传递器将肌腱沿胫骨后侧从中间向外侧传递。沿腓骨短肌腱鞘深入到腓肠神经。通过钻孔或缝合锚钉固定到第 5 跖骨基底部,并连接至腓骨残端。

6. **拇长屈肌腱转位**　患者取仰卧位,臀部放置沙袋,大腿根部放置止血带。打 Henry 结,识别拇长屈肌腱。在内踝上方 7 cm 近端处做一切口,拉出肌腱。接下来的步骤参照趾长屈肌腱转位。

7. **自体肌腱和异体肌腱**　若两肌腱偏移且损伤面积较大,可行肌腱移植术。选择一合适移植物,将其近端放于腓骨短肌的肌腱交界处,固定于外踝的后侧。将远端肌腱固定于剩余的肌腱或第 5 跖骨上钻孔后固定。此外,还可使用同种异体移植物,临床中应用较广的是趾伸肌腱。在跖趾关节的远端通过一个小切口获得趾伸肌腱。从踝关节水平处剥离一小肌腱,做一个小的切口获得肌腱,肌腱较薄,但可以重叠,或者使用多于 1 根肌腱以增加移植物的量。

(二)修复上支持带

1. **急性脱位**　修复腓骨上支持带。

患者取仰卧位,臀部放置沙袋,大腿根部放置止血带。于腓骨后方约 1 cm 处做一切口,近端延伸至腓骨尖端 4 cm 处,远端延伸至腓骨肌腱水平即腓骨远端 2 cm 处。术中确认腓肠神经并注意保护。在腓骨后侧做一 1 cm 纵行切口,切开支持带,检查肌腱,进行治疗。然后切除腓骨后外侧嵴,使用钻孔或锚钉将退化的肌腱重新连接至腓骨浅支持带。拉紧缝合线,使支持带朝向腓骨后外侧嵴,消除假囊。沿切口覆盖支持带(图 8-15-11)。

2. 慢性脱位　尽管报道了多种修复腓骨上支持带的方法,最常用的方法是直接修复。对于脱位患者而言,使用肌腱移植物重建及骨块的方法创造一个障碍物,改变肌腱路线。加深后踝的滑车是非常有必要的。目前还没有一个大众认可的方法。

(1)直接修复:此方法与急性脱位的治疗方法类似,不同之处在于此方法需较多的软组织。此方法的成功率较高[16],但对于腓骨滑车突出或腓骨上支持带薄弱的情况下效果不太理想。因此,必要时应对滑车进行选择性加深。

(2)使用肌腱移植物重建:通过腓骨隧道使用腓骨短肌、跟腱、跗屈肌腱来加强支持带(图 8-15-12)。

(3)Bone-block 术:通过创造一个障碍物,进一步加深腓骨滑车。这可以通过旋转或滑动腓骨远端截骨来完成(图 8-15-13)。尽管疗效显著,但其并发症发病率较高,主要包括移植物移位、疼痛、肌腱刺激和内固定问题。

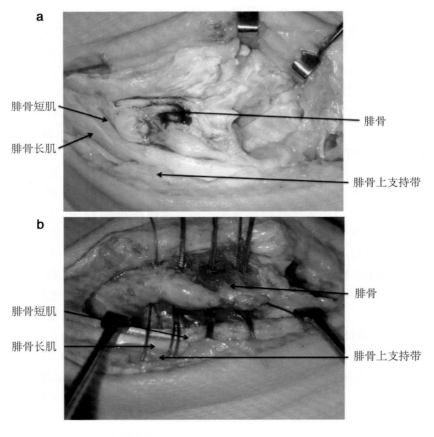

图 8-15-11　腓骨短肌腱半脱位

a. 从腓骨上剥离缺损的腓骨上支持带;b. 通过在腓骨上钻孔修复支持带

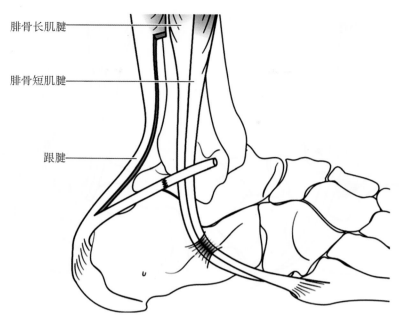

腓骨长肌腱

腓骨短肌腱

跟腱

图 8-15-12　通过在腓骨上钻孔,使用跟腱重建腓骨上支持带

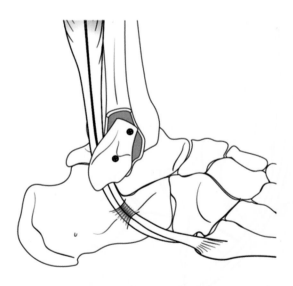

图 8-15-13　Bone-block 术:行腓骨截骨后旋转

（4）肌腱走行改变:通过改变跟腓韧带的走行稳定肌腱(图 8-15-14～图 8-15-17)。但值得注意的是其并发症发病率较高,尤其是腓肠神经的损伤和踝关节僵硬。

(三)后踝滑车的加深

后踝滑车沟光滑,内含软骨,使腓骨肌腱平稳运行。使用直接和间接两种技术进一步加深滑车。

直接方法是提高后踝滑车的骨软骨,暴露骨松质。然后将骨松质刮除或碾碎至 6～9 mm 的深度。替换骨软骨,并填塞(图 8-15-18)。早期结果显示并发症发生率为 30%。直接加深滑车的方法主要应用于腱鞘内半脱位[12]。

目前,间接方法大多使用 3.5 mm 钻头。将钻头插入到腓骨小头,与跟腓韧带的前端与滑车平行。虽然对骨软骨板损伤不大,但减弱了后踝滑车。使用骨凿将软骨板的边缘"松开",之后填充加深沟槽。研究表明,此方法效果显著[21]。

(四)先天性畸形

治疗有症状的第 4 腓骨肌的方法是切除多余的肌肉组织。若位于低位的腓骨短肌肌腹出现症状,在腓浅支持带的上方 3 cm 处切除肌腱。若腓骨短肌二次撕裂,则需进行修复。

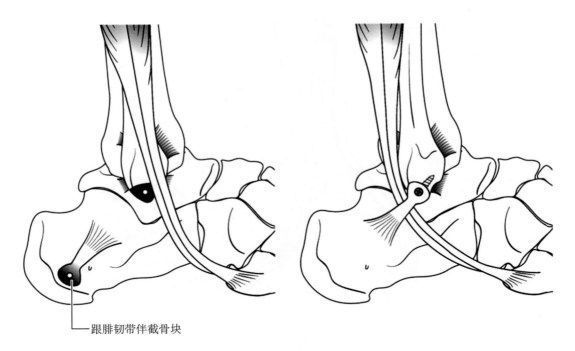

跟腓韧带伴截骨块

图 8-15-14　从跟腓韧带嵌入腓骨处截骨,将错位的腓骨肌腱重新排列至韧带下方,然后将该片段固定在腓骨上

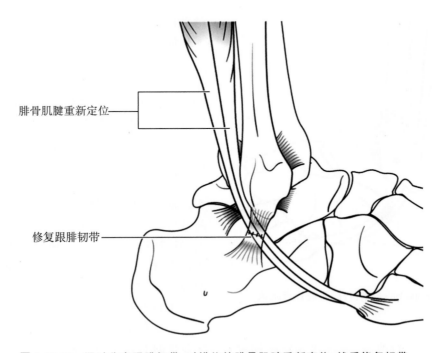

腓骨肌腱重新定位

修复跟腓韧带

图 8-15-15　通过分离跟腓韧带,对错位的腓骨肌腱重新定位,然后修复韧带

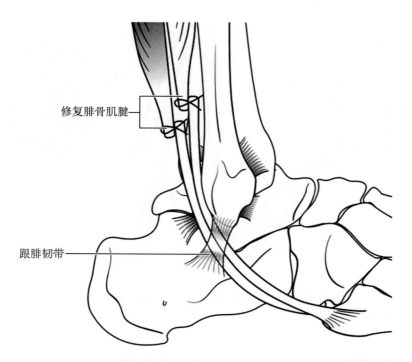

图 8-15-16 首先分离肌腱,使肌腱在跟腓韧带下方走行,通过跟腓韧带后进行修复

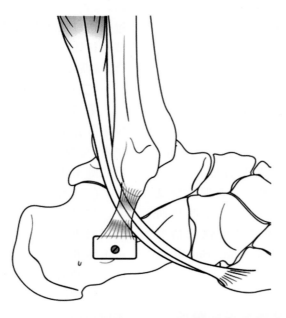

图 8-15-17 跟腓韧带转位,骨块转移至跟骨,以稳定肌腱

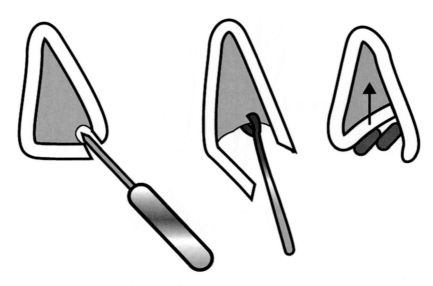

图 8-15-18   腓骨肌腱移植术解剖示意图,抬高骨软骨瓣,刮除骨松质,然后将其填充

(五)腓籽骨疼痛综合征

识别腓骨长肌腱及籽骨。将缝合线固定在腓骨长肌腱远端,从肌腱中切除籽骨。若肌腱存在缺损或断裂,应及时修复肌腱。对于无法修复的慢性患者,应在近端行长-短肌腱固定术,游离腓骨长肌腱远端。减压后,隧道远端应保持开放。

二、其他相关疾病的治疗

在不稳定的情况下,行直接外侧入路,暴露腓骨肌腱和外侧韧带复合体。此外,行踝关节外侧韧带重建术与腓骨肌腱修复术。重建术通常是由 Brøstrom 术改良而成。在踝关节不稳定或韧带松弛的情况下,笔者更倾向于行 Chrismann-Snook 重建术。

三、矫正其他病变及潜在足部畸形

大多数腓骨肌腱患者的症状主要是足跟内翻。然而,本研究中有 2 组患者伴有腓骨肌腱疼痛,但其不属于此类病变。

(一)跟骨骨折后畸形

第一类为跟骨骨折,伴有足跟宽度增加。对于此类患者,通常行延伸的外侧入路,探查足跟并进一步行截骨术。此外,通过此切口探查腓骨肌腱。如果存在距下关节退行性病变,则通过此切口行距下关节融合,将截除骨作为移植物。

(二)后足外翻畸形

第二类是后足外翻畸形,其中腓骨肌腱位于腓骨尖端和跟骨侧壁之间。对于此类患者,应矫正腓骨尖端的抵抗力,通过胫骨后肌腱重建术治疗足外翻。

(三)后足内翻畸形

如果足跟内翻,最好在重建腓骨肌腱的同时进行矫正。此外,应进一步行 Coleman 木板试验。目前最常见的方法是行 Dwyer 截骨术结合跟骨的外侧截骨,或与第 1 跖列的背屈截骨术。当需行跟骨截骨术时,首先做一较短的、扩展的外侧切口,使得跟骨和腓骨切口之间有足够的皮肤。术中避免损伤腓肠神经和血管。因此,标记自腿后中线上方 12 cm 处至外侧足后跟上方 2 cm 处,做一纵行切口。仅需做一长约 6 cm 的切口行跟骨截骨术。

第 11 节　术后护理和康复

患者术后用石膏固定,非负重保持 2 周。2 周后,患者复查,拆线并检查伤口。根据手术情况调整治疗方法。

- 腓骨肌腱清创术:在接下来的 4 周内,患者用承重石膏固定或使用步行鞋。其优点是促进患者运动,防止粘连。如果上支持带已修复,活动可延迟至术后 6 周。
- 腓骨肌腱重建:在接下来的 4 周内,患者用承重石膏固定或使用步行鞋。2 周后开始运动,但应避免主动外翻或强制被动内翻。当完成肌腱转移后,应用石膏持续固定 6 周,且使用支架固定 4 周。前 6 个月内可使用此支架进行适当的活动。前 3 个月应避免体育活动。
- 跟骨截骨术:患者用石膏固定 8 周,前 2 周非负重。

通常此类患者康复较为缓慢,应进一步结合物理治疗。

第 12 节　并　发　症

最常见的并发症是腓肠神经功能障碍。应告知患者术后暂时性麻木较为常见,此症状可能永久性存在。研究表明,神经功能障碍的持续性疼痛可能与神经瘤有关。此外,还可能出现伤口延迟愈合、僵硬、感染、持续性疼痛或肌腱再脱位风险。虽然一般情况下,再脱位发生的风险相对较低,但若不治疗并发病(如踝关节不稳定、足内翻),可能增加其发生率。若进一步手术,可能发生骨不愈合、骨不连和疼痛等并发症。

第 13 节　总　结

腓骨肌腱病变较为罕见,需与外侧踝关节疼痛鉴别诊断。详细的病史和体格检查对于诊断至关重要。诊断时需认真思考和判断。对于久坐的患者而言,采取非手术治疗是首选治疗方法。对于活跃的患者而言,根据诊断,采取多种手术治疗。当实施手术时,须考虑腓骨肌腱病变、相关的踝关节病变和足部畸形的矫正。

参考文献

[1] Brandes CB, Smith RW. Characterization of patients with primary peroneus longus tendinopathy: a review of twenty-two cases. Foot Ankle Int, 2000, 21:462-468.

[2] Butler BW, Lanthier J, Wertheimer SJ. Subluxing peroneals: a review of the literature and case report. J Foot Ankle Surg, 1993, 32: 134-139.

[3] Davis WH, Sobel M, Deland J, et al. The superior peroneal retinaculum: an anatomic study. Foot Ankle Int. 1994; 15:271-275.

[4] Dombek MF, Lamm BM, Saltrick K, et al. Peroneal tendon tears: a retrospective review. J Foot Ankle Surg, 2003, 42:250-258.

[5] Eckert WR, Davis Jr EA. Acute rupture of the peroneal retinaculum. J Bone Joint Surg Am, 1976, 58(5):670-672.

[6] Edwards M. The relations of the peroneal tendons to the fibula, calcaneus, and cuboideum. Am J Anat, 1927, 42:213-252.

[7] Krause JO, Brodsky JW. Peroneus brevis tendon tears: pathophysiology, surgical reconstruction, and clinical results. Foot Ankle Int, 1998, 19(5):271-279.

[8] Maffulli N, Ferran NA, et al. Recurrent subluxation of the peroneal tendons. Am J Sports Med, 2006, 34(6):986-992.

[9] Molloy R,Tisdel C. Failed treatment of peroneal tendon injuries. Foot Ankle Clin,2003, 8:115-129.

[10] Oden RR. Tendon injuries about the ankle resulting from skiing. Clin Orthop Relat Res, 1987,216:63-69.

[11] Puddu G,Ippolito E,et al. A classification of Achilles tendon disease. Am J Sports Med, 1976,4(4):145-150.

[12] Raikin SM,Elias I,et al. Intrasheath subluxation of the peroneal tendons. J Bone Joint Surg Am,2008,90(5):992-999.

[13] Redfern D,Myerson M. The management of concomitant tears of the peroneus longus and brevis tendons. Foot Ankle Int,2004,25(10): 695-707.

[14] Sarafian SK. Anatomy of the foot and ankle. Philadelphia:J B Lippincott,1993:93.

[15] Saxena A,Cassidy A. Peroneal tendon injuries:an evaluation of 49 tears in 41 patients. J Foot Ankle Surg,2003,42(4):215-220.

[16] Smith SE,Camasta CA,Cass AD. A simplified technique for repair of recurrent peroneal tendon subluxation. J Foot Ankle Surg,2009, 48(2):277-280.

[17] Sobel M,Geppert MJ,et al. The dynamics of peroneus brevis tendon splits:a proposed mechanism,technique of diagnosis,and classification of injury. Foot Ankle,1992,13(7): 413-422.

[18] Sobel M,Pavlov H,et al. Painful os peroneum syndrome:a spectrum of conditions responsible for plantar lateral foot pain. Foot Ankle Int,1994,15(3):112-124.

[19] Thomas JL,Lopez-Ben R,et al. A preliminary report on intra-sheath peroneal tendon subluxation:a prospective review of 7 patients with ultrasound verification. J Foot Ankle Surg,2009,48(3):323-329.

[20] van Dijk CN,Kort N. Tendoscopy of the peroneal tendons. Arthroscopy,1998,14(5):471-478.

[21] Walther M,Morrison R,Mayer B. Retromalleolar groove impaction for the treatment of unstable peroneal tendons. Am J Sports Med, 2009,37(1):191-194.

[22] Wapner KMD. Late peroneal reconstructions using FHL as a primary and staged procedure. Tech Foot Ankle Surg,2009,8(4):190-193.

[23] Zammit J,Singh D. The peroneus quartus muscle. Anatomy and clinical relevance. J Bone Joint Surg Br,2003,85(8):1134-1137.

第 16 章　踝关节镜检查

第 16 章

踝关节镜检查

Johannes I. Wiegerinck, C. N. van Dijk

摘要 对于踝关节疾病患者而言,踝关节镜技术应用较为广泛。由于技术的进步及对解剖学更透彻的理解,使得踝关节技术显著提高。关节镜技术具有微创手术的优点:失血少、切口小、感染低及致残率低。本章主要介绍关节镜技术的适应证及目前的技术。

关键词 病因和诊断——踝关节撞击症,肌腱炎和滑膜炎,骨软骨缺损,距下关节状况,肌腱脱位·解剖·踝关节·关节镜·并发症·体表标志·手术指征·手术技巧

第 1 节 概　述

Burman 是关节镜技术的先驱者之一,1931 年,他是第一位试图在尸体标本上进行踝关节镜手术的骨科医生[1]。他的结论是,由于关节间隙狭窄,"踝关节不适合应用关节镜检查"。然而,他也指出,如果有更小的关节镜设备,使用踝关节镜也是可能的。随后的几十年,随着关节镜技术逐渐提高,

1972 年,Wantanabe 报道了一组 28 例踝关节镜手术的病例[2]。20 世纪 80 年代,已有多项研究报道,应用踝关节镜进行治疗[3-10]。此后,踝关节镜术成为一种有效的检查和治疗方法。

目前,前路踝关节镜手术可用于治疗多种踝关节疾病:前踝撞击综合征、距骨骨软骨缺损(osteochondral defects,OCD)、游离体摘除、钙化、粘连和滑膜炎[11,12]。

2000 年引入后足双切口关节镜入路[13],该入路可以安全显露踝关节前方和距下关节,从而可充分显露并治疗后方关节内结构的病变,如距骨后三角骨、姆长伸肌腱和三角韧带深层[13]。

关节镜技术优点包括术后致残率较低、无危及肢体并发症、失血少、住院时间短、康复更快、及早活动和并发症发生率较低[14-18]。进行手术之前,需外科医生熟知局部解剖[19]及关节镜操作流程。

本章将讨论不同的踝关节病变:前踝疾病、后踝疾病、距下关节和腓骨肌腱功能紊乱。从解剖、诊断、治疗及术后康复几个方面进行讨论。

J. I. Wiegerinck (⊠) · C. N. van Dijk
Department of Orthopaedic Surgery, Academic Medical
Center, University of Amsterdam, Amsterdam,
The Netherlands
e-mail: j. i. wiegerinck@amc. uva. nl;
c. n. vandijk@amc. uva. nl

第 2 节 解剖和体表标志

充分熟知踝关节解剖知识(主要包括踝关节周围肌腱和神经、血管),对于计划和实

G. Bentley (ed.), *European Surgical Orthopaedics and Traumatology*,
DOI 10.1007/978-3-642-34746-7_147, © EFORT 2014

施踝关节镜手术至关重要。踝关节周围骨及软组织的解剖标志易于触摸,可在患者的皮肤体表做标记。这些解剖标志有助于准确定位入针点,可辅助关节镜器械置入。此外,需识别以下的解剖标志:内、外踝和前侧关节线,可在屈伸踝关节时触及。胫前肌腱、腓骨肌腱和跟腱也可以作为解剖标志。血管标志主要包括大隐静脉和小隐静脉。神经标志包括走行于腓骨后方 2 cm 的腓肠神经和腓浅神经。

一、踇长屈肌腱解剖

踇长屈肌(flexor hallucis longus,FHL)是小腿三头肌中处于最外侧的羽状肌。踇长屈肌腱通过骨纤维隧道向小腿远端延伸,位于距骨角的后内侧和后外侧之间,处于踝-距下关节复合体水平。屈肌支持带主要用于维持肌腱,位于距骨两突起之间。踇长屈肌向载距突下方远端及内侧走行,止于踇趾远节趾骨[20]。踇长屈肌是后足关节镜术中的重要体表标志,走行于胫后神经血管束内侧。因此,安全区域位于 FHL 的外侧。

二、距下关节解剖

距下关节包括前、中、后 3 个关节面。后关节面皆有关节囊内的韧带和关节囊外的韧带支持。关节囊内韧带结构包括后侧距跟韧带、外侧距跟韧带和后距下关节的前关节囊韧带。关节囊外韧带结构包括颈韧带、跟腓韧带、三角韧带浅层和跟距骨间韧带[21]。跟-距间融合可发生于上述任何关节面,但中关节面最易受累[22,23]。跟-距融合可以是跟骨和距骨之间的纤维骨性、软骨性或骨性的融合[21]。一些跟-距关节融合在儿童期可自行解体,这是负重时的生物力学活动的结果[24]。距下关节两骨或

多骨间的运动受限,会进一步增加后足的局部应力,导致局部的炎性疼痛和发育期骨性退变。

三、腓骨肌腱解剖

腓骨短肌位于腓骨长肌的背内侧,走行于近端向腓骨尖。腓骨短肌腱是相对扁平的。在外踝尖的近侧,腓骨长肌腱位于腓骨短肌腱的背侧。在外踝尖的远端,腓骨短肌腱为圆形,跨越腓骨长肌腱。在腓骨远端的后外侧为 2 根肌腱,形成纤维软骨性滑动隧道。通过远、近端的腓骨肌上、下支持带将腓骨肌腱限制于外踝管里[25,26]。

第 3 节　病　因

一、前踝撞击综合征

前踝撞击综合征是以疼痛为表现的临床综合征,特点是踝关节(高度背屈)背屈时出现踝关节前侧疼痛[27]。症状是由高度萎缩的软组织或踝关节骨刺撞击引起。踝关节扭伤后出现慢性疼痛,主要是由软组织撞击综合征引起的[28]。但研究表明,最根本的病因是韧带损伤。骨性撞击综合征是由机械性原因所致,关节囊韧带反复牵拉,例如,足处于完全的跖屈位时反复撞击,最终导致牵拉骨刺[29]。这个假设在运动员身上得到证实,由于骨刺常见于运动员,需反复强力跖屈踝关节[3,5,29-31]。

二、后踝撞击综合征

后踝撞击综合征包括一系列病理改变,特点为踝关节跖屈位时后踝疼痛。这可能由过度使用或创伤所致。区别不同病变类型的后踝撞击综合征很重要,因为过度使用

所致后部撞击者预后较好[32]，患者行关节镜手术后疗效更满意[17]。

过度使用组的患者多见于芭蕾舞者、下坡赛跑者和足球运动员[32-34]。在芭蕾舞中，某些特定的舞蹈动作需强迫踝关节高度跖屈。通过这些训练，舞者试图增加运动幅度和关节活动度，最终使得跟骨和距骨间的距离变小，最终导致跟骨和胫骨远端后侧解剖结构的受压。足球运动中，运动员在足跖屈位踢球时，后足的解剖结构承受高强度的应力。最终，这些反复的应力可引起后踝撞击综合征。单独或合并跖屈、仰卧过度会损伤后足结构，如果出现这种情况，将导致慢性后足撞击综合征。先天性的解剖异常，例如，明显突出的距骨后角、距骨后三角骨或二分距骨[35]，进一步增加踝关节撞击综合征的发生率。所有机制都会导致软组织结构撞击。最终，将会导致踝关节肿胀，部分纤维撕裂。

三、踇长屈肌腱病变

后踝撞击综合征经常伴发踇长屈肌腱鞘炎和踇长屈肌退变，特别是芭蕾舞演员[36-40]。后踝撞击综合征是基于三角籽骨综合征和踇长屈肌腱鞘炎这 2 个不同的病变，然而，由于解剖关系密切[32,41,42]，经常伴随发生。运动员反复进行强力的蹬地动作，导致患者踇长屈肌腱鞘炎发生的风险较高[43]。踇长屈肌病变主要发生于内踝后方，处于纤维骨性隧道水平[32,40,41,44]。踝关节背屈时，肌肉肌腱结合处进入狭窄的骨纤维隧道后出现屈趾肌腱狭窄性腱鞘炎、弹响踇或踇趾扳机趾[45]。狭窄性腱鞘炎可能由于肌腱肥大、结节或肌腹较远所致。骨纤维隧道是肌腱退变和撕裂最高发区域，可能是由于足部跖屈或背屈过度，踇长屈肌和腱鞘不匹配所致[32]。另一个解释是肌腱在此区域为无血管区[32,46]。其他引起踇长屈肌腱鞘炎的病变包括距骨后内侧角骨软骨缺损和肌腱周围瘢痕形成[47]。

四、距骨骨软骨缺损

大多数研究证明，创伤是导致距骨骨软骨缺损的最重要原因。93％～98％的外侧距骨损伤患者具有创伤史，内侧高达61％～70％[48,49]。距骨骨软骨缺损可自愈，也可无任何症状，或在负重情况下症状进展为踝关节深部疼痛。

五、滑膜炎

踝关节滑膜炎的定义是踝关节滑膜组织增生和炎性病变，可分为急性滑膜炎或慢性滑膜炎。滑膜炎继发于手术、踝关节畸形或踝关节骨折后。血肿可造成关节损伤，导致关节渗出和肿胀，随之出现广泛的细胞反应和纤维组织炎症反应，随之透明化，最终发展为滑膜炎。

六、距下关节融合

距下关节病可分为创伤后距下关节病和先天性距下关节病。

创伤后距下关节病病理特征以骨关节炎为主，而距跟关节融合是距下关节病理的主要问题。然而，长期存在的骨关节炎可导致距跟关节融合。距跟关节融合是指距跟关节的一个或多个关节面部分融合，导致活动受限或缺失。如果融合体允许轻微的距下关节运动，则会引起疼痛。一般来说，软骨融合骨化的情况决定症状出现的时间。距跟关节融合通常在青少年早期出现症状[50]。然而，有些人可能要到三四十岁才会出现。踝关节创伤后需融合，在日后的生活中出现症状[51]。

七、腓骨肌腱脱位

腓骨肌腱疾病是后外侧足部疼痛和功能障碍的根源,但并未得到公认。腓骨肌腱的病理学常被忽视,主要原因在于难以与外侧踝韧带疾病相鉴别[52]。

1803 年,Monteggia 首次描述了芭蕾舞演员腓骨不稳定的现象[53]。导致腓骨肌腱脱位的因素有 2 个:①可能腓骨上肌腱韧带过于松弛或断裂[54-56]。通常情况下,韧带紧紧覆盖于腓骨后远端的肌腱上,使肌腱保持在解剖位置。若有外伤,此功能可能受损。②腓骨后远端为(先天性)扁平/非凹形结构[57,58],有或无足够的软骨边缘[55]。在正常情况下,腓骨此部分为凹形并伴最远端的软骨边缘,可稳定外踝后面的腓骨肌腱。复发性腓骨肌腱脱位常伴有腓骨上韧带功能障碍和腓骨沟功能不全。

第 4 节　诊　断

一、前踝关节撞击综合征

触诊踝关节前内侧或前外侧时出现明显触痛。也可能存在肿胀和(或)背屈受限[30]。过度背屈可出现疼痛。然而,撞击试验阴性并不能排除前踝关节撞击试验。撞击的原因可以在普通侧位平片上显示,但必须通过斜位前内侧撞击(anteromedial impingement,AMI)视图检测关节前内侧的骨性踝关节撞击(图 8-16-1)[59]。可通过 CT 扫描来确认诊断,但并非必需。

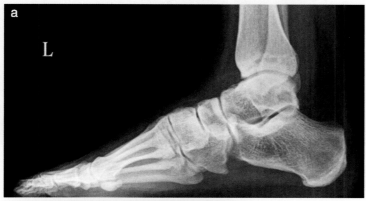

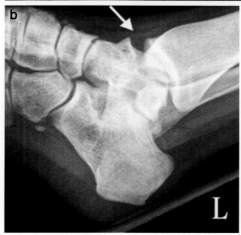

图 8-16-1　患者,女性,23 岁,前踝撞击综合征

a. 图示标准的侧位 X 线片未见异常;b. 前内侧斜位 X 线片可见前侧骨赘形成(箭所指)

二、后踝关节撞击综合征

可通过体格检查做出诊断。被动过度跖屈试验过程中患者出现明显疼痛,即为阳性。测试阴性可排除后踝关节撞击综合征。试验阳性后,可使用 Xylocaine® 进行诊断性浸润。如果浸润后,疼痛减轻(即浸润后被动过度跖屈试验阴性),即可确诊。

无论是标准的正位射线照片还是侧位片,通常都不会显示后踝关节撞击征的异常。为了对这些结构进行正确的检测,笔者推荐拍摄相对于标准侧位片(图 8-16-2)[60] 外旋 25° 的侧位片。CT 扫描可用于确诊,这对术前计划有重要意义。

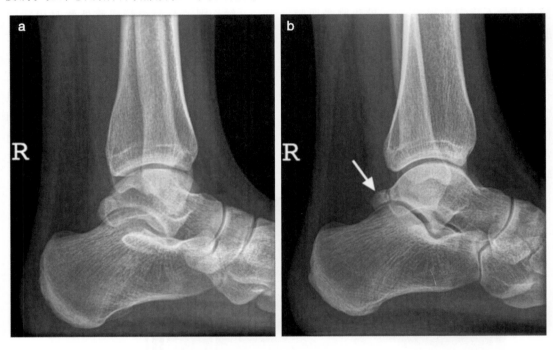

图 8-16-2　患者,女性,22 岁,后踝撞击综合征
a. 标准的侧位 X 线片未见异常;b. 后内侧斜位 X 线片清楚地显示距骨后三角籽骨形成(箭所指)

三、跛长屈肌腱病变

在跛长屈肌腱鞘炎中,疼痛通常位于内踝后内侧[36]。踝关节运动和跛趾背屈时疼痛加剧,休息时减轻。内踝后面,在踝关节水平可触及肌腱。如果将患者踝关节跖屈 10°～20° 时,反复弯曲跛趾,则可增强在滑囊中触及肌腱的能力。使用此方法也可区分跛长屈肌和胫骨后肌腱病理改变。在狭窄性肌腱炎或慢性炎症中,可产生明显的捻发音和压痛。跛趾活动时,在内踝后滑囊水平可触及一个垂直运动的结节。后内侧踝关节疼痛与过度跖屈试验阳性的患者,可在标准的负重位拍摄正、侧位 X 线片。磁共振扫描可作为诊断腱鞘炎的一种有价值的工具,并排除肌腱断裂的可能性[61]。尤其是在创伤后病例中,CT 扫描对于确定骨软骨缺损的损伤程度和(或)钙化、籽骨或骨碎片的确切位置具有重要价值。

四、距骨骨软骨缺损

距骨骨软骨缺损的患者在负重时或负重后出现深部踝关节疼痛。体格检查可显示运动范围缩小和（延长的）关节肿胀。

然而，大多数患者不存在后两种症状。大多数患者踝关节正常，触诊不伴有移动受限、肿胀或明显触痛。对双侧足踝进行前后（榫眼）位和侧位负重检查。最初，损伤可能太小，在常规 X 线片上无法显示。后期，骨软骨缺损在 X 线片上可能变得明显。软骨下骨囊肿也是骨软骨缺损的一种表现。伴踝关节跖屈下的前后位 X 线片可显示后内侧或后外侧缺损[62]。此外，还可以进行 CT 扫描以确定诊断和治疗计划。CT 扫描和 MRI 对诊断距骨骨软骨缺损具有同等的准确性，但 CT 扫描是术前计划的首选方法[62]。

五、滑膜炎

慢性滑膜炎患者主诉踝关节疼痛，有或无积液。既往史可能会有严重或无关紧要的创伤性事件。体格检查可见局部压痛伴局部或全身肿胀。如果怀疑有滑膜炎，则需要进行额外的检查，包括感染参数、尿酸和风湿因子的实验室检测。MRI 是滑膜炎首选的影像学检查方法。

六、距下关节病变

（一）骨关节炎

（创伤后）踝关节骨关节炎可引起疼痛、肿胀和功能障碍。询问病史时，应特别地询问患者是否有距下关节骨折病史。骨关节炎患者长期站立会导致关节僵直，当患者行走时踝关节部位会有捻发音。通过常规的正位和侧位 X 线片很容易确诊骨关节炎。常见的表现为关节间隙变窄、关节软骨下骨硬化、软骨下骨囊性变及骨赘形成。关节炎患者长时间站立会出现跟骨距骨桥。

（二）跟骨距骨桥

有跟骨距骨桥的患者会出现后足非特异性疼痛。大多数患者最初无任何症状[63]，然而，经历一次不经意的外伤之后，患者主诉踝关节扭伤后引发疼痛，追问病史往往有反复的踝关节扭伤史[64]。体格检查显示，踝关节内翻或外翻活动受限或完全不能内、外翻[65]。通常，可观察到后足一定角度的外翻畸形。常规摄后足负重 X 线正、侧位片。C 形征是距下关节融合最重要的标志，在 X 线片上很容易识别[66]（图 8-16-3）。此外，其他重要的征象包括距骨"鸟嘴征"和距下关节硬化[24,67-69]。

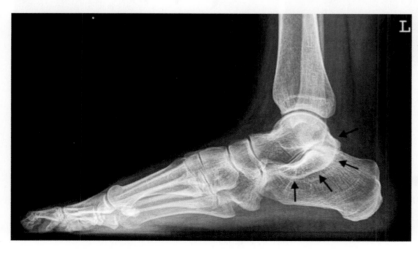

图 8-16-3　足部 X 线侧位片，显示 C 形征，如箭所指。C 形征表明跟骨距骨桥

此外,需进一步做 CT 平扫,目前认为 CT 是诊断跟骨距骨桥的最佳工具[66]。

七、腓骨肌腱脱位

患者通常主诉踝关节反复疼痛和踝关节外侧弹响,并感觉踝关节不稳定,特别是走不平的路时。体格检查时,使足背屈和外翻,可诱发疼痛和脱位(图 8-16-4)。腓骨肌腱脱位是临床最佳诊断,无须其他的辅助工具。然而,当患者存在多种病变伴踝关节外伤,导致后外侧疼痛,此时需常规摄足负重位 X 线正、侧位片。其他的检查如 MRI 和超声,可能有助于诊断(部分的)腓骨肌腱撕裂[70],精确度和特异性较高[71]。

第 5 节　非手术治疗、手术适应证和禁忌证

通常,有上述症状性踝关节问题的患者首先进行非手术治疗。如果非手术治疗失败,则推荐行踝关节镜手术。

一、前踝关节撞击综合征

前踝关节撞击综合征通常采用休息、改变运动方式和口服非甾体抗炎药(NSAID)进行治疗。此外,物理治疗和关节腔注射激素也可缓解疼痛症状。前踝关节撞击综合征的治疗中,对于关节腔不狭窄的病例,切除增生的软组织和骨赘是有效的治疗手段。踝关节极度背屈时,可清楚发现胫骨和距骨骨赘。无须分离关节囊来定位这些病变。

二、后踝关节撞击综合征

非手术治疗包括休息、使用 NSAID、物理治疗和踝关节腔内注射激素封闭。经关节镜切除过度增生的滑膜、骨赘和距骨后突,这类手术取得的临床疗效显著[17,18]。

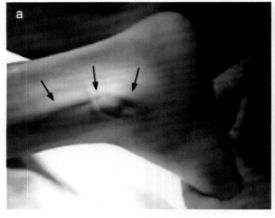
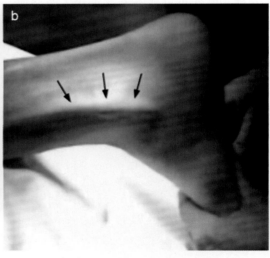

图 8-16-4　复发性腓骨肌腱脱位患者
a. 显示腓骨肌腱(箭所指)所在位置;b. 显示同一位患者腓骨肌腱(箭所指)脱位

三、姆长屈肌腱病变

非手术治疗包括休息、改变运动方式、使用 NSAID、冰敷和物理治疗，例如，拉伸训练[32,41]。如果非手术治疗失败，可在腱鞘水平的肌腱周围注射皮质类固醇。但是，需要注意的是神经血管和肌腱损伤。非手术治疗通常不能完全缓解疼痛。对于竞技体育运动员，不可能较长时间休息。因此，对于此类患者建议行手术治疗。为了达到不限制姆长屈肌活动且能治疗病变，建议行关节镜下清创术，切除距骨后三角籽骨，松解屈肌支持带和腱鞘。

四、距骨骨软骨缺损

对于有症状的软骨下骨缺损直径＜15 mm 的患者，建议行关节镜下清创和骨髓穿刺[49,72]。所有不稳定的软骨，包括不易发现的坏死骨，均可应用该技术。清创后，可以利用钻孔或微骨折技术，使软骨下骨建立广泛连接。目的是破坏骨内的血管，这样可提高局部生长因子的浓度，促进纤维凝血块的形成。目前认为，新生血管起促进作用，骨髓细胞被引入软骨缺损处，促进纤维软骨组织形成[73]。

五、滑膜炎

（急性）踝关节滑膜炎的患者，可采取使用 NSAID、关节腔内注射激素和物理治疗。滑膜炎，尤其是慢性滑膜炎非手术治疗效果较差时，可行关节镜下滑膜切除术。如果经正确和足够疗程的非手术治疗失败时，建议行踝关节镜治疗。

六、距下关节融合

非手术治疗包括调整运动量、行矫正术、使用 NSAID 或石膏固定。石膏固定 6 周后患者症状缓解。如果拆除石膏后，症状复发，需继续使用石膏固定[65]。若非手术治疗无效，需行手术治疗。对于儿童患者而言，行跟距间连接切除术的前提是该连接达到骨化。对于成年距下关节融合患者而言，若出现反复发作性疼痛时，可行距下关节融合术[51,74]。

七、腓骨肌腱病变

腓骨肌腱病变需治疗的首要指征是疼痛[75]。非手术治疗包括改变运动方式、选择合适的鞋、短暂的制动或注射激素。同样，跟骨外侧楔形截骨可缓解局部张力，达到治愈效果[76]。如果经数月非手术治疗无效时，可行开放性手术或关节镜手术。复发性的腓骨肌腱脱位是行固定术的主要指征。

八、禁忌证

踝关节镜手术的相对禁忌证包括中度关节退行性疾病、血管情况不佳和严重的水肿。绝对禁忌证包括局部软组织感染和严重的退行性关节疾病。肥胖虽然不是手术禁忌证，但会明显地延长手术时间和增加术后功能障碍的发生率[77]。

九、术前准备和计划

通常，术前摄负重 X 线正、侧位片。如果负重位 X 线片显示前内侧撞击阴性，则需摄 X 线斜位片。踝关节 X 线片显示，胫骨或距骨前内侧的骨赘突出于胫骨远端前外侧或位于距骨颈或距骨体的外侧。在摄前内侧撞击综合征的斜位 X 线片时，患者足应处于跖屈位，头侧倾斜 45°，下肢外旋 30°[78]（图 8-16-1b）。对于骨软骨缺损的患者而言，X 线片显示局部骨质缺损，周围见低密度影。Mortise 位可见后侧骨软骨缺损[62]，为进一步诊断评估，可行 CT 和 MRI[62]。多层螺旋 CT 平扫是首选的检查方法，可用于评估缺损的范围及决定行关节镜清创术和骨髓刺激时采用何种入路[62]。对于后踝撞击综合征的患者，前后位 X 线片显示无异常。踝关节侧位 X 线片显示骨赘、钙化、游离体，滑膜软骨瘤病和跟骨后上方肥大。对于有疑问的病例，例如，要区别距骨的后突或三角籽骨，建议在做标准侧位的基础上将足外旋 25°，摄 X 线侧位片（图8-16-2b）。此外，对于创伤患者，可行螺旋CT 扫描，对于确定损伤范围、钙化或碎骨片的位置非常重要。通常，MRI 扫描可很好地观察软组织的病变。超声检查似乎是一种相对廉价的检查手段，对于诊断腓骨肌腱脱位的阳性确诊率高达 100%[71,79]。

第 6 节　手术技巧

一、前路踝关节镜术

前路踝关节镜术可在椎管内或全身麻醉下为门诊患者实施。患者取仰卧位。健侧骨盆处安放支撑物，目的在于可安全倾斜手术床。术前对患肢做标识。患肢足跟置于手术床最远端，这样术者可推足底使踝关节极度背屈。当需要极度跖屈时，可将手术床作为杠杆。正确安放关节镜，这对于成功实施关节镜手术非常重要。术中采取前内侧和前外侧切口入路，充分暴露踝关节，此外，可行内踝或外踝的最远端前方入路。当踝关节轻度背屈时，做一前内侧切口（图8-16-5），紧邻胫前肌腱的内侧做皮肤切口，皮下组织在踝关节水平用蚊式钳钝性分离。当踝关节完全背屈时，30°角插入直径 4.0mm 的关节镜探头。此时胫骨远端关节软骨充分覆盖距骨软骨，可进一步保护距骨软骨。在重力作用下，使用生理盐水冲洗关节

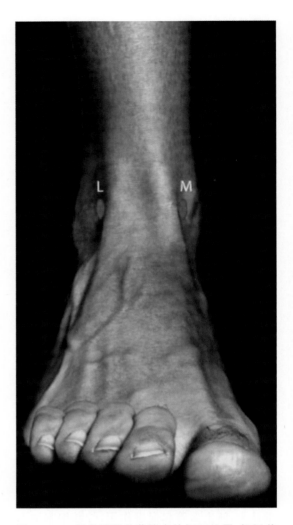

图 8-16-5　行前路踝关节镜术的切口位置，标识前内侧(M)切口和前外侧(L)切口

腔。在直视下做一前外侧切口，紧邻腓骨肌腱将腰椎穿刺针插入关节腔。术中注意避免损伤腓浅神经。用蚊式钳钝性分离皮下组织，插入关节镜腔。识别胫骨前侧，在有骨赘的病例中，用刨刀清除骨赘表面的软组织。确定骨赘范围，然后用 4 mm 骨刀或刨刀切除骨赘。当骨赘位于胫骨远端中央或内踝前方时，可从前外侧切口插入关节镜头，刨刀等从前内侧切口进入。当骨赘、钙化或撕脱的骨块位于内踝顶时，可采用同样的方法清理。术中采用无创软组织牵引设备[80]。此外，可做一内踝顶部的辅助切口。

如果骨赘位于内踝顶部,使用切骨器以便大量切除骨赘。使用 3-0 缝合线缝合切口。切口及其周围皮肤用 0.5% 丁哌卡因/吗啡注射液 10 ml 封闭。最后,使用无菌敷料包扎伤口。

二、后路踝关节镜术

后路踝关节镜术可在椎管内或全身麻醉下为门诊患者实施。患者取俯卧位。术前对患肢做标识。患者踝关节略微超过手术床的远端,并在下肢的远端放置小的支撑物,以便自由活动踝关节。在同侧骨盆下放置支撑物,必要时可安全倾斜手术床。术前大腿根部扎止血带。此外,需准备冲洗伤口的生理盐水,以及切除骨赘和游离骨块的电动工具——4 mm 钻头和电钻。术前标记重要的解剖标志:外踝,跟腱的内、外侧缘和足底。平行于足底,从外踝尖向跟腱划一条线。在此线的上方即跟腱前方做一后外侧切口(图 8-16-6a)。于第 1 趾和第 2 趾间的网状区域置入蚊式钳,钝性分离皮下组织。当钳尖端触及骨性结构时,将 4.5 mm 关节镜头换成套管针,指向同样的方向。在冠状面触摸骨性结构时,可通过明显凸起的距骨后突和三角籽骨区别踝关节和距下关节,触摸三角籽骨的感觉是两个关节之间的骨性突起。套管针位于踝关节外。将套管针换成是 4.0 mm 的关节镜,与外侧成 30°角的方向放置。然后,沿跟腱的内侧做一后内侧切口,与后外侧切口同一水平,位于外踝尖与跟腱连线的上方(图 8-16-6b)。做一垂直的穿刺切口,蚊式钳与关节镜轴呈 90°。一旦蚊式钳触及关节轴,以轴为引导向前直达踝关节,触摸轴各方向直到触及骨性结构。然后将关节镜轴轻轻向外拉出,直至看到蚊式钳的尖端。使用钳子分离关节镜前方的关节外软组织。将钳子换成 5 mm 的弧形电刀,切除覆盖于踇长屈肌后关节囊上的脂肪组织。从侧面观察刨刀是直的,水平面观

察则轻度弯曲,指向距下关节的外侧。一旦切除组织,则较容易进入踝关节囊和距下关节囊。在踝关节水平,首先要识别后距腓韧带和后胫腓韧带。将距骨后突与周围瘢痕组织分离,辨识踇长屈肌。处理病变之前,首先定位踇长屈肌腱,这是最重要的解剖标识。切除踝关节囊后,提起踝间韧带和横韧带,进入关节并进行探查(图 8-16-7)。在内侧,可直视内踝尖和三角韧带深层,从内侧打开关节囊,如果需要的话,打开胫后肌腱的腱鞘。此时,将关节镜插入腱鞘并探查肌腱,同样可探查踇长屈肌腱。通过徒手行跟骨牵引,打开踝关节的后侧间室,将刨刀伸入后侧间室。这时,使用牵开器[80],实施滑膜清理术和(或)关节囊切除术。通过距骨关节面,可探查整个距骨顶和胫骨远端关节面,发现软骨下骨缺损和软骨下骨囊性变,需行清创和钻孔。若胫腓后韧带发生纤维化或撕裂,行探查及清创术,切除有症状的三角籽骨,不愈合的距骨后突骨折或有症状的、大的距骨后方突起,这个突起包括后侧距腓韧带的部分撕裂和屈肌支持带的松弛(图 8-16-8)。通过关节镜,探查踇长屈肌腱鞘,若需要,可从远近两端进一步行松解术(图 8-16-9)。切除破裂的部分后,通过关节镜探查肌腱的近端或肌腹的远端。若存在炎症、增厚或结节,可将其切除。切除粘连和多余的瘢痕组织。缝合伤口并用敷料包扎,与前路踝关节镜术相同。

第 7 节　术后护理及康复

一、前路踝关节镜术后康复

患者术后当天即可出院,患侧踝关节加压包扎。鼓励患者主动活动踝关节,做反复屈伸活动。根据术中情况决定患者何时完全负重。对于大的骨软骨缺损(>1cm)患

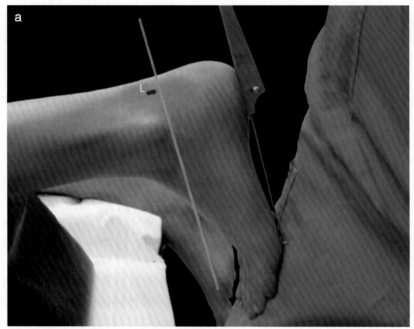

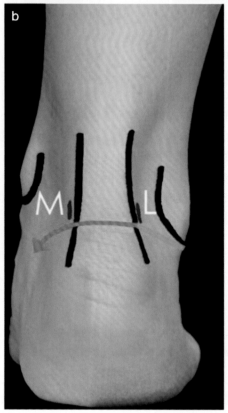

图 8-16-6　a. 后路踝关节镜技术的切口位置:外侧切口,为确定切口的位置,做一条与足底平行的线(橘黄色线)。b. 后路踝关节镜技术的切口位置:内侧切口,为确定切口的位置,首先用线(黑线)标记解剖标志,然后外侧的线(橘黄色线)向内侧延伸通过跟腱(红线)

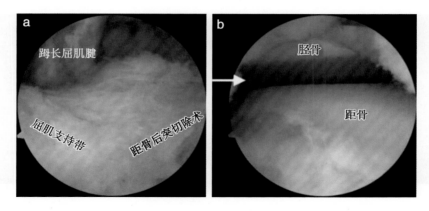

图 8-16-7　右足后路关节镜术,镜下可见蹋长屈肌(a)和屈肌支持带,随后可以看到踝关节(箭所示)(b)

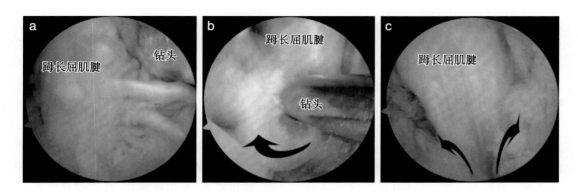

图 8-16-8　患者,男性,20 岁,左踝关节蹋长屈肌镜下探查所见

a. 关节镜检查要先于清创和松解术;b. 用刨刀将肌腱从支持带(箭所指)松解;c. 行清创和松解术后肌腱如图所示,箭所指为支持带

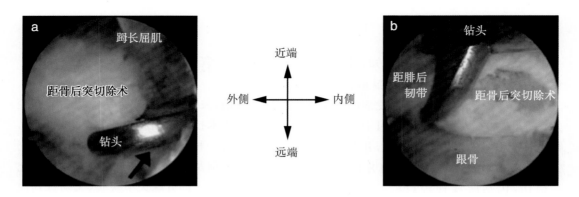

图 8-16-9　患者,女性,15 岁,主诉后踝关节撞击,行距骨后突切除术

a、b. 从屈肌支持带和距腓后韧带(PTFL)游离增生肥大的距骨后突,用刨刀行距骨后突切除术

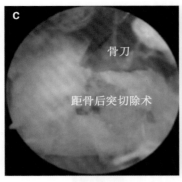
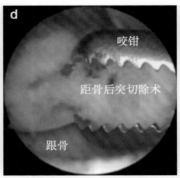
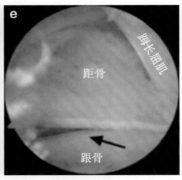

图 8-16-9（续）

  c、d. 随后用骨刀切除距骨后突并用咬钳摘除；e. 切除完成后关节镜所示，可见距下关节（箭所指）

者，需术后 6 周后开始部分负重。然而，行关节镜下骨赘切除手术患者，术后 5 天即可负重行走。

二、后路踝关节镜术后康复

患者术后当天即可出院，根据耐受程度决定负重情况。嘱患者不行走时，抬高患肢以利于消肿。术后 3 天拆除敷料，并允许患者洗澡。鼓励患者每 10 分钟做 3 次主动的关节屈伸活动。若患者出现关节活动受限，可咨询物理治疗师。

第 8 节　并　发　症

术者应对局部解剖充分熟知，进一步避免术后并发症的发生[19]。据报道，使用关节镜风险较高[6,8,19,81-86]，其并发症的发生率为 9%～17%[6,19,85,87]。Ferkel 研究表明，行关节镜手术的 612 例患者中，并发症的发生率为 9.0%[85]，其中 49% 的并发症为神经损伤，包括腓浅神经（56%）、腓肠神经（24%）或隐神经（20%）。神经、血管损伤的主要原因在于不正确的切口位置和（或）进针位置、止血带的使用、长时间和不恰当的牵引[11]。近期研究调查了 1300 例行踝关节镜手术的患者，并排除未常规使用牵引患者，结果表明并发症发生率为 3.4%，其中后行足关节镜术发生率为 1.4%[88]。大多数研究报道，前内侧及前外侧切口比较安全。然而以往的研究中，不建议采用后内侧切口[5,6,84,89-91]，因为其易损伤内侧神经血管束。但是，若掌握正确的技术并积累经验，可进一步降低损伤神经、血管的风险率[13,92]。此外，其他的并发症主要包括感染、器械断裂、牵引针疼痛、骨牵引处骨折及关节软骨损伤[85]。术中应注意避免损伤肌腱。精密的术前计划，熟知局部解剖和选择合适的器械及牵引方法，可有效避免并发症的发生。

第 9 节　总　　结

目前，关节镜术已成为治疗踝关节病变的重要手术技术。相对于开放性手术而言，此手术是一种较好的微创治疗。术者需充分熟知解剖及手术入路。一般而言，利用此入路可治疗大部分踝关节疾病，无须行其他入路。据报道，踝关节镜术的并发症发生率为 9%～17%[6,19,85,87]。一项样本量较大的研究表明，约 50% 的并发症为神经方面[85]，主要与手术技术有关。若使用正确的技术，其发生率降至 3%。

Scranton 和 McDermott 的研究，比较行开放性手术和关节镜手术切除骨赘的疗效[16]。与开放性手术相比，行关节镜手术患者，术后住院时间和恢复时间更短。一项前瞻性研究报道，关节镜术的成功率为 73%～96%[93-95]。此外，笔者认为，如 2000 年文献[13]所述，应将后外侧切口和后内切口作为标准入路，研究证明这些入路较为安全[92,96]。近期，对 16 例行后路踝关节镜术的患者进行了一项回顾性研究[18]。平均随访 32 个月，结果表明患者功能及临床疗效显著，但有 1 例患者切口周围出现短暂性麻木。近期，对 52 例行后路关节镜术的患者进行前瞻性研究[17]，与开放性手术相比，其行后路关节镜术致残率较低，恢复较快[17]。目前，已在其他部位应用此技术。内镜下凹槽加深术和距下关节融合术正是应用此技术扩展的最好证明[97]。

参考文献

[1] Burman MS. Arthroscopy of direct visualization of joints. An experimental cadaver study. J Bone Joint Surg Am,1931,13:669-695.

[2] Watanabe M. Selfoc-arthroscope（Watanabe no 24 arthroscope）. Monograph. Tokyo: Teishin Hospital,1972.

[3] Biedert R. Anterior ankle pain in sports medicine:aetiology and indications for arthroscopy. Arch Orthop Trauma Surg, 1991, 110(6):293-297.

[4] Feder KS,Schonholtz GJ. Ankle arthroscopy: review and long-term results. Foot Ankle, 1992,13(7):382-385.

[5] Ferkel RD, Scranton Jr PE. Arthroscopy of the ankle and foot. J Bone Joint Surg Am, 1993,75(8):1233-1242.

[6] Guhl JF. Foot and ankle arthroscopy. New York:Slack,1993.

[7] Jerosch J,Steinbeck J,Schneider T,et al. Ar-

[8] Martin DF,Baker CL,Curl WW,et al. Operative ankle arthroscopy. Longterm followup. Am J Sports Med,1989,17(1):16-23.

[9] Parisien JS,Vangsness T. Arthroscopy of the subtalar joint:an experimental approach. Arthroscopy,1985,1(1):53-57.

[10] Parisien JS. Ankle and subtalar joint arthroscopy. An update. Bull Hosp Jt Dis Orthop Inst,1987,47(2):262-272.

[11] Ferkel RD,Small HN,Gittins JE. Complications in foot and ankle arthroscopy. Clin Orthop Relat Res,2001,391:89-104.

[12] van Dijk CN,Scholte D. Arthroscopy of the ankle joint. Arthroscopy,1997,13(1):90-96.

[13] van Dijk CN,Scholten PE,Krips R. A 2-portal endoscopic approach for diagnosis and treatment of posterior ankle pathology. Arthroscopy,2000,16(8):871-876.

[14] O'Brien TS,Hart TS,Shereff MJ,et al. Open versus arthroscopic ankle arthrodesis:a comparative study. Foot Ankle Int,1999,20(6):368-374.

[15] Myerson MS,Quill G. Ankle arthrodesis. A comparison of an arthroscopic and an open method of treatment. Clin Orthop Relat Res, 1991,268:84-95.

[16] Scranton Jr PE,McDermott JE. Anterior tibiotalar spurs:a comparison of open versus arthroscopic debridement. Foot Ankle,1992,13(3):125-129.

[17] Scholten PE,Sierevelt IN,van Dijk CN. Hindfoot endoscopy for posterior ankle impingement. J Bone Joint Surg Am,2008,90(12):2665-2672.

[18] Willits K,Sonneveld H,Amendola A,et al. Outcome of posterior ankle arthroscopy for hindfoot impingement. Arthroscopy,2008,24(2):196-202.

[19] Barber FA,Click J,Britt BT. Complications of ankle arthroscopy. Foot Ankle, 1990, 10(5):263-266.

[20] Sarrafian SK. Anatomy of the foot and ankle: descriptive, topographic, functional. Philadelphia: Lippincott, 1983.

[21] Linklater J, Hayter CL, Vu D, et al. Anatomy of the subtalar joint and imaging of talo-calcaneal coalition. Skeletal Radiol, 2009, 38(5): 437-449.

[22] Conway JJ, Cowell HR. Tarsal coalition: clinical significance and roentgenographic demonstration. Radiology, 1969, 92(4): 799-811.

[23] Masciocchi C, D'Archivio C, Barile A, et al. Talocalcaneal coalition: computed tomography and magnetic resonance imaging diagnosis. Eur J Radiol, 1992, 15(1): 22-25.

[24] Lateur LM, Van Hoe LR, Van Ghillewe KV, et al. Subtalar coalition: diagnosis with the C sign on lateral radiographs of the ankle. Radiology, 1994, 193(3): 847-851.

[25] Scholten PE, van Dijk CN. Tendoscopy of the peroneal tendons. Foot Ankle Clin, 2006, 11 (2): 415-420, VII

[26] Kumai T, Benjamin M. The histological structure of the malleolar groove of the fibula in man: its direct bearing on the displacement of peroneal tendons and their surgical repair. J Anat, 2003, 203(2): 257-262.

[27] Tol JL, van Dijk CN. Anterior ankle impingement. Foot Ankle Clin, 2006, 11 (2): 297-310, vi

[28] Ferkel RD. Soft-tissue lesions of the ankle. In: Whipple TL, editor. Arthroscopic surgery: the foot and ankle. Philadelphia: Lippincott-Raven, 1996: 121-143.

[29] McMurray T. Footballer's ankle. J Bone Joint Surg, 1950, 32: 68-69.

[30] Cutsuries AM, Saltrick KR, Wagner J, et al. Arthroscopic arthroplasty of the ankle joint. Clin Podiatr Med Surg, 1994, 11(3): 449-467.

[31] Handoll HH, Rowe BH, Quinn KM, et al. Interventions for preventing ankle ligament injuries. Cochrane Database Syst Rev, 2001(3): CD000018

[32] Hamilton WG, Geppert MJ, Thompson FM. Pain in the posterior aspect of the ankle in dancers. Differential diagnosis and operative treatment. J Bone Joint Surg Am, 1996, 78 (10): 1491-1500.

[33] van Dijk CN, Lim LS, Poortman A, et al. Degenerative joint disease in female ballet dancers. Am J Sports Med, 1995, 23(3): 295-300.

[34] Hedrick MR, McBryde AM. Posterior ankle impingement. Foot Ankle Int, 1994, 15(1): 2-8.

[35] Weinstein SL, Bonfiglio M. Unusual accessory (bipartite) talus simulating fracture. A case report. J Bone Joint Surg Am, 1975, 57(8): 1161-1163.

[36] Hamilton WG. Tendonitis about the ankle joint in classical ballet dancers. Am J Sports Med, 1977, 5(2): 84-88.

[37] Krackow KA. Acute, traumatic rupture of a flexor hallucis longus tendon: a case report. Clin Orthop Relat Res, 1980, 150: 261-262.

[38] Holt KW, Cross MJ. Isolated rupture of the flexor hallucis longus tendon. A case report. Am J Sports Med, 1990, 18(6): 645-646.

[39] Gould N. Stenosing tenosynovitis of the flexor hallucis longus tendon at the great toe. Foot Ankle, 1981, 2(1): 46-48.

[40] Solomon R, Brown T, Gerbino PG, et al. The young dancer. Clin Sports Med, 2000, 19(4): 717-739.

[41] Sammarco GJ, Cooper PS. Flexor hallucis longus tendon injury in dancers and nondancers. Foot Ankle Int, 1998, 19(6): 356-362.

[42] van Dijk CN. Hindfoot endoscopy for posterior ankle pain. Instr Course Lect, 2006, 55: 545-554.

[43] Leach RE, DiIorio E, Harney RA. Pathologic hindfoot conditions in the athlete. Clin Orthop Relat Res, 1983, 177: 116-121.

[44] Benjamin M, Qin S, Ralphs JR. Fibrocartilage associated with human tendons and their pulleys. J Anat, 1995, 187(Pt 3): 625-633.

[45] McCarroll JR, Ritter MA, Becker TE. Triggering of the great toe. A case report. Clin Orthop Relat Res, 1983, 175: 184-185.

[46] Petersen W, Pufe T, Zantop T, et al. Blood

supply of the flexor hallucis longus tendon with regard to dancer's tendinitis: injection and immunohistochemical studies of cadaver tendons. Foot Ankle Int, 2003, 24 (8): 591-596.

[47] van Dijk CN, de Leeuw PA, Krips R. Diagnostic and operative ankle and subtalar joint arthroscopy. In: Porter DA, Schon LC, editors. Baxter's the foot and ankle in sport. 2nd ed. Philadelphia: Mosby Elsevier, 2008.

[48] Flick AB, Gould N. Osteochondritis dissecans of the talus (transchondral fractures of the talus): review of the literature and new surgical approach for medial dome lesions. Foot Ankle, 1985, 5(4): 165-185.

[49] Verhagen RA, Struijs PA, Bossuyt PM, et al. Systematic review of treatment strategies for osteochondral defects of the talar dome. Foot Ankle Clin, 2003, 8(2): 233-242, ix

[50] Cowell HR. Talocalcaneal coalition and new causes of peroneal spastic flatfoot. Clin Orthop Relat Res, 1972, 85: 16-22.

[51] Scranton Jr PE. Treatment of symptomatic talocalcaneal coalition. J Bone Joint Surg Am, 1987, 69(4): 533-539.

[52] Molloy R, Tisdel C. Failed treatment of peroneal tendon injuries. Foot Ankle Clin, 2003, 8(1): 115-129, ix

[53] Monteggia GB. Instituzini chirurgiche. pt III ed. Milan, Italy, 1803: 336-341

[54] Brage ME, Hansen Jr ST. Traumatic subluxation/dislocation of the peroneal tendons. Foot Ankle, 1992, 13(7): 423-431.

[55] Eckert WR, Davis Jr EA. Acute rupture of the peroneal retinaculum. J Bone Joint Surg Am, 1976, 58(5): 670-672.

[56] Zoellner G, Clancy Jr W. Recurrent dislocation of the peroneal tendon. J Bone Joint Surg Am, 1979, 61(2): 292-294.

[57] Edwards ME. The relations of the peroneal tendons to the fibula, calcaneus and cuboideum. Am J Anat, 1928, 42: 213-253.

[58] Poll RG, Duijfjes F. The treatment of recurrent dislocation of the peroneal tendons. J Bone Joint Surg Br, 1984, 66(1): 98-100.

[59] van Dijk CN, Wessel RN, Tol JL, et al. Oblique radiograph for the detection of bone spurs in anterior ankle impingement. Skeletal Radiol, 2002, 31(4): 214-221.

[60] van Dijk CN. Anterior and posterior ankle impingement. Foot Ankle Clin, 2006, 11 (3): 663-683.

[61] Michelson J, Dunn L. Tenosynovitis of the flexor hallucis longus: a clinical study of the spectrum of presentation and treatment. Foot Ankle Int, 2005, 26(4): 291-303.

[62] Verhagen RA, Maas M, Dijkgraaf MG, et al. Prospective study on diagnostic strategies in osteochondral lesions of the talus. Is MRI superior to helical CT? J Bone Joint Surg Br, 2005, 87(1): 41-46.

[63] Kulik Jr SA, Clanton TO. Tarsal coalition. Foot Ankle Int, 1996, 17(5): 286-296.

[64] Snyder RB, Lipscomb AB, Johnston RK. The relationship of tarsal coalitions to ankle sprains in athletes. Am J Sports Med, 1981, 9 (5): 313-317.

[65] Bohne WH. Tarsal coalition. Curr Opin Pediatr, 2001, 13(1): 29-35.

[66] Sakellariou A, Sallomi D, Janzen DL, et al. Talocalcaneal coalition. Diagnosis with the C-sign on lateral radiographs of the ankle. J Bone Joint Surg Br, 2000, 82(4): 574-578.

[67] Resnick D. Talar ridges, osteophytes, and beaks: a radiologic commentary. Radiology, 1984, 151(2): 329-332.

[68] Resnick D, Niwayama G. Diagnosis of bone and joint disorders. 2nd ed. Philadelphia: Saunders, 1988: 3564-3569.

[69] Pistoia F, Ozonoff MB, Wintz P. Ball-and-socket ankle joint. Skeletal Radiol, 1987, 16 (6): 447-451.

[70] Rosenberg ZS, Bencardino J, Astion D, et al. MRI features of chronic injuries of the superior peroneal retinaculum. AJR Am J Roentgenol, 2003, 181(6): 1551-1557.

[71] Rockett MS, Waitches G, Sudakoff G, et al. Use of ultrasonography versus magnetic reso-

nance imaging for tendon abnormalities around the ankle. Foot Ankle Int,1998,19(9):604-612.

[72] Tol JL,Struijs PA,Bossuyt PM,et al. Treatment strategies in osteochondral defects of the talar dome:a systematic review. Foot Ankle Int,2000,21(2):119-126.

[73] O'Driscoll SW. The healing and regeneration of articular cartilage. J Bone Joint Surg Am,1998,80(12):1795-1812.

[74] Swiontkowski MF,Scranton PE,Hansen S. Tarsal coalitions:long-term results of surgical treatment. J Pediatr Orthop,1983,3(3):287-292.

[75] Selmani E,Gjata V,Gjika E. Current concepts review:peroneal tendon disorders. Foot Ankle Int,2006,27(3):221-228.

[76] Heckman DS,Reddy S,Pedowitz D,et al. Operative treatment for peroneal tendon disorders. J Bone Joint Surg Am,2008,90(2):404-418.

[77] Japour C,Vohra P,Giorgini R,et al. Ankle arthroscopy:follow-up study of 33 ankles-effect of physical therapy and obesity. J Foot Ankle Surg,1996,35(3):199-209.

[78] Tol JL,Verhagen RA,Krips R,et al. The anterior ankle impingement syndrome:diagnostic value of oblique radiographs. Foot Ankle Int,2004,25(2):63-68.

[79] Waitches GM,Rockett M,Brage M,et al. Ultrasonographic-surgical correlation of ankle tendon tears. J Ultrasound Med,1998,17(4):249-256.

[80] van Dijk CN,Verhagen RA,Tol HJ. Technical note:Resterilizable noninvasive ankle distraction device. Arthroscopy, 2001, 17(3):E12.

[81] Amendola A, Lee KB, Saltzman CL, et al. Technique and early experience with posterior arthroscopic subtalar arthrodesis. Foot Ankle Int,2007,28(3):298-302.

[82] Andrews JR, Previte WJ, Carson WG. Arthroscopy of the ankle:technique and normal anatomy. Foot Ankle,1985,6(1):29-33.

[83] Drez Jr D,Guhl JF,Gollehon DL. Ankle arthroscopy:technique and indications. Foot Ankle,1981,2(3):138-143.

[84] Ferkel RD, Fasulo GJ. Arthroscopic treatment of ankle injuries. Orthop Clin North Am,1994,25(1):17-32.

[85] Ferkel RD, Heath DD,Guhl JF. Neurological complications of ankle arthroscopy. Arthroscopy,1996,12(2):200-208.

[86] Guhl JF. New concepts (distraction) in ankle arthroscopy. Arthroscopy, 1988, 4 (3):160-167.

[87] Unger F,Lajtai G,Ramadani F,et al. Arthroscopy of the upper ankle joint. A retrospective analysis of complications. Unfallchirurg,2000,103(10):858-863.

[88] van Dijk CN. Hindfoot endoscopy. Foot Ankle Clin,2006,11(2):391-414,Ⅶ

[89] Parisien JS,Vangsness T,Feldman R. Diagnostic and operative arthroscopy of the ankle. An experimental approach. Clin Orthop Relat Res,1987,224:228-236.

[90] Stone J,Guhl JF. Diagnostic arthroscopy of the ankle. In: Andrews JR,Tinnerman LA,editors. Diagnostic and operative arthroscopy. Philadelphia:WB Saunders,1997:423-430.

[91] Voto SJ,Ewing JW,Fleissner Jr PR,et al. Ankle arthroscopy:neurovascular and arthroscopic anatomy of standard and trans-achilles tendon portal placement. Arthroscopy,1989,5(1):41-46.

[92] Lijoi F,Lughi M,Baccarani G. Posterior arthroscopic approach to the ankle:an anatomic study. Arthroscopy,2003,19(1):62-67.

[93] Amendola A, Petrik J, Webster-Bogaert S. Ankle arthroscopy:outcome in 79 consecutive patients. Arthroscopy,1996,12(5):565-573.

[94] Baums MH,Kahl E,Schultz W,et al. Clinical outcome of the arthroscopic management of sports-related "anterior ankle pain":a prospective study. Knee Surg Sports Traumatol Arthrosc,2006,14(5):482-486.

[95] van Dijk CN, Tol JL, Verheyen CC. A prospective study of prognostic factors concern-

ing the outcome of arthroscopic surgery for anterior ankle impingement. Am J Sports Med,1997,25(6):737-745.

[96] Sitler DF,Amendola A,Bailey CS,et al. Posterior ankle arthroscopy:an anatomic study. J Bone Joint Surg Am, 2002, 84-A（5）:763-769.

[97] de Leeuw PAJ,Golano P,van Dijk CN. A 3-portal endoscopic groove deepening technique for recurrent peroneal tendon dislocation. Techn Foot Ankle Surg,2008,7(4):250-256.

第 17 章　踝关节不稳定（踝关节扭伤）

第 17 章

踝关节不稳定（踝关节扭伤）

Derek H. Park，Dishan Singh

摘要 踝关节扭伤是最常见的骨与软组织损伤。英国急诊就诊的患者中，急性踝关节损伤患者占 3%～10%，平均每万人中就有52.7～60.9 人发病。大多数踝关节扭伤是由于足部内收及踝关节旋转作用而导致的踝关节外侧副韧带损伤引起的。踝关节外侧副韧带损伤中最常见的是距腓前韧带损伤。急性外踝损伤通常无须手术治疗，大多数患者只需功能治疗。约 20% 的急性外踝扭伤患者发生踝关节不稳定，表现为踝关节僵硬或功能障碍，或两者均有。对于慢性踝关节不稳定的患者，症状较为持久时可行外科手术治疗，术式包括解剖修复、重建和非解剖重建。解剖修复术如Broström-Gould 术优于非解剖重建，后者不能恢复正常的后足活动，或恢复正常的踝关节及距下关节活动。踝关节损伤中，如果韧带明显变薄或明显断裂，可行韧带自体移植或同种异体移植术达到解剖重建。行踝关节镜检查及韧带加固术可治疗由慢性踝关节不稳定或踝关节疼痛疾病。手术治疗常见的并发症包括伤口问题、神经问题、关节反复不稳定及关节僵硬等。

关键词 急性和慢性踝关节不稳定·病因和分型·解剖·踝关节·并发症·诊断·不稳定·术前准备·康复·手术技巧

第 1 节　概　述

踝关节韧带损伤是最常见的运动伤，75% 的踝关节扭伤累及外侧副韧带。通常，青年男性的发病率高于女性[1,2]。在英国急诊就诊的患者中，急性踝关节损伤的患者占3%～10%，平均每 10 000 人中有 52.7～60.9 人发病[3,4]。踝关节扭伤最易损伤踝关节外侧副韧带，尤其是距腓前韧带（anterior talofibular ligament，ATFL）和跟腓韧带（calcaneofibular ligament，CFL）。

大多数急性踝关节外侧副韧带损伤的患者优先采取非手术治疗，然而，约 20% 的患者最终发展为慢性踝关节不稳定[5]，主要表现为踝关节反复发作性不稳定。

第 2 节　病因和分型

急性踝关节外侧副韧带损伤的最常见机制是足部的过度内收（内翻）及内旋。过度的外力导致踝关节外侧韧带高度紧张。如果作用于韧带上的负荷超过韧带的承受能力时，韧带组织将发生损伤。此外，足部

D. H. Park (✉) · D. Singh
Royal National Orthopaedic Hospital, Stanmore,
Middlesex, UK
e-mail: derekpark@doctors.net.uk; dishansingh@aol.com

G. Bentley (ed.), *European Surgical Orthopaedics and Traumatology*,
DOI 10.1007/978-3-642-34746-7_221, © EFORT 2014

的持续活动同时也加重踝关节外侧副韧带损伤。当外力增大,同时腓骨肌的反应延迟时,则踝关节抗旋转能力减弱,进而加重踝关节外侧副韧带的损伤。

关于急性踝关节扭伤分型较多,其中最常用的是美国医学会(American Medical Association,AMA)根据损伤的严重性制定的标准命名系统[6]。根据损伤的结构对急性踝关节损伤进行分型(表 8-17-1),其缺点在于既无指导意义,也无法判断预后。

表 8-17-1　急性外侧踝关节韧带损伤分型系统

AMA 标准命名系统
·Ⅰ级　韧带扭伤
·Ⅱ级　韧带部分断裂
·Ⅲ级　韧带完全断裂
解剖分级
·Ⅰ级　距腓前韧带扭伤
·Ⅱ级　距腓前韧带、跟腓韧带扭伤
·Ⅲ级　距腓前韧带、跟腓韧带、距腓后韧带扭伤

然而,目前有一个更为简单且实用的分型方法,即通过前抽屉试验及距骨倾斜试验,将急性踝关节韧带损伤分为稳定型损伤和不稳定型损伤。稳定型韧带损伤经对症治疗,可进一步缓解疼痛;而不稳定型损伤需进一步行功能康复治疗或手术治疗[7]。然而,对于急性韧带损伤患者,通常不建议手术治疗,不稳定型损伤患者主要应用康复治疗。

第 3 节　解　剖

后足通过踝关节、距下关节、下胫腓联合[8]三关节稳固,促使后足协调运动。踝关节由距骨滑车、胫腓骨远端、内踝及外踝构成,踝关节的稳定性由静态因素和动态因素决定[9]。增加关节稳定性的静态因素主要包括关节骨的一致性、内外踝韧带结构、下胫腓联合韧带、关节的肌腱和关节囊;动态稳定因素包括重心位置、骨骼肌系统的操控(特别是腓骨肌),以及足和地面之间的本体感觉调节的反馈。

内踝三角韧带分为两部分:浅层及深层(图 8-17-1)。

三角韧带浅层起源于内踝前下方,止于距骨颈及跟骨载距突。三角韧带深层起源于内踝后下侧,止于内踝和距骨后内侧。

三角韧带深层在稳定踝关节方面起着重要作用,扮演着"缰绳"作用,阻止距骨的反常活动。

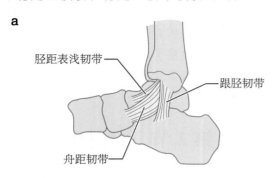

浅三角肌韧带

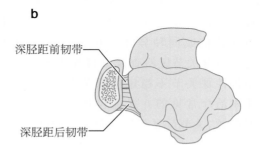

深三角肌韧带

图 8-17-1　三角韧带(来自 Bucholz 等[21])

踝关节外侧副韧带由距腓前韧带（anterior talofibular ligament，ATFL）、跟腓韧带（calcaneofibular ligament，CFL）及距腓后韧带（posterior talofibular ligament，PTFL）组成（图 8-17-2），距腓前韧带起源于外踝前缘，止于距骨颈外踝关节面前侧，并与关节囊相邻。距腓前韧带长 20～25 mm，宽 7～10 mm，厚 2 mm，主要限制踝穴处距骨前移和内旋，尤其是当踝关节跖屈时[10,11]。

跟腓韧带起于外踝前缘，即距腓前韧带起点之下，止于跟骨外侧面后方，在腓骨结节部位，跟腓韧带与距腓前韧带相交成 120°。跟腓韧带不仅能跨越踝关节及距下关节，还能维持距下关节稳定。跟腓韧带的主要作用是，当踝关节从中立位到背屈位时，限制后足的倒转及内旋活动。

距腓后韧带起于外踝内侧面，止于距骨后外侧面。当踝关节背屈时，距腓后韧带处于紧张状态，沿内侧韧带方向限制踝关节的外旋活动。

对于踝关节不稳的患者，主要累及静态外侧韧带稳定装置——距腓前韧带及跟腓韧带。与跟腓韧带相比，距腓前韧带是外踝韧带中最薄弱的韧带，承重力较弱，但张力较强[12]。在踝关节跖屈过程中，距腓前韧带发生较大的形变，从而保证踝关节的内旋功能。距腓前韧带在踝关节背屈时处于松

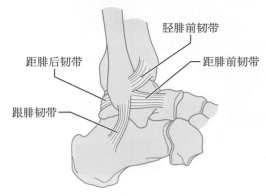

距腓后韧带　　　　　胫腓前韧带

距腓前韧带

跟腓韧带

图 8-17-2　外侧踝关节韧带（来自 Bucholz 等[21]）

弛状态，在跖屈时处于紧张状态。与之相反，跟腓韧带在踝关节背屈时处于紧张状态，跖屈时处于松弛状态。当踝关节处于跖屈时，因距腓前韧带处于紧张状态，常易受损。同样，踝关节背屈时跟腓韧带容易受损。常见的损伤机制是踝关节跖屈、内旋位时，因其承重能力较差，使得距腓前韧带最易受损。

不应低估距下关节不稳在外侧踝关节不稳定病因中的作用。距下关节是由距骨和跟骨连接而成，距下关节包含 2 个独立的关节腔——后距下关节和前距下关节或距跟舟关节。后者由距骨头、前上面、跟骨载距突、舟骨近端凹关节面组成。距跟舟关节起到球窝关节的作用，前跟骨和舟骨近端与弹簧韧带连接形成髋臼窝，与距骨的头部相连接。解剖学家称此关节为"髋臼足"。

距下关节周围韧带在命名上有显著的差异，通常距下关节的支持韧带分为 2 组：一组是固有韧带，包括距跟骨间韧带（interosseous talocalcaneal ligament，ITCL）和颈韧带（距跟前韧带）；另一组是非固有韧带，包括跟腓韧带（calcaneofibular ligament，CFL）和三角肌韧带的胫跟束。距跟骨间韧带和跟腓韧带都是距下关节的"稳定器"。踝关节的支持带是由覆盖踝关节和足部远端深层结构的足筋膜局部增厚形成的[13]。下伸肌支持带有助于踝关节和距下关节的稳定，并在慢性外踝韧带损伤的修复中起着重要作用（Gould 对 Broström-Gould 技术进一步改良）。

第 4 节　急性踝关节外侧副韧带损伤

一、诊断

急性踝关节损伤的评估应从详细的病

史入手,包括踝关节损伤时所处的位置、关节肿胀开始的时间、受伤后患肢所能承受的重力。同时对内外踝、三角韧带、ATFL、CFL、PTFL、跟腱、腓韧带复合体及足部的血管、神经进行检查。同时应确定是否具有其他合并伤,如距骨骨折、内侧副韧带损伤、胫腓联合韧带损伤、第5跖骨骨折、距骨压缩骨折,此外,应注意腓肠神经、腓浅神经、腓深神经及胫神经是否损伤。距下韧带损伤可能引起踝关节不稳,但很难区分踝关节不稳和距下关节不稳。

前抽屉试验和距骨倾斜试验是检查外侧副韧带的重要试验。前抽屉试验是在膝关节屈曲,松弛腓肠肌复合体状态下进行的(图8-17-3)。检查者一手托住被检查者的足后跟,施加前移位应力;另一手固定被检查者的胫骨远端。与健侧相比,松弛增加。由于踝关节内负压的作用,外侧皮肤及松弛的距腓前韧带向内吸收,此时在腓骨前方可能出现凹陷征。如果在平移时将距骨轻微内旋,同时绕内踝旋转,则测试更为敏感——这消除三角韧带前纤维的约束。

距骨倾斜试验是指在跖屈踝部施加内翻和内旋转应力,与健侧对比,若内翻倾斜度增加,则提示距腓前韧带断裂(一般也包括CFL)。由于影响距下关节运动的因素尚未明确,该试验很难在临床上进行评估。

渥太华足踝准则可用于急性情况下,确定是否行踝关节或足部X线检查。此准则指出,如果踝部上方有压痛,并且存在下列一种或多种情况时应行X线检查:①外踝后缘(6 cm内)或外踝尖端骨压痛;②无法承重。

在急性情况下可摄应力X线片,但笔者认为,这些很难改变治疗手段。然而,此时没有必要做超声检查,且不会影响治疗。此外,计算机断层扫描(computed tomography,CT)及磁共振(magnetic resonance imaging,MRI)检查较少使用,除非怀疑存在关节内软骨损伤且需关节镜治疗。

二、急性踝关节外侧副韧带损伤的治疗

早期功能康复的非手术治疗是治疗急性踝关节外侧副韧带损伤的重要手段。休息、冰敷、按压、患肢抬高(RICE方针)或服

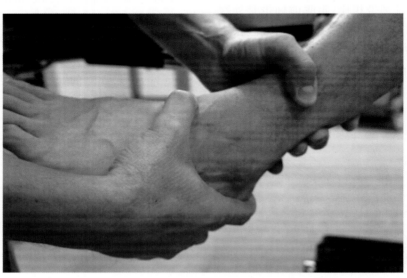

图8-17-3　前抽屉试验(检查者一手固定被检查者胫骨远端,另一手握住足后跟,同时施加一前方位移应力,使足部轻微前屈来完成)

用非甾体抗炎药在治疗急性踝关节外侧副韧带损伤炎性阶段起着十分重要的作用。此外，无须进行较长时间的石膏固定，但短时间的石膏固定或刚性支撑可缓解疼痛和肿胀。当踝部肿胀及疼痛缓解时，可使用踝部系带支撑或半刚性支撑来提供加压和支撑，以限制后足运动。允许适当负重，4～6 周后开始进行功能性治疗，包括踝关节活动范围锻炼、肌腱拉伸、腓骨肌肌力强化和本体感觉性锻炼。治疗急性踝关节外侧副韧带损伤时，很少采用手术治疗。

第 5 节　慢性踝关节不稳定

一、诊断

大多数急性踝关节外侧副韧带损伤的患者，通过非手术治疗和功能性治疗后，功能将完全恢复。然而，仍有高达 20％ 的患者持续出现复发性踝关节不稳定或踝关节的不安全感或忧虑感，从而导致慢性踝关节不稳定。慢性踝关节不稳定表现为受伤后持续超过 6 个月的力学不稳定和功能不稳定。区分踝关节是力学不稳定还是功能不稳至关重要。力学不稳定表现为在踝关节韧带损伤后，踝关节反复发作性和病理性松弛。功能不稳定表现为周期性踝关节不稳定，以及由于本体感受器及神经肌肉缺损导致的不安全感或恐惧感，有时不伴有韧带松弛或物理性不稳定症状[8,14]。很难区分以上 2 种踝关节不稳定，在慢性踝关节不稳定的情况下，两者视为同一个表现形式。功能不稳定可能伴有或不伴有力学不稳定。应除外其他引起慢性踝关节不稳定的因素，如关节内骨损伤、腓骨或胫骨后肌腱损伤、胫腓联合韧带损伤、滑膜炎、胫骨前骨赘撞击及跗骨联合等。

患者通常表现是踝关节无力反复发作，并伴有严重的踝关节内翻及多重踝关节扭伤史。此外，患者经常主诉自己走在不平坦地面上有一种不安全感或恐惧感，疼痛与踝关节不稳定发作有关，但通常不是主诉的特征。体格检查包括对韧带松弛度的全面评估，后足内翻位不正、中足弓形及第 1 跖列过度跖屈，这些均可导致外侧踝关节不稳定。此外，应评估踝关节、距下关节及跗骨间关节的活动度，同时检查跟腓韧带复合体有无压痛、半脱位或无力。在初期检查时，可应用前抽屉试验及距骨倾斜试验。慢性外侧踝关节韧带损伤可影响踝关节机械感受器，从而减少踝关节的本体感觉。此外，可使用改良版 Romberg 测试进行验证[15]（要求患者先抬高患肢，睁眼然后闭上，然后再抬高健肢，重复此动作，比较 2 种情形下踝关节的稳定性。如果行 Romberg 测试时，未感疼痛，踝关节及距下关节可正常活动，小腿三头肌肌力正常，则相对稳定性损害意味着本体感觉障碍）。

常规的影像学检查包括负重时正侧位和踝穴位 X 线片，排除相关病变，评估踝关节力线及退变情况。诊断慢性踝关节不稳定，通常无须行应力位 X 线片检查。但 MRI 检查是有益的，不但可以明确韧带损伤，还可排除其他引起慢性踝关节不稳定症状的因素。

二、慢性踝关节不稳定的治疗

多数慢性踝关节不稳定的患者应首先尝试非手术治疗。患者应接受 6～12 周有组织的康复计划，包括物理治疗和肌肉强化，特别是腓骨肌。通过康复治疗，若患者踝关节不稳定症状未能缓解，则需考虑手术治疗。

手术程序通常分为 2 种：一种是加强或不加强的解剖修复；另一种是使用肌腱固定术的非解剖重建。解剖修复或使用局部组织、游离肌腱植骨或二者结合直接修复受损的韧带。最常见的解剖修复手术为 Broström 术,其涉及韧带体部的修复治疗,以及距腓前韧带和跟腓韧带的止点重建[16]。Gould 修复术是应用伸肌下支持带外侧可移动部分进行修复,同时此术式也起到稳固距下关节的作用[17]。此项技术存在许多改良之处,如将距腓前韧带重新插入腓骨槽内。高弓内翻畸形的患者根据畸形的程度,选择行跟骨截骨术和第 1 跖骨背屈截骨术。当距腓前韧带及跟腓韧带明显变薄或断裂时,可行解剖重建术。使用半腱肌或自体股薄肌作为游离肌腱移植,重建韧带。

非解剖重建使用肌腱固定术来限制踝关节的活动,而不直接修复韧带。这项技术通常使用腓骨短肌腱移植物穿过骨隧道,通过限制踝关节的反向及向前平移,起到稳固外踝及距下关节的作用。除此,还有许多其他术式,如 Watson-Jones 术式、Evans 术式和 Chrisman-Snook 术式[18-20]。Watson-Jones 术是将整个腓骨短肌腱向近端分离,并由前向后穿过腓骨,通过钻孔固定于距骨颈。Evans 术是通过腓骨远端对整个腓骨短肌腱进行肌腱固定术。Chrisman-Snook 术是指将劈开的腓骨短肌腱由前向后通过腓骨,并向下固定于跟骨。然而,牺牲部分或全部腓骨短肌,可导致腓侧肌力减弱及本体感觉受损。非解剖修复术一般不能恢复正常的踝关节运动学或踝关节和距下关节运动,因此需行解剖修复,如 Broström-Gould 术备受推崇(图 8-17-4)。

其他相关情况也可能发生在慢性踝关节不稳定,并引起疼痛。踝关节镜检查可以分阶段进行,也可单独进行,通过手术修复或重建外侧韧带,以治疗关节软骨损伤、撞击、韧带松弛、粘连及骨赘。如果不能治疗这些病变,可能会导致持续的踝关节疼痛,以及踝关节韧带固定后的让人不满意的效果。如果在手术修复/重建前进行踝关节镜检查,可能使得过多的渗液进入软组织,从而导致开放性手术复杂化。

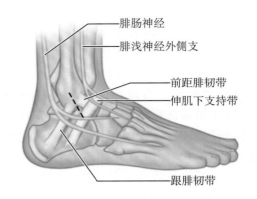

图 8-17-4　Broström-Gould 修复切口(来自 Digiovanni 及 Greisberg[22],经 Elsevier Mosby 允许复制)

第 6 节　应用 Broström-Gould 术行解剖修复的术前准备和计划

术前告知患者手术风险,包括神经损伤导致的过敏或感觉不良、伤口问题和感染、反复踝关节不稳定和踝关节僵硬。

患者取仰卧位,在患侧臀下放置一大沙袋,使腿部内旋。有时,患者可取半侧位。在胫骨远端放置卷起的无菌铺单,既可抬高患肢,还可充分暴露术区。手术可以在全身麻醉或局部麻醉下进行,并在腿部抬高的情况下使用止血带充气。

手术技巧

标记外踝的表面标志及第 5 跖骨基底部(图 8-17-5),在外踝处做一弧形切口,避免损伤腓肠神经及腓浅神经的外侧分支。如需探查腓骨肌腱,需向后延长切口。然后沿关节囊锐性及钝性分离(图 8-17-6),暴露距腓前韧带。在腓骨下切开腓骨肌腱鞘,将腓骨肌腱向下牵开,暴露跟腓韧带。然后将距腓前韧带和跟腓韧带在其止点的外侧踝关节附近切开,术后用适当的张力以"双排

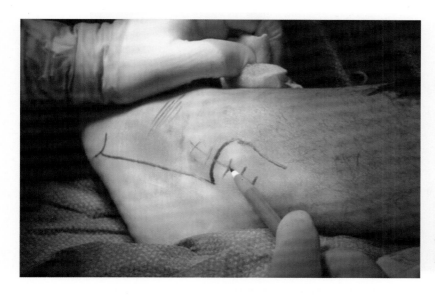

图 8-17-5　外踝(笔尖处)、第 5 跖骨基底部、下伸肌支持带(远端)和外踝皮肤切口的体表标记

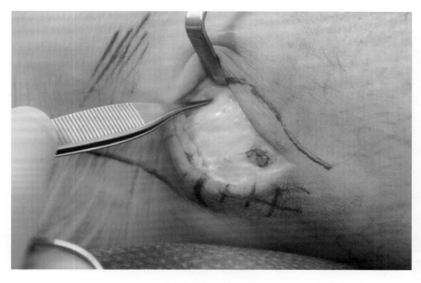

图 8-17-6　向下分离至距腓前韧带及关节囊

扣"的方式重新附着(图 8-17-7 和图 8-17-8),或使用锚定缝合线附着至外踝。检测踝关节活动度及稳定性,然后将活动的下伸肌支持带缝合到外踝骨膜,进而加强修复。

第 7 节　术后护理和康复

术后保持踝关节制动,患肢用膝下石膏固定,维持踝关节背屈、后足外翻位。术后

2 周,在膝下石膏或步行靴保护下负重。术后 6 周,在步行靴保护下适当活动,主要集中于活动范围内、本体感觉、腓侧肌力的强化和跟腱的拉伸。术后 3 个月,在有无踝关节支具下,逐渐增加患者的体育活动。

第 8 节　非解剖重建

解剖修复,如 Broström-Gould 术,疗效

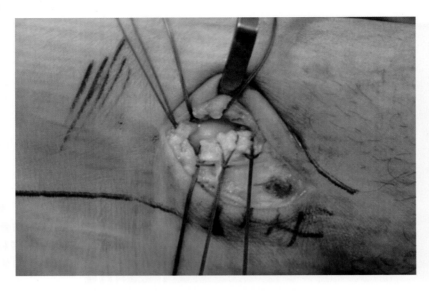

图 8-17-7　在"双排扣"重叠修复前,缝合距腓前韧带和关节囊

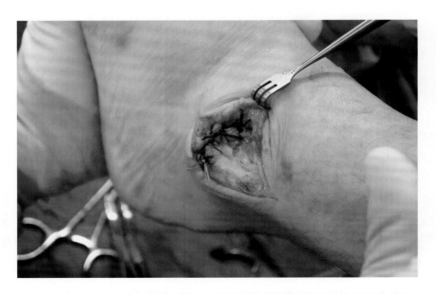

图 8-17-8　行 Gould 修复术前,修复距腓前韧带,并检查其稳定性和活动范围。Gould 修复术是将下支持带附着于外踝骨膜上

较好,但是对于体重较重、整体韧带较松弛或解剖修复失败的患者而言,则使用非解剖修复。目前,首选使用改良版 Chrisman-Snook 修复术,因为它将 1/2 的腓骨短肌(使其远端附着在第 5 跖骨基底部)通过外踝的尖部进入跟骨,以此重建距腓前韧带及跟腓韧带。需要注意的是,修复时张力不宜过紧,以免出现后足外翻畸形(图 8-17-9)。

第 9 节　并发症

最常见的并发症主要为伤口感染、神经损伤、复发性不稳定、僵硬和静脉血栓栓塞

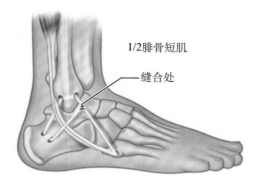

1/2腓骨短肌

缝合处

图 8-17-9　Chrisman-Snook 修复术,或通过锚定缝合将肌腱固定于跟骨上

等,这些均可导致严重的病情。伤口感染通常较为表浅。神经问题主要是从一过性的感觉异常到痛苦的神经瘤。复发性不稳定可分为早期或晚期,早期通常是由急性损伤引起,晚期主要是由轻微的慢性损伤引起。手术失败的因素主要为韧带松弛、长期不稳定、较高的功能需求和高弓内翻畸形等。无论是行解剖重建还是非解剖重建术,均易出现踝关节僵直,但一般能耐受。

第 10 节　总　结

治疗踝关节扭伤要点如下。

- 大多数急性外侧踝关节副韧带损伤需进行非手术治疗,主要针对功能治疗。
- 排除合并损伤,如距骨骨软骨骨折、联合损伤、距骨或跟骨隐匿性骨折、损伤后神经炎。
- 急性外侧踝关节副韧带损伤的患者中,约 20% 的患者伴有慢性踝关节不稳定,表现为机械性不稳定或功能不稳定,或两者兼有。
- 全面评估患者韧带松弛度、后足内翻程度、中足弓形程度及第 1 跖列的跖屈程度,这些可能导致外侧踝关节不稳定。

- 对慢性持久性踝关节不稳定的患者,可行外侧踝关节韧带解剖修复/重建或非解剖重建术进行治疗。
- 解剖修复(如 Broström-Gould 术)优于非解剖重建术,因为后者不能恢复正常的后足运动或踝关节及距下关节的运动。
- 为治疗其他的相关损伤,可行阶梯性踝关节镜技术,或者联合韧带固定术。
- 取得良好疗效的关键在于选取合适的患者,并充分考虑患者对功能的需求及术后并发症。

致谢

非常感谢 Nicholas Cullen 先生(英国斯坦莫尔皇家国立骨科医院)提供图 8-17-3 和图 8-17-5～图 8-17-8 的照片。

参考文献

[1] Garrick JG. The frequency of injury,mechanism of injury,and epidemiology of ankle sprains. Am J Sports Med,1977,5(6):241-242.

[2] Trundle H. Physiotherapy:the contribution. In:Skinner D,Swain A,Peyton R,Robertson C,editors. Cambridge textbook of accident and emergency medicine. Cambridge:Cambridge University Press,1997.

[3] Waterman BR,Owens BD,Davey S,et al. The epidemiology of ankle sprains in the United States. J Bone Joint Surg Am,2010,92(13):2279-2284.

[4] Bridgman SA,Clement D,Downing A,et al. Population based epidemiology of ankle sprains attending accident and emergency units in the West Midlands of England,and a survey of UK practice for severe ankle sprains. Emerg Med J,2003,20(6):508-510.

［5］ de Vries JS，Krips R，Sierevelt IN，et al. Interventions for treating chronic ankle instability. Cochrane Database Syst Rev，2011 (8)：CD004124.

［6］ Standard nomenclature of athletic injuries. In：Report of the Committee on the Medical Aspects of Sports. Chicago：American Medical Association，1966.

［7］ Coughlin MJ，Mann RA，Saltzman CL. Surgery of the foot and ankle. 8th ed. Philadelphia：Mosby，2006.

［8］ Hertel J. Functional anatomy，pathomechanics，and pathophysiology of lateral ankle instability. J Athl Train，2002，37(4)：364-375.

［9］ McCullough CJ，Burge PD. Rotatory stability of the load-bearing ankle. An experimental study. J Bone Joint Surg Br，1980，62-B(4)：460-464.

［10］ Bennett WF. Lateral ankle sprains. Part I：anatomy，biomechanics，diagnosis，and natural history (Review). Orthop Rev，1994，23(5)：381-387.

［11］ Burks RT，Morgan J. Anatomy of the lateral ankle ligaments. Am J Sports Med，1994，22(1)：72-77.

［12］ Attarian DE，McCrackin HJ，Devito DP，et al. A biomechanical study of human lateral ankle ligaments and autogenous reconstructive grafts. Am J Sports Med，1985，13 (6)：377-381.

［13］ Barg A，Tochigi Y，Amendola A，et al. Subtalar instability：diagnosis and treatment (Review). Foot Ankle Int，2012，33(2)：151-160.

doi：10. 3113/FAI. 2012. 0151.

［14］ Hertel J. Functional instability following lateral ankle sprain (Review). Sports Med，2000，29(5)：361-371.

［15］ Freeman MA，Dean MR，Hanham IW. The etiology and prevention of functional instability of the foot. J Bone Joint Surg Br，1965，47 (4)：678-685.

［16］ Broström L. Sprained ankles. VI. Surgical treatment of "chronic" ligament ruptures. Acta Chir Scand，1966，132(5)：551-565.

［17］ Gould N，Seligson D，Gassman J. Early and late repair of lateral ligament of the ankle. Foot Ankle，1980，1 (2)：84-89.

［18］ Chrisman OD，Snook GA. Reconstruction of lateral ligament tears of the ankle. An experimental study and clinical evaluation of seven patients treated by a new modification of the Elmslie procedure. J Bone Joint Surg Am，1969，51(5)：904-912.

［19］ Evans DL. Recurrent instability of the ankle；a method of surgical treatment. Proc R Soc Med，1953，46 (5)：343-344.

［20］ Watson-Jones R. Fractures and other bone and joint injuries. Edinburgh：E & S Livingstone；1940.

［21］ Bucholz RW，Heckman JD，Court-Brown C，et al. Rockwood & Green's Fractures in Adults. 6th ed. Lipincott Williams & Wilkins，2005.

［22］ DiGiovanni C，Greisberg J，editors. Foot And Ankle：Core Knowledge in Orthopaedics. Elsevier Mosby，2007.

第 18 章　踝关节融合术

第 18 章

踝关节融合术

Per-Henrik Ågren

摘要 尽管目前治疗方法有关节置换术和全踝关节置换术,但踝关节融合术仍是治疗踝关节疾病最常见的方法,包括原发性踝关节炎或继发性踝关节炎。

关节炎中关节的破坏是由疾病造成的。

继发性关节炎患者中,关节不稳定通常是关节的不均匀磨损和损坏的原因,例如,韧带不稳定及骨折后关节的匹配度受损。原发性的踝关节炎不如膝关节炎和髋关节炎常见。

在某些情况下,通过行关节融合术获得稳定性,调整足部力线和解决疼痛问题。关节融合术最主要的指征是关节疼痛,其他的指征包括踝关节置换术后失败和骨折后骨量丢失。

踝关节融合术可通过多种手术入路和技术实施。本章节主要描述的是关节镜融合和开放性融合技术。如果在将来有可能将关节融合术转化为关节置换术,则使用的技术必须保留腓骨远端。

关键词 解剖和病理·踝关节·关节融合术·关节镜技术·并发症·关节炎诊断和分型·康复·手术技巧

P.-H. Ågren
Stockholms Fotkirurgklinik, Sophiahemmet, Stockholm, Sweden
e-mail: per-henrik.agren@sophiahemmet.se

G. Bentley (ed.), *European Surgical Orthopaedics and Traumatology*, DOI 10.1007/978-3-642-34746-7_155, © EFORT 2014

第 1 节 概 述

踝关节融合术仍是治疗踝关节疼痛和踝关节炎较为可靠和安全的术式。尽管踝关节融合术可能是一种致残性手术,但对于功能的恢复,即疼痛的减轻或消失,以及增强稳定性是有益的[8,14-18,20]。术后选择穿合适的鞋,可利于功能恢复,预防跛行。此外,患者可通过低强度的运动,如散步、骑自行车和滑雪恢复运动。不宜进行跑步和跳跃等运动,但一些患者声称他们可以慢跑,融合术后患者的生活基本接近正常[18,19]。

行走时,踝关节最多可背伸10°。踝关节背伸对恢复正常的步态模式非常重要,通过步态周期获得力量和运动正常分布。踝关节置换术成功的优势在于,其背伸运动模仿了正常的步态。然而,对足部功能需求较高的年轻患者,需行融合术,是治疗致残性疼痛更为安全和有效的方法。当然,这是由于不能指望通过一个置换物来维持余生,而且,诸如负重和磨损等机械学因素,可能会降低置入物的寿命和存活率。

如果按照正确的踝关节融合术方法进行操作,术后穿矫正鞋(带点儿后跟、减震、步行时防滑),最终有可能接近正常步态[2,3,9,11,18]。

融合的位置较为关键,避免内翻足和马

蹄足,尽可能维持 5°外翻和中立位[1]。

临床上的理想情况是,患者赤足着地行走时,有足够的背伸,仅需轻度屈曲膝关节,且无须抬高足跟。

有些融合术是在骨折伴骨丢失或其他骨丢失后(如缺血性坏死)进行,此时,行踝关节置换术可能不是一个可行的解决方案。然而,事实上,融合术并不是最终的解决方案或术式,若患者因距下关节的退行性病变或踝关节周围持续性疼痛而返回医院时,需要新的解决办法。一些学者报道,取下融合器并行踝关节置换术可能是一项成功的术式[7,10]。然而,这只有在踝关节面完整的情况下才有可能,因此踝关节融合术不应该以牺牲和丢弃踝关节面为代价的方式进行。

据报道,约 1/3 的患者在行踝关节融合术后 20 年内出现距下关节炎或跗骨关节炎[14]。这种情况下,可行踝关节置换术(进一步恢复踝关节的运动能力)。

任何类似于踝关节融合手术的关键点是,确定疼痛来自可疑的关节。通过对患者进行适当的体格检查、询问病史及典型的疼痛分布,确定其他手术指征。踝关节炎典型的影像学表现是诊断的依据,但是,如果存在疑问,可行进一步调查,如在关节内局部注射麻醉药或对涉及的其他密切结构,如距下关节复合体,进一步行 CT 或 MRI 检查[13]。

显而易见,踝关节融合术后不会改善距下关节的疼痛。

解剖和病理

踝关节由 3 块骨,即胫骨远端、腓骨远端和距骨上部组成,形成对应的 3 组关节面。距骨表面无肌腱和肌肉附着。

在胫骨内侧主要依靠一个复杂的内侧韧带装置维持稳定,该装置分为 3 个关节(踝关节＋距下关节),韧带从内踝向下延伸至载距突(位于跟骨上),距骨前部和后部及舟骨。外侧韧带有 3 条,距腓前韧带(常易扭伤),跟腓韧带向后向下斜行通过腓骨前部,进一步稳定踝关节和距下关节,最后是距腓后韧带向后延伸至距骨后方。

胫骨和腓骨与韧带连接对距骨形成一个闭合性或约束性的抓力或靶向力。胫腓骨通过 3 部分韧带系统(前联合韧带、后联合韧带和骨间膜)相互固定。

踝关节与距下关节连接紧密,此外,踝关节与踇长屈肌腱鞘通过滑膜组织连通。

原发性踝关节骨关节炎的发病率低于下肢其他关节,据报道其发病率约为 4.4%,但髋关节炎发病率为 19%,膝关节的患病率为 41%[5]。

创伤后常继发踝关节炎,这可能是由于踝关节骨折或韧带损伤,包括下胫腓联合损伤(图 8-18-1)。

系统性疾病,如痛风、血色素沉着症和血友病,都是继发性踝关节退变的病因。儿童化脓性关节炎也会发展成关节炎。结缔组织病变,如类风湿关节炎等,均可发展成渐进性的踝关节炎。

更为棘手的问题是神经病变的患者,如糖尿病引起的继发性神经病变。这类患者踝关节受伤后可能会发展成为神经性骨关节病,这是一种广泛的关节解体,通常伴有严重的关节不稳定。这些患者通常需要手术将足再次固定到小腿上,重建肢端的稳定性,而且当发展为压疮时,较难实施矫形术。压疮部位易感染,严重者可能需要截肢。

神经病变患者通常比感觉正常的患者愈合得慢,需要更多的营养支持。

本章中,将进一步描述神经病变患者的相关内容,例如,通过增加置入物来提高稳定性(如薄的钢板和垫圈),保持 10～12 周非负重状态,而不是 6 周。

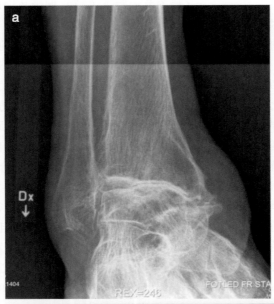

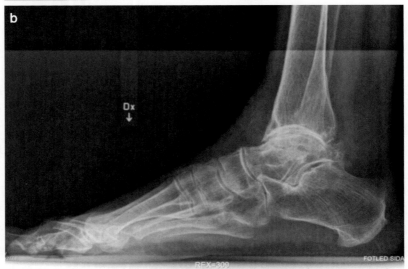

图 8-18-1　a. 4 型骨关节炎的 X 线正位片；b. 术后侧位片

第 2 节　评估和诊断

最有用的诊断工具是病史和体格检查。在大多数情况下，可进一步通过影像学检查确诊。

另一个有用的方法是关节内局部注射麻醉药。如果疼痛未缓解，则需怀疑可能是其他原因引起的疼痛。

应在标准负重位时摄 X 线片。

常规摄足部侧位 X 线片、踝关节正位 X 线片及踝穴处斜位 X 线片。这将很清楚地显示骨赘、软骨损失和不同阶段的对位不良。

如果存在疑问，需进一步行 CT 和 MRI 检查，可对不同类型的关节解剖异常提供进一步的信息，如 MRI 上可显示骨水肿或炎症反应/原因的信息。

第 3 节 病 史

踝关节疾病患者的病史包括疼痛和不稳定。

因此,询问病史应主要关注这两个方面。踝关节前方疼痛提示胫距关节存在问题——可能是关节炎。

若患者初期疼痛或出现夜间痛醒,表明炎症性关节病;白天负重时疼痛加重,提示骨关节炎。

然而,多数关节炎患者初期为僵硬,活动后症状逐渐缓解,但负重一段时间后疼痛加重。

踝关节炎患者可能伴有其他关节病变,因此询问病史时应注意这一方面。

胫距关节病变的典型症状为极度屈伸时出现疼痛加剧,这在下山或下楼时更为明显。

询问病史时需询问:症状何时开始?之前有无损伤史,如扭伤?是否有踝关节骨折或其他骨折?有无骨软骨损伤?有无其他关节疾病提示胶原蛋白病变?

使用过何种措施缓解疼痛?例如休息?致残因素有哪些?这些往往都是个人问题且需要干预。行外科手术能等吗?

其他部位或其他的运动时引起疼痛,则表明其他的关节或解剖结构(如距下关节)受累。

第 4 节 体格检查

患者超重吗?她/他穿的鞋合适吗?有异常磨损吗?

检查患者的步态和站姿:足的力线是否正常?从前和后两个面观察内、外翻畸形。休息位、仰卧位或俯卧位时,足的力线和稳定性是否正常?行走时是否存在跛行?跚内翻/跚外翻?在不同步态时,正常肌肉工作和转换?能跷起足尖吗?下蹲?穿高跟鞋能走路吗?

若检查结果无异,则显示功能正常;若结果相反,则反映肌肉/肌腱功能障碍或神经功能紊乱。

关节炎通常始于前方骨赘及软骨丢失,并出现下蹲痛,与跟腱不平衡或断裂相比,长期关节炎患者的疼痛影响足尖走路。

体格检查时,踝关节前部出现典型的疼痛,有时伴有踝关节前方的肿胀。有时在踝关节前方或内踝处可触及骨赘。由于踝关节后方较深,很难直接触及。被动足底过度跖屈时可引发撞击和疼痛,正如三角籽骨综合征。

此外,检查踝关节的力线和运动度,最重要的是要检查踝关节稳定性。踝关节不稳定常导致退行性踝关节炎,但需排除内翻不稳定(跟腓韧带)和前抽屉试验征(前距腓韧带)。如果在内侧有明显的外翻触痛,提示内侧三角肌韧带功能不全。

第 5 节 分 型

踝关节炎有几种影像学分型。这些分型有一个共同的分级系统,根据骨赘、关节间隙变窄和软骨下骨硬化情况,分为 0 级到重度。最常用的是 Kellgren-Lawrence 分型[12]。

此分类并不能作为临床决策工具,但更多的是作为科学目的的系统化和阶段化的工具。

然而,临床若需手术时,可遵循表 8-18-1 和表 8-18-2,但并非严格遵循。

另外,必须注意的是,一些患者的关节间隙比骨赘更狭窄,使得评分无法预知。

临床中,根据每一个患者情况,做出个性化的临床决策。

表 8-18-1　Kellgren-Lawrence 分型及表现

Kellgren-Lawrence 分型	关节炎表现	影像学改变
0 级	无	OA 无影像学证据
1 级	可疑	可能存在小骨赘
2 级	轻度	存在骨赘,轻度的关节间隙变窄
3 级	中度	存在骨赘,中度的关节间隙变窄
4 级	重度	存在骨赘,重度的关节间隙变窄和关节软骨下骨硬化

表 8-18-2　Kellgren-Lawrence 分型特征

Kellgren-Lawrence 分型特征	影像学描述
1 级	关节边缘骨赘形成
2 级	关节周围游离体
3 级	关节软骨变窄伴软骨下骨硬化
4 级	软骨下骨出现假性囊变或硬化
5 级	骨端形态改变

第 6 节　治疗决策

决定手术的重要问题是患者的症状。

如果患者无症状,且不影响生活质量,通常不考虑手术。

如果存在致残性疼痛和(或)畸形/不稳定时,若非手术治疗(鞋内加鞋垫、使用踝关节矫形器等)无效时,则需行手术治疗。

第 7 节　术前管理及告知

一般治疗先采用非手术治疗,包括穿合适的鞋、SACH 鞋(足跟固踝垫)。目前这种鞋可在市面上买到,鞋垫可纠正轻度的对线不良。

当患者运动时,会感到疼痛,可使用简易矫形支具。此支具的特点是,稳定性有所提高,可推迟手术。

此外,可考虑使用定制的坚硬的踝关节矫形器支撑,但如果有一种治疗方法,可以让患者穿标准的或稍微改动的鞋,那么大多数患者都不愿意使用此矫形器。

目前,支具主要适用于某些原因不能行手术的患者,如外周动脉硬化症患者。

除了踝关节融合术外,目前的治疗方法有多种,但对于计划行踝关节融合术而非置换术的患者而言,医生应告知患者有关手术的详细信息。

一般认为,融合术是毁灭性或致残性的。当告知患者可保留大部分的运动功能时,即大部分患者术后可行走且不伴有跛行,此外,由于疼痛缓解及稳定性改善,术后可逐渐恢复锻炼,此时患者更易决定做手术。但是,应告知患者小腿三头肌萎缩及因步幅缩短导致步速减缓是正常的。此外,术后未来矢状位的运动主要发生于距舟关节和跗骨间关节,这可导致关节退变,因此,需穿合适的鞋加以保护[1,2,11,14,16,19]。

第 8 节　手术技巧

目前行踝关节融合术的方法较多。

无论是行开放性融合术还是关节镜辅助下融合术,主要取决于术者的技能、偏好及患者的具体情况。如果患者皮肤情况较差,且中度畸形,此时适合行关节镜融合术,不适宜行开放性踝关节融合术。

不同融合手术对疗效和愈合速度的影响存有争论,但目前,愈合最快的是关节镜辅助下行关节腔准备和经皮固定术。多年来,行关节镜融合术仍存有争议,但据可靠的数据表明,如果由有经验的外科医生行关节镜融合术,骨不愈合率较低[8,17,20]。

第 9 节　关节镜融合术

由于关节软骨的缺失,操作空间比正常的关节腔大,使得手术较易进行。但是,由于手术具有一定的破坏性,与正常关节镜手术相比,其阻力较大。

行关节镜融合术时,需准备大关节镜(4.0 mm)、磨钻、关节镜工具和刮刀等工具。

通常也会使用一些牵引装置。目前,使用较广的是皮肤牵引装置,可降低发病率,且为手术提供足够的牵引力。

患者取仰卧位,膝关节屈曲并置于大腿固定器中。无菌铺单后,对踝关节实施牵引。

于内踝前缘和胫前肌腱之间做一内侧入口,关节腔内充满盐水,并将套管针置入关节腔内。用同样的方法做一前外侧切口,仔细分离皮下组织,避免损伤外侧神经。有时可触及腓浅神经,但炎性踝关节肿胀时不易触及。

于腓骨的后方,跟骨穹隆做一长约 1 cm 的后外侧入口。使用磨钻清除关节后方的骨刺。

对于滑膜炎患者,为充分显露术野,需使用刨削刀。显露术野后,切除剩余的关节软骨,用电动磨钻或手动刮匙器处理软骨下骨。可在入口周围改变关节镜和其他工具的位置,通常不需要做其他入口。

从技术层面而言,如果切除范围足够的话,较容易显露渗血的骨面,尽可能少地切除骨量,以维持关节面的匹配性。此外,为了促进关节的稳定性,尽量将骨面处理的略微毛糙些。

切除距骨和胫骨前方关节面后,可显露踝关节后方关节面。从技术上讲,可通过切除术来矫正内翻或外翻畸形,但这仅适用于经验丰富的医生。

通常在胫骨和距骨间形成一个中央腔。然而,大多数情况下较易填充。

手术成功的关键在于牵引和踝关节镜术的熟练程度。

关节面处理完后,使用 2～3 枚螺钉经皮固定,在 C 形臂下检查位置。

踝穴与胫骨对线良好,即踝关节复位后,并将其处于 90°中立位和轻度 5°内翻。

固定时选择的螺钉应尽可能长,第 1 枚螺钉主要固定距骨前外侧(距下关节上方距骨的前外侧)至胫骨后外侧,第 2 枚螺钉固定距骨颈内侧至胫骨的后外侧。若使用 2 枚螺钉仍无法达到稳定,则可继续使用螺钉。目前较常用的是将螺钉交叉固定,但有研究者主张将 2 枚螺钉固定于胫骨后正中至距骨前外侧,其优点在于可将距骨挤压至关节内侧。

当固定稳定后,使用 C 形臂检查螺钉的位置,之后缝合皮肤,闭合切口。术后使用夹板或石膏固定踝关节,抬高双下肢,保持患肢非负重 6 周。

然而,有时由于一些特殊情况(踝关节整体力线对位不良、破坏引起的骨质丢失或踝关节镜操作技术较差),不宜行关节镜技术。踝关节整体力线对位不良或严重骨量丢失时,不宜行关节镜技术。若行关节镜手术时,发现术野不清晰或进一步需矫正畸形时,此时应行开放性手术。

如今,外科手术的选择越来越多,但无论何种技术均应保持腓骨/外踝的解剖位置。正如上述所言,行踝关节假体置换术可进一步促进生物结构的稳定及融合的愈合。

第 10 节　开放性踝关节融合术

目前踝关节入路方法较多,选择时主要取决于畸形程度、皮肤情况及术者的偏好。

术前半小时使用抗生素,此外,术前或

术后给予抗凝药。

术中需准备的工具：摆锯、克氏针起子、电钻、关节截骨工具——骨凿或骨刀、咬骨钳及椎板撑开器或分离工具。

第 11 节　前侧入路

此入路适用于关节镜或小切口手术。建议小心处理软组织和皮肤边缘。此外，支持带的缝合对骨的愈合非常重要。

踝关节理想的力线是成 90°中立位伴 5°的外翻。

术中重要的是将足向后拉伸，与胫骨（侧位）对齐，若胫骨侧突较大，则行其他手术入路。

如果踝关节融合术是在踝关节置换术后进行的，可用此入路同时行这两种术式。

前侧切口位于胫前肌腱和外侧腓骨长肌腱之间。在此界面，将皮神经从支持带表面分离，腓深神经位于趾伸肌腱下方或外侧。

切开关节囊，显露踝关节前方的骨赘。

使用骨刀和刮匙切除残留关节软骨，保护术野中的解剖结构，显露软骨下出血骨。

这是在距骨各面、胫骨和腓骨上进行的。

接着用细钻头在骨松质表面钻孔。

通常使用螺钉固定。如果骨质较差或由于不稳定需植骨，需使用钢板固定。

通常在 C 形臂辅助下先使用克氏针临时固定融合部位，然后依据骨质情况再使用 2 枚或多枚螺钉固定。

放置螺钉时应在关节镜监视下，其目的在于尽可能放大手术视野。第 1 枚螺钉从距骨前角向后置入胫骨远端中部。加压，其目的在于使距骨挤压关节内侧面。

第 2 枚螺钉紧靠距舟关节，沿距骨颈向后外侧置入。

也可以从胫骨开始钻孔，这相对更容易。如果固定可靠，则可不再置入螺钉。否则，需从外侧向胫骨中央再附加螺钉。

在前方入路下，通过经皮穿刺的小切口置入螺钉。

在 C 形臂下，检查关节过度磨损情况、螺钉放置位置，闭合伤口。

普通的穿刺小切口仅缝合皮肤即可。前侧入路切口中的支持带和皮下组织用可吸收线逐层缝合，皮肤用尼龙线缝合。

术后使用衬垫良好的夹板或石膏固定患肢，并将其抬高，高出心脏的水平，非负重保持 6 周时间。

第 12 节　腓骨外侧入路

应用此入路可治疗任何畸形，充分显露，便于植骨。使用外侧弧形切口联合前内侧的小切口清除踝关节内侧沟（图 8-18-2～图 8-18-5）。

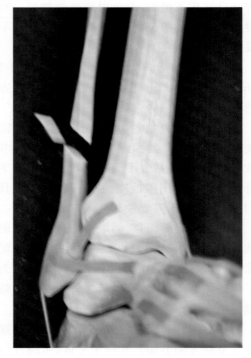

图 8-18-2　经腓骨外侧入路 1：切除 1 cm 腓骨

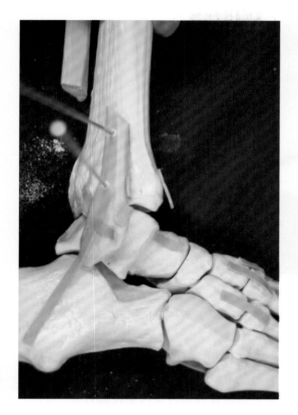

图 8-18-3　经腓骨外侧入路 2：腓骨远端旋转 90°，使用克氏针固定

患者取仰卧位，大腿根部缚扎止血带。同侧髋部垫软垫，便于足内旋。

外侧切口紧邻腓骨远端后缘，倾斜延伸至跟骰关节顶端。

分离腓骨远端，切断前后方的附着点。

在关节线水平上方 5 cm 处行截骨术，切除 1 cm 长的腓骨使其短缩。然后将腓骨向后铰接，并在其处于原位的同时，沿腓骨远端内侧纵行劈开，以便将外侧部分固定至胫骨和距骨，其内侧部分可用于植骨。

在此之后，使用骨克氏针使腓骨脱离，或者也可使用非生物学方法切除或保留腓骨，直至手术结束。

经外侧入路，较易显露胫距关节和距下关节。

现在最重要的任务是，切除足够的软骨和软骨下骨，使胫骨和距骨达到良好的骨性愈合，并使足维持良好的力线。胫距之间匹配性越好，越容易愈合，并能提高足部的稳定性。

理想的力线是踝关节 90°中立位伴足轻度外翻（5°）。

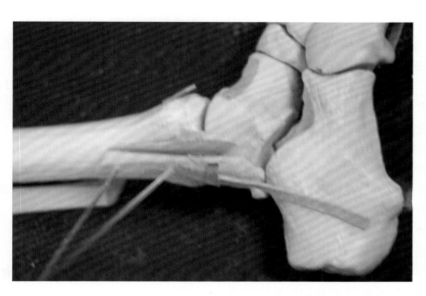

图 8-18-4　经腓骨外侧入路 3：切除腓骨内侧面以显露腓骨植骨的骨松质，并为胫骨和距骨固定做准备

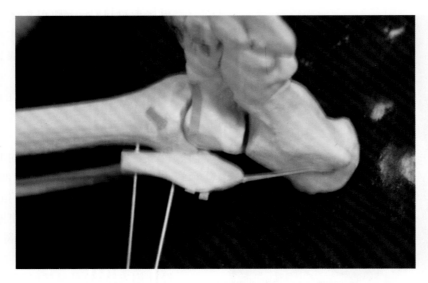

图 8-18-5　经腓骨外侧入路 4：在使用螺钉将腓骨固定到胫骨和距骨之前，先用 2 枚克氏针临时固定腓骨远端。该入路较易显露距舟关节和距下关节

尽可能将足向后拉至胫骨力线位置（侧位），这对于恢复良好的行走能力至关重要。使用骨凿或摆锯（截除表面部分）截出 2 个彼此匹配的平面。通常使用各种入路尽可能充分显露内侧结构，并清理距骨内侧或内踝内侧结构，如有疑问，则行内侧入路，充分显露内踝的前缘。

通常，通过软骨下钻孔以进一步掀开关节面以促进骨松质融合。从钻孔的部位进行融合。

依据术者的偏好使用螺钉固定。通常推荐使用克氏针临时固定融合部位，然后使用至少 2 枚螺钉固定，有时根据骨质情况可使用多枚螺钉固定。

该技术类似于上述提到的技术，但是，不同点在于该入路是以距骨为进入点，其操作更为简单。

置入螺钉时，尽可能达到一个较长的距离。

第 1 枚螺钉从距骨前侧向后至胫骨远端内侧。在距骨和胫骨远端关节面之间加压。第 2 枚螺钉紧靠距舟关节沿距骨颈向后外侧置入。

可从胫骨开始钻孔，这相对更容易。如果固定可靠，可不再置入螺钉；反之，则需在外侧向胫骨内侧再置入多枚螺钉。

如果固定可靠，通常无须植骨。

清理完外侧关节面并进行表面粗糙化处理后，使用 2 枚螺钉将残余的腓骨附着于胫骨和距骨（图 8-18-6）。

术中使用射线检查及在 C 形臂辅助下完成。

使用可吸收线逐层缝合切口，皮肤用丝线缝合。

切口无须引流。

伤口用敷料和丙烯酸包扎，使用夹板或石膏固定。

抬高患足（高于心脏水平），非负重保持 6 周时间。

第 13 节　螺钉和其他内置物

U 形钉的稳定性比螺钉差，可导致骨不愈合和愈合后并发症的发生。目前，已生产出多种新型内置物，如定制型接骨板、解剖

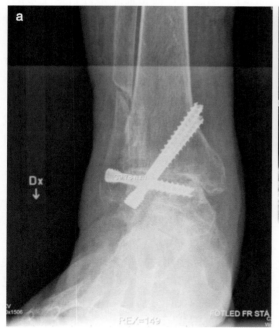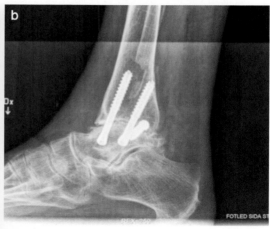

图 8-18-6　a.术前 X 线正位片显示固定的 2 枚螺钉的位置；b.术后 X 线侧位片显示关节融合术使用(侧方入路)2 枚螺钉固定

型弯曲及加压螺钉,这些都是为了让医生的生活更容易,但也会在很大程度上提高成本,这种专用内置物应该只在需要的时候用。许多外科医生更倾向于使用空心螺钉,通过置入克氏针检查其位置是否准确。然而,许多老式螺钉仍比较经久耐用,物有所值,许多有经验的外科医生更青睐于此,可通过钻孔甚至经皮置入。

目前,应用较广的新型螺钉是无头空心螺钉。由于这种内置物为骨内固定,且对周围软组织干扰较小,故其优于老式螺钉。

负重,此过程是一个渐进性的愈合过程。通常,影像学检查直到术后第 12 周才实施,以确保愈合。在愈合期间,对所有患者进行随访。术后 12 周,大部分患者可在石膏或支具保护下行走。

大多数患者可从走路训练和协调平衡训练的物理治疗中获益。如果可能,水疗似乎也是有益的,因为它可以在术后早期(伤口愈合后)进行,有助于消肿并重新恢复行走步态。如果站到游泳池的底部,水漫到肩部水平,足部承受的重量是体重的 10%～15%。

第 14 节　术后治疗

踝关节融合术后保持非负重 6 周,根据临床调查结果,在第 12 周行第 1 次放射学检查后,可在矫形支具或石膏固定辅助下开始行走。

当踝关节无压痛且能活动时,可进一步

第 15 节　术后用药和疼痛管理

通常刚手术结束时,踝关节疼痛剧烈。缓解疼痛的方法有多种,包括使用阿片类药物(吗啡)、对乙酰氨基酚(扑热息痛)和非甾体抗炎药。

据报道,非甾体抗炎药可抑制异源性骨形成,对于其应用尚存有争议。但并无相关研究证明其会增加骨不愈合的风险。伤口区域注射局部麻醉药,并联合应用非甾体抗炎药,其疗效显著,并可有助于降低术后即刻严重疼痛的风险。

术后缓解疼痛最简便的方法是行腘窝神经阻滞,通过导管持续使用局部麻醉药以缓解疼痛,直至患者出院(通常是在住院后1~2天)。

第16节　并发症

踝关节融合术后可能会出现多种并发症[4]。

多项研究表明吸烟与并发症几乎呈线性相关。

因此,不吸烟或戒烟是改善预后最重要的术前准备。

有数据表明,1支烟将会增加1倍并发症的风险(10支烟增加10倍)。

据报道,缺血性坏死患者术后不愈合的发生率高达41%。预期约5%的不愈合率,目前尚无100%骨愈合的报道。

骨不愈合常需行二次手术,该手术在技术上证明与第一次手术非常相似。然而,通过不同的固定方法或增加置入物的数量,进一步维持稳定性。

实施骨不愈合翻修术时,应考虑失败的原因[6]。常见的是关节处理不当或固定欠佳(与患者和手术医生都有关)。

根据手术入路,感染通常伴有皮肤坏死或伤口裂开:这一问题较为严峻,需彻底准确地治疗。

通过伤口灌洗和局部静脉注射抗生素,可治疗融合早期感染。切记勿感染伤口及单纯应用抗生素治疗。冲洗或吸出伤口内的分泌物和脓液。有时会出现伤口裂开,如果裂开的伤口较为表浅且小,可在包扎伤口

后行一期愈合。通常需整形外科医生帮助。

有时也会发生畸形愈合,但精确的融合技术可将其发生率降至最低。

然而,如果存在持续性畸形愈合,可行踝关节截骨术和矫形术。大多数情况下,矫形的位置在畸形处,也就是踝关节水平。

如果术后初期发现畸形愈合,应立即或尽早行矫形术,但是,有时患者出现畸形但就诊较晚,则需做二次手术。

第17节　总　结

对于致残性关节炎患者而言,实施踝关节融合术可缓解疼痛,改善功能。某些情况下,严重的不稳定也是手术适应证(骨丢失、Charcot足)。

踝关节融合术适用于从事非重体力劳动的年轻活跃患者。

踝关节融合术并不是最终手术。如果实施手术时保留踝关节,在以后可能需要行踝关节置换术。

可通过多种入路实施踝关节融合术。

目前,关节镜下进行关节处理并经皮螺钉内固定术,越来越受到重视。此手术似乎可以提高愈合率,并降低伤口并发症的发生率。

如果术前存在很严重的踝关节对位不良,此时不宜行关节镜术,推荐行切开手术。当需要植骨时,可行切开手术。

绝大多数的融合手术可通过螺钉固定。如果需较大的植骨或骨质较差,应使用替代性的置入物,如接骨板或其他较大的内固定物来维持稳定。

通过局部麻醉,如组织浸润或膝关节水平的神经阻滞,可缓解术后疼痛。

通常要求患者融合术后6周内进行非负重活动。如果是神经病变患者,则需将时间延长1倍(12周)。若影像学检查结果显示,患者融合部位已愈合,则可在拐杖或石膏固定下行走。

患者制动和戒烟可降低并发症的发生率。

骨不愈合的常见原因是关节准备不佳或固定不良,这似乎是难以避免的。

畸形愈合是可以避免的,踝关节最佳的位置是 90°中立位,伴 5°外翻。

融合手术前要明确疼痛是来自于踝关节。

参考文献

[1] Buck P, Morrey BF, Chao EY. The optimum position of ankle arthrodesis of the ankle. A gait study of the knee and ankle. J Bone Joint Surg Am, 1987, 69:1052-1062.

[2] Chen YJ, Huang JA, Bailey RW, et al. Ankle arthrodesis with screw cross screw fixation good results in 36/40 cases followed 3-7 years. Acta orthop Scand, 1996, 67:473-478.

[3] Coester LM, Saltzman CL, Leupold J, et al. Long-term results following ankle arthrodesis for post-traumatic arthritis. J Bone Joint Surg Am, 2001, 83-A(2):219-228.

[4] Cooper PS. Complications of ankle and tibiotalcalcaneal arthrodesis. Clin Orthop Relat Res, 2001, 391:33-44. Review.

[5] Cushnaghan J, Dieppe P. Study of 500 patients with limb joint osteoarthritis, part I: analysis by age, sex, and distribution of symptomatic joint sites. Ann Rheum Dis, 1991, 50:8-13.

[6] Frey C, Halikus NM, Vu-Rose T, et al. A review of ankle arthrodesis: predisposing factors to nonunion. Foot Ankle Int, 1994, 15(11):581-584.

[7] Greisberg J, Assal M, Flueckiger G, et al. Takedown of ankle fusion and conversion to total ankle replacement. Clin Ortop Relat Res, 2004, 424:80-88.

[8] Gougoulias NE, Agathangeilidis FG, Parsons SW. Arthroscopic ankle arthrodesis. Foot Ankle Int, 2007, 28(6):695-706.

[9] Haddad SL, Coetzee JC, Estok R, et al. Intermediate and long-term outcomes of total ankle arthroplasty and ankle arthrodesis. A systematic review of the literature. J Bone Joint Surg Am, 2007, 89(9):1899-1905.

[10] Hintermann B, Barg A, Knupp M, Valderrabano V. Conversion of painful ankle arthrodesis to total ankle arthroplasty. J Bone Joint surg Am, 2009, 91(4):850-858.

[11] Holt ES, Hansen ST, Mayo KA, et al. Ankle arthrodesis using internal screw fixation. Clin Orthop Relat Res, 1991, 268:21-28.

[12] Huch K, Kuettner KE, Dieppe P. Osteoarthritis in ankle and knee joints. Semin Arthritis Rheum, 1997, 26:667-674.

[13] Khoury NJ, Khoury GY, Saltzman CL, et al. Intraarticular foot and ankle injections to identify source of pain before arthrodesis. AJR Am J Roentgenol, 1996, 167:669-673.

[14] Mann RA. Arthrodesis of the foot and ankle. In: Coughlin MJ, Mann RA, editors. Surgery of the foot and ankle, vol. 1. 7th ed. Philadelhia: Elsevier, 1999:651-669.

[15] Mazur JM, Schwartz E, Simon SR. Ankle arthrodesis, long term follow-up with gait analysis. J Bone Joint Surg Am, 1979, 61:964-975.

[16] Muir DC, Amendola A, Saltzman CL. Long-term outcome of ankle arthrodesis. Foot Ankle Clin, 2002, 7(4):703-708. Review.

[17] Rippstein P, Kumar B, Müller M. Ankle arthrodesis using the arthroscopic thechnique. Oper Orthop Traumatol, 2005, 17(4-5):442-456. English, german.

[18] Thomas R, Daniels TR, Parker K. Gait analysis and functional outcomes following ankle arthrodesis for isolated ankle arthritis. J Bone Joint Surg Am, 2006, 88:526-535.

[19] Vertullo CJ, Nunley JA. Participation in sports after arthrodesis of the foot or ankle. Foot Ankle Int, 2002, 23(7):625-628.

[20] Winson IG, Robinson DE, Allen PE. Arthroscopic ankle arthrodesis. J Bone Joint Surg Br, 2005, 87(3):343-347.

第 19 章　人工踝关节置换术

第 19 章
人工踝关节置换术

Paul H. Cooke, Andy J. Goldberg

关键词 解剖和生物力学·踝关节·并发症·术前计划·康复·结果·手术适应证·手术技巧·全踝关节置换

第 1 节 概 述

对于足踝外科医生而言,全踝关节置换术(图 8-19-1b、图 8-19-7c 和图 8-19-9a)已经发展成为一种常规手术。尽管一些患者早期置入物效果不佳,新的设计和更好的手术技术可提高手术疗效,功能良好。

三组件假体(伴可活动的承压界面)在欧洲较为常见,在全球范围内使用也越来越多。此假体仅限于患有终末期踝关节炎的患者,特别是在存在多个或相邻关节疾病或僵硬的情况。

全踝关节置换术常只是患者治疗的一部分,可与其他手术一起进行,以矫正功能和畸形。

终末期踝关节炎的治疗选择表现良好和合适的患者,而不是与踝关节融合竞争。

P. H. Cooke (✉)
Nuffield Orthopaedic Centre, Headington, Oxford, UK
e-mail: oxfordfoot@aol. com

A. J. Goldberg
UCL Institute of Orthopaedics & Musculoskeletal
Science, Royal National Orthopaedic Hospital NHS Trust,
Stanmore, Middlesex, UK
e-mail: andy. goldberg@ucl. ac. uk

G. Bentley (ed.), *European Surgical Orthopaedics and Traumatology*,
DOI 10. 1007/978-3-642-34746-7_240, © EFORT 2014

第 2 节 历 史

由于踝关节的解剖和生物力学复杂,踝关节置换仍具有巨大的挑战。

1890 年,Gluck 描述了第 1 例踝关节置换术,采用镀镍钢假体与各种树脂和浮石以维持适当的位置。

这比它真正的时代早了十几年,可以理解,据说它很快就失败了。1929 年 Mac Ausland 写道,“在任何情况下都要考虑踝关节置换”。之后的半个世纪主要集中在髋关节置换,其次是膝关节。

1970 年,Lord 和 Marotte 在法国用一种类似于倒置的髋关节置入物取代踝关节,考虑到当时技术的发展,这是可以理解的[4]。20 世纪 70 年代使用的另外几个假体是:“第 1 代”或骨水泥型双组件假体(包括 St Georg 假体、ICLH 假体、Mayo 假体、Newton 假体、TPR 假体和 Smith 假体),虽然一些发表的文献显示短期结果令人满意,但中、长期失败率较高(图 8-19-2),假体将被取出。

20 世纪 80 年代,来自美国南达科他州的 Frank Alvine,开发了 Agility® 踝(DePuy, Warsaw, IN),它是非骨水泥型双组件设计(第 2 代),需融合下胫腓韧带联合远端,为假体固定建立基础。

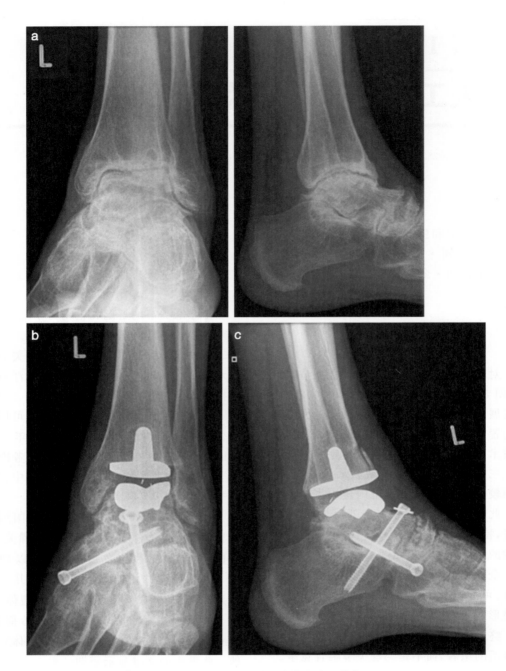

图 8-19-1   全踝关节置换术治疗伴周围病变的踝关节骨性关节炎

第 3 代假体设计是由美国新泽西州的 Buechel 和 Pappas 与丹麦的 Hakon Kofoed 引进的,分别为 BP 踝(Endotech Inc,NJ)和斯堪的纳维亚全踝关节置换(S. T. A. R, Small Bones Innovations Inc,Morrisville,

PA)。这些三组件,半月板承压界面设计具有聚乙烯衬垫,允许增加金属组件间的自由平移和旋转,并开发了涂层,进一步提高了骨-假体整合。

此后,在 BP 和 STAR 的引领下,大量

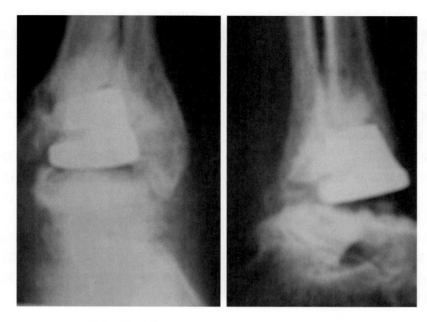

图 8-19-2　踝关节置换早期失败

较新的设计相继被推出。这些产品主要包括目前英国市场主导的 Mobility 假体（DePuy，Warsaw，IN）以及在欧洲广泛应用的 Hintegra® 置换。

目前，在欧洲市场，假体系统已超过 11 个，尽管其长期效果不如髋关节和膝关节置换，但可改善症状。

因此，踝关节置换术似乎已经成熟，现在是踝关节融合术的可靠替代。

第 3 节　解剖和生物力学

所有骨科医生和实习生都应该充分了解图 8-19-1 所示的踝关节的大体解剖。

踝关节主要充当胫骨和距骨之间的铰链，允许背屈及足底跖屈，实际上，尽管生物力学更为复杂，且伴腓骨轻微旋转，踝穴内的距骨内翻、外翻和旋转，但所有这些与步态周期中的距舟关节、距下关节运动有关。

胫距关节前方比后方更宽，大致上是匹配的。侧位 X 线片可显示，距骨上段的曲率半径比胫骨下段短。

此外，距骨上段曲率半径外侧比内侧短（距骨顶相当于圆锥体的一部分，而不是圆柱体——称为截锥体）。

踝关节的稳定性取决于它的形状和骨骼、韧带、关节囊以及关节周围的肌肉约束。固定内踝且提供三角韧带的支撑和附着力。

外踝（腓骨）有更大的活动度，正常步态时围绕胫腓联合韧带旋转（胫腓韧带提供自身稳定），并稳定踝关节，以防止其通过外侧（胫腓后、前韧带、中韧带和跟腓韧带）内翻。

在健康方面，踝关节背屈和跖屈采用可控制的方法，在部分匹配和轻微运动的外侧支撑限制下，增加了关节囊和韧带的约束力。

在踝关节炎患者中，情况更为复杂。如果踝关节力线较好，随着磨损，使得关节表面行合度更好，由于磨损、骨赘撞击及周围韧带和关节囊性质的改变，使得运动受限。此外，常见的内翻或外翻畸形与踝关节磨损和塌陷有关，使得这种病理解剖情况复杂化。

手术干预的目的是恢复正常解剖力线，并允许行踝关节置换术及限制踝关节，以实现接近正常的功能。

踝关节背屈/跖屈运动可达 70°，尽管在正常步态下，矢状位踝关节/后足运动（约背屈 10°，跖屈 15°）仅为 25°，但上下楼梯时可达 56°。这主要是由踝关节造成的，但也受距骨周围关节的运动影响。如果邻近的关节僵硬或融合，则需更大范围内的踝关节运动。

在置入任何假体时，应使踝关节旋转轴与关节的旋转轴相匹配，这点非常重要。传统上，踝关节旋转轴被认为是围绕一个固定点，沿固定点画一直线，穿过踝关节顶端，即冠状面的外侧。

事实上，第 2 代踝关节假体的固定型承压界面、双组件及固定的旋转轴就是基于这样的假设。

然而，自 20 世纪 50 年代（Barnett 和 Napier）以来，人们就知道实际的旋转轴是移动的。尽管此概念仅是在 Insall 及 Leardini 的踝关节假体设计中得到普及。据了解，瞬时旋转轴实际上是在运动过程中旋转（冠状面）和平移（矢状面）的。

第 3 代半月板形承压界面假体就是为了解决上述问题而开发的，因为半月板是可移动的，可向前、向后或旋转，以便找到合适的位置，使踝关节发挥功能。这有助于医生调整患者轴的力线，而对于固定型承压界面关节，外科医生必须准确地放置假体（实际上是不可能的）。由于这个原因（解剖匹配），目前，第 3 代假体已在欧洲普遍应用。

第 4 节　手术适应证

踝关节置换术仅适用于终末期踝关节炎。此手术可治疗重度疼痛，同时可保留关节运动。

大多数的踝关节炎（OA）继发于创伤，是由骨折或严重的踝关节扭伤（70％或以上）引起的。其他原因包括炎性关节炎（尤其是类风湿关节炎）和血友病性关节病。

尝试非手术治疗且失败后的患者可行此术。此时，当有外科手术指征且患者希望手术时，必须比较踝关节置换术与踝关节融合术的优缺点。

作为知情同意的一部分，重要的是向患者解释踝关节融合术是一种经过试验的方法，短、中期效果良好，如果周围关节功能良好，将使患者恢复到无痛功能。

踝关节融合术的一个缺点是，长期的数据显示邻近关节炎的发病率较高，尽管目前还没有明确的数据表明踝关节置换术可降低这种风险。

一般而言，如果患者有多发性关节疾病（如类风湿关节炎或骨性关节炎，累及髋关节、膝关节和脊柱），可考虑行踝关节置换术（图 8-19-3）。

踝关节置换术的适应证与踝关节融合术是相对的，在每种情况下，均需根据患者通过保持运动获得益处，做出个人决策，以应对失败的风险——通常很难挽救。

踝关节置换术的禁忌证定义简单（图 8-19-4）。踝关节置换需良好的软组织覆盖、安全的骨性环境和关节力线良好。

当距骨不足以植入距骨组件或血液供应不足以支撑假体时，重度 AVN 是一种禁忌证。

其他禁忌证包括之前较多的瘢痕或植皮、神经性关节病（Charcot 关节）、重度畸形、血管问题、软组织（愈合）问题、神经性问题和感染。超重、吸烟、糖尿病和骨质疏松是相对禁忌证，但仍有争论。

畸形通常可以在踝关节置换之前或同时矫正，但同样重要的是踝关节的稳定性。如果外侧或内侧韧带功能不全，则这是一个相对禁忌证（一些外科医生行外侧稳定手术，但内侧韧带功能不全通常被看作是绝对禁忌证）。

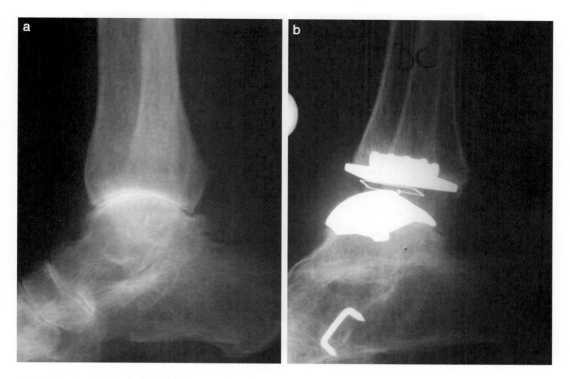

图 8-19-3　踝关节置换术的适应证。a. 全身性病变(类风湿关节炎)累及邻近关节;b. 邻近关节已融合

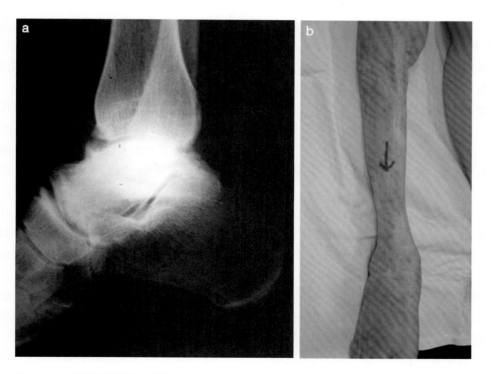

图 8-19-4　踝关节置换术的禁忌证。a. 严重的缺血性坏死;b. 植皮或在邻近部位以前有切口

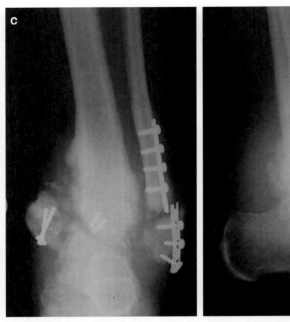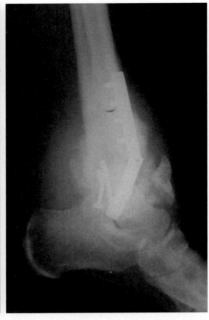

图 8-19-4(续)　c. 足踝处的神经性改变

除了针对踝关节的这些方面外,患者的选择也很重要。过去行假体置换,主要是身体需求较低的老年患者(60 岁以上),但如今,一些外科医生打破了这一趋势,开始在越来越年轻的患者中置换,尤其是那些类风湿关节炎和严重骨折后骨关节炎患者,即使他们有更高的身体需求。

第 5 节　术前准备和计划

患者行踝关节置换术前,通常需在入院前门诊就诊,以检查他们的健康状况是否适合麻醉。踝关节置换绝对不能行急诊手术,入院前要纠正高血压等合并症。

需收集完整的病史,包括用于控制关节炎的用药史。一般患者手术前切勿停用类固醇药物,但停用免疫抑制药如甲氨蝶呤和来氟米特(由于药物半衰期长和不良反应)几乎没有意义,是否停止现代生物制剂是有争议的。当对接受复杂药物或联合治疗的患者进行手术时,应征求风湿病专家的意见。

检查包括所有关节的运动范围,皮肤的血管分布、感觉和完整性,以及以前是否存在瘢痕。

必须在检查床上及患者站立和行走时,检查踝关节和整个下肢的力线。

必须获得最新的踝关节负重位和背跖(dorso-plantar,DP)X 线片,以证明术前存在的距下关节和距舟关节骨关节炎。如有需要,摄全长测量 X 线片,评估下肢力线和组件模板。

辅助影像学检查如 CT 或 MRIs 对特殊的病例有帮助,例如在较少的病例中测量(图 8-19-5),或调查在血色素沉着病或血友病等情况下形成囊肿或 AVN。

术前准备中另一个重要的项目是患者的知情同意。患者必须了解后果、风险和手术治疗可能出现的结果。

在一些欧洲国家,存在关节登记制度,因此手术前应征得患者同意。在英格兰和威尔士的所有行踝关节置换患者,均在国家

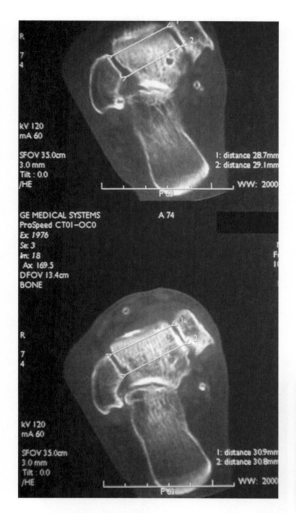

图 8-19-5　有时需做 MRI 和 CT 等其他检查,在这种情况下,测量青少年慢性关节炎的足踝宽度,以保证置入最小的适合的假体

关节登记处记录。

在英国,获取患者报告的结果测量问卷变得越来越重要,为此笔者收集了曼彻斯特-牛津足踝问卷(MOX-FQ)。

第 6 节　手术技巧

踝关节置换同其他关节置换一样,必须采取充分的预防措施来防止假体感染——包括细致的备皮,手术部位屏障的遮挡和应用恰当的抗生素——在使用止血带前的几分钟应用。同样建议预防血栓。

腿应是旋转的,足趾向上(臀部下放置沙袋),笔者发现将小腿下放置软垫且足朝上,可维持位置且保护术中后部的结构。

对于几乎所有的假体而言,手术入路采用前侧入路(图 8-19-6)。它位于踝关节前部约一半的位置,并且通过胫骨前肌和姆长伸肌腱(extensor hallucis longus,EHL)之间的间隔,深部解剖直至胫骨前部、关节和距骨——保留外侧神经血管束(胫前动脉和腓深神经)和保护姆长伸肌腱。外侧皮肤相对较好和靠近血供应。内侧皮肤边缘更多从远侧胫后动脉分支得到供应,因此,如果要避免这种情况,必须特别注意伤口的边缘,避免过度切割和牵拉(足跖屈时使用自动牵开器)。

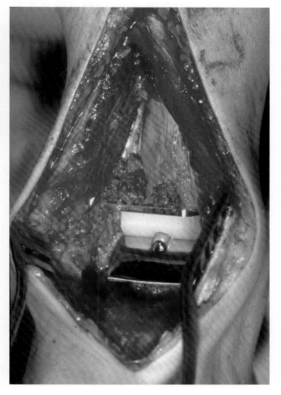

图 8-19-6　使用前侧入路置入假体,行胫骨和距骨截骨,站立时以确保组件与地面平行。为此,须考虑下肢和足部解剖

手术技术的细节因置入物的不同而有所不同，但原理是一样的［Mobility 公司（DePuy，Warsaw，IN），图 8-19-8 显示的是目前英国最流行的置入物］。

通过清除前方骨赘进行初始准备，可以准确定位胫骨夹具。

使用连接到胫骨的夹具准备并切割胫骨，以提供一个平坦的表面，使其平行于地面。相对于胫骨，其准确角度存在一些变化，这些变化是在置入假体时由夹具进行设置。

由前向后切开胫骨，同时将内侧垂直切开，有时向外侧垂直切开直至韧带联合（取决于胫骨组件的中、外侧宽度）。术中必须小心，避免骨折或穿透踝穴（如果发生骨折，则应立即固定）。同时须注意保护后部结构——依靠足与小腿保持位置提高安全性。

需小心切除胫骨表面（内踝可能再次骨折，避免在截骨端一侧撬拨）。

不同设计的胫骨组件有不同的固定方式，主要有 2 种：一种是胫骨钉［见 Buechel Pappas（BP）型假体，如 Mobility 假体（图 8-19-9）。另一种是距骨钉［STAR 假体（图 8-19-7d、e）］。也有其他固定胫骨组件的方法，如使用螺钉，但过去在髋关节和膝关节中使用螺钉固定，其效果不佳。

下一步是清除距骨上表面（注意在一些设计中首先清除距骨）。

需要注意的是，当清除距骨时，足必须准确地置于腿的下方，在生理紧张状态下，跖行足与所有的胫骨平面和韧带成 90°。任何畸形的矫正——无论是通过松解术或截骨术，都应该在清除距骨之前进行。

清除距骨时应平行于地面（和胫骨切口），使其有足够的间隙允许置入金属假体和塑料组件。

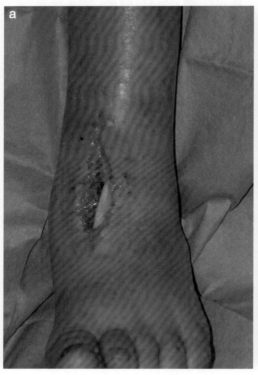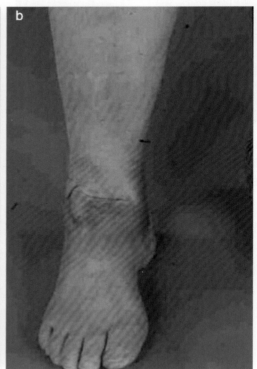

图 8-19-7　踝关节置换术的并发症

a. 深部伤口破裂和感染。在这种情况下，通过清创治疗，更换组件，应用抗生素和皮肤缺损的整形外科修复。b. 同一患者 5 年时良好功能的外观和置入物情况。

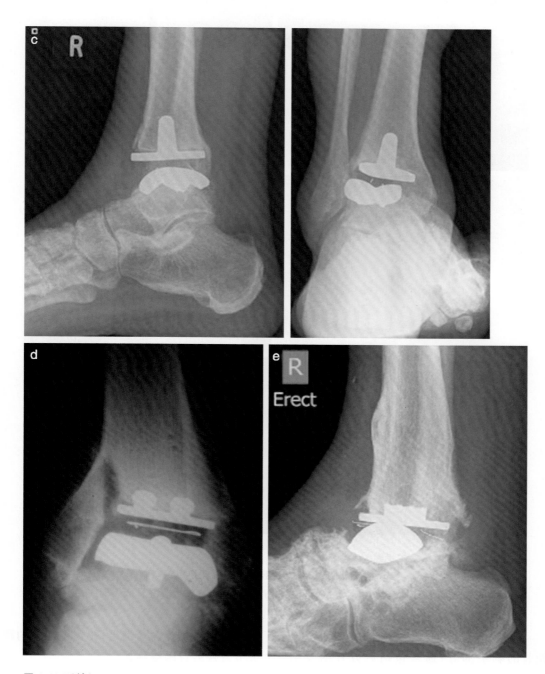

图 8-19-7(续)

c. 置入物位置不正——这是由于距骨假体由后到前不正确的置入造成的。这是极端的,但相对于其他,轻度位置不正更为常见。d. 术中可能发生骨折。在这种情况下,不易被发现和固定,因此它在负重时移位。e. 单组件或双组件可能发生下沉和松动

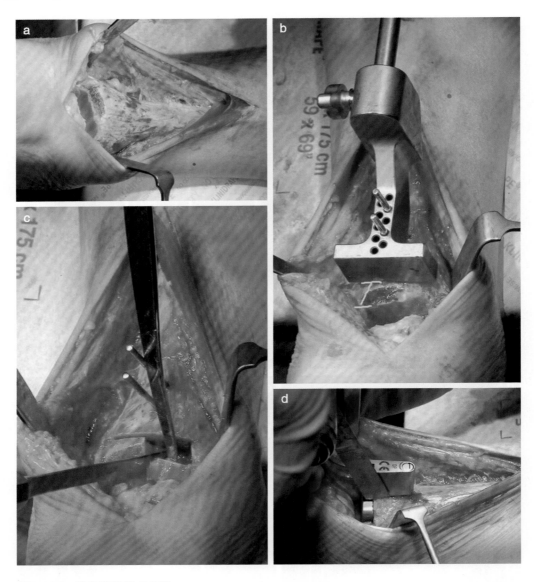

图 8-19-8　踝关节置换术步骤

a. 通过前方切口暴露踝关节,清除前侧骨赘;b、c. 胫骨下解剖和使用锯切割胫骨,将骨完好或成块取出,以便使表面平整;d、e. 使用胫骨截骨模板引导胫骨截骨,允许放置胫骨假体柄

　　然后,使用各种各样的辅助夹具来准备距骨的剩余部分(通常包括后方开槽及钻孔,或对前关节面准备)。

　　准备好关节表面后,置入试模,检查力线和稳定性。使用太大的组件很容易使关节"装填过度"——导致无法使足背屈。应避免这种情况。

　　通常不需要行跟腱延长术,但如果行后

路松解术后仍存在马蹄足,10%～20%的踝关节置换需行跟腱延长。

　　必须彻底冲洗术区和更换手套。置入最终的假体,再次检查运动范围和稳定性。然后仔细逐层闭合切口。根据手术选择引流管,应用石膏或步行靴固定。伤口用敷料包扎,必须使足处于中立位。

　　笔者已经表明,与传统石膏的固定方法相

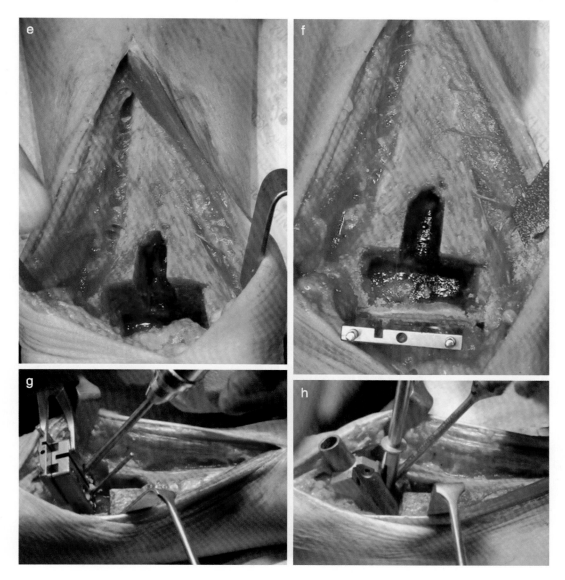

图 8-19-8(续)

f. 将距骨切平，导向器平行放置；g～i. 用钻头、铰刀和锉

比，现代柔韧石膏可在手术时使用，以加固后方，并在术后整个过程中劈开并保留，以减少更换石膏或步行支具的需求(和成本)。

第 7 节　术后护理和康复

术后护理和康复的原则顺序是护理患者、伤口和达到最好的疗效。

在术后期间，对于高风险患者(危险因素包括既往栓塞发作史、超重和吸烟)，应接受适当的预防血栓栓塞的治疗。在英国，国家健康和临床疗效研究所(National Institute for Health and Clinical Excellence, NICE)制定了质量标准和指南，大多数医院均遵循此指南执行；而对于血栓的预防，常规包含化学的和物理支持治疗[6]。

手术结束时，通常使用石膏固定来维持

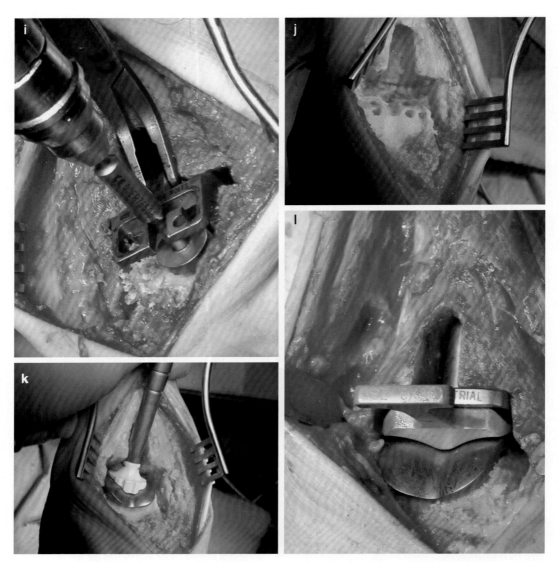

图 8-19-8(续)

j. 精确地准备关节表面;k、l. 使用试模确保正确的尺寸和匹配

位置(尤其是避免马蹄足)。石膏或夹板应分开,目的在于消除肿胀和抬高肢体。

术后第 1 天,拔除引流管(如果使用),早期主动轻柔运动,被动背屈,后足内翻/外翻,中足旋转(足部画圆圈)。

在此阶段,运动要轻柔,偶尔进行(约每天 1 次)。在不影响伤口的情况下保持运动的平衡——伤口愈合问题是最重要的。

在疼痛允许的范围内,并进行了其他预防疼痛的措施后,可在石膏下进行负重。

若无其他合并症和残疾存在,平均住院天数为两晚。出院先决条件是伤口清洁、干燥;患者的疼痛得到控制;患者在家能安全运动。

术后 10～14 天拆线,一旦伤口干燥,使用辅助绷带拉伸(特别是背屈)。

术后 4～6 周,去除石膏或夹板,患者开始运动,使用 SMO(踝上矫形器或踝关节支具)进行"风险"活动,如户外散步。

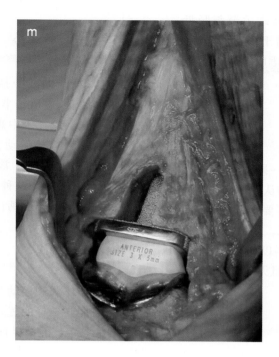

图 8-19-8(续)

m. 手术操作完成之前,置入最终假体[图片由 M Herron 爵士提供(www.footsurgeryatlas.com)]

在此阶段,一系列增加内在的和外在锻炼及运动范围的传统物理治疗,可促进步态和本体感觉的恢复。

6 个月后,患者在无支具或矫形器辅助下,可步行至室外,之后更长一段时间内,所有症状才可消失。但有些症状如肿胀和在崎岖不平的地面需支撑,通常会长期存在。

第 8 节　并 发 症

术中或术后期间,全踝关节置换术的并发症可能发生。一些是由术前计划或手术技术较差引起的。

最重要和最常见的并发症如下。

常见:DVT,血栓栓塞,心脏病和一般手术风险因素。

术中:位置不正,下肢力线不正,骨折。

术后:伤口问题,感染,骨折,活动丧失,松动,沉降,半月板问题。

按以下顺序考虑骨科并发症(图 8-19-7)。

一、位置不正

假体位置不正或尺寸不正确可能是由于手术失败或导向工具不佳所致。目前,踝关节置换术的水平可能才达到 20 年前膝关节置换术的水平。由于使用的设备不精细,踝关节力线的矫正变得比较困难,这些设备通常不能实现下肢对线(考虑到膝关节和胫骨畸形),尤其是胫骨扭转。在不久的将来,我们看到的最大变化可能是技术发展,而不是仪器设备的改进。位置不正会导致成角畸形或滑动承压界面的部分裸露,造成早期和晚期失败。

二、下肢力线

当下肢没有完全对齐时,也会发生类似

的效果。目前夹具系统是将踝关节与胫骨对齐，而不是小腿。因此，对于合并大腿、胫骨或膝关节畸形的患者，考虑畸形和整个下肢力线，最好在手术前矫正。

三、骨折

术中骨折可能发生于任一踝关节，通常可在手术时或术中 X 线片中确认。骨折在早期很常见，当非常小的患者需要切除内踝（即 JCA）或矫正畸形时更为常见。如果术中注意的话，可将其发生率降至 15% 以下。当发生骨折时，应立即使用螺钉固定，且无不良效果。

四、伤口问题

由于伤口本身的脆弱特质，特别是其内部的血液供应，轻微的伤口问题更为常见。通过仔细护理伤口、避免长时间使用止血带及在最初的 10～12 天抬高和固定踝关节，以减少伤口问题。轻微感染时使用抗生素治疗，抬高和固定，直至伤口完好和封闭，但对于未感染且愈合缓慢的伤口也是如此。良好的手术技术，选择适合的患者，良好的环境和预防性应用抗生素，使得严重的伤口感染和深部感染发生较为罕见。如果发生，可以移除假体和固定，进行早期翻修和皮肤覆盖（例如，皮瓣），并结合使用抗生素进行治疗，但有少数患者最终会截肢。

五、术后骨折

由于术中应力，术后通常发生骨折——最常见的部位是胫骨截骨边缘——或是术中未发现的裂缝骨折。对于患者主诉的负重疼痛，应行 X 线检查。治疗骨折时，可结合采用非手术治疗即石膏固定，但长期制动和移位的风险意味着大多数患者早期内固定较好。

六、关节活动度减少

术后早期活动减少是由于未能充分松解关节囊、跟腱，或由于半月板承压界面"装填过度"。这些应在术中观察并矫正。

偶尔，患者最初活动范围良好，在手术后的几个月内丧失——常与后部异位钙化或假体下沉有关。在这种情况下，需要进一步松解后关节囊/异位钙化或减轻撞击。

七、松动

通常，假体周围松动与踝关节置换失败无关，但可能与选择的置入物不合适或固定失败有关。由于材料界面问题造成松动和骨囊肿形成，使得其中一个置入物（AES、Biomet）被淘汰，但大多数不受影响。

八、下沉

负重时，常发生轻度的假体下沉，并可能导致内侧和外侧撞击，踝关节负重区"安全失效"和术后疼痛的发生。踝关节一旦下沉，内踝承压界面这种让人不舒服的情况会停止恶化。通常伴有明显的不适，但并不足以让患者要求进一步手术。下沉角度通常只见于骨质疏松、虚弱的患者或骨切除过度。通常，下沉角度显著，则需翻修，以防止早期或晚期失败。

九、半月板问题

术后半月板轴脱位极为罕见，可能只发生在置入物的下沉、半月板轴填充过度或上述所描述晚期后方挛缩。需早期翻修和矫正潜在的问题。

同样，早期磨损和半月板轴的失败较为罕见，发生的原因通常是由于安装的机械问题和半月板轴位置游离。此外,对半月板轴翻修,手术必须切除任何可能限制这一点的踝关节或其他骨性撞击。

最近,笔者观察到踝关节置换 10 年及以上的病例,功能良好,直到患者出现骨折。10 多年来,所有病例均具有良好的功能。这些病例的轴活动可能变得易碎,导致这种情况。

第 9 节　踝关节置换失败的治疗

对于踝关节置换手术失败,治疗方法有多种,变化范围从保守观察至镇痛,到最后行翻修术和二次融合截肢(图 8-19-9)。

对于许多由于下沉而导致安全失败且症状有限的对线良好的患者而言,可采用非手术治疗。关节翻修术适用于存在单一的需矫正问题,如力线不正、严重下沉或组件松动或半月板损伤。当发生复杂的失败时,通常伴有骨丢失,移除置入物并行二次融合-踝关节或踝关节和距下关节可能是更好的选择。可使用大量骨移植物、下肢短缩或骨搬移进行融合,但这始终是一项长期恢复的重大任务。偶尔行截肢——通常用于重症深部感染患者。

第 10 节　手术结果

大多数踝关节置换功能良好,患者感到满意,但对于寿命和疗效结果的数据不足。

已经有大量的论文发表 S. T. A. R 假体(宾夕法尼亚州莫里斯维尔市 Small Bone Innovations 公司)、BP 假体(Endotech 公司,新泽西州),Agility(DePuy 公司,在华沙)和三组件 SALTO 踝关节(Tornier 公司,圣伊斯梅尔,法国)的中、长期结果。

在其他的假体中,一些有 2 年的数据,而另一些其他人没有报道结果。所有的研究均为 Ⅳ 级证据(不受控情况)。

据外科医生报道这些假体效果显著,但并无随机临床对照试验[5]。个别医生制造

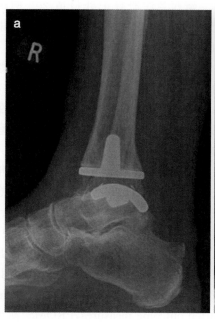
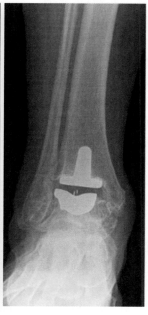

图 8-19-9　可导致踝关节置换治疗失败的几种治疗方法
a. 可观察到轻微下沉的"安全失败"。当出现可纠正的情况时,可对移植物进行翻修

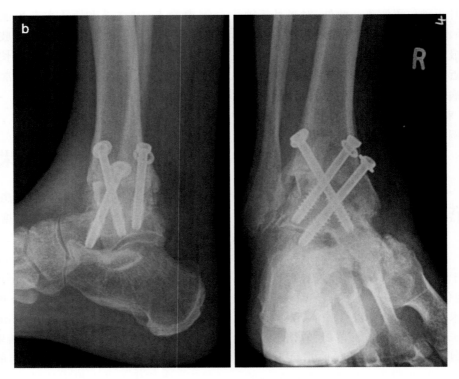

图 8-19-9(续)

b. 移除移植物,进行踝关节融合。行单纯踝关节融合,可保留股骨头同种异体移植物的高度

出的假体比一般的结果更好。此外,记录的测量结果经常被修改。有许多原因可以解释为什么这是有缺陷的。医生可能不情愿承认自己的失败,在这种情况下,不建议行翻修术。此时,踝关节置换翻修及二次融合的作用和方法并不明确,且比较危险,大量假体取出的数据会低估真正的失败。在这种情况下,国家关节注册登记处是获得假体数据结果的最好方法,虽然翻修结果较好,但也会低估其大小问题。目前,英国、挪威、瑞典和新西兰 4 个国家正在运行踝关节置换国家关节登记。

挪威注册登记处报道 32 例骨水泥及 212 例非骨水泥型踝关节置换,其平均随访 3.6 年,5 年总的生存率为 89%[1]。

瑞典注册登记处报道 531 例三组件踝关节置换,随访时间为 2～13 年,5 年总的生存率为 78%[3]。

新西兰注册登记处报道 202 例踝关节置换,平均随访时间为 28 个月,5 年累计总的生存率为 86%[5]。

英国的数据是从 2010 年 4 月开始收集的,因此到撰写文本时还没报道。在英国,每年踝关节置换约 1000 例,这表明在未来几年内,这个数据将会超过所有其他登记机构的总和[2]。

到目前为止的登记数据表明,每年注册登记失败率(取出/翻修)约为 3%,这意味着在今后 10 年,约 1/3 的踝关节置换会失败。这比个别医生报道的每年 1% 左右更差,而且不包括患者疼痛或 X 线检查的即将出现失败而无症状的患者,但不进行翻修。目前,正在使用患者自我报告的结果问卷(patient reported outcome measures,PROMS)测试踝关节置换术患者,这很可能成为比单独翻修率更好的决定未来成功的因素。

第11节　结　论

在治疗踝关节炎方面,踝关节置换术占的比例较小,但起到非常重要的作用,尤其是存在相邻的关节僵硬和全身性疾病的情况下。

作为一种踝关节融合替代术,其应用更为频繁。

在患者治疗和手术方面的护理和技巧中,结果每年约有 3% 的失败率,这是好的,但还可以进一步改进。最近介绍的关节登记及患者自我报告的结果问卷,不仅可以提高我们对踝关节置换的认识,在将来可提高患者的疗效和预后。

参考文献

[1]　Fevang BT,Lie SA,Havelin LI,et al. 257 ankle arthroplasties performed in Norway between 1994 and 2005. Acta Orthop,2007,78：575-583.

[2]　Goldberg AJ,Sharp RJ,Cooke PHC. Ankle replacement：current practice of foot & ankle surgeons in the United Kingdom. Foot Ankle Int,2009,30(10)：950-954.

[3]　Henricson A,Skoog A,Carlsson A. The Swedish ankle arthroplasty register：an analysis of 531 arthroplasties between 1993 and 2005. Acta Orthop,2007,78：569-574.

[4]　Hintermann B. Total ankle arthroplasty. Wien：Springer,2005.

[5]　Hosman AH,Mason RB,Hobbs T,et al. A New Zealand national joint registry review of 202 total ankle replacements followed for up to 6 years. Acta Orthop,2007,78：584-591.

[6]　NICE Guidance：http://guidance. nice. org. uk/QS3

第 20 章 距骨骨软骨损伤

第 20 章

距骨骨软骨损伤

Lee Parker,Andy J. Goldberg,Dishan Singh

摘要 对于骨科医生而言,距骨骨软骨损伤极具挑战性。本章主要介绍的是病理生理学、临床表现、分型和在其管理中的治疗策略。

关键词 病因及发病机制·特点·软骨细胞移植·分型·诊断·发病率·金属移植物·非手术治疗·骨软骨病变·手术治疗-骨髓-刺激,骨软骨移植术·距骨

第 1 节 概 述

距骨骨软骨损伤(osteochondral lesion of the talus,OLT)是"catch all"的术语,用于描述距骨关节软骨和软骨下骨异常。许多术语经常用来指此种临床损伤,包括剥脱性骨软骨炎、骨软骨骨折和骨软骨缺陷。

于 1959 年,最早发表了距骨骨软骨损伤全面概述,由 Berndt 和 Harty[1] 建立的分类体系至今仍在使用。然而,这些损伤仍存在显著挑战,因为病因和自然病史无任何进展。

第 2 节 发 病 率

OLT 的真实发病率尚不清楚,原因很可能是诊断不足。据了解,在严重踝关节扭伤后约有 6% 有残留症状的受试者发生OLT,而在行侧副韧带重建的患者中高达23%[2,3,33]。随着对 OLT 的认识及影像学手段的加深,10 年期间新兵 OLT 的发病率从 16/10 万增长到 56/10 万[4]。

第 3 节 病因和发病机制

当讨论距骨骨软骨损伤时,应适当阐述此术语。Berndt 和 Harty 的术语"软骨骨折"意味着一种创伤性病因。在此之前,"剥脱性骨软骨炎"普遍使用[5]。剥脱性骨软骨炎是一种骨质缺血损伤的过程,接着是骨性病理性骨折[6],这一过程被提出是因为并不是所有的距骨穹隆骨软骨损伤均与创伤有关。据 Canale 报道,几乎所有的外侧距骨穹隆病变为创伤性,然而,仅有64%的后内侧损伤是由创伤造成的[7]。因此,术语"距骨骨软骨损伤"是首选,除了微

L. Parker (✉) · D. Singh
Royal National Orthopaedic Hospital, Stanmore,
Middlesex, UK
e-mail: lee.parker06@googlemail.com;
dishansingh@aol.com

A. J. Goldberg
UCL Institute of Orthopaedics & Musculoskeletal
Science, Royal National Orthopaedic Hospital NHS Trust,
Stanmore, Middlesex, UK

G. Bentley (ed.), *European Surgical Orthopaedics and Traumatology*,
DOI 10.1007/978-3-642-34746-7_252, © EFORT 2014

栓塞疾病和代谢紊乱病因外,它包括所有类型的损伤。

所观察到的病理包括骨缺血、梗死、骨小梁塌陷和软骨骨折,但不一定是这个顺序。软骨骨折后,滑液会附着于作为单向阀的软骨瓣下,导致骨内高压和软骨下囊肿形成。随着骨内压的增加,病灶也随之扩大[8]。继软骨骨折,骨软骨碎片可能会被游离于宽松的踝关节腔,从而产生机械症状。

第 4 节 特 点

历史上有 2 种不同的距骨穹隆 OLT。1959 年,Berndt 和 Harty 在尸体上进行的研究发现,在背屈和外旋的踝关节中产生的创伤性 OLT 是前外侧,外翻和内旋的踝关节中产生的 OLT 是深后内侧。据研究表明,较浅前外侧的 OLT 源于急性创伤,而较深的后内侧则发展为慢性并退化[9]。然而,随着现代多平面成像 OLT 的普及,其定位已得到改善。Raikin 等提出了九区方案。OLT 常见于距骨的中间和外侧区,其中63%为中间病变,34%为横向病变[12]。Orr 等通过手术证实了这一点[10]。

第 5 节 分 型

Berndt 和 Harty 认为,随着通过 X 线片检测的病变日益严重,创伤是主要的病因机制(表 8-20-1)。1 型病变表现为软骨下骨折并伴有看似完整的软骨覆盖;2 型表现为部分软骨分离,但无移位的骨软骨碎片;3 型表现为完全分离,但无移位的损伤;4 型表现为骨软骨碎片的丢失。1989 年,可通过 MRI 扫描观察到软骨下囊肿的发病率,Anderson 等提出 2b 型病变[11],此后,1993 年 Loomer 等[12]使用 CT 扫描将软骨下透

亮添加至 Berndt 和 Harty 分型,即 5 型病变。

表 8-20-1　Berndt 和 Harty 根据影像学对距骨软骨穹隆损伤的分型

分型	X 线片结果
Ⅰ	软骨下骨折并覆盖完整的关节软骨
Ⅱ	部分分离,骨软骨碎片无移位
Ⅲ	完全分离,骨软骨碎片无移位
Ⅳ	移位的骨软骨碎片
Ⅴª	软骨下囊肿

a. Ⅴ型最初不是分型的一部分,后来根据 CT 评估,Loomer 等将其加入

Hepple 等[13]使用现代 MRI 影像学检查(表 8-20-2)提出了一套更全面的分型系统。此种分型借鉴了原有的 Berndt 和 Harty 分型,但 Berndt 和 Harty 的 Ⅰ 型病变不能通过 X 线片检查识别,仅代表关节软骨增厚和低信号改变。Ⅱ 型代表 Berndt 和 Harty Ⅰ 型损伤——软骨下骨折,根据有无骨水肿,细分为 Ⅱ A 和 Ⅱ B。笔者认为骨水肿的存在可作为一个更有力的预后标志,为骨愈合提供建议。Ⅲ 型和 Ⅳ 型损伤表现为骨软骨碎片分离的增加程度,滑液穿透病灶后方,而 Ⅴ 型治疗的挑战性最大——无血管骨和软骨下囊肿形成。

表 8-20-2　Hepple 等根据 MRI 对距骨软骨穹隆损伤的分型

分型	MRI 结果
Ⅰ	普通 X 线片,关节软骨增厚,MRI 上异常信号特征
Ⅱa	软骨下骨折,软骨完整,骨质水肿
Ⅱb	软骨下骨折,覆盖软骨完整,无骨水肿
Ⅲ	已分离但无移位的骨软骨碎片
Ⅳ	移位的骨软骨碎片
Ⅴ	软骨下囊肿

第6节　临床表现和诊断

在急性情况下,往往无法识别 OLT,这是由于急性疼痛和肿胀并伴有外侧韧带破裂。在 X 线片上可见 OLT,但这并不是一般诊断。当软组织损伤确诊几周后,仍持续存在深踝关节疼痛,应进行调查。OLT 总是在负重时发生疼痛并伴有咔嗒的感觉。通过 MRI 对所有分型的骨软骨损伤进行评估,其结果与关节镜检查结果有 65.9% 的一致率;但对于评估独立的、非移位的骨软骨碎片具有 83.3% 的一致率[14]。这些不稳定的骨软骨片通过滑液周边的高信号轮缘加强,在 T$_2$ 加强序列中可视[15]。MRI 评估还有助于判定其他可引起持续性疼痛的合并伤,如韧带损伤、腓神经病理学或横向距骨骨折。

笔者通常行负重下 CT 检查(图 8-20-1 和图 8-20-2),与 MRI 相比,更能准确地描绘病变的大小和深度,并显示软骨下骨板的损伤严重程度和软骨下囊肿,这可能需要骨移植。相比之下,深层软骨表面存在不稳定的瓣,当存在多个骨软骨病变或需通过单光子发射计算机断层(SPECT)扫描行翻修术时,可能有助于 OLT 的识别和精确定位[16]。

第7节　治　疗

一、急性骨软骨损伤(大的或移位碎片)

当存在游离体时,应紧急进行手术,建议消除或修复病变,防止进一步损坏相邻的软骨。对于较大的不稳定的骨软骨碎片,可使用生物可吸收针,以重新连接病变,据报道,急性损伤的成功率较高[17]。

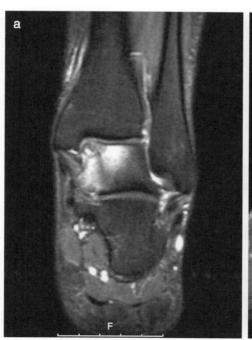
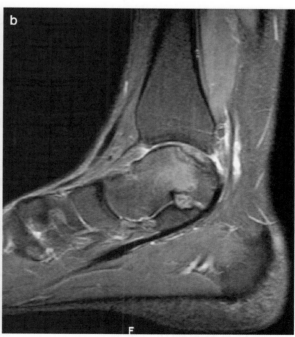

图 8-20-1　a.MRI 冠状面 STIR 序列显示Ⅴ型距骨穹隆后内侧软骨损伤,伴周围骨水肿和软骨下囊肿形成;b.MRI 矢状面 STIR 序列显示内侧 OLT,关节软骨上方骨折

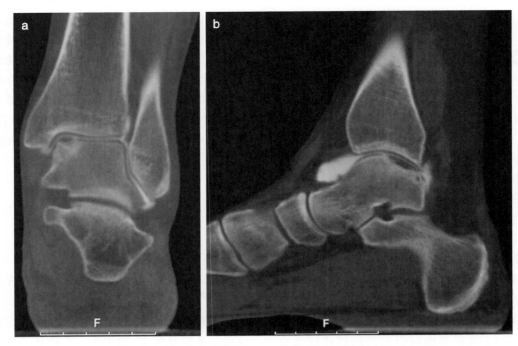

图 8-20-2　a. 与图 8-20-1 为同一患者，关节内注射造影剂后的负重 CT 扫描。图 8-20-1 MRI 扫描显示的骨水肿，可能高估 OLT 的严重程度。CT 扫描进一步证实软骨下骨折和骨性硬化。b. 负重矢状位 CT 显示病变内未见造影剂，提示关节软骨覆盖完整

二、急性骨软骨损伤（症状持续时间＜6 个月）

初始阶段，对于无移位的"稳定"OLT，可行非手术治疗。

非手术治疗包括避免一段时间的活动和在非负重下使用拐杖，在此期间，尤其是 4～6 周，可通过全主动和被动范围运动锻炼足踝，以避免僵硬。同时存在外侧韧带复合体损伤者可能需要佩戴一段时间的支具，然后进行包括肌肉强化、平衡和本体感受训练在内的物理治疗。6 个月内应避免运动和跑步。当存有与 OLT 相关的机械症状时，非手术治疗失败的可能性增加。

三、慢性骨软骨损伤（症状持续时间＞6 个月）

如果非手术治疗 6 个月后仍有症状，尤其是持久性活动后深踝关节疼痛及 MRI 扫描表明 OLT 分型较高（＞Ⅱb-软骨下骨折伴覆软骨损伤且无骨水肿，表明存在有限的骨髓愈合反应），此时，可行关节镜下清创连同骨髓刺激术（见下文），此术被认为是当前的首选治疗方法。

四、关节镜治疗

大多数距骨穹隆骨软骨病变可在关节镜下成功操作，van Bergen 等[18] 先前已经证实，近 50% 的距骨穹隆可通过关节镜前入口进入，临床关节屈曲角是关节内、外侧病变的独立预测因子。踝关节充分跖屈下，行术前 CT 扫描，可有助于规划距骨穹隆骨软骨病变的手术入路。通过后踝的关节镜可能更适合进入 OLT 基底。

最初关节镜检查的目的是使用刮匙去除松散、不稳定的关节软骨。去掉止血带

后,评估潜在缺陷以发现点状出血。目前,骨髓刺激技术有多种,包括微骨折、Pridie钻孔或磨损关节造形术,其目的在于促进骨髓间充质干细胞的迁移,使其能够分化为纤维软骨组织的修复。最近的一项系统评价显示当微裂技术变化时,功能上并无任何差异[25],微裂后,一些外科医生更倾向于进行4～6周的非负重或保护性负重;但最近的一项研究[19]表明患者术后2周和6周负重并无差别。随着关节镜下微裂骨折技术的进展,在平均随访12年中,78%的患者效果显著,其中94%的患者返回工作岗位,88%的患者恢复运动状态,67%的患者X线不能显示关节炎分型的进展[20]。

Bristol团队发表的一项平均3.5年的关节镜清理术的研究显示,78%的患者疗效较好,但近期关于此人群的长达13.1年的队列研究表明,50%的患者需进一步手术,这意味着随着时间的推移显著恶化[21,22]。一些作者,但并不是所有作者,已证实多次关节镜清创术是有效的[21,23]。

与较大的病灶相比,OLT尺寸＜15 mm²证实预后较好[24],但并无迹象表明,骨髓穿刺后年龄的增长与预后不良有关。

毫无疑问,MRI Ⅴ型囊性病变的治疗具有挑战性。在关节镜治疗中,不论术前症状的持续时间和病变大小,研究证实一半的一系列囊性病变[21]被认为效果不佳。当这些病变继续行翻修术时,结果令人失望。

有学者[24]主张将微裂骨折的OLT大小限制在15 mm²内。对于超过这个尺寸的病变,需使用更多侵入性手术,包括MRI Ⅴ型病变(当表面无软骨缺损时)的逆行钻孔和植骨[25]、自体骨转移系统(osteochondral autologous transfer system,OATS)或骨软骨镶嵌、自体软骨细胞移植(autologous chondrocyte implantation,ACI)、软骨移植和表面置换。

逆行钻孔的目的是对距骨无血管骨进行核心减压,同时刺激骨髓愈合反应。它可以与自体骨移植结合使用,从钻芯取出骨松质可活段,但仅覆盖完整的关节软骨。在最近的一系列研究[26]中,当距骨穹隆缺损进行逆行钻孔植骨时,功能和疼痛显著改善,尽管最好的改善出现在完整的关节软骨覆盖、开放植骨和第一次手术时。在此项研究中,排除韧带损伤或既往踝关节骨折的患者。在逆行钻孔中,手术时间似乎也影响结果。先前研究已经证实,患者手术间隔时间为6个月而非11个月,这是一个较为公正的结果[34]。

(一)骨软骨镶嵌植骨

骨软骨镶嵌植骨或自体转移系统(osteochondral autologous transfer system,OATS)具有较高的技术需求,目的是通过植入供体骨软骨芯,以恢复距骨穹隆关节面,供体通常来自膝关节的非负重髁上嵴。周围的透明软骨覆盖骨栓的空间填充纤维软骨,使表面透明软骨(充当灌浆填料)。除了供区发病率的担忧,内踝截骨后,需将骨软骨骨栓植入到距骨,伴随而来的是踝关节持续疼痛和骨不连接的风险。当行OATS用以治疗Ⅴ型囊性距骨穹隆病变[27]时,Scranton等通过足踝的评分对足部功能改善提高率为90%。Emre等在MRI的Ⅲ～Ⅴ型病变的患者中,病变范围为4～18 mm²,报道了开放性骨软骨镶嵌在足踝关节评分上显著改善,MRI证据显示移植物合并和关节一致,并不伴有踝关节不愈合问题[28]。当病灶进入内侧或外侧距骨穹隆曲率各处时,使得OATS在技术上具有挑战性,这是由于其不能获得相匹配的骨软骨移植物,外科医生倾向于使用棱角移植堵塞孔,但这样做却无法恢复关节面解剖。

(二)软骨细胞移植

自体软骨细胞植入(ACI)或移植(autologous chondrocyte implantation,ACT)是一个两阶段过程,需在膝关节或足踝早期应用关节镜寻找200～300 mg的非负重透明软骨。软骨细胞经过约 4 周的体外培养，然后，从所取的胫骨远端的骨膜瓣下方注入，使用纤维蛋白胶缝合或胶合。ACI 技术的发展是牛胶原蛋白 Ⅰ／Ⅲ 膜，例如 Gide® 软骨，（Geistlich 制药公司），从而减少供区的发病率。可将该膜缝合或粘至纤维蛋白胶的缺损处。

通常，这个过程是一个开放的过程，需行踝关节截骨术。在一定技术上，ACI 可与任何囊性距骨穹隆缺陷的骨移植物组合使用，在此技术中，将自体骨松质嵌入缺损中，然后以通常方式将细胞注入覆盖缺损（有时错误地称为"三明治缺损"）。这些手术可应用于有残余的正常软骨外周嵴（作为修复缺损的机械支撑）的移植。术后处理包括 6 周非负重以允许踝关节愈合，6 周后部分负重直至完全负重。

Whitaker 等[29]通过对行 ACI 的 10 例患者进行平均超过 23 个月的研究，结果表明 OLT 大小平均为 19.5 mm²，"非常满意"和"满意"率为 90%，足踝评分显著提高且术后踝关节运动并无变化。在这些患者中，重复踝关节镜检查发现稳定的整体移植，选择性活组织切片检查显示大部分为纤维软骨，但有一些为再生的透明软骨。30% 的患者膝关节评分需 1 年才能恢复至正常，70% 的患者膝关节评分降低 15%，表明供区部位的发病率是 ACI 的一个风险因素。

基质辅助自体软骨细胞移植（matrix-assisted autologous chondrocyte implantation，MACI）是 ACI 手术的进一步发展，在此过程中，细胞不是被自由地注入缺损的细胞，而是直接培养在 Gide® 软骨素膜，然后胶合到准备好的软骨下骨。MACI 优点是，牛膜易于处理，可能不需要开放性的手术和避免使用骨膜瓣。该手术仅限于浅表病变，且费用较高。

Magnan 等[30]报道在足部和踝关节临床评分显著改善，50% 的患者在 MACI 2 个月内恢复运动。30 例患者中 25 例应用关节镜进行了 MACI，无须踝关节截骨或关节切开。移植失败需进一步手术的发生率为 13%。

第 8 节　骨软骨同种异体移植

骨软骨同种异体移植并不常见，主要适用于大的 OLT＞3 cm² 或大的不含 OLT。取自新鲜尸体的同种异体移植物可在 4 ℃ 下保存不到 1 周的时间。Gross 等[31]报道 9 例患者中 6 例的平均存活率为 11 年，其余的需进行关节融合术以利于移植物的吸收。

第 9 节　金属假体置入物

金属假体，如 HemiCAP® 距骨关节表面置换系统（Arthrosurface 公司，富兰克林，MA）表面置换术是一种新兴的治疗方法，且在早期报道中效果显著[32]。该手术的适应证为大非包容性内侧距骨骨软骨穹隆病变，尤其是针对初期手术失败的患者。笔者团队已置入一系列的 HemiCap 植入物，且早期效果较好（图 8-20-3），并不伴有任何并发症，但还需进一步的长期随访研究。

第 10 节　总　结

治疗 OLT 的手术方法有多种。与骨科的许多治疗方法一样，缺乏高质量的证据使其制定循证管理策略。非手术措施失败后，建议行初始关节镜检查和骨髓穿刺技术，这对大多数患者而言非常有益。对于初次手术难以治愈的患者，可考虑行软骨修复，但必须根据个人需要进行调整。图 8-20-4 显示出了基于 OLT MRI 分类的各种治疗方案。软骨修复手术可在有经验的专家中心

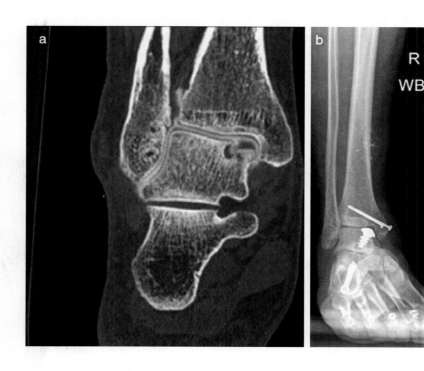

图 8-20-3　a. 46 岁患者踝关节骨折和距骨内侧穹隆骨软骨损伤两次清创失败后的术前 CT 关节造影。b. 同一患者在 4 个月内行内踝截骨术、置入 HemiCap、足跟移位术(注意：回形针来自开放性骨折皮瓣重建)

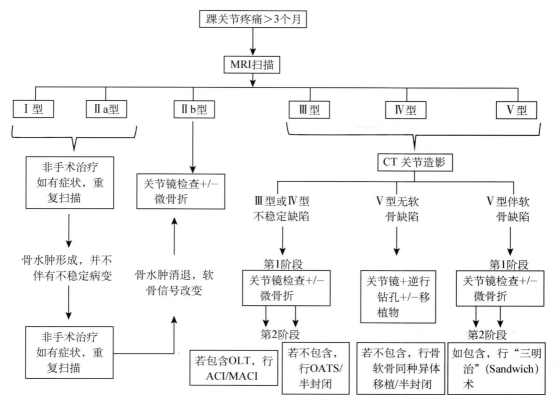

图 8-20-4　成人 OLT 距骨穹隆的 MRI 分型治疗策略总结

进行,并伴有适当的检查和研究基础。对于治疗膝关节骨软骨缺损的患者,目前有很多新的治疗方法正在开发,但无任何实质性的证据基础。距骨的特殊挑战是其较差的血液供应,未来成功的关键决定因素可能是更好地了解距骨的血液供应。目前,仍在探索理想的软骨修复方法。

参考文献

[1] Berndt AL, Harty M. Transchondral fractures of the talus. J Bone Joint Surg Am, 1959, 41A:988-1020.

[2] Komenda GA, Ferkel RD. Arthroscopic findings associated with the unstable ankle. Foot Ankle Int, 1999, 20:708-713.

[3] DiGiovanni BF, Fraga CJ, Cohen BE, et al. Associated injuries found in chronic lateral ligament instability. Foot Ankle Int, 2000, 21:809-815.

[4] Orr JD, Dawson LK, Garcia EJ, et al. Incidence of osteochondral lesions of the talus in the United States military. Foot Ankle Int, 2011, 32:948-954.

[5] Kappis M. Weitere beitrage zur traumatisch mechanischen entstehung der spontanen knorpelablosungen. Deutsche Zertschr Chir, 1922, 71:13-29.

[6] Campbell CJ, Ranawat CS. Osteochondritis dissecans: the question of etiology. J Trauma, 1966, 6:201-221.

[7] Canale ST, Belding RH. Osteochondral lesions of the talus. J Bone Joint Surg Am, 1980, 62A:97-102.

[8] van Dijk CN, Reilingh ML, Zengerink M, et al. Osteochondral defects in the ankle: why painful. Knee Surg Sports Traumatol Arthrosc, 2010, 18:570-580.

[9] Raikin SM, Elias I, Zoga AC, et al. Osteochondral lesions of the talus: localization and morphologic data from 424 patients using a novel anatomical grid scheme. Foot Ankle Int, 2007, 28:154-161.

[10] Orr JD, Dutton JR, Fowler JT. Anatomic location and morphology of symptomatic operatively treated osteochondral lesions of the talus. Foot Ankle Int, 2012, 33:1051-1056.

[11] Anderson IA, Crichton MB, Grattan-Smith T, et al. Osteochondral fractures of the dome of the talus. J Bone Joint Surg Am, 1989, 71A:1143-1152.

[12] Loomer R, Fisher C, Lloyd-Smith R, et al. Osteochondral lesions of the talus. Am J Sports Med, 1993, 21:13-19.

[13] Hepple S, Winson IG, Glew D. Osteochondral lesions of the talus: a revised classification. Foot Ankle Int, 1999, 20:789-793.

[14] Bae S, Lee HK, Lee K, et al. Comparison of arthroscopic and magnetic resonance imaging findings in osteochondral lesions of the talus. Foot Ankle Int, 2012, 33:1058-1062.

[15] De Smet AA, Fisher DR, Burnstein MI, et al. Value of MR imaging in staging osteochondral lesions of the talus (osteochondritis dissecans) results in 14 patients. AJR Am J Roentgenol, 1990, 154:555-558.

[16] Meftah M, Katchis SD, Scharf SC, et al. SPECT/CT in the management of osteochondral lesions of the talus. Foot Ankle Int, 2011, 32:233-238.

[17] Verhagen RA, Struijs PA, Bossuyt PM, et al. Systematic review of treatment strategies for osteochondral defects of the talar dome. Foot Ankle Clin, 2003, 8:233-242.

[18] van Bergen CJ, Tuijthof GJM, Blankevoort L, et al. Computed tomography of the ankle in full plantarflexion: a reliable method for preoperative planning of arthroscopic access to osteochondral defects of the talus. Arthroscopy, 2012, 28:985-992.

[19] Lee DH, Lee KB, Jung ST,. Comparison of early versus delayed weight-bearing outcomes after microfracture for small to midsized osteochondral lesions of the talus. Am J Sports Med, 2012, 40:2023-2028.

[20] van Bergen CJA, Kox LS, Maas M, et al. Arthroscopic treatment of osteochondral defects

of the talus-outcomes at eight to twenty years of follow-up. J Bone Joint Surg Am, 2013, 95A:519-525.

[21] Robinson DE, Winson IG, Harries WJ, et al. Arthroscopic treatment of osteochondral lesions of the talus. J Bone Joint Surg Br, 2003, 85B:989-993.

[22] Thyagarajan D, James S, Winson I, et al. Arthroscopic treatment of osteochondral lesions of the talus-a long term follow up study. JBJS Orthop Proc, 2013, 95-B:63.

[23] Savva N, Jabur M, Davies M, et al. Osteochondral lesions of the talus: results of repeat arthroscopic debridement. Foot Ankle Int, 2007, 28:669-673.

[24] Choi WJ, Park KK, Kim BS, et al. Osteochondral lesion of the talus: is there a critical defect size for poor outcome? Am J Sports Med, 2009, 37:1974-1980.

[25] Kok AC, den Dunnen S, Tuijthof GJM, et al. Is technique performance a prognostic indicator in bone marrow stimulation of the talus? J Foot Ankle Surg, 2012, 51:777-782.

[26] Anders S, Lechler P, Rackl W, et al. Fluoroscopy-guided retrograde core drilling and cancellous bone grafting in osteochondral defects of the talus. Int Orthop, 2012, 36:1635-1640.

[27] Scranton PE, Frey CC, Feder KS. Outcome of osteochondral autograft transplantation for type V cystic osteochondral lesions of the talus. J Bone Joint Surg Br, 2006, 88B:

614-619.

[28] Emre TY, Ege T, Cift HT, et al. Open mosaicplasty in osteochondral lesions of the talus: a prospective study. J Foot Ankle Surg, 2012, 51:556-560.

[29] Whitaker JP, Smith G, Makwana N, et al. Early results of autologous chondrocyte implantation in the talus. J Bone Joint Surg Br, 2005, 87B:179-183.

[30] Magnan B, Samaila E, Bondi M, et al. Three-dimensional matrix induced autologous chondrocyte implantation for osteochondral lesions of the talus: midterm results. Adv Orthop, 2012, 2012:1-9.

[31] Gross AE, Agnidis Z, Hutchison CR. Osteochondral defects of the talus treated with fresh osteochondral allograft transplantation. Foot Ankle Int, 2001, 22:385-391.

[32] van Bergen CJA, Reilingh ML, van Dijk CN. Tertiary osteochondral defect of the talus treated by a novel contoured metal implant. Knee Surg Sports Traumatol Arthrosc, 2011, 19(6):999-1003.

[33] Bossien WR, Staples OS, Russell SW. Residual disability following ankle sprains. JBJS Am, 1955, 37:1237-1243.

[34] Kumai T, Takakura Y, Higashiyama I, et al. Arthroscopic drilling for the treatment of osteochondral lesions of the talus. JBJS Am, 1999, 81(9):1229-1235.

第 21 章　踝关节骨折

第 21 章

踝关节骨折

Nikolaos Gougoulias，Anthony Sakellariou

摘要 踝关节骨折是常见损伤。近年来,其发生率为 100～200/100 000 人·年。单纯外踝骨折约占踝关节骨折的 70%,是最常见的类型。踝关节骨折有多种分型,但没有一种分型可以完全概括出所有的损伤类型。Danis-Weber 和 OTA/AO 分型描述了骨折形态的解剖学特征。Lauge-Hansen 分型是基于受伤机制的分型,对于评估骨折稳定性和治疗决策方面更具有优势。术前,应确定骨与软组织受损情况,用以制订诊疗计划(是否手术)。评估骨折稳定性对于采用合适的内固定技术至关重要。负重正位 X 线片可以鉴别骨折是否稳定。稳定骨折可以采用非手术治疗,其最佳固定装置(石膏或支具)尚存在争议。如果存在后踝骨折,则必须进行 CT 扫描。术中采用 X 线透视检测稳定性,用以评估胫腓联合螺钉固定的必要性。胫腓联合固定的类型(例如,三皮质或四皮质)和螺钉取出的时机/是否需要取出仍有争议。

术后康复的方式(早期或晚期负重,以及开始锻炼的时间和活动范围)可有不同。康复治疗 1 年功能可恢复至最佳状态。长期效果存在差异,它不仅取决于受伤的严重程度、固定质量和踝关节稳定性的恢复情况,同时还受到社会和个体差异的影响。常见的早期并发症包括腓浅神经损伤、感染、僵硬及内置物周围疼痛等。长期并发症是关节纤维化和骨性关节炎。

关键词 病因和分型·解剖、病理和生物力学·踝关节 ·关节镜 ·关节融合术 ·生物可吸收性螺钉·并发症·诊断 ·骨折 ·术前计划·康复 ·总结 ·手术适应证·手术技术

第 1 节 概 述

踝关节骨折是指累及踝部的骨折。这些都是常见的伤害,根据流行病学研究报道,近些年其发病率呈上升趋势。据估计,目前发病率为 100～200/100 000 人·年。15～24 岁男性和老年女性的发病率最高。与其他骨折不同的是,女性踝关节骨折的发生率与骨质疏松并不相关,而与体重指数(body mass index,BMI)和跌倒的频率有关[1]。

从移位较小的单纯外踝骨折到伴血管损伤的三踝骨折和脱位,都属于踝关节骨折。单纯外踝骨折是最常见的类型(约占全部踝关节骨折的 70%)。踝关节骨折通常伴有内侧(如三角韧带)或外侧韧带(如距腓前韧带和跟腓韧带)、联合韧带、胫腓韧带、

N. Gougoulias (✉) · A. Sakellariou
Frimley Park Hospital, Frimley, Frimley, UK
e-mail: gougnik@yahoo.com; talus@doctors.org.uk

G. Bentley (ed.), *European Surgical Orthopaedics and Traumatology*,
DOI 10.1007/978-3-642-34746-7_152, ⓒ EFORT 2014

关节软骨等软组织损伤[1-4]。

尽管踝关节比较特殊,其解剖结构和生物力学较为复杂,但关节内骨折的一般治疗原则同样适用于踝关节骨折。

第 2 节　病因和分型

足部着地处于旋后位(80%)或旋前位(20%),同时受到旋转、内收或外展力,可导致踝关节损伤。虽然描述为距骨相对于胫骨旋转导致的损伤,但实际上是足部固定、小腿旋转导致的损伤。韧带极度紧张可导致韧带断裂或附着点的撕脱性骨折。因此,每条韧带断裂都有与其相应的骨损伤(bony equivalent)[1-9]。

内翻性踝关节损伤(如旋后或内收),可使外侧紧张,最终导致外侧韧带断裂、骨撕脱或外踝骨折。根据损伤的严重程度,也可能会影响到后侧甚至内侧的结构。

外翻性踝关节损伤(如旋前或外展),可导致内侧韧带断裂或内侧横行骨折。高能量损伤可能进一步损伤后侧和(或)外侧的结构。

学者提出了多种分型来描述踝关节骨折的病理机制和解剖结构。

Danis-Weber 分型(1966)[5,6]是基于腓骨骨折位置的分型,包括低于(A 型)、位于(B 型)及高于(C 型)联合韧带水平(图 8-21-1)。腓骨骨折的位置越高,不稳定的可能性越大。Danis-Weber 分型的依据是外踝复位在踝关节骨折治疗中起关键作用的理念,但忽略了内侧结构的损伤。然而后来的研究显示,内侧结构的完整性对骨折稳定性起主要作用。Danis-Weber 分型简单易记;但不能涵盖所有损伤类型,也不能预测稳定性。

Lauge-Hansen 分型[7](1950)虽然更复杂,但在描述损伤机制方面更为实用,它是根据受伤时足部所处的位置,以及距骨的受力

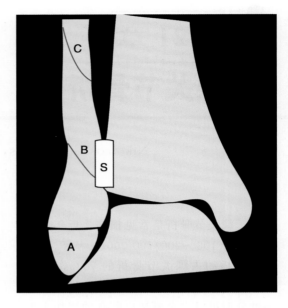

图 8-21-1　Danis-Weber(1966)基于腓骨骨折的位置,可以是低于(A 型)、位于(B 型)或高于(C 型)联合韧带水平(S)

方向进行分型。分为 4 种基本骨折类型:旋后外旋型(supination external rotation,SER)(图 8-21-2 和图 8-21-3)、旋后内收型(supination adduction,SAD)(图 8-21-4)、旋前外旋型(pronation external rotation,PER)(图 8-21-5 和图 8-21-6),以及旋前外展型(pronation abduction,PAB)(图 8-21-7)。

这些基本骨折类型可进一步分期,用以反映骨与韧带的损伤顺序。组织"吸收"的能量越高,受伤的程度就越严重。分期越高,骨折不稳定和脱位的概率越大。Lauge-Hansen 分型的适用范围很广,能够很好地解释创伤的损伤顺序。但因为该分型对于特定的骨折类型缺乏实验可重复性,其有效性还存在质疑。最近的一项尸体研究显示,如果受伤时存在外展,"传统"认为的 SER 机制有时会导致腓骨高位骨折(此为典型的 PER 骨折)[1]。

最近,采用 AO/OTA 分型[1,8]综合描述人体的所有类型骨折。根据该分型,胫骨远端为"4",影响到踝关节的骨折为"44",综

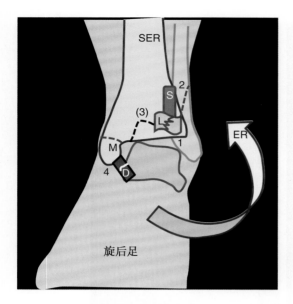

图 8-21-2 该图显示了外部旋转(ER)力作用于旋后足的系列结果。前胫腓韧带(L)构成韧带联合(S)的前部(1),是第一个受影响的结构。接下来是腓骨远端在胫腓联合的骨折(2)。如果损伤力到此为止,则骨折的特征是 SER Ⅱ。较强的力可导致连续创伤事件的发生,这将会损伤后部软组织结构(韧带、关节囊)或导致后踝骨折(3)。内侧的系列损伤完成后,将可能损伤三角韧带(D)或导致内侧踝骨折,其特征是旋后-外旋Ⅳ(SER-Ⅳ)型骨折

合 Danis-Weber 与 Lauge-Hansen 分型的特点,将其细分为 A、B、C 型及 1、2、3 亚型,如下:

- 44A 型:联合韧带以下型(旋后内收型),占踝关节骨折的 20%～25%。
- 44B 型:经联合韧带型(旋后外旋型),占踝关节骨折的 50%～60%。
- 44B1 型(单纯经联合韧带的腓骨骨折)。
- 44B2 型(经联合韧带的腓骨骨折合并内侧损伤)。
- 44B3 型(经联合韧带的腓骨骨折合并内侧损伤及后缘骨折)。
- 44C 型:联合韧带以上型,占踝关节骨折的 20%～25%。

- 44C1 型(旋前外展型)。
- 44C2 型(内翻外旋型)。
- 44C3 型(Maisonneuve 骨折)。

然而,所有的分型都有缺点和不足。复杂的受伤机制及患者的个体差异(如性别、骨质量、体重)都可能影响其分型。深入了解 Lauge-Hansen 分型可使医生更好地理解骨折稳定性。确定所有受损结构(骨与软组织)及它们对骨折稳定性的影响非常重要[9,10]。这些问题将在以下章节中讨论。

第3节 解剖、病理和生物力学

踝关节可看作一个由骨与韧带组成的"环",可保持踝关节的稳定性。如果该环只有一处受损,还可以保持稳定;两处受损,即可发生关节不稳定,因为其中一处可能或已经发生脱位[1]。

韧带断裂情况有时可采用 Lauge-Hansen 分型来推断。

主要关节位于距骨与胫骨穹隆之间。下胫腓联合的特点是具有匹配性。

胫距关节的内侧结构由内踝和内侧副韧带支撑,因而比外侧结构更坚强。内侧副韧带即三角韧带,包括浅层和深层两部分。深层纤维断裂可导致踝关节不稳定(图 8-21-8)。

外侧复合体由腓骨、联合韧带及踝关节外侧韧带组成。联合韧带是腓骨和胫骨之间的纤维连接,包括位于胫骨远端穹隆水平的前、后胫腓韧带,以及骨间膜下部增厚而成的骨间膜韧带。该韧带位于胫骨穹隆上方 2 cm 处的关节末端上凹(图 8-21-8)。通常将前、后胫腓韧带分别称为前、后联合韧带。

外侧韧带将腓骨远端(外踝)和距骨(前胫腓韧带)及跟骨(跟腓韧带)连接在一起(图 8-21-8)。

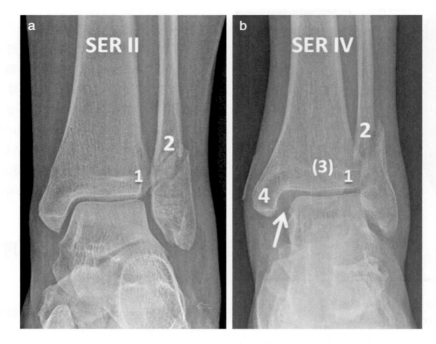

图 8-21-3　X 线片显示 SER Ⅱ (a)和 SER Ⅳ (B)骨折。注意,距骨与内踝之间的内侧间隙增大(箭头),是 SER Ⅳ (b)型骨折特征。在此情况下(无内踝骨折),提示内侧韧带(三角肌)功能不全

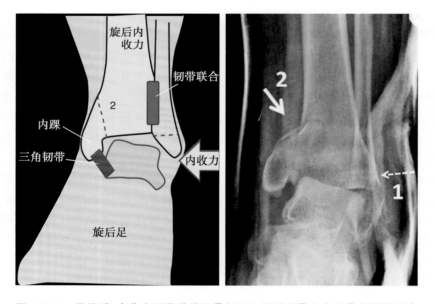

图 8-21-4　足旋后,内收力可导致外踝骨折(1),然后距骨击中胫骨内侧导致内踝骨折(2)。这些骨折经常垂直向干骺端延伸。外踝骨折是撕脱型损伤

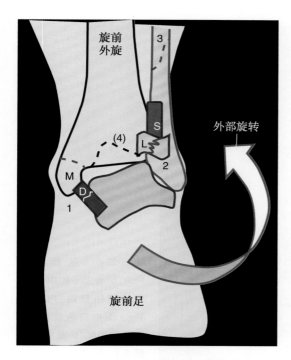

图 8-21-5 在受伤时施加在旋前足部的外部旋转力,将首先导致内踝骨折(M)或三角韧带断裂(D)。当距骨向前移动和侧向旋转时,腓骨会向外旋转和侧向平移,导致胫腓前韧带(L)和联合韧带(S)的应力和损伤(2)。如果损伤停止,则被定性为 PER Ⅱ 损伤。如果这一系列的损伤继续下去,接下来的破坏导致腓骨和胫骨之间的分离。骨间膜断裂,腓骨远端近端韧带断裂(3)。随之而来的是软组织结构(韧带、关节囊)损伤或后踝骨折(4)

外侧复合体的弹性使距骨和腓骨能够旋转,并在正常踝关节运动中传导应力。腓骨在联合韧带处的运动对于正常的踝关节运动至关重要。

第 4 节 诊 断

踝关节骨折患者通常到急诊科就诊时,患肢不能完全负重。一般是闭合的、单纯的损伤。初步临床评估应包括:询问患者受伤环境及受伤机制,排除其他损伤,并检查腿部的神经和血管。通常伴有严重肿胀和瘀斑/血肿。因为疼痛严重,临床检查要轻柔。在受损部位存在压痛。检查应包括胫骨和腓骨近端的触诊。检查时,应特别注意腓骨近端是否存在压痛。如果踝关节存在严重畸形(如脱位或半脱位),必须进行记录,在给予适当镇痛后,需进行闭合手法复位。

在决定治疗方案前,应考虑有无合并症(如糖尿病、心血管病、哮喘)、行动能力、日常活动(如运动)及社交习惯(如饮酒、吸烟)。

X 线片对于诊断至关重要。正、侧位 X 线片(非负重)通常足以诊断骨折。如有疑问,可以摄踝穴位和(或)斜位 X 线片。若存在腓骨近端压痛,则必须摄包括膝关节的 X 线片(以排除 Maisonneuve 骨折)[1,2]。若正位 X 线片表现为单纯的外踝骨折,无明显的距骨移位时,单靠 X 线片诊断(距骨倾斜和"内侧间隙")难以确定骨折是否稳定,需加摄应力位 X 线片进行评估[11]。与"应力位"X 线片相比,"重力位"X 线片(图 8-21-9 和图 8-21-10)似乎更可靠,患者的耐受性更好[12]。"内侧净间隙"(内踝与距骨的间距,图 8-21-10b)＞ 5 mm,即提示存在内侧损伤(如深层三角韧带断裂)和不稳定。

然而,若"应力位"X 线片不能确认踝关节骨折是否存在韧带损伤,应以 MR 检查为准。MRI 检查显示三角韧带断裂,需要通过进一步研究及长期临床随访建立临床标准,用于指导单纯腓骨远端不稳定骨折的诊断及治疗[13]。

近期证据显示[14,15],"重力检查"可能使内侧间隙更宽,外旋损伤机制导致的踝关节骨折更不稳定。

伤后 1 周的负重正位片检查,可更可靠地预测关节不稳定。该方法可能会延迟损伤治疗的最终决策,但可降低单纯外踝骨折的手术治疗率。

如果创伤早期正位片(非负重位)和伤后 1 周负重位片均未显示内侧间隙变宽,笔

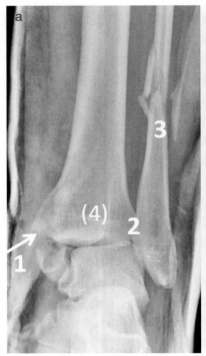
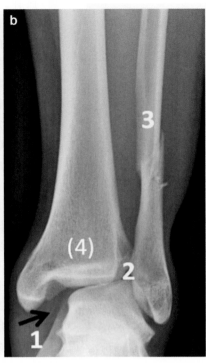

图 8-21-6　X 线片示 PER Ⅳ 骨折,其中内侧结构损伤包括:内踝骨折(a 图中白色箭)或三角韧带断裂(b 图中黑色箭头)

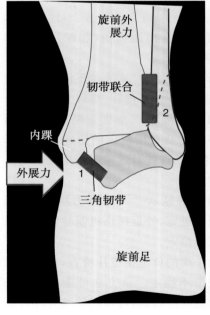
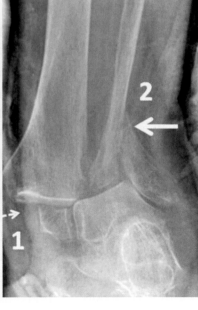

图 8-21-7　旋前足的外展力导致内踝撕脱骨折,通常在关节水平(1)。距骨侧向平移,造成侧踝骨折,也在关节水平(2)。这种骨折模式是在骨质疏松症较为常见

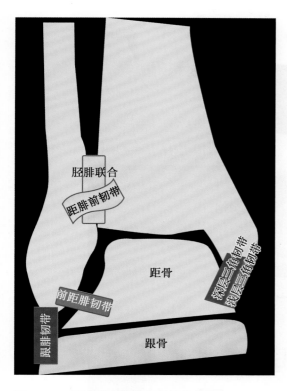

图 8-21-8 踝关节周围的韧带结构的解剖

者在临床实践中认为该骨折为稳定骨折，可采用踝靴或踝支具治疗，进行可耐受的负重练习。

骨折移位较小（内侧间隙增宽＜4 mm），在伤后正位 X 线片（非负重位）、重力位 X 线片，或伤后 1 周负重位 X 线片中均显示不增宽（或正常），可采用膝下石膏固定，进行可耐受负重练习 6 周，以利于内侧结构（三角肌深部的任何部位撕裂）修复，并防止移位。对于此类骨折患者的治疗，常规进行可耐受的负重练习，因为这样可增加其稳定性。最近的一级证据支持这一结论[16]，研究显示，即使对于不稳定的（内侧间隙≥5 mm）外踝骨折，采用非手术治疗、保护性负重 6 周，可达到与手术治疗相同的效果。进一步研究可为单纯旋后外旋型外踝骨折的治疗提供更有力的科学证据。

临床体征（内侧压痛、肿胀和瘀斑）不能预测关节是否稳定，也不能预测在应力位 X 线片[17]上内侧间隙是否增宽。瘀斑和压痛可由三角韧带浅层损伤所致，但三角韧带深层保持完整，仍可以维持关节稳定。

从腓骨内缘至胫骨穹隆上方 1 cm 处的胫骨后外侧缘测量外侧间隙，这种测量方法并不可靠，因为其随位置的不同而变化。外侧间隙明显增宽（＞5 mm）提示联合韧带断裂[1]。笔者在临床中，一般不采用这种测量方式。联合韧带的稳定性通常采用术中透视来评估，即"拉钩试验"（见"手术技术"）。

应排除合并损伤和隐匿骨折（距骨穹隆软骨损伤、距骨颈无移位骨折、距骨外侧结节骨折、跟骨前突骨折）。

对于特定骨折，如累及内踝的骨折等[18]，应进行 CT 扫描（图 8-21-11）[19]。这些骨折一般需要手术治疗。CT 扫描对于术前规划患者体位及固定技术至关重要（将在后续章节中介绍）。

第 5 节 手术适应证

正如前面章节所述，正确的骨折分型对于踝关节骨折治疗至关重要。稳定性骨折可以采用非手术治疗[9,10]。不稳定性骨折需要手术治疗（ORIF）。术前需检查软组织和皮肤状况，因为过度肿胀及水疱需要延迟手术时间。踝关节骨折并非急症，因此可以先对腿部进行膝下石膏托或夹板固定，但踝关节骨折伴有半脱位时，要适当进行闭合复位，使关节达到最佳对线，待软组织状况允许，再进行最终的治疗[1,2]。

开放骨折需早期进行冲洗、清创及一期或二期固定[1]。

高龄、ASA 评分级别较高并有合并症如糖尿病等，并不是踝关节骨折固定的禁忌证。如果患者的一般状况极差，再进行手术干预会使患者有生命危险[1]。

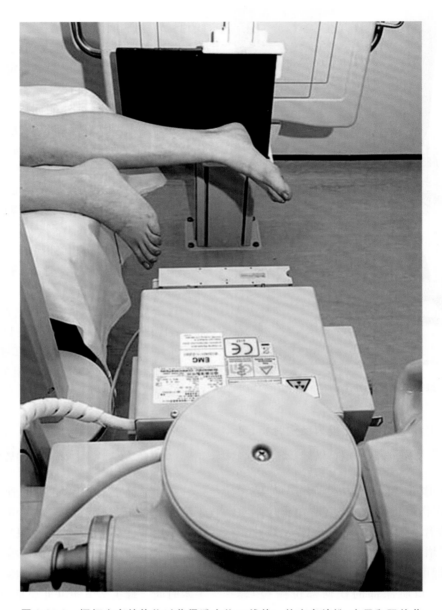

图 8-21-9　摆好患者的体位以获得重力位 X 线片。使患者放松,由足和踝关节的重力导致外旋

第 6 节　术前准备和手术计划

确定和评估创伤的所有特征对于手术决策至关重要。一般包括踝关节的"应力位"X 线片(图 8-21-9 和图 8-21-10)和 CT 扫描(图 8-21-11)。一旦决定手术,医生必须制订详尽的手术计划。

要对患者进行术前评估。手术在全身麻醉或局部麻醉(如脊椎麻醉,又称蛛网膜下腔阻滞,简称腰麻)下进行。根据指南,术前预防性应用抗生素。切开皮肤前,抬高患

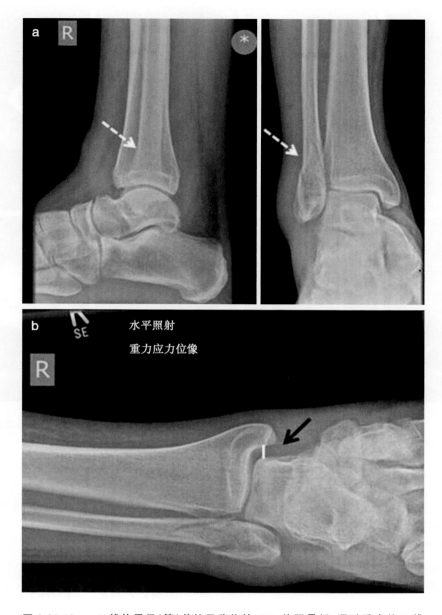

图 8-21-10　a. X 线片显示（箭）单纯无移位的 SER 外踝骨折，通过重力位 X 线片可判断是 SER Ⅱ（稳定）或 SER Ⅳ（不稳定）的损伤；b."内侧间隙"增宽（黑箭，白线）表示深层三角韧带断裂和不稳定

肢 3～5 min，将大腿上的止血带充气。

　　患者的体位取决于骨折需要固定的位置。大部分骨折（单纯腓骨远端骨折、单纯内踝或三踝骨折等）患者通常需取仰卧位，将软垫（沙袋或类似物）置于患侧髋关节下

方。胫骨远端下方放置无菌垫，主要目的是抬高足跟、使其离开手术床，防止踝穴处的距骨被动向前移位，同时方便医生操作。若存在后踝骨折，俯卧位更方便手术操作。将患者骨盆和胸部下方垫垫（如 Montreal 垫），

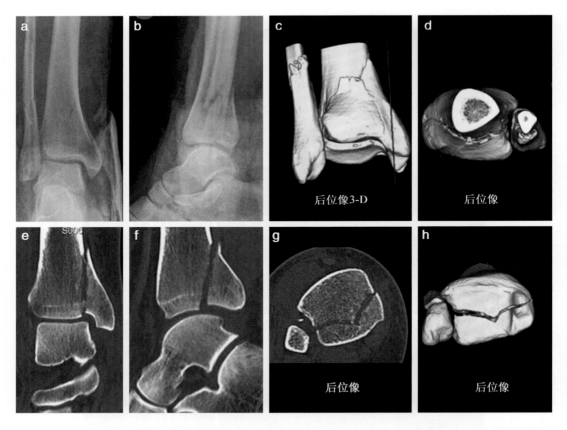

图 8-21-11　a、b. 在 X 线片不能提供骨折形态的所有信息；c～h. CT 扫描、三维重建，可准确地评估骨折类型和损伤程度

以利于胸腹部随呼吸自由活动。后侧入路也可采用"复苏"位[20]。通过 CT 扫描仔细评估骨折情况，以决定采用的手术入路是后外侧（占多数）还是后内侧。麻醉前，应与麻醉医生一起讨论决定患者体位。

术中透视与可透视手术床都是必不可少的。手术开始前应确定图像增强器及屏幕的位置，以便医生术中操作。

麻醉前，应检查固定设备及内固定物是否合适。一般需要使用"小骨折片"器械包固定联合韧带，也有一些医生使用"大骨折片"螺钉。术前备好用于腓骨远端骨折的钢板（如 1/3 管状钢板、DCP、锁定或重建钢板等），后踝骨折碎片也可能需要钢板固定。也可采用克氏针临时固定或"张力带"固定[1,2]。

对于骨折处血肿，需要进行引流或电热疗法。

在整个手术过程中要随时观察影像资料。

第 7 节　手术技术

一、单纯外踝骨折

不稳定的外踝骨折通常采用手术治疗。手术须确保恢复关节稳定性。

手术采用腓骨远端外侧入路（图 8-21-12），沿腓骨干向下触摸直至外踝尖，从腓骨短肌（腓浅神经支配）和趾长伸肌（腓深神经支配）之间的神经界面切开。切口长度由骨

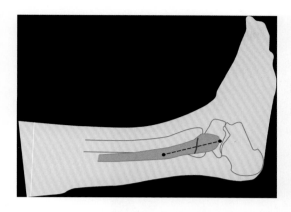

图 8-21-12　　直接外侧入路到腓骨由黑色虚线指示。切口的长度取决于骨折程度（红线）

折情况决定。长斜形骨折切口较长。仔细分离软组织，注意避免损伤腓浅神经。从骨膜下掀起腓骨肌，显露腓骨，确定骨折部位，清除骨折周围血肿。在距骨穹隆处检查关节是否存在软骨损伤（高达 70％ 的病例存在）[4]，清除松动的关节软骨碎片。应充分显露骨折端，骨折复位通常需要直接或间接

的复位（手动牵引、内旋和内翻），而一旦骨折复位且位置满意，则需要使用复位钳（本身也可进行复位）维持复位。

斜形骨折（如 SER/Weber B 型骨折）需要前后拉力螺钉固定，并使用中和钢板（图 8-21-13a）。钢板要有足够长度，使其在骨折部位的近端至少延伸 2 个孔的长度；在远端，根据骨折向远侧延伸的程度，可延伸到踝尖[1,2]。对于长斜形骨折患者，可使用 2 个拉力螺钉，固定足以控制扭转，并不一定需要中和钢板（图 8-21-14）。这对年轻运动员可能很重要，因为外侧板会刺激软组织。

1/3 管状钢板最常用，通常不需要进行预弯，除非放在外踝尖。对于体型较大和较重的患者，该钢板可能无法牢固固定骨折片，应使用"较厚"的钢板（DCP 或"重建"钢板）控制扭转。这些钢板需要预弯，以匹配远端的腓骨曲度。采用骨皮质螺钉和骨松质螺钉（远端干骺端）联合固定。

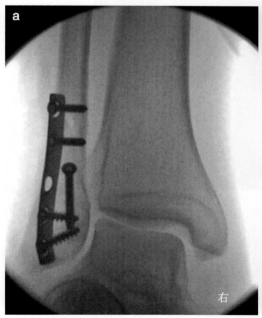
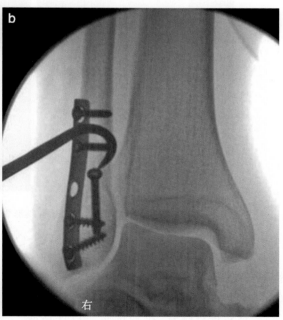

图 8-21-13　a. 在图 8-21-10 中所示的 SER Ⅳ 型骨折用一个拉力螺钉和中和板固定；b. 透视下，用钩状物向腓骨远端施加侧向力以评估韧带联合的扩大。在这个病例中没有明显的加宽

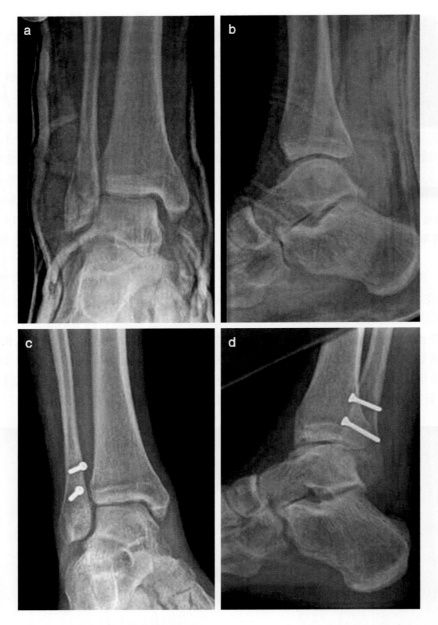

图 8-21-14　青少年足球运动员的长骨斜形骨折(a、b)用 2 个拉力螺钉成功固定(c、d)

固定骨折后,X 线下确定踝关节的稳定性。在足部施加外旋力,通过打开内侧间隙(距骨和内踝之间)检查踝关节的"距骨移位"。然后进行腓骨"拉钩试验",以评估联合韧带的稳定性(图 8-21-13b)。如果腓骨远端内固定后仍不稳定(术中"拉钩试验"),则使用锁定螺钉或拉力螺钉(见相关章节)。

对于 PER 或 Weber C 型(比联合韧带更靠近侧)腓骨骨折,仅当骨折处位于踝关节近端 7 cm 内时需钢板固定。应注意重建腓骨骨折片的长度及旋转角度。有时也需要拉力螺钉联合固定(图 8-21-15)。更靠近端的腓骨骨折如 Maisonneuve 骨折提示有联合韧带及骨间膜损伤(图 8-21-16)。虽然

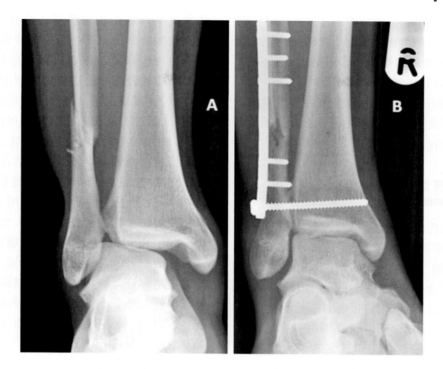

图 8-21-15　PER Ⅳ 型骨折伴联合韧带断裂,采用"联合韧带"螺钉固定

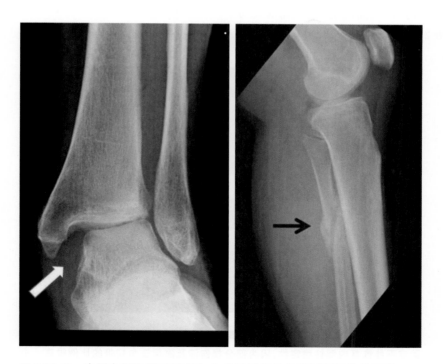

图 8-21-16　内侧净间隙增宽(白箭),合并近侧腓骨骨折(黑箭)为特征的 Mai-sonneuve 骨折类型

骨折本身无须固定,但应当用1或2枚螺钉固定联合韧带(有些医生采用2孔钢板)[1,2]。

也可以采用腓骨末端骨折(Weber A型)的张力绷带固定技术[1,2]。

逐层闭合切口,注意覆盖内固定物,以避免其在皮下突出。用无菌纱布覆盖后,行膝下石膏托固定。

二、内踝骨折

单纯内踝骨折很少见,通常由高能量损伤所致,多见于年轻人,且常提示合并更近端的"外侧"损伤[例如,Maisonneuve骨折和(或)联合韧带损伤等]。一般来讲,内踝骨折即提示不稳定骨折,需要手术治疗。也可以分为丘上/丘下内踝骨折(图8-21-17)。该区别点对于骨折固定后是否恢复关节稳定性有重要提示意义(详见"双踝骨折")。

患者取仰卧位,患肢外旋(臀部无须抬高)。做弧形切口(凹面向前)使其能够充分显露(图8-21-18)。钝性分离组织以避免损伤踝关节前缘的大隐静脉。隐神经的两个分支与静脉伴行。下一层为支持带,须纵行切开以便于修复。该切口可清除骨折血肿并易于辨认骨折端。进行切开解剖复位,如果可以,使用复位钳。建议使用克氏针临时固定,然后进行透视。丘下骨折可用张力带(图8-21-19)或单个螺钉进行固定。治疗内踝骨折时选择张力带技术须慎重,因为其无法牢固固定大骨折碎片(丘上骨折)(图8-21-20)。对于丘上骨折,最好选用2枚螺钉以控制旋转。垂直于骨折线插入螺钉,选用40～50 mm的部分螺纹骨松质螺钉。对于骨质好的患者,可采用拉力技术置入全螺纹的骨皮质螺钉。如果考虑骨骼或固定质量,可选择使用垫圈。需透视确认内踝是否解剖复位,然后检查踝关节稳定性,需要在透视下对踝关节进行应力试验。

一些垂直型内踝骨折,其骨折线向近端延伸至干骺端(例如,Lauge-Hansen SAD骨折,图8-21-4和图8-21-20),则需支撑钢板固定。

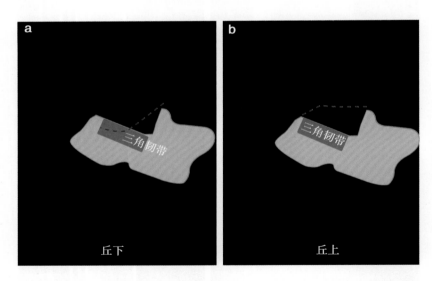

图 8-21-17 内踝骨折可分为丘下内踝骨折(a)和丘上内踝骨折(b),踝下骨折固定不能恢复内侧柱稳定性,因为部分损伤涉及深层三角韧带的比例很高。由于深层三角肌未损伤,踝上骨折内固定可恢复稳定性

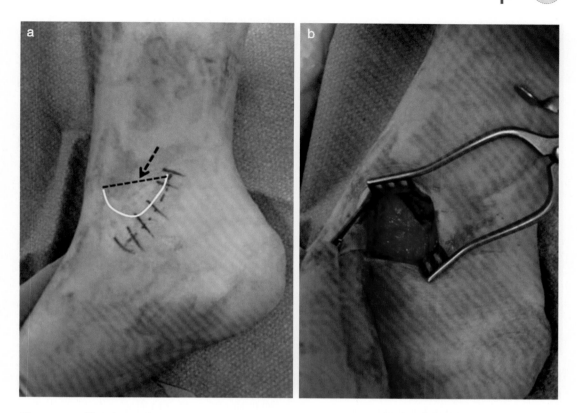

图 8-21-18　触及内踝边缘(白线)和骨折(黑色虚线),标记切口线(a),可充分暴露骨折(b)

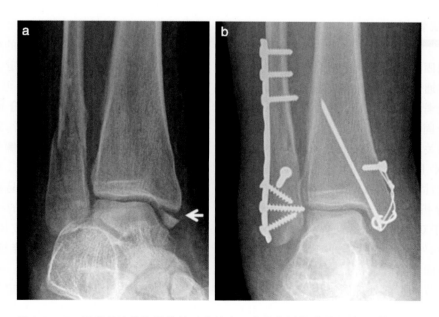

图 8-21-19　适当的决策和最佳的手术技术。小的内侧撕脱骨折片(a,箭)采用
张力带固定技术进行适当固定(b)

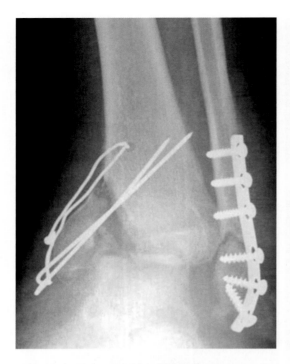

图 8-21-20　在这种情况下,选择张力带固定内踝的布线提示固定决策错误,骨折类型提示旋后内收受伤。大的内侧骨折片需要内侧钢板支撑

三、双踝骨折

应先固定内踝还是外踝,一直存在争议。虽然通常先手术固定外踝,但笔者认为存在丘上骨折时,可先进行内踝手术,因为内踝骨折固定可恢复稳定性。然后进行透视。如果关节稳定(例如,将 SER Ⅳ 型骨折转为 SER Ⅱ 型骨折),通常就不必固定外踝。因此,固定内踝丘上骨折可将不稳定的 SER 型骨折(Weber B 型)转为稳定类型。同样,对于双踝 PER 骨折(Weber C 型),内踝固定后,外踝只需固定外侧联合韧带(而不用钢板固定腓骨骨折)。后者遵循前述的单纯踝关节骨折的处理原则。

内、外踝骨折的固定手术入路及技术在前面章节中已描述。

通常,如果有骨折,采用部分螺纹骨松质螺钉固定内踝,用中和接骨板及拉力螺钉

固定外踝(图 8-21-21)。

临床常用间接复位、微创和锁定钢板技术治疗粉碎性腓骨骨折。从远端切开显露腓骨末端,在透视下向近端插入钢板。在钢板近端做小切口并置入螺钉。

对于有骨质疏松的骨折,不能只固定腓骨,可采用长螺钉,穿过胫腓骨皮质即 4 层骨皮质固定(图 8-21-22)。

四、联合韧带固定

对于不稳定骨折类型(例如,单纯外踝骨折 SER Ⅳ 型和 PER Ⅲ、Ⅳ型,双踝或三踝骨折),需要螺钉固定联合韧带。骨折主要部分固定后,如果仍存在关节不稳(术中"拉钩试验",图 8-21-13),术中须进行联合韧带固定。在踝关节上方 2～3 cm 的联合韧带水平,修复联合韧带后,从腓骨向胫骨置入拉力螺钉,进行三皮质(图 8-21-23)或四皮质(图 8-21-24)固定。如果不能手法复位,可采用复位钳(骨盆复位钳)"钳夹"腓骨和胫骨,挤压复位。需要强调的是,联合韧带固定螺钉是位置螺钉,而非加压螺钉。可采用 2 个小的或 1 个大的骨皮质螺钉,螺钉大小由腓骨的大小决定。联合韧带螺钉固定至少 3 个月后,方可取出[21]。如果过早取出螺钉可导致联合韧带不稳(图 8-21-25)。一定要告知患者,螺钉并非必须取出,一旦开始负重,韧带螺钉可能会断裂,但不会影响手术效果[21]。穿过 3 层骨皮质的螺钉可能松动,但不易断裂。笔者喜欢采用大直径(4.5 mm)的全纹螺钉(不易断裂[22]),可穿过 4 层骨皮质(包括胫骨内侧骨皮质),固定更牢固,容易取出,但容易断裂,所以后期必须取出。对于年轻人、运动员,我们更倾向于在固定至少 3 个月后取出联合韧带螺钉(防止踝关节运动范围受限、疼痛和螺钉断裂)。对于老年和对运动要求低的患者,若无症状,一般不将螺钉取出[21]。

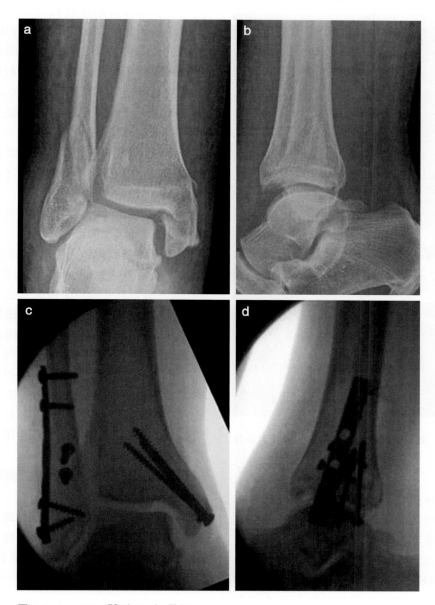

图 8-21-21　SER Ⅳ型（双峰）骨折

a、b. 采用内侧 3 个部分螺纹骨松质螺钉固定；c、d. 腓骨远端用 2 个拉力螺钉中和板进行固定

五、累及后踝的骨折

这类骨折通常较为复杂、不稳定[1,3,9,18]，骨折损伤范围较广，术前应进行更仔细、全面的评估（CT 扫描）[3,19]。为使踝关节稳定，必须固定后踝，因此，手术时患者须取俯卧位。CT 扫描显示，这样的骨折很多都会有关节面受损，治疗更为棘手（图 8-21-26～图 8-21-31）。对于后踝骨折，理想固定对关节稳定性尤为重要，直接影响其临床效果[3,23]。固定后踝可重建其关节稳定性，不必再进行联合韧带螺钉固定（术中"拉钩试验"证实）（图 8-21-26）。

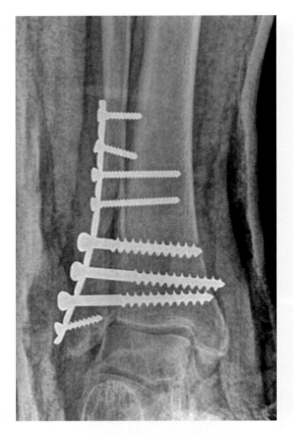

图 8-21-22 老年骨质疏松患者需要从腓骨到胫骨穿钉

这类骨折采用后外侧入路[23]，可固定后踝及腓骨远端（图 8-21-32 和图 8-21-33）。于腓骨后缘和跟腱之间做一个长 10 cm 的纵行切口，向远端延伸至腓骨尖。在腓骨短肌（腓浅神经）与蹋长屈肌（胫神经）间的神经界面进行分离。外踝的后面可见小隐静脉及腓肠神经。沿皮肤切口切开深层筋膜。识别 2 个腓骨肌及肌腱。腓骨短肌在踝关节水平位于腓骨长肌前方（更靠近外踝）。腓骨短肌肌腹延长至踝关节，腓骨长肌肌腹于腿部远端 1/3 处变为肌腱。向外前方牵拉腓骨肌，暴露蹋长屈肌，该肌位于小腿深屈肌的最外侧，是该位置唯一的一块肌肉。纵行切开蹋长屈肌达腓骨，然后向内侧牵拉，从而暴露骨折端。如果需要暴露关节则可切开后侧关节囊。

将后踝骨折碎片进行复位。采用全纹螺钉及拉力螺钉（由后至前）进行固定，或用支撑钢板（1/3 管状钢板）联合固定。支撑钢板一般用于单个、大的后踝骨折碎片进行间接复位（图 8-21-27、图 8-21-28）。

用钢板从后侧固定腓骨远端["抗滑"钢板（图 8-21-27）]。

内踝（如果骨折）通常不需要改变患者的体位就可以固定（遵循前面描述的原则和技术）。

对于复杂的胫骨远端骨折，可能需要重新更换患者体位（仰卧位）。

如果后踝骨折碎片大部分位于后内侧，则首选后内侧入路，且患者取俯卧位（图 8-21-26～图 8-21-29）。于内踝和跟腱之间切一个 10 cm 的切口。仔细剥离跟腱与后内侧结构（肌腱和神经血管丛）之间的脂肪组织，纵行切开深层筋膜，其下面可见蹋长屈肌。辨认神经血管丛并全程保护好。向内侧牵拉神经血管丛与趾长屈肌腱，蹋长屈肌腱可向内或外侧牵拉，从而更好地观察到后踝骨折。然后，将复位骨折碎片用螺钉或钢板进行固定。

远端腓骨骨折一般采用前面所述的直接外侧入路固定。

固定好后踝和外踝后，进行旋转稳定试验，观察联合韧带的稳定性。即使是 Weber C/PER 类型骨折，也很少需要固定联合韧带。

六、关节镜在治疗急性踝关节 骨折中的应用

一些研究强调了关节镜在治疗急性踝关节骨折中的作用，其目的是确定关节软骨损伤情况，并对关节进行清理。虽然当前证据并不支持关节镜作为治疗急性踝关节骨折的常规方法[24]，但需要进行广泛的关节清洗时，仍可采用关节镜。

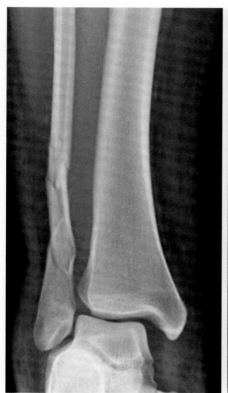
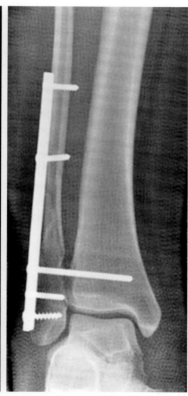

图 8-21-23　腓骨的粉碎性骨折与胫腓联合韧带中断用腓骨钢板和通过3个骨皮质的胫腓联合螺钉固定。需要注意的是,固定拉力不够,可采用(强)DC板控制扭转

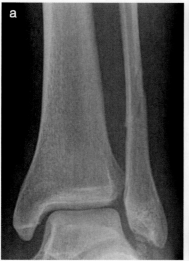
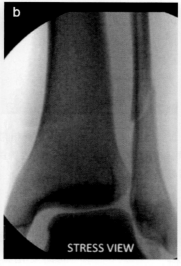
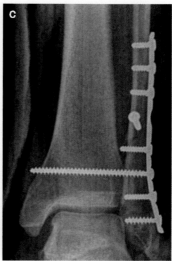

图 8-21-24　PER Ⅳ型骨折(a、b),根据术中应力图(b)所示,采用腓骨钢板和胫腓联合螺钉固定4个骨皮质(c)。注意,在这种情况下可使用拉力螺钉固定,一个1/3管状板就足够了

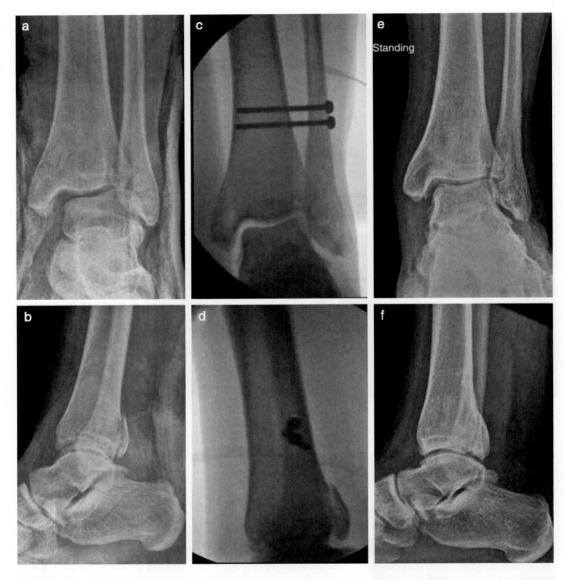

图 8-21-25　a、b. 1 例年轻人 PER Ⅳ型骨折；c、d. 采用 2 枚联合韧带螺钉进行固定，螺钉的位置相对较高，后踝骨折并未处理，而且取出螺钉过早（固定后仅 6 周），导致踝关节仍旧慢性不稳定；e、f. 2 年内，患者表现为慢性不稳定，前外侧和后外侧疼痛，以及踝关节退变

七、可吸收性生物固定材料

当前，支持常规应用可吸收性生物固定材料治疗踝关节骨折的证据并不充足[25]。与之相关的并发症有软组织反应及血肿形成，但它们的生物力学性质及应力变化随时间的变化具有不可预测性。但综述指出，采用可吸收性生物材料治疗的患者，其再次手术的概率低，在伤口感染方面无统计学差异。可吸收性生物材料可选择性应用于某些骨折患者，如期望伤口快速愈合者。

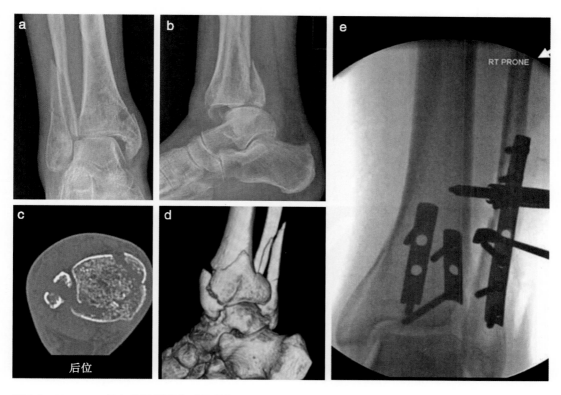

图 8-21-26　a、b. 复杂骨折类型和后踝骨折。c、d. 须行 CT 扫描。CT 扫描可评估骨折碎片的位置及关节面的粉碎程度，并有助于术前计划。患者取仰卧位，通过后外侧入路进行固定，采用 2 块后侧板固定大的后侧骨块。e. 术中扫描显示其稳定性

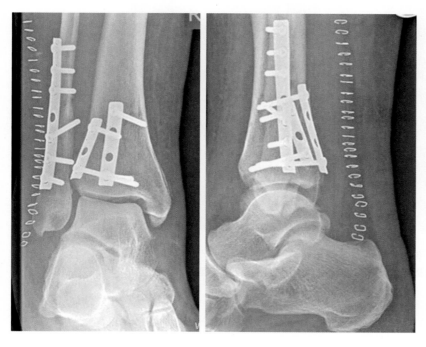

图 8-21-27　术后对线情况非常满意

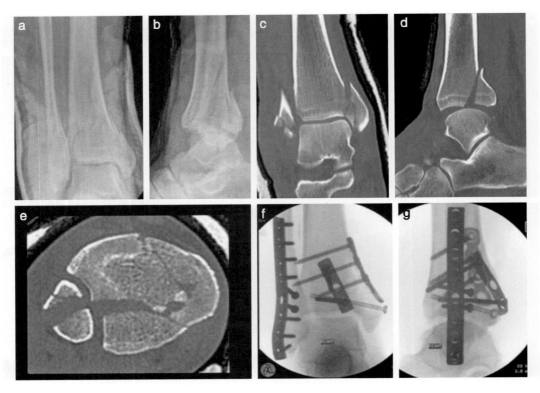

图 8-21-28　a、b. 对于损伤程度,X 线片具有误导性;c～e. CT 扫描显示有一个较大的后侧及后内侧骨块;f、g. 患者取仰卧位,采用后内侧入路固定胫骨远端,采用直接外侧入路来固定腓骨远端

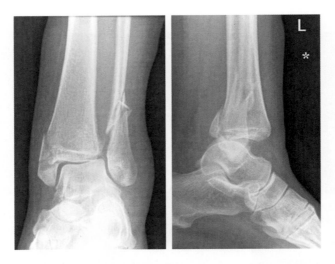

图 8-21-29　X 线片显示踝关节半脱位,且有一个小的后踝骨折碎片。这可能就是所谓的"直接"骨折类型

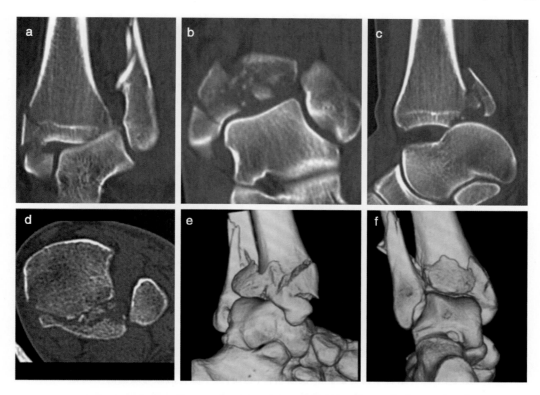

图 8-21-30 a~f. CT 扫描图片显示关节面的粉碎程度,内侧骨块向后延伸。与 X 线片相比,CT 所显示的后踝骨折更为广泛

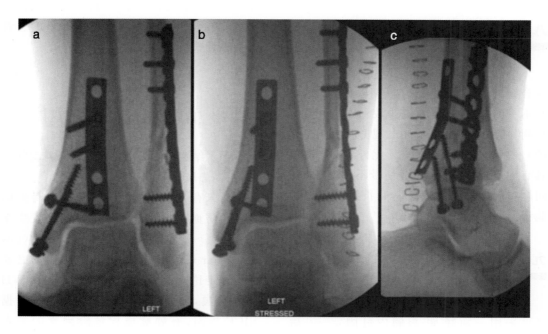

图 8-21-31 患者取仰卧位(骨折如图 8-21-29、图 8-21-30 所示),采用后内侧入路固定内踝、后内侧及后侧的骨块,同时采用直接外侧入路暴露腓骨

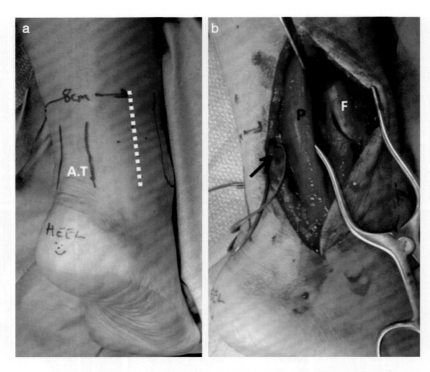

图 8-21-32　患者取俯卧位。a. 皮肤切口(粗线)位于胫骨后缘与跟腱的中间位置。如需采用内侧入路,应仔细留出 8 mm 的皮桥。b. 辨认腓肠神经(黑色箭头)并用胶条进行保护。向内侧牵拉腓肠肌(P),暴露腓骨(F)

八、"钢丝"固定联合韧带

最近,有学者在临床应用"钢丝"固定联合韧带。但文献报道(短期随访)的结论并不一致。由于内踝皮肤较薄、皮下突出物明显,肿胀消退后,常出现并发症(肉芽肿),所以需要取出钢丝。此外,由于钢丝具有弹性,可能导致联合韧带不稳定(同样问题在肩关节也出现过),其长期疗效有待验证[26,27]。

九、一期后足关节融合术

有医生建议,对于高龄的踝关节骨折患者可采用一期胫-距-跟髓内钉固定——后足关节融合术。这种手术能使患者尽早负重,并能避免骨折并发症的发生[28]。目前并无这种方法与传统手术方法的对比研究。后足关节融合术对于治疗依从性差的患者也是一种选择。

第 8 节　术后护理与康复

手术结束后,采用膝下石膏托制动踝关节,抬高患肢并适当镇痛。

尚未有明确的指南要求踝关节骨折固定后预防血栓。由于深静脉血栓的发病率较低(2%～3%),常规应用低分子肝素(low molecular weight heparin,LMWH)的必要性尚无定论。根据文献报道,给予 LMWH 1 周足矣,效果不次于 6 周[29,30]。根据 NICE 指南,有静脉血栓危险因素的患者(如肥胖、癌症、静脉血栓病史、静脉曲张等),可给予低分子肝素或华法林[31]治疗。

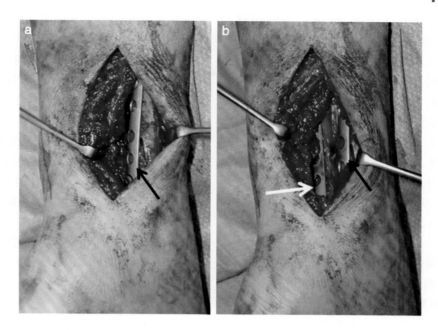

图 8-21-33　a. 腓骨后面应用一块钢板（黑色箭）；b. 向外牵拉腓侧韧带可暴露后踝，可使用后踝支撑钢板（白色箭）

稳定骨折（如 SER Ⅱ型）可非手术治疗，采用膝下石膏或夹板固定以使患者早期负重，手术治疗的患者应采用助行器（例如拐杖）进行非负重活动至少 2 周（利于软组织修复）。2 周左右，检查伤口、拆线，患肢采用石膏管型制动。之后负重情况取决于骨折类型和固定方式。笔者建议，对于大多数手术治疗的踝关节骨折患者，应采用石膏固定负重 4 周。术后 6 周时，穿靴子或支具进行可耐受的全负重练习，并进行物理治疗。一些更为复杂的骨折类型，如累及后踝、粉碎骨折或骨质疏松骨折等，则需更长时间的限制负重。

糖尿病及骨愈合能力差的患者（合并症多、应用激素、吸烟者）需要更长时间的石膏固定。对于糖尿病患者，一般原则是，石膏固定时间应为普通患者的 2 倍[32,33]。

一般术后 6 周开始进行物理治疗，其目的是改善患者的活动度及踝关节神经肌肉的控制能力。

有些医生采用可移动的制动装置，使患者进行踝关节早期运动。2008 年发表的一篇综述报道，手术固定早期应用可移动支具或夹板，可显著提高活动度、减轻疼痛及增大运动范围，但导致感染的发生率更高[34]。这篇综述还总结，对于踝关节骨折手术固定后应用可移动制动装置，允许患者早期运动练习、早期负重和不立即进行制动的相关支持证据不足。手术医生也注意到患者的依从性问题。

拆除石膏（术后 3 个月内）后，可在可耐受范围内进行如游泳和骑车等活动。一些强度更大的运动如跑步或引体向上等，可推迟到术后 4～6 个月进行，这取决于踝关节功能的临床恢复情况。

通常，术后几个月都会有肿胀和不适感，1 年后方可完全康复。然而，一些更为严重的骨折，如软组织损伤更重，一般需要更长的恢复时间。

第 9 节　并 发 症

短期并发症的总体发生率相对较低。

最近的一项大样本研究,包括 57 000 例踝关节手术病例,结果显示伤口感染率为 1.4%,肺栓塞发生率为 0.34%,早期死亡率(90 天内)为 1%,截肢率为 0.16%。高龄、糖尿病、血管疾病及开放性骨折是短期并发症的危险因素。该研究还显示,5 年内需进行踝关节融合或假体置换的有症状的关节炎发生率为 0.96%。这些并发症在三踝骨折和开放性骨折中更常见[35]。

有症状的深静脉血栓(deep vein thrombosis,DVT)在踝关节骨折术后并不常见(2%～3%)。尽管应用静脉造影术和多普勒扫描的随机试验显示,给予肝素 6 周和 1 周的患者,DVT 发生率分别为 21% 和 28%,但累及近端静脉的只分别有 4% 和 3%,且只有 3% 的患者有症状[29,30]。

踝关节骨折后腓浅神经相关症状的发生率通常被低估。研究表明,其术后发生率可高达 21%,明显高于采用非手术治疗或后外侧入路的发生率(9%)。提示,通过直接外侧入路显露腓骨远端进行骨折固定手术时一定要进行仔细剥离[36]。

关节纤维化的发生率现在尚无确切的数据。即使采用适当手术处理,术后也会持续存在僵硬和疼痛。1997 年的一项研究报道,行关节镜清理关节内纤维组织效果良好[37]。笔者最近的一项调查(尚未发表)显示,踝关节骨折后关节纤维化进行关节镜清理,只有尚未出现明显关节退化的患者,才能获得好的效果。

踝关节骨折畸形愈合通常是错误的决策和(或)次优手术的结果(图 8-21-20,图 8-21-34～图 8-21-36)。这些病例必须处理。证据显示,早期修复重建手术可取得良好的长期效果[38]。

踝关节骨折的整体效果比较好[1]。手术治疗效果不仅与固定质量有关,还与社会因素及合并症相关[3]。

第 10 节　总　结

踝关节骨折理想治疗方案的要点如下。

1. 考虑患者的合并症,如糖尿病、骨质疏松、饮酒、吸烟等。

2. 确定损伤的所有因素(骨折类型)。排除伴随的隐匿骨折。

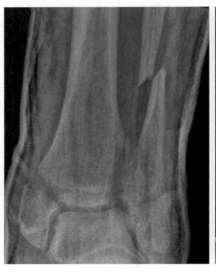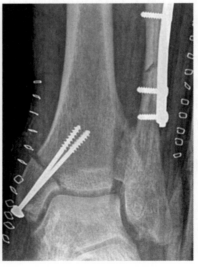

图 8-21-34　并未识别出所有损伤的部分,固定也不理想

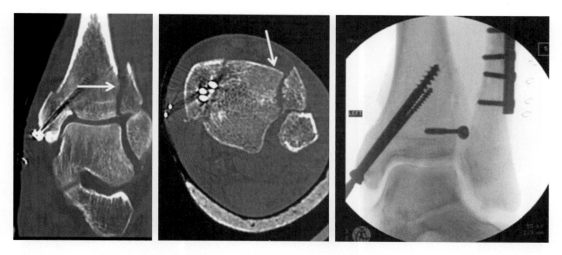

图 8-21-35　CT 扫描显示内踝及前外侧胫骨骨折碎片复位不良（箭所示）。之后进行了固定翻修

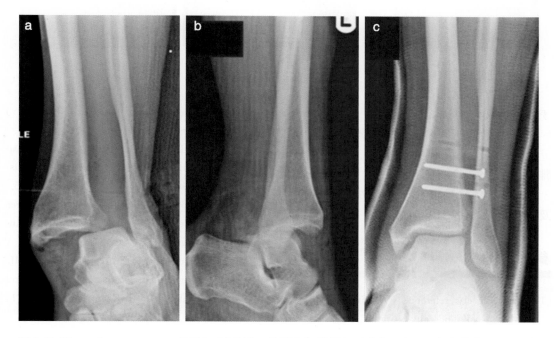

图 8-21-36　一个 Maisonneuve 骨折（a、b）采用 2 枚联合韧带螺钉固定（c、d）。手术决策合理，但手术技术并未达到最优。螺钉插入相对靠近近端，其中 1 枚螺钉未插入胫骨，韧带也并未复位。早期进行了固定修复及补救措施（e、f）

3. 骨折稳定性评估（Lauge-Hansen 分型，负重位 X 线片等）。

4. 伤后立即或伤后 3～7 天检查踝关节负重位正位 X 线片是预测稳定性的良好指标。

5. 稳定骨折可非手术治疗，患者可穿支具或踝靴进行可耐受的负重练习。

6. 不稳定骨折需切开复位内固定（熟练的医生）。

7. 后踝骨折：CT 扫描，后外侧或后内侧入路。

8. 联合韧带螺钉固定有无必要？取决

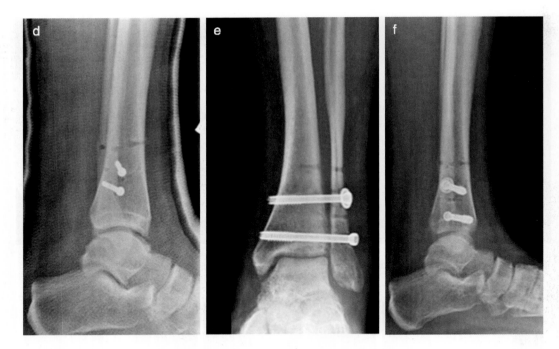

图 6-21-36(续)

于术中透视("钩拉试验")。

　9. 脆性骨折需采用特殊的固定方式。

　10. 早期并发症并不常见。必须注意腓浅神经。

　11. 术后效果取决于最优决策的制定及手术技术，还有社会因素和合并症。

参考文献

[1] AO Surgery reference (website). http://www. aofoundation. org. Accessed 1 June, 2012.

[2] Tile M. Fractures of the ankle. In: Schatzker J, Tile M, editors. The rationale of operative fracture care. 3rd ed. Berlin: Springer, 2005: 551-90.

[3] Hak DJ, Egol KA, Gardner MJ, et al. The "not so simple" ankle fracture: avoiding problems and pitfalls to improve patient outcomes. Instr Course Lect, 2011, 60: 73-88.

[4] Leontaritis N, Hinojosa L, Panchbhavi VK. Arthroscopically detected intra－articular le-sions associated with acute ankle fractures. J Bone Joint Surg Am, 2009, 91(2): 333-339.

[5] Danis R. Les fractures malleolaires. In: Danis R, editor. Theorie et Pratique de l'Osteosynthese. Paris: Masson, 1949: 133-165.

[6] Weber BG. Die Verletzungen des oberen Sprunggelenkes. Bern Stuttgart Wien: Huber Verlag, 1972.

[7] Lauge-Hansen N. Fractures of the ankle. III. Generic roentgenologic diagnosis of fractures of the ankle. Am J Roentgenol, 1954, 71: 456-471.

[8] Marsh JL, Slongo TF, Agel J, et al. Fracture and dislocation classification compendium-2007: orthopaedic trauma association classification, database and outcomes committee. J Orthop Trauma, 2007, 21 Suppl 10: 1-133.

[9] Michelson JD, Magid D, McHale K. Clinical utility of a stability-based ankle fracture classification system. J Orthop Trauma, 2007, 21 (5): 307-315.

[10] Gougoulias N, Khanna A, Sakellariou A, et al. Supination external rotation ankle frac-

tures. Stability a key issue. Clin Orthop Relat Res,2010,468(1):243-251.

[11] Egol K,Amirtharajah M,Tejwani NC,et al. Ankle stress test for predicting the need for surgical fixation of isolated fibular fractures. J Bone Joint Surg Am, 2004, 86 (11): 2393-2398.

[12] Gill BJ,Grimes SJ,Schutt RC. Comparison of manual stress radiographs for the evaluation of supinationexternal rotation fibular fractures. J Bone Joint Surg,2007,89:994-999.

[13] Gardner MJ,Demetrakopoulos D,Briggs SM, et al. The ability of the Lauge-Hansen classification to predict ligament injury and mechanism in ankle fractures:an MRI study. J Orthop Trauma,2006,20(4):267-272.

[14] Weber M,Burmeister H,Flueckiger G,et al. The use of weightbearing radiographs to assess the stability of supination-external rotation fractures of the ankle. Arch Orthop Trauma Surg,2010,130(5):693-698.

[15] Hoshino CM,Nomoto EK,Norheim EP,et al. Correlation of weightbearing radiographs and stability of stress positive ankle fractures. Foot Ankle Int,2012,33(2):92-98.

[16] Sanders DW,Tieszer C,Corbett B,et al. Operative versus nonoperative treatment of unstable lateral malleolar fractures:a randomized multicenter trial. J Orthop Trauma, 2012,26(3):129-134.

[17] DeAngelis NA,Eskander MS,French BG. Does medial tenderness predict deep deltoid ligament incompetence in supination-external rotation type ankle fractures? J Orthop Trauma,2007,21(4):244-247.

[18] Haraguchi N,Haruyama H,Toga H,et al. Pathoanatomy of posterior malleolar fractures of the ankle. J Bone Joint Surg, 2006, 88: 1085-1092.

[19] Purnell GJ,Glass ER,Altman DT,et al. Results of a computed tomography protocol evaluating distal third tibial shaft fractures to assess noncontiguous malleolar fractures. J Trauma,2011,71(1):163-168.

[20] Gougoulias N,Dawe EJC,Sakellariou A. The recovery position for posterior surgery of the ankle and hindfoot. Bone Joint J,2013,95-B: 1317-1319.

[21] Schepers T. To retain or remove the syndesmotic screw:a review of literature. Arch Orthop Trauma Surg,2011,131(7):879-883.

[22] Stuart K,Panchbhavi VK. The fate of syndesmotic screws. Foot Ankle Int,2011,32(5): 519-525.

[23] Forberger J,Sabandal P,Dietrich M,et al. Posterolateral approach to the displaced posterior malleolus:functional outcome and local morbidity. Foot Ankle Int,2009,30:309-314.

[24] Bonasia DE,Rossi R,Saltzman CL,et al. The role of arthroscopy in the management of fractures about the ankle. J Am Acad Orthop Surg,2011,19(4):226-235.

[25] Jainandunsing JS, van der Elst M, van der Werken CC. Bioresorbable fixation devices for musculoskeletal injuries in adults. Cochrane Database Syst Rev,2005(2):CD004324.

[26] Willmott HJ,Singh B,David LA. Outcome and complications of treatment of ankle diastasis with tightrope fixation. Injury,2009,40 (11):1204-1206. Epub 2009 Jul 22.

[27] Cottom JM,Hyer CF,Philbin TM,et al. Treatment of syndesmotic disruptions with the Arthrex Tightrope:a report of 25 cases. Foot Ankle Int,2008,29(8):773-780.

[28] Lemon M,Somayaji HS,Khaleel A,et al. Fragility fractures of the ankle:stabilisation with an expandable calcaneotalotibial nail. J Bone Joint Surg Br,2005,87(6):809-813.

[29] Goel DP,Buckley R,de Vries G,et al. Prophylaxis of deep-vein thrombosis in fractures below the knee:a prospective randomised controlled trial. J Bone Joint Surg Br,2009,91 (3):388-394.

[30] Lapidus LJ,Ponzer S,Elvin A,et al. Prolonged thromboprophylaxis with Dalteparin during immobilization after ankle fracture surgery:a randomized placebo-controlled, double-blind study. Acta Orthop, 2007, 78

(4):528-535.

[31] NICE guidelines. Venous Thromboembolism Prophylaxis. 2010. (Accessed 24 Feb 2010 at http://www. nice. org. uk/nicemedia/pdf/ CG92NICEGuidelinePDF. pdf)

[32] Jones KB, Maiers-Yelden KA, Marsh JL, et al. Ankle fractures in patients with diabetes mellitus. J Bone Joint Surg Br, 2005, 87 (4): 489-495.

[33] Wukich DK, Kline AJ. The management of ankle fractures in patients with diabetes. J Bone Joint Surg Am, 2008, 90(7):1570-1578.

[34] Lin CW, Donkers NA, Refshauge KM, et al. Rehabilitation for ankle fractures in adults. Cochrane Database Syst Rev, 2012, 11:CD005595.

[35] SooHoo NF, Krenek L, Eagan MJ, et al. Complication rates following open reduction and internal fixation of ankle fractures. J Bone Joint Surg Am, 2009, 91(5):1042-1049.

[36] Redfern DJ, Sauvé PS, Sakellariou A. Investigation of incidence of superficial peroneal nerve injury following ankle fracture. Foot Ankle Int, 2003, 24(10):771-774.

[37] van Dijk CN, Verhagen RA, Tol JL. Arthroscopy for problems after ankle fracture. J Bone Joint Surg Br, 1997, 79(2):280-284.

[38] Reidsma II, Nolte PA, Marti RK, et al. Treatment of malunited fractures of the ankle: a long-term follow-up of reconstructive surgery. J Bone Joint Surg Br, 2010, 92(1):66-70.

第22章　胫骨远端骨折

第 22 章

胫骨远端骨折

Mathieu Assal

摘要 胫骨远端骨折通常由轴向挤压的高能量损伤所致。其骨折处软组织覆盖非常差。手术治疗必须在保护好软组织的同时，确保关节面的解剖复位。骨折固定要足够稳定，以保证早期活动。术前计划是治疗该损伤的关键，包括仔细观察软组织情况、认真研究骨折的放射学特征。采用 CT 扫描和三维重建评估骨折的复杂程度。近些年，随着角度稳定解剖钢板和理想的手术入路的发展，此类骨折的预后得到明显的改善。认识到受伤至手术之间间隔的重要性，以及对某种类型的胫骨远端骨折进行微创固定的可能性，也有助于改善疗效。

关键词 分型·并发症·胫骨远端·胫骨远端骨折·骨折·图像·髓内固定·锁定板治疗·切开复位内固定技术·胫骨 Pilon 骨折·胫骨穹隆骨折

第 1 节 概 述

胫骨远端骨折累及胫骨干骺端，可为关节外骨折或关节内骨折，后者被称为 Pilon 骨折或穹隆骨折。该骨折是创伤骨科最具挑战性的损伤之一[1-6]。因其并发症发生率高，是一种严重损伤。并发症可由损伤本身引起，也可继发于手术，或两者兼有。过去 20 年间，关于该损伤有相当多的临床指南[7-18]。此外，最近一些文献描述了手术治疗中的几种切口方式[8,14,17,19]。具有角度稳定性的解剖板的发展有助于复杂骨折获得稳定固定。尽管取得了一些进步，但其临床结果并不都成功，很难预测最终的效果[5,6,20,21]。

胫骨远端骨折占下肢骨折总数不到 10%，男性多于女性[22,23]。虽然该骨折可以发生在各年龄阶段，但在儿童和老年人群并不常见，最常见于 35~40 岁[23]。该骨折通常由高能量的交通伤所致，在过去的 10 年中，其发病率呈上升趋势，因为气囊和安全带的出现可保护乘客避免致命伤害[24]。

与继发于旋转损伤的踝关节骨折不同，Pilon 骨折主要由高能量损伤的轴向压缩所致。在形态上，Pilon 骨折与踝关节骨折的主要区别在于骨折线是否通过胫骨远端的水平负重面。这两种骨折受伤机制不同，他们的治疗方式和效果也相差很大。因此，对骨折进行骨折分型和适当治疗是非常重要的。

第 2 节 分 型

从 1960 年开始，陆续出现了几种分型

M. Assal
Clinique La Colline, Geneva, Switzerland
e-mail: mathieu.assal@bluewin.ch

G. Bentley (ed.), *European Surgical Orthopaedics and Traumatology*,
DOI 10.1007/978-3-642-34746-7_148, © EFORT 2014

系统[6,22,25-27]。这些分型有共同点：描述了完全关节外骨折、关节内骨折只涉及部分关节面、涉及全部关节面（后者的关节面任何部分不与胫骨其他部分相接触）。

Rüedi 和 Allgöwer[26,27]描述了最早的分型之一，将其分为 3 型：非移位骨折、低能量的轻度移位骨折和高能量的粉碎骨折。目前最常用的骨折类型是 AO 分型[25]。该系统将胫骨远端骨折标记为：4 代表胫骨，3 代表胫骨远端骨折片（图 8-22-1）。关节外骨折为 A 型，部分关节内骨折为 B 型，完全关节内骨折为 C 型。每种类型按骨折碎片

数量又被分为 3 个组，每个组根据移位方向、粉碎程度及骨折线位置等特点分为 3 个亚组，共有 24 个亚组，在临床实践中难以操作。

第 3 节　影像学检查

胫骨远端骨折的 AO 分型主要基于常规 X 线片，包括踝关节正位、侧位、踝穴位以及整个胫骨和足的 X 线片。CT 扫描对于清晰描述骨折各个面的特征尤其重要，特

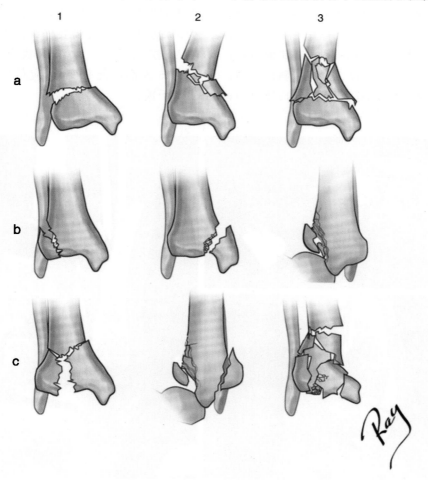

图 8-22-1　胫骨远端骨折的 AO 分型。有 3 种类型：43-A，关节外干骺端骨折；43-B，部分关节内 Pilon 骨折，关节面的一部分与骨干连接；43-C，完全关节内 Pilon 骨折，关节面的任何部分都没有与骨干连接。各类型被分成 3 个组（1 组、2 组和 3 组），然后在每个组分成亚组（此处未说明）

别是对于术前计划的制订[28]。该检查能够明确患者骨折线及关节面的骨软骨块情况。踝关节行桥接外固定架固定后，应用 CT 扫描可以更好地评估关节面骨折碎片的整复效果[13]。三维重建能够进行更精细的分析，有 2 种方法完成：①多维重建可使外科医生实时进行画面操作，并可选择平面进行切割（图 8-22-2）；②容积再现或 3D 重建技术可使医生在三维空间更好地观察受累关节面（图 8-22-3）。

骨折手术计划过程中一个关键步骤是对图像进行仔细分析，分析评估过程应当包括 14 个要点：①涉及关节面（是/否）；②累及骨干（是/否）；③骨软骨压缩（是/否）；④关节面压缩（是：中心、前部、其他/否）；⑤简单分离（是：矢状位、冠状位、斜位/否）；⑥关节骨块的数量；⑦累及柱（内、外、后）；

⑧独立于外侧柱的 Tillaux-Chaput 骨折碎片（是/否）；⑨独立于内柱的内踝骨折（是/否）；⑩独立于后柱的后踝骨折碎片（是/否）；⑪腓骨骨折（是/否）；⑫对线情况（冠状、矢状和横行）；⑬短缩畸形（是/否）；⑭软组织内气体（是/否）。

第 4 节　软组织损伤

胫骨远端骨折，特别是高能量损伤所致的骨折的一个重要特征是骨性损伤无法独立于周围软组织。胫骨远端覆盖的软组织少，易受损伤，因此需要仔细检查评估其厚度、浅层或深层。软组织状态在创伤后 10～15 天都可能有变化，应尽量避免早期手术干预。

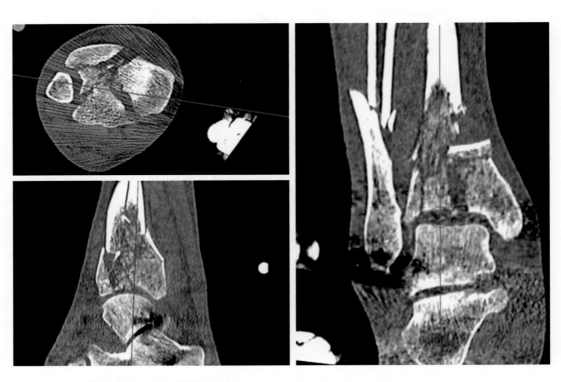

图 8-22-2　CT 图像与 MPR（多平面重建）

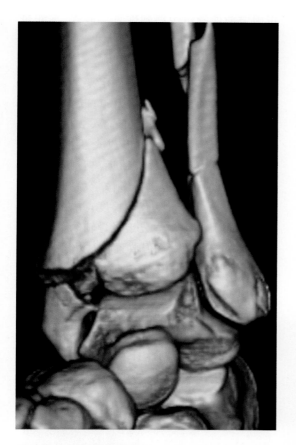

图 8-22-3　CT 图像体绘制

一、软组织损伤合并闭合骨折

　　Tscherne 和 Oestern[29,30] 提出了一种软组织损伤合并闭合骨折的分型,分为 4 级:0 级,软组织损伤可忽略不计;1 级,皮肤和皮下组织的浅表擦伤或挫伤;2 级,皮肤和肌肉的深部擦伤或挫伤,有间室综合征的风险;3 级,皮下组织的大面积脱套伤,严重的肌肉损伤,已存在间室综合征,动脉损伤。

　　文献中该分型的价值尚有争议,并且缺乏有效性和观察者间/内的一致性。此外,尽管该分型并非专门为胫骨远端骨折设计,在治疗这类损伤时其有信息仍然至关重要。援引 H. Tscherne 教授[30] 的话"软组织损伤合并闭合骨折是非常棘手的,

由于其隐匿性,通常没得到足够的重视。即使是简单的皮肤擦伤合并闭合骨折,其导致的治疗和预后问题也比骨折造成的皮肤损伤更复杂"。

　　在这种情况下,患者一旦入院,应立即进行体格检查,包括对软组织的详细描述如擦伤、挫伤、水肿、皮肤张力以及是否有水疱。经常可见水疱,一般分为透明液性水疱和血性水疱 2 种(图 8-22-4)。组织学上,两种类型均由表皮和真皮交界处分离所致。但血性水疱提示更深层组织受损[31]。研究报道显示,如果手术切口有血性水疱,伤口愈合的并发症会更多[31,32]。

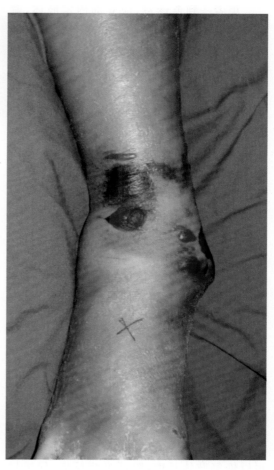

图 8-22-4　足踝受伤后的照片。闭合 Pilon 骨折合并有水疱及挫伤区,为 43-C 型

二、开放性骨折中的软组织损伤

Gustilo-Anderson 分型[33]是所有开放性骨折的标准分型。然而，因为胫骨远端软组织覆盖有限，该分型在该部位骨折中的应用也受限。根据该分型，该损伤伤口＜1 cm 应为简单的 1 型，但按照局部软组织挫伤状况，其真实情况要严重得多。但该分型是应用最广的分型系统，了解其局限性也是很有必要的。

第 5 节　一期治疗

患者一到急诊室，应立即固定肢体，避免软组织的进一步损伤。在患者摄片之前可以用一个简单的可透射线的夹板进行临时固定。

临床和影像学检查后，可有 3 个后续方案。第 1 种，患者立即进入手术室进行切开复位内固定（open reduction internal fixation，ORIF），可能性不大。第 2 种，单纯关节外骨折 43-A 型的患者，可以采取微创治疗。第 3 种，对于大多数患者，考虑到软组织和进一步影像学检查，以及术前计划的制订，通常不会立即进行手术。关节外骨折患者更常用的第 2 种方案是，下肢夹板全长固定制动，推迟手术至软组织情况允许。第 3种很常见的情况是，高能量损伤的 Pilon 骨折，患者入手术室采用踝关节桥接外固定架进行骨折临时固定。

临时手术固定：外固定±切开
　　复位内固定腓骨

踝关节桥接架（胫跟固定）临时外固定可以恢复肢体长度，降低炎症反应，促进局部静脉回流，进行更细致的影像学检查，允许患者活动，最重要的是可在进行最终的骨折固定前使软组织得到恢复。或许，高能量 Pilon 骨折治疗中最重要的进步就是意识到推迟一期手术的必要性。

目的是采用简单的外固定架，固定钉远离计划手术的位置（图 8-22-5）。远端置入 1枚经跟骨的钢钉，胫骨近端置入 2 枚。钢钉由内侧、外侧杆相连接，形成盒状框架。如果可能的话，应尽量使夹钳远离骨折部位及踝关节，以便更好地进行影像学检查。这样做的目的是重新恢复肢体长度，并在冠状面和矢状面上都将距骨置于胫骨轴的下方。

最初，AO 组织提倡放置临时外固定架的同时一期切开复位内固定腓骨[34]。这有助于复位前外侧的骨折碎片并可对关节面进行外侧切开复位内固定。但经验显示，腓骨一期固

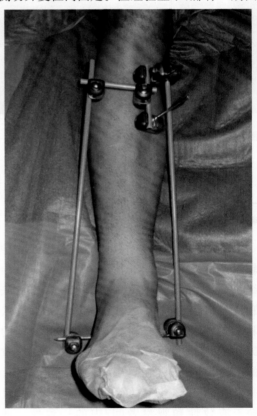

图 8-22-5　应用踝关节桥接外固定器（胫跟固定）治疗闭合 Pilon 骨折 10 天后腿部照片，可以看到从针近端到骨折部位的距离，以及 43-C 型骨折的初始皮肤损伤的治疗方法

定很困难,可能会导致复位差从而使最终的
Pilon 骨折固定更加困难。另外,一期手术的
外侧或后外侧切口会导致无法采用前外侧入
路进行最终的 Pilon 骨折固定[17]。因此,笔者
在 Pilon 骨折最终固定前不进行腓骨 ORIF。

第 6 节　标准治疗方案

一、外固定或非限制内固定

20 世纪 80—90 年代,众多文献支持的
胫骨远端骨折入路包括外固定作为主要的
稳定措施,用或不用有限内固定。这是对先
前切开复位内固定后出现各种并发症的改
进[9,29,35-42]。尽管有辅助型间接复位技术,
例如尖头复位钳和(或)经皮螺钉或钢丝固
定等,但终极外固定并不能给予解剖复位和
稳定的关节重建[5,11,43,44]。此外,长期的胫
跟外固定需要长期制动踝关节和距下关
节[7,45-50]。这就产生了非桥接外固定的概
念,有原始的 Ilizarov 固定架或所谓的“混
合”固定架——采用细钢丝将胫骨远端和近
端两钉连接起来[9,35-38,40-42]。最远端骨折线
和踝关节之间,能保证胫-胫固定架稳定的
最小距离尚未明确,一些学者提倡最小距离
为 2 cm[51]。如果骨折碎片非常小,且不能
遵循上述治疗指南的话,最好选择置入胫跟
固定架。在技术上,胫-胫外固定架置入时,
应首先在踝关节上方水平置入一个圆环。
若要经皮插入细钢丝,则需要了解局部解
剖,从而避免医源性损伤[39,40]。

虽然外固定架作为终极治疗可保护周
围软组织,但细钢丝可导致诸多并发症,包
括 37% 的患者出现感染、神经血管损伤及
肌腱损伤;此外,还有复位失败及骨不连
接[39,40,44,51-54]。细钢丝刺穿关节囊还可能
导致关节菌性感染[55]。由于解剖复位、稳
定固定困难,再有上述的并发症风险,因此

创伤中心很少采用该入路。

二、切开复位内固定

只有切开复位才能实现满意的关节面重
建。因此,如果医生抱此想法的话,就必须进
行切开复位这一步。鉴于目前公认的损伤和
最终手术之间的时间延迟,新的手术入路,以
及解剖适形、体积更小的植入物,应重新考虑
对 ORIF 术后医源性并发症的恐惧。这些进
步大大提高了围术期的安全性,并降低了相关
并发症的发生率。由于上述原因,大部分情况
下外固定可作为临时固定。意识到受伤至最
终 ORIF 之间的间隔时间的重要性,可能是获
得良好效果、没有主要软组织并发症的最重要
因素[8,16,34,48,56]。从外固定的第一步开始到后
期的 ORIF,浸润软组织的创伤性水肿减少,可
能的坏死区域界限清楚。据报道,平均间隔时
间为 7~24 天[8,16,17,34,47,48,56]。在此期间,最好
多次摄常规 X 线片和 CT,因为韧带整复术后
摄片可以提供非常有价值的信息。这段时间
对良好的术前计划也很重要。

第 7 节　手术技巧

一、关节外骨折:AO 43-A 型

图 8-22-6 是关节外干骺端的基本骨折
类型,在选择治疗方法时,也纳入了简单的
关节劈裂无压缩的骨折。这些骨折可延伸
至骨干。包括螺钉和钢板在内的内置物的
进步改变了这类骨折的治疗及预后。可达
远端并有多孔锁定选择的髓内钉可扩大此
类骨折的髓内钉的适应证,并满足微创的需
求[19]。最近,新的角度稳定固定的解剖板
的出现,使得在遵循微创原则并保护软组织
的同时进行钢板接骨术成为可能。这种板
被称为微创钢板接骨术(minimally-invasive

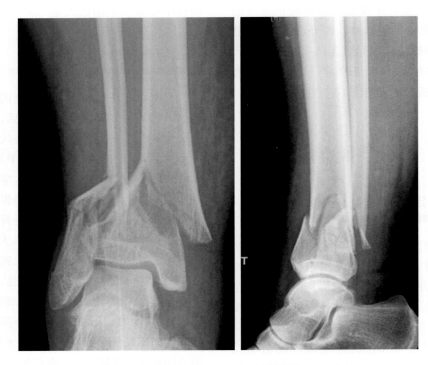

图 8-22-6   胫骨远端关节外骨折的正位和侧位影像学图像，43-A 型

plate osteosynthesis，MIPO)，与之前体积较大、螺钉较大的钢板相比明显降低了手术损伤[57-63]。

大部分 A 型骨折可采用螺钉或钢板固定中的任意一种进行治疗，这主要取决于医生的喜好。对于所有病例，必须术前计划中讨论如下要点：①是否累及关节内，如果是，属于简单劈裂骨折还是关节嵌插骨折？②是否需要应用临时外固定架？③采用髓内钉时，干骺端骨折碎片的面积是否允许置入 2 枚、最好 3 枚锁定螺钉？④不应用临时踝关节桥接外固定架时，应采用什么类型的围术期复位（人工牵引、围术期外固定架、任何合并腓骨骨折的 ORIF)？⑤有无固定腓骨的必要？

针对上述问题，文献给出了以下答案：①CT 扫描可区分简单关节劈裂骨折和压缩骨折，关节外骨折也应行 CT 扫描。若确定有关节劈裂骨折，其 AO 分型会变为 B 型或 C 型，但外科医生认为，简单劈裂骨折（冠状、矢状或斜形）可采用上述微创方法进行治疗。因此，讨论中包括上述这些骨折。②这些骨折类型都可通过微创技术、局限性软组织剥离进行治疗，因此没必要应用临时外固定架。如果简单夹板能够为软组织提供足够的固定性，则不必推迟手术时间。③如果远端骨折碎片体积太小，用髓内钉锁定不满意，则应考虑其他固定技术，如采用角度稳定锁定板。④若应用临时外固定，进行 ORIF 时应使其处于原位，从而保持对线。若没有应用术前固定架，选择复位辅助取决于外科医生的偏好。简单的人工牵引即可实现复位；但对于复杂的骨折，接骨术中必须应用踝关节桥接固定架才能获得并保持对线。另外，腓骨相关骨折的固定有助于在置入螺钉或钢板过程中实现对线并提供稳定性。⑤尸体生物力学研究 43-A 型骨折（43-A1 型 vs. 43-A3 型)，比较髓内固定和锁定板的效果[64]。结果显示，43-A3 型骨折，采用胫骨髓内固定同时固定腓骨与采用锁定板但不固定腓骨达到的稳定性相同。该研究建议,粉碎骨折进行髓内固定,需固定腓骨。

(一)髓内钉技术

采用空心髓内钉治疗胫骨远端骨折,可在距关节面 20 mm 内的距离内置入至少 2 枚锁定螺栓(图 8-22-7)。令患者处于仰卧位,以下面 2 种方式置于手术床上:①利用骨折台置入跟骨针,可在髓内固定前使骨折复位并可保持其稳定性;②将患者下肢包裹,可增加一个小切口,暴露和复位关节骨折。笔者更喜欢采用后一种技术。将影像增强器(C 形臂)置于健侧,切开皮肤前 1 h,静脉滴注单剂量抗生素(二代头孢菌素)和低分子量肝素(抗凝血)。若对腿或足的间室状态有任何疑虑,则须测量间室压力。不建议应用止血带,因为钻孔时可能产生多余的热量。

手术第一步需要注意确定两个平面上的正确进入点,打开胫骨进入髓腔。然后在 C 形臂控制下,将扩髓导向器横过骨折处。导杆应在冠状面与距骨穿隆中心一致,在矢状面上干骺端前、中 1/3 相交处。除了之前所描述的骨折复位技术(人工牵引、外固定架、腓骨 ORIF)外,还可采用螺纹销作为"控制杆",将其平行置于胫骨远端关节面的

外侧和远端,以操纵远端的碎片。相对于胫骨结节,足部保持外旋 15°～20°。复位满意后,将导杆置入远端骨折碎片。在 C 形臂控制下选择合适的髓内钉(长度和直径),确定骨折部位不会短缩或分离。刚过峡部进行扩髓,目的是使致密的干骺端增强远端小骨折碎片处对髓内钉的把持力。用 C 形臂来控制髓内钉插入情况,以确保冠状面和矢状面的正确对线。小心地将髓内钉嵌入远端骨折碎片。临床上必须小心控制旋转,但此时仍可以调整。采用静态锁定髓内钉,确保远端锁定螺栓不能干扰胫腓关节。必要时,要重新评估关节间室压力。踝关节和联合韧带的稳定性必须通过外翻和外旋位的应力试验来确定。任何不稳定都必须注意并予以稳定。对于更加粉碎的 A3 型骨折,建议行腓骨 ORIF[64]。

(二)微创钢板固定技术

微创钢板固定技术(minimally-invasive plate osteosynthesis,MIPO)采用的内置物是解剖适形、角度稳定的不锈钢或钛合金的内侧干骺端钢板,配套 3.5 mm、4.5 mm 和 5.0 mm 的锁定螺钉。钢板在胫骨远端内侧 2 cm 内可置入 4 个锁定螺钉(图 8-22-8)。该技术采用桥接板时,公认钢板的长度

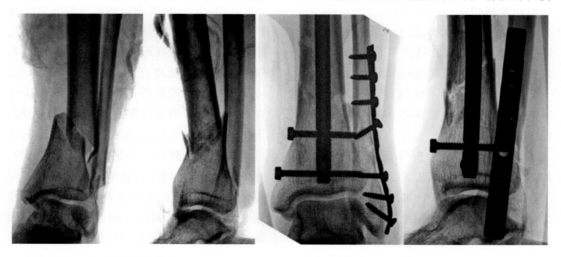

图 8-22-7　前后和术前侧位放射及术后。43-A 骨折通过髓内钉和切开复位内固定治疗

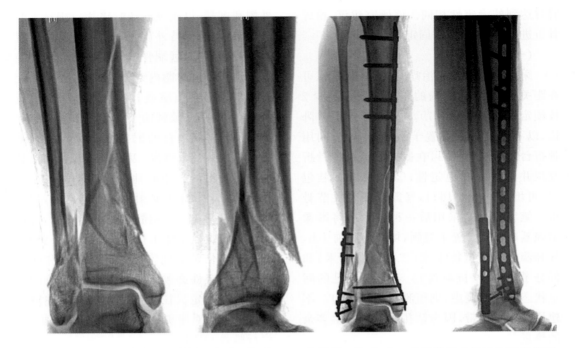

图 8-22-8　前后位和术前侧位放射及术后。通过 MIPO 内侧切口治疗 43-A 骨折的扩大性治疗和腓骨的切开复位内固定

应是骨折长度的 3 倍,且置入螺钉的孔不超过一半。这就可以使骨折相对稳定,从而促进愈合。

患者仰卧于可透视的手术床上。术前 1 h 给予预防性抗生素和抗凝血药物。若怀疑腿和足部间室有问题,则必须测量间室压力。如果有间室症状,医生可在筋膜切开的同时进行踝关节桥接外固定,伤口愈合后行最终的骨折固定;或在筋膜切口的同时进行一期髓内钉固定。不建议在筋膜切开时行 MIPO 术。患肢大腿部扎止血带并将 C 形臂置于对侧。

手法牵引复位骨折并直接固定胫骨是典型做法。腓骨骨折且相对不粉碎的情况下,可考虑先进行腓骨 ORIF,从而在 MIPO 之前恢复对线和稳定胫骨。对于腓骨,骨折水平切开,采用 1/3 的管状钢板固定。对于胫骨,在内踝尖做一个 30 mm 长的斜行切口,从胫骨前近端至后远端(图 8-22-9a)。如需复位,倾斜的切口可向干骺端延长。仔细分离皮下组织,显露薄层纤维组织,在其下面与骨膜之间,由剪刀并向近端滑动游离。将骨钻导向器附于钢板的最近端孔,作为手柄控制钢板的插入。将钢板置入剪刀分离的组织层中,并向骨膜顶部近端滑动(图 8-22-9b)。触摸确定钢板沿胫骨皮下缘的位置。必须防止钢板向后滑行的趋势。第一步是确定钢板远端的精确位置,应沿内踝延伸约一半长度,但不能延伸至内踝尖。一旦经 C 形臂确定后,引导临时克氏针至导向钻中。其目的是确保钢板在远端干骺端。下一步是评估近端钢板的矢状位。最简单的方式是通过触摸或 C 形臂确认钢板近端,并做一小切口。此时,必须确保骨折已经复位,尤其是关于长度和旋转,然后用另一枚临时克氏针固定钢板近端。一旦钢板的两端固定于胫骨,必须控制骨折发生任何屈曲或伸展畸形。如果有伸展畸形,可在腿下骨折近端位置放置无菌单垫高。相反,若有屈曲畸形,则将无菌单垫高骨折远端后方。

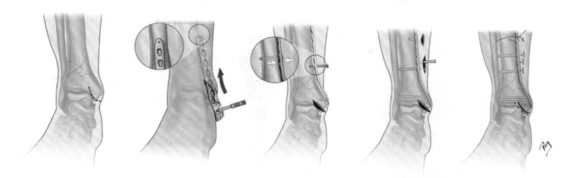

图 8-22-9　MIPO 与解剖学成形板和角度稳定的螺丝型 43-A 骨折（锁紧螺丝）。在下文中有连续的步骤描述

这时需用 C 形臂评估冠状面对线。若对线满意，在钢板未紧贴胫骨情况下，须小心置入非锁定螺钉。否则，标准螺钉会将骨头拉至钢板，可能产生内翻或外翻畸形。另一方面，若有轻微的冠状面对线不良，标准非锁定螺钉应首先作为"复位螺钉"插入，以通过间接复位的方式来纠正对线不良（图 8-22-9c）。此时，锁定螺钉可以交替插入到骨折的近端和远端。骨折处的钉孔不置入螺钉（图 8-22-9d）。必须移除复位螺钉，以免螺钉太靠近骨折。再次，这也符合相对稳定的理念。如果采用微创方式不能达到满意复位，可延长肢体近端的斜行切口，进行有限切开复位。采用标准方式闭合切口（图 8-22-9e）。

二、关节内骨折：AO 43-B 型

这类骨折通常是关节内骨折，至少一条骨折线通过胫骨远端水平关节面。与 43-C 型不同的是，胫骨远端三柱中（内柱包括内踝，外柱包括前外侧结节，后柱包括后踝）一柱或二柱仍然与胫骨骨干相连接（图 8-22-10 和图 8-22-11）。因此，属部分关节内骨折。这类骨折的形态范围较广，从简单无移位的劈裂骨折到伴关节面压缩的胫距关节脱位都属于这类骨折。虽然其预后不同，但

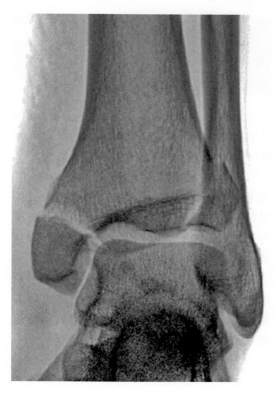

图 8-22-10　43-B 型骨折前后位的影像学表现。Tillaux-Chaput 结节水平的横向骨折和在内踝水平的内侧列

都需要 ORIF。只有这样，患者才可能获得关节面解剖复位。由于软骨损伤后继发早期创伤后关节炎的发展，前缘（后缘出现频率少）压缩性损伤的预后尤其差，需要良好

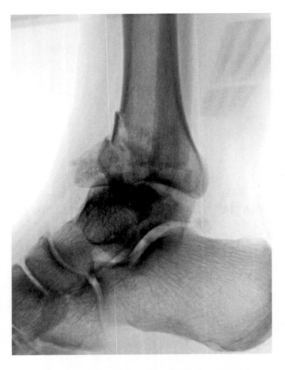

图 8-22-11 一个类型 43-B 的局部 Pilon 骨折伴有明显碰撞和关节面前方的粉碎性和距骨前方的半脱位的侧位 X 线片

的术中可视化，以实现精确复位并植入自体骨松质。对于累及内柱的骨折，可以选择 AO[34] 所描述的前内侧入路，暴露前内侧关节面。

CT 扫描可评估骨折性质，有助于制订术前计划。此外，如前所述，对于这些高能量损伤，需要考虑使用临时外固定架和推迟最终的手术时间。

（一）前内侧入路治疗内柱骨折

前内侧入路的指征通常是胫骨远端的内柱骨折[34]。该入路可暴露内踝和前胫距关节的中内 2/3 区域，也可治疗前缘骨折。该入路并不能暴露外柱，因此不是治疗外侧柱骨折的入路。

患者仰卧于可透视手术床上。术前 1 h 给予预防性抗生素和抗凝血药物。手术切口从内踝尖远端 15 mm 处开始，轻轻地向前内侧弯曲穿过胫距关节中 1/3，并沿着胫

骨的皮下缘向近端延伸（图 8-22-12）。隐静脉神经支和隐静脉都位于皮下组织中，尽可能不要损伤。整块游离筋膜皮瓣。在胫骨前肌腱内侧垂直切开伸肌支持带，注意不要切开胫骨前肌腱鞘。经前方切开踝关节。识别骨折碎片并以标准方式复位。采用垂直于骨折线的加压拉力螺钉和中和板治疗简单劈裂骨折。通常采用小的抗滑移板，如 1/3 管状钢板，可以阻止关节骨折碎片向近端滑行。在关节嵌塞的情况下，软骨下骨和关节骨折碎片并无压缩，可解剖复位并用克氏针临时固定。取自胫骨近段或髂骨的自体骨移植支撑复位后的关节面。术中必须采用 C 形臂确保关节面解剖复位。内置物一般采用独立拉力螺钉坚强固定关节面骨折碎片，不锈钢或钛合金的解剖型干骺端内侧钢板和锁定钉（3.5 mm、4.0 mm 和 5.0 mm），以及小的前支持钢板（2.7 mm 或 3.5 mm）。支持带和皮下组织用 2-0 可吸收线进行缝合，用尼龙缝线采用 Allgöwer 法仔细缝合皮肤[26]。

当部分关节面骨折影响外侧柱时，前外侧入路更为可取，可良好暴露 Tillaux-Chaput 结节，如下所述。

（二）外侧柱的前外侧入路

前外侧入路也被称作是外侧入路[17]，适用于累及外侧柱的 Pilon 骨折（图 8-22-13）。该骨折并不全是 43-B 型骨折，因此该入路也可适用于复杂的 43-C 型骨折。当外侧柱骨折合并腓骨骨折时，可通过一个切口进行 ORIF。该入路可暴露关节中外 2/3，但并不能暴露内侧柱。如果内踝或内侧柱骨折，建议增加内侧入路。前外侧入路有两个禁忌证[17]。首先就是斜形骨折线从后外侧至前内侧，这种情况更多采用前内侧切口（AO）。其次是有外伤或其他软组织损伤，无法采用该入路。

患者仰卧于可透视手术床上。术前 1 h 预防性给予抗生素和抗凝血药物。进行最终手术时，任何之前所安装的外固定都留在

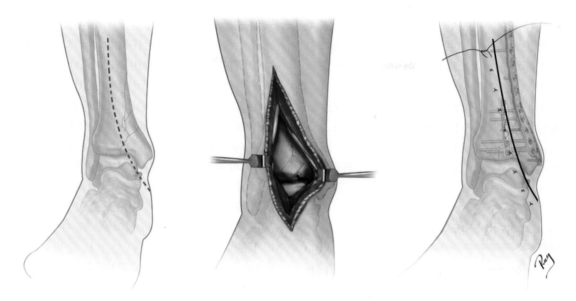

图 8-22-12　AO 前内侧入路。文中描述了连续的步骤

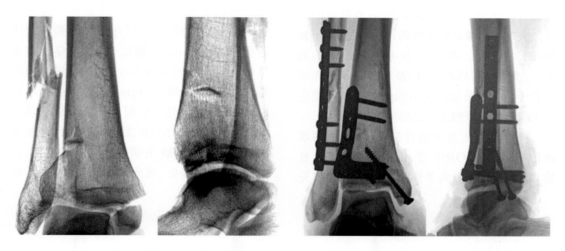

图 8-22-13　43-B 型 Pilon 骨折术前、术后正位和侧位的影像学表现。采用解剖适形的前外侧板和角度稳定螺钉进行 ORIF，通过相同的前外侧（外侧）手术入路进行腓骨 ORIF

原位，移除侧杆，以便手术。大腿通常扎止血带。在踝关节远端 4 cm 处开始做切口，沿着腓骨前缘向近端延伸，直至胫骨骨折最近端的上方（图 8-22-14a）。切口下行至腓骨前缘，注意保护腓浅神经。最好不要先固定腓骨。首先处理胫骨的优点是，腓骨骨折分离可作为间隙以便更好地观察胫骨。接下来，仔细钝性剥离腓骨前缘直至骨间膜，

骨间膜和前室覆盖物之间的平面可用大的起子或手指分离开。在关节平面，识别腓骨上的前联合韧带，然后在内侧识别前外侧 Tillaux-Chaput 骨折碎片（图 8-22-14b）。该骨折碎片（通常较大）是外侧铰链的，可观察和复位后关节面及后柱。关节面通常未受压缩，可解剖复位，一般是从后往前或从外到内进行复位。置入临时克氏针以维持

复位,应用自体骨松质支撑和复位关节面。后侧柱或外侧柱的复位需要进一步显露关节的近端,可通过提升前室内容物来实现。在干骺端前外侧,将解剖钢板及不锈钢或钛合金的锁定螺钉(3.5 mm、4.0 mm、5.0 mm)仔细定位于胫骨远端关节缘的近端、通过肌肉下面向上穿过胫骨的外侧面。最后,采用1/3管状钢板复位、固定腓骨(图8-22-14c)。常规方法仔细缝合软组织(图8-22-14d)。

三、关节内骨折:AO 43-C 型

这类骨折通常由高能量损伤所致,在创伤骨科中是真正的挑战,不仅是因为骨损伤,还因为严重的软组织损伤。该类型的骨折包括胫骨三柱与干骺端或骨干完全分离。因此,关节面与骨干完全分离,即C型关节骨折的定义。关节面通常是粉碎性的,并且嵌入到干骺端(图8-22-15)。因此,必须考虑3个因素:软组织、关节内粉碎程度,以及是否累及干骺端和骨干。必须采用跨关节的外固定架来稳定软组织。这些原则之前已经描述过。

与其他不太复杂的骨折一样,仔细的术前治疗是确定ORIF手术入路的关键。显然,需要观察整个关节面情况以重建关节完整性及局部解剖。软组织的状态对于手术入路选择很重要,因此需要了解可能的入路选择。直到最近,尚无任何单个切口可以同时暴露内、外侧柱。最初描述的AO前内侧入路可以完美暴露整个内侧柱,但并不能很好地暴露外侧柱和 Tillaux-Chaput 骨折。前外侧入路可以暴露外侧柱,但不能良好地暴露内侧柱。最近有文献描述了延展入路[8],可通过单个切口同时暴露内、外侧柱,并可置入内侧、外侧和(或)前侧钢板。对于向近端延伸的骨折,可使钢板通过皮肤切口从远侧向近侧皮下穿过。该入路对于两柱以上的骨折非常有用,但对单柱骨折(43-B型)或关节外骨折(43-A 型)则无须采用。

(一)内、外侧柱骨折的延伸入路

使用止血带。如果之前已放置外固定架,则先留在原处,下肢铺单,从止血带水平到足趾均为无菌区域。肢体驱血只能通过抬高患肢来实现,不能应用加压绷带。在内踝尖下方10 mm处做切口,横行穿过踝关节恰至中线外侧转角105°～110°,继续向近端至胫骨嵴外侧10 mm处(图 8-22-16a)。这样,切口正好处于胫前肌韧带外侧。切口转角为105°～110°非常重要,而不能接近90°变尖锐。一般来讲,切口垂直边缘长15 cm,如果需要,可向近端延伸。胫骨远端

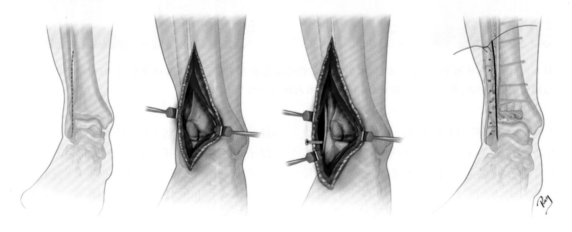

图 8-22-14　前外侧切口可同时暴露胫骨外侧柱和腓骨,文中描述了连续的步骤

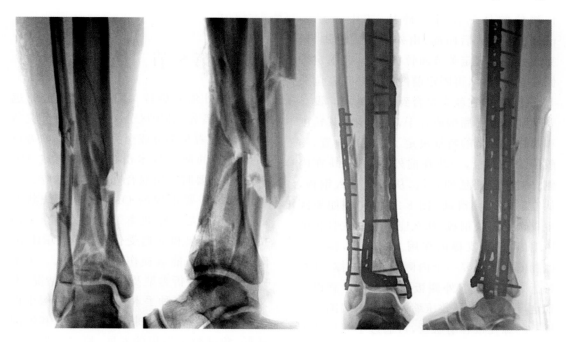

图 8-22-15　43-C 型 Pilon 骨折近端延伸型的手术前、后的正位和侧位 X 线片。采用解剖适形前外侧、内侧钢板和角度稳定螺钉进行 ORIF，并对腓骨节段性骨折行 ORIF

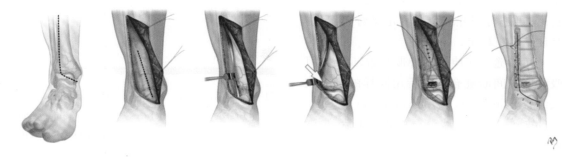

图 8-22-16　通过伸展性的入路暴露内侧和外侧胫骨 Pilon 骨折，文中已描述连续的步骤

外侧柱损伤更严重时，转角位置可向外侧一些。横行和垂直切口可采用 24♯手术刀片，但 105°～110°转角时需用 15♯手术刀片，可保证切口与皮肤平面完全垂直，还可避免皮肤刮擦。

切口下行通过皮下组织，掀起全层皮瓣。切口继续向前至伸肌支持带（图 8-22-16b），暴露下方的胫骨前肌腱。切开支持带，尽量将胫骨前肌腱留在腱鞘中。这通常不太可能实现，因为它与支持带紧密相连，

因此经常打开腱鞘。沿着切口线打开伸肌支持带。向内侧牵拉全层皮瓣，向外牵拉胫骨前肌腱（图 8-22-16c）。勿损伤皮瓣，不要强力牵拉和用钳子，通常用皮肤的尼龙线进行牵拉。在踝关节水平，纵向打开关节囊，暴露距骨。骨膜下剥离并暴露踝关节和骨折部位，向外侧牵拉组织以暴露整个 Tillaux-Chaput 前外侧关节骨折碎片（图 8-22-16d）。

关节面骨折复位应逐步进行，一般先复

位移位的外侧柱骨折碎片（Tillaux-Chaput）。复位从后向前、由外侧向内侧进行，克氏针临时固定关节面骨折碎片，先固定外侧柱骨折碎片，再固定前内侧。一旦复位关节骨折碎片，它就会接合到近端骨块。没必要解剖复位干骺端或骨干，但要恢复其长度和对线。骨折的特征决定了钢板的放置，一般用两块钢板，一块在前外侧，另一块在内侧。对于近端延伸骨折，从切口置入钢板，从皮下向近端滑动（图 8-22-16e）。如果医生只选用一块钢板，那么应将它放在骨折的压缩侧，起到支撑的作用。换言之，移位至内翻的骨折需要一个内侧板作为支撑，外翻骨折则需一个前外侧板作为支撑。意识不到这点，可能会导致压缩侧的结构塌陷。钢板上的螺孔很容易触及，可通过小切口插入螺钉。为了填充干骺端缺损、支撑重建关节面，可增加自体骨移植。如前所述，在切口复位固定 Pilon 骨折前不固定腓骨。如果是腓骨远端 1/3 骨折的话，固定完 Pilon 骨折后，再进行切开复位内固定腓骨，其目的是使结构更稳定。

切口缝合从伸肌支持带开始，用 2-0 可吸收缝线间断缝合。然后用同样的可吸收线缝合皮下组织，采用 Allgöwer（图 8-22-16f）技术、3-0 尼龙线缝合皮肤。术后，患者卧床 48～72 h，患肢抬高。之后，如果切口情况满意的话，患者即可行走，但只允许负重 10 kg，持续 10～12 周。鼓励患者进行运动范围和肌肉力量的锻炼。患者出院时必须用夹板固定，以防止马蹄足畸形。

（二）内、外侧柱骨折的双侧切口入路

最近，文献描述了双侧切口入路技术[14]。事实上，就是之前所叙述的手术入路，即前外侧（外侧）和前内侧（AO）的远端部分。该入路可良好地显露内、外侧柱。但其需要完整的软组织皮瓣覆盖于踝关节前部，这会妨碍观察关节面复位情况。选择双侧入路还是延伸入路取决于软组织情况。

第 8 节　结　论

轴向压缩和旋转共同导致成人胫骨远端骨折。首先，必须区分关节外骨折和关节内骨折，后者是部分或全关节骨折。前者可采用真正的微创技术治疗（髓内钉或 MIPO），或必要时采用混合外固定架治疗。关节内骨折需要正规的 ORIF。软组织状况的临床判断是治疗此类骨折的关键。采用桥接外固定架和推迟受伤至最终 ORIF 的时间是治疗高能量损伤的标准方式。手术入路取决于骨折类型及软组织损伤情况，本文已经描述了多种手术入路，为外科医生提供不同的选择。近年来，随着髓内钉和解剖适形、角度稳定钢板的发展，稳定这类骨折的能力得以提高。不幸的是，完美的术前计划、软组织情况的良好判断及漂亮的手术操作仍可能导致术后效果并不好，这主要是由受伤时关节软骨受到损伤所致。

参考文献

[1] Colmar M, Langlais F. Complications précoces des fractures du pilon tibial avec rupture métaphysaire totale. Rev Chir Orthop,1992,78(suppl I):71-73.

[2] Hahn MP, Thies JW. Pilon tibiale fractures. Chirurg,2004,75:211-230.

[3] Heim V. Die pilon tibial fractur. Berlin: Springer,1990.

[4] Lecestre P, Lortat-Jacob A, Ramadier J. Les fractures du pilon tibial. Analyse de 40 cas et discussion. Ann Chir,1977,31:665-671.

[5] Pollak AN, McCarthy ML, Bess RS, et al. Outcomes after treatment of high-energy tibial plafond fractures. J Bone Joint Surg Am, 2003,85-A:1893-1900.

[6] Vives P, Hourlier H, DeLestang M, et al. Etude de 84 fractures du pilon tibial de l'

adulte. Essai de classification. Rev Chir Orthop,1984,70:129-139.

［7］ Anglen JO,Aleto T. Temporary transarticular external fixation of the knee and ankle. J Orthop Trauma,1998,12:431-434.

［8］ Assal M,Ray A,Stern R. The extensile approach for the operative treatment of high-energy pilon fractures: surgical technique and soft-tissue healing. J Orthop Trauma,2007, 21:198-206.

［9］ Barbieri R,Schenk R,Koval K,et al. Hybrid external fixation in the treatment of tibial plafond fractures. Clin Orthop Relat Res, 1996,332:16-22.

［10］ Bartlett C,Weiner L. Fractures of the tibial pilon. In: Browner B,Jupiter J,Levine A, Trafton P,editors. Skeletal trauma, vol. 3. Philadelphia:WB Saunders,2003:2257-2306.

［11］ Biga N,Laurent M,Thomine J. Fractures récentes du pilon tibial de l'adulte. Ostéosynthèse à foyer fermé. Le fixateur externe avec ostéosynthèse a minima du tibia. Rev Chir Orthop,1992,78(suppl Ⅰ):57-58.

［12］ Blauth M,Bastian L,Krettek C,et al. Surgical options for the treatment of severe tibial pilon fractures:a study of three techniques. J Orthop Trauma,2001,15:153-160.

［13］ Borrelli Jr J,Catalano L. Open reduction and internal fixation of pilon fractures. J Orthop Trauma,1999,13:573-582.

［14］ Chen L,O'Shea K,Early JS. The use of medial and lateral surgical approaches for the treatment of tibial plafond fractures. J Orthop Trauma,2007,21:207-211.

［15］ De Lestang M,Hourlier H. Ostéosynthèse à foyer ouvert des fractures du pilon tibial. Traitement opératoire par voie antéro-exteme. Rev Chir Orthop,1992,78(suppl I): 54-56.

［16］ Dickson KF,Montgomery S,Field J. High energy plafond fractures treated by a spanning external fixator initially and followed by a second stage open reduction internal fixation of the articular surface-preliminary report. In-

jury,2001,32(Suppl 4):SD92-98.

［17］ Grose A,Gardner MJ,Hettrich C,et al. Open reduction and internal fixation of tibial pilon fractures using a lateral approach. J Orthop Trauma,2007,21:530-537.

［18］ Plaweski S,Abu M,Butel J,et al. Ostéosynthèse à foyer ouvert des fractures du pilon tibial: techniques classiques. Rev Chir Orthop,1992,78(suppl I):51-54.

［19］ Nork SE,Schwartz AK,Agel J,et al. Intramedullary nailing of distal metaphyseal tibial fractures. J Bone Joint Surg Am,2005,87: 1213-1221.

［20］ Babis GC,Vayanos ED,Papaioannou N,et al. Results of surgical treatment of tibial plafond fractures. Clin Orthop Relat Res,1997,341: 99-105.

［21］ Marsh JL,Buckwalter J,Gelberman R,et al. Articular fractures:does an anatomic reduction really change the result? J Bone Joint Surg Am,2002,84-A:1259-1271.

［22］ Copin G,Nerot C. Les fractures du pilon tibial de l'adulte. Symposium SOFCOT. Paris, nov 1991. Rev Chir Orthop,1992,78(suppl Ⅰ):33-83.

［23］ Marsh JL,Weigel DP,Dirschl DR. Tibial plafond fractures. How do these ankles function over time? J Bone Joint Surg Am,2003, 85-A:287-295.

［24］ Burgess AR,Dischinger PC,O'Quinn TD,et al. Lower extremity injuries in drivers of airbag-equipped automobiles:clinical and crash reconstruction correlations. J Trauma,1995, 38:509-516.

［25］ Müller M,Nazarian S,Koch P,et al. The com-prehensive classification of fractures of long bones. Berlin:Springer,1990.

［26］ Rüedi T,Allgöwer M. Fractures of the lower end of the tibia into the ankle joint:results 9 years after open reduction and internal fixation. Injury,1973;5:130-134.

［27］ Rüedi T,Matter P,Allgöwer M. Die intraartikularen fracturen des distalen unterschentekendes. Helv Chir Acta,1968,35:556-582.

[28] Tornetta 3rd P, Gorup J. Axial computed tomography of pilon fractures. Clin Orthop Relat Res,1996,323:273-276.

[29] Tscherne H,Gotzen L. Fraktur und Weichteilschaden. Heidelberg:Springer,1983.

[30] Tscherne H,Oestern H. Pathophysiology and classification of soft tissue injuries associated with fractures. In:Tscherne H,Gotzen L,editors. Fractures with soft tissue injuries. Berlin:Springer,1984:1-9.

[31] Varela CD,Vaughan TK,Carr JB,et al. Fracture blisters:clinical and pathological aspects. J Orthop Trauma,1993,7:417-427.

[32] Giordano CP,Koval KJ. Treatment of fracture blisters:a prospective study of 53 cases. J Orthop Trauma,1995,9:171-176.

[33] Gustilo RB,Anderson JT. Prevention of infection in the treatment of one thousand and twenty-five open fractures of long bones:retrospective and prospective analyses. J Bone Joint Surg Am,1976,58:453-458.

[34] Summer C,Rüedi T. Tibia:distal (pilon). In:Rüedi T,Murphy W,editors. AO principles of fracture management. Stuttgart:Thieme,2000:539-556.

[35] Court-Brown CM,Walker C,Garg A,et al. Half-ring external fixation in the management of tibial plafond fractures. J Orthop Trauma,1999,13:200-206.

[36] Fitzpatrick DC,Marsh JL,Brown TD. Articulated external fixation of pilon fractures:the effects on ankle joint kinematics. J Orthop Trauma,1995,9:76-82.

[37] French B,Tornetta 3rd P. Hybrid external fixation of tibial pilon fractures. Foot Ankle Clin,2000,5:853-871.

[38] Kim HS,Jahng JS,Kim SS,et al. Treatment of tibial pilon fractures using ring fixators and arthroscopy. Clin Orthop Relat Res,1997,334:244-250.

[39] Marsh JL,Bonar S,Nepola JV,et al. Use of an articulated external fixator for fractures of the tibial plafond. J Bone Joint Surg Am,1995,77:1498-1509.

[40] McDonald MG,Burgess RC,Bolano LE,et al. Ilizarov treatment of pilon fractures. Clin Orthop Relat Res,1996,325:232-238.

[41] Samaran P,Bonnevialle P,Copin G,et al. Fractures récentes du pilon tibial de l'adulte. Ostéosynthèse à foyer fermé. Fixateur externe d'Ilizarov et fracture du pilon tibial. Rev Chir Orthop,1992,78(suppl I):59-60.

[42] Vrabl M. Primary closed,stabilisation of type C 3 pilon fractures with external fixator without bridging the ankle joint. Unfallchirurg,1997,100:406-408.

[43] Paiement G,Gosselin R,Contreras D. Traitement par fixation interne minimale et fixation externe des fractures complexes du pilon tibial. 38e Congrès de l'AOLF, Québec. Rev Chir Orthop, 1992,79:145-171.

[44] Pugh KJ,Wolinsky PR,McAndrew MP,et al. Tibial pilon fractures:a comparison of treatment methods. J Trauma, 1999, 47:937-941.

[45] Bonar SK,Marsh JL. Unilateral external fixation for severe pilon fractures. Foot Ankle,1993,14:57-64.

[46] Bone L,Stegemann P,McNamara K,et al. External fixation of severely comminuted and open tibial pilon fractures. Clin Orthop Relat Res,1993,292:101-107.

[47] Brumback RJ,McGarvey WC. Fractures of the tibial plafond. Evolving treatment concepts for the pilon fracture. Orthop Clin North Am,1995,26:273-285.

[48] Hontzsch D,Karnatz N,Jansen T. One-or two-step management (with external fixator) of severe pilontibial fractures. Aktuelle Traumatol,1990,20:199-204.

[49] Lechevallier J,Biga N. Fixateur externe tibio-calcanéen dans le traitement des fractures du pilon tibial. Rev Chir Orthop, 1988, 74:52-60.

[50] Sirkin M,Sanders R,DiPasquale T,et al. A staged protocol for soft tissue management in the treatment of complex pilon fractures. J Orthop Trauma,1999,13:78-84.

［51］ Griffiths GP, Thordarson DB. Tibial plafond fractures: limited internal fixation and a hybrid external fixator. Foot Ankle Int, 1996, 17:444-448.

［52］ Hutson Jr JJ, Zych GA. Infections in periarticular fractures of the lower extremity treated with tensioned wire hybrid fixators. J Orthop Trauma, 1998, 12:214-218.

［53］ Papadokostakis G, Kontakis G, Giannoudis P, et al. External fixation devices in the treatment of fractures of the tibial plafond: a systematic review of the literature. J Bone Joint Surg Br, 2008, 90:1-6.

［54］ Parameswaran AD, Roberts CS, Seligson D, et al. Pin tract infection with contemporary external fixation: how much of a problem? J Orthop Trauma, 2003, 17:503-507.

［55］ Lee PT, Clarke MT, Bearcroft PW, et al. The proximal extent of the ankle capsule and safety for the insertion of percutaneous fine wires. J Bone Joint Surg Br, 2005, 87: 668-671.

［56］ Patterson MJ, Cole JD. Two-staged delayed open reduction and internal fixation of severe pilon fractures. J Orthop Trauma, 1999, 13: 85-91.

［57］ Borens O, Kloen P, Richmond J, et al. Minimally invasive treatment of pilon fractures with a low profile plate: preliminary results in 17 cases. Arch Orthop Trauma Surg, 2009, 129:649-659.

［58］ Collinge C, Kuper M, Larson K, et al. Minimally invasive plating of high-energy metaphyseal distal tibia fractures. J Orthop Trauma, 2007, 21:355-361.

［59］ Hasenboehler E, Rikli D, Babst R. Locking compression plate with minimally invasive plate osteosynthesis in diaphyseal and distal tibial fracture: a retrospective study of 32 patients. Injury, 2007, 38:365-370.

［60］ Helfet DL, Shonnard PY, Levine D, et al. Minimally invasive plate osteosynthesis of distal fractures of the tibia. Injury, 1997, 28 (Suppl 1):A42-47.

［61］ Lau TW, Leung F, Chan CF, et al. Wound complication of minimally invasive plate osteosynthesis in distal tibia fractures. Int Orthop, 2008, 32:697-703.

［62］ Pai V, Coulter G. Minimally invasive plate fixation of the tibia. Int Orthop, 2007, 31: 491-496.

［63］ Redfern DJ, Syed SU, Davies SJ. Fractures of the distal tibia: minimally invasive plate osteosynthesis. Injury, 2004, 35:615-620.

［64］ Strauss EJ, Alfonso D, Kummer FJ, et al. The effect of concurrent fibular fracture on the fixation of distal tibia fractures: a laboratory comparison of intramedullary nails with locked plates. J Orthop Trauma, 2007, 21: 172-177.

第 23 章　距骨骨折

第 23 章

距骨骨折

Stefan Rammelt，Hans Zwipp

摘要 距骨及其关节的完整性对于足和踝关节的整体功能至关重要。距骨骨折通常由高能量损伤导致。因此，很高比例的患者是多发伤或复合伤。CT 扫描有助于显示手术指征、术前规划和排除距骨周围骨折（例如外侧突和后突的骨折）。CT 显示无移位的骨折可采用手术治疗或非手术治疗。移位型距骨骨折的治疗目标是重建轴向对线和解剖复位受损关节。距骨骨折的预后与损伤的严重程度和复位质量直接相关。预后不良的因素包括初始脱位程度、软骨损伤、骨粉碎和软组织破坏。由于距骨骨折发生率较低，且常伴有其他复合伤，所以最好在专业的创伤中心进行治疗。虽然严重脱位必须立刻纠正，但立即内固定似乎不会影响最终结果和距骨缺血性坏死（avascular necrosis，AVN）的发生。因此，应由经验丰富的外科医生在理想的情况下进行解剖复位和最终固定。

距骨骨折后的缺血性坏死与骨折的移位程度密切相关，尤其是距骨颈部的骨折。大多数患者在恢复过程中都要经历短暂的循环障碍或者距骨体局部的缺血性坏死，与预后关系不大。距骨的整体缺血性坏死合并距骨顶的完全塌陷，通常结果很差。同样，虽然绝大多数患者会有创伤性关节炎，但影像学检查并不是判定其存在的必要条件。总而言之，与过去相比，通过对距骨颈和距骨体骨折的早期、稳定内固定和后期功能锻炼，临床效果得到改善，AVN 的发生率大幅降低。如果忽视对距骨侧面和后面骨折的处理，常常会导致距下关节炎。如果粉碎性距骨突骨折无法实现解剖复位，则应切除不适于固定的骨折碎片。距骨头部、颈部和距骨体畸形愈合，多采取重新排列和关节融合治疗。在特定情况下，可以进行保留关节的二次解剖重建，以最大限度恢复患者的足部功能。

关键词 解剖和病理力学·分型·并发症·诊断·骨折·康复·手术指征·手术技术·距骨

第 1 节 概 述

距骨骨折较少见，可对患者的生活造成不良影响。距骨颈和距骨体骨折（中心骨折）多由高能量损伤造成，且常见于多发伤和复合伤患者。周围骨折多由距骨脱位造成。距下关节脱位可造成外侧突和后突骨折，而距跗（Chopart）关节脱位可导致距骨头骨折。由于距骨的 2/3 被关节软骨所覆盖，绝大多数中央和周围骨折要么是关节内骨折，要么是距骨颈部脱位导致的关节对位

S. Rammelt (✉) · H. Zwipp
Clinic for Trauma and Reconstructive Surgery, University Hospital Carl-Gustav Carus, Dresden, Germany
e-mail: strammelt@hotmail.com

G. Bentley (ed.), *European Surgical Orthopaedics and Traumatology*, DOI 10.1007/978-3-642-34746-7_146, © EFORT 2014

不良。因此,距骨的畸形愈合和不愈合几乎都会造成创伤性关节炎和严重的足部功能障碍。解剖轴和所有 3 个基本关节面的解剖修复对于足正常或接近正常的功能恢复至关重要。

距骨骨折仅占全身骨折的 0.32%,足部骨折的 3.4%[1]。尽管距骨骨折发病率不高,但其高度的骨折变异性,令骨科专家也很难给出明确的分型。早在 1582 年,Herodot(公元前 490—前 430 年)和 Wilhelm Fabry von Hilden(Fabricius Hildanus)描述了开放性距骨脱位之后,Syme 于 1848 年报道了开放性距骨骨折后坏死率为 84%,一期距骨切除术成为主要的治疗手段。1892 年,Ernst von Bergmann 是第一个报道距骨骨折切开复位的人之一。第一次报道大量距骨骨折患者出现在第一次和第二次世界大战中服役的轰炸机飞行员和伞兵中,因此有了"飞行员距骨"一词。然而,直到 20 世纪 70 年代,外科治疗主要包括闭合复位、石膏固定或克氏针固定,导致移位骨折的缺血性坏死的发生率高达 50%～100%[1-3]。最近 20 年,早期复位和稳定内固定加上后期功能锻炼,明显降低了并发症发生率并显著改善功能性结果[4]。

第 2 节 解剖和病理力学

距骨由头、颈、体组成。后突和侧突来自距骨体。距骨约 2/3 被软骨覆盖,仅剩下距骨颈周围和距骨体后部为骨膜供血。距骨形似弯月,具有较厚的骨皮质,没有直接的肌肉附着,在腿和足之间起动态连接作用。

距骨滑车的前、下部比后、上部宽。其内侧和外侧向外突出,中央处向内凹陷。距骨滑车的软骨厚度为 0.7～2.0mm[5],行走过程中,比中部负荷更大。腓骨侧的外侧关节面比内踝更宽、更深,斜率更大。

距骨颈短而宽,但其皮质相对较薄,仍然是距骨最脆弱的部位,占所有距骨骨折的 50%[1]。距骨头较宽,其凸面与舟骨连接,形成距舟关节。其下表面,距骨与跟骨组成距下关节。距下关节有 3 个关节面:与跟骨体相关节的大且双凸的后关节面、与跟骨前突相关节的稍凹的前关节面和与载距突相关节的平坦的内侧关节面。约 20% 的病例有前关节面和内侧关节面融合[6]。在距骨下表面的前部和后部/内侧,有一条自后外侧向前内侧走行,角度约为 40° 的斜沟,即距骨沟。其外侧较宽,与相应的跟骨沟一起,在外侧形成跗窦,在内侧形成跗管。跗窦和跗管内有强健的距骨骨间韧带复合体。跗窦和跗管的动脉为约 2/3 的距骨体供血。

距骨的外侧突较宽,构成距骨下关节后部的前外侧部分。其外侧与腓骨外侧相关节。距骨体向后延伸为距骨后突,与胫骨和跟骨的后部相关节。7%～13% 的人,在距骨的后突外侧有一个独立的三角骨(距后三角骨)。通常有一个小骨嵴将其与踇长屈肌腱沟分开。

距骨的软骨覆盖广泛,导致骨膜血管进入的区域很少。了解距骨的动脉血供对于保存骨折和脱位后的剩余血管、避免缺血性坏死至关重要。2/3 以上的距骨体由来自跗窦和跗管顶的动脉供血,60% 以上的病例形成吻合。当距骨颈部和体前部发生骨折脱位时,这些血管很有可能受损,胫骨体后部的血供就依靠穿过三角韧带的胫后动脉的分支[7]。距骨颈和距骨头由足背动脉的骨膜支和从背侧进入的腓动脉供血。

由于距骨周围骨皮质较厚,所以需要相当大的力才能造成距骨骨折。在轴向力作用下,胫骨穹隆和跟骨比距骨更容易骨折。只有当距骨作为胫骨和跟骨之间的悬臂时,而当足背伸时跟骨最强壮部分——载距突作为杠杆臂,距骨颈骨折才能生物力学再现[8](图 8-23-1)。而在足骨跖屈时,相同的机制可导致的骨折类型就很多。距骨穹隆的矢状面骨折是由剪切力导致[4,6]。

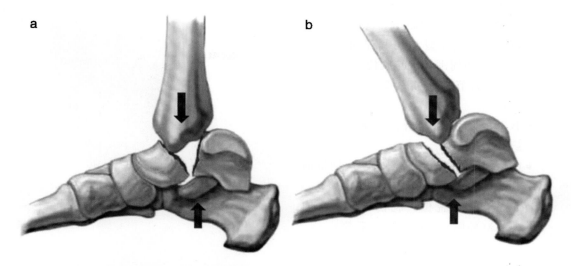

图 8-23-1　Peterson 等提出的距骨颈骨折的机制[8]。距骨悬于胫骨和跟骨载距突之间。图中的箭头指示了距骨骨折时的受力方向（a. 足部站立时中部受力导致距骨骨折；b. 足部背伸时胫骨颈受力发生骨折）

距骨中央骨折几乎有一半是高处坠落造成的，与交通事故造成的数量相似。间接外力导致的骨折低于 10%。多发伤或复合伤患者的比例很高[9]。距骨颈骨折通常是由轴向撞击的减速力造成的。

距骨头骨折通常是跗关节中部骨折脱位的一部分，并伴有前足对后足的内收或外展[6]。外侧突骨折的机制尚存有争议。这些骨折的原因多认为是后足在轴向负荷下被迫内翻或外翻造成的。也被称作"滑雪板足踝"，影响踝关节和距下关节。距骨下脱位后常出现外侧突骨折，由于闭合复位后常规 X 线片难以发现，故报道不多。踝关节过度屈曲导致后突骨折，压迫胫骨和跟骨后缘之间的后突。必须与三角骨相区别，三角骨可因创伤后松弛而出现症状。

第 3 节　分　型

距骨骨折分型是基于骨折最初移位程度和受累关节数量。准确分型需要 CT 扫描。最常用的分型是 Hawkins[3] 提出的适用于距骨颈骨折的分型。后来 Canale 和 Kelly[2] 增加了 Ⅳ 型。根据定义，距骨颈骨折在矢状面上穿过跗骨窦，而距骨体骨折则延伸到外侧突，只有在 CT 扫描上才能清楚看到。

- Ⅰ 型，无移位。
- Ⅱ 型，距下关节脱位。
- Ⅲ 型，距下关节和胫距关节脱位。
- Ⅳ 型，距下关节、胫距关节和距舟关节脱位。

一些研究证实，Hawkins 分型对于评估距骨颈骨折的预后和缺血性坏死的改率有重要价值[4]。

Marti[10] 提出了一种简单而实用的分型，可用于距骨颈、距骨体及距骨周边骨折。

- Ⅰ 型，距骨颈"远端"骨折（包括距骨头和距骨突骨折）。
- Ⅱ 型，非移位的"近端"距骨头和距骨体骨折。
- Ⅲ 型，有移位的距骨颈和距骨体骨折。

- IV 型, 距骨颈和距骨体骨折, 伴距骨体粉碎性骨折或脱位(自踝穴脱出)。

AO/ICI 骨折分型[11]可科学地准确描述所有的中央和周围骨折与脱位。

- A 型, 关节外骨折。受累关节: 1～3 个。

- B 型, 关节内骨折。受累关节面: a～g。

- C 型, 骨折-脱位。骨骼、软骨、韧带损伤数量。

- D 型, 单纯脱位。脱位方向: μ(内侧), λ(外侧), α(前侧), π(后侧)。

第 4 节 诊 断

一、临床检查

距骨颈和距骨体骨折表现为踝关节和后足肿胀和血肿(图 8-23-2)。距骨骨折触诊检查, 触及韧带附件时(如腓跟韧带、距跟韧带外侧和后侧)可引起疼痛。踝关节、距下关节和(或)跗中关节的活动范围疼痛且限制。患足无法负重。当发生骨折-脱位时, 踝关节明显畸形, 突出的骨折碎片处皮肤苍白。如果未能紧急复位, 该处皮肤会很快出现水疱, 并有发生坏死的可能。开放性伤口要在现场进行消毒, 在手术室进行冲洗和清创时要再次检查。对于多发伤或复合伤的患者, 一定不要忽视距骨骨折[9]。

对于有意识患者, 要检查足部感觉和运动缺陷。如果未触及足部脉搏, 要对胫后动脉和足背动脉进行多普勒超声检查。对于无意识患者, 要通过多针测压排除严重软组织间室综合征。

二、影像学检查

怀疑距骨颈或距骨体发生骨折时, 标准

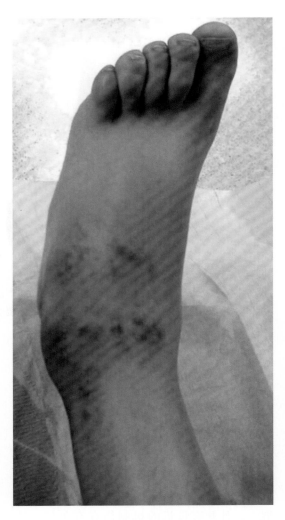

图 8-23-2 有移位距骨骨折的踝关节和足部临床照片。注意观察广泛的皮肤血肿和前足掌由于足底内侧柱缩短而内收。为避免皮肤坏死和骨筋膜室综合征, 此类软组织损伤要进行紧急复位

的影像学投照范围包括踝关节的前后位和侧位视图。对于距舟关节最好的投照角度是倾斜 20°的斜位。对于距下关节的对位不良和外侧突骨折, 多采用 20°Brodén 视图。足内旋 45°, 并且球管向尾侧倾斜 20°。足内旋 15°并且球管向尾侧倾斜 45°, 可通过 Canale 视图评估距骨颈轴向移位[2]。然而, 由于 CT 扫描普遍用于距骨骨折, 使这些特殊投照失去了意义。

如果怀疑距骨骨折, 可进行冠状位、轴

向和矢状位 1 mm 重建的 CT 扫描,并可排除小的移位骨折或轻度脱位。如果标准的 X 线片中能够看到距骨颈或距骨体骨折,CT 则对骨折的标准评估、分型和术前规划至关重要。重点是关节移位、中央型粉碎性骨折、锁定脱位、软骨和距骨突骨折(图 8-23-7 和图 8-23-8)。MRI 在骨折急性期无多大作用,而在随访期间有助于评估血液供应。

第 5 节　手术指征

经 CT 扫描证实,距骨颈和距骨体完全未移位的骨折,可在足踝中立位用石膏固定,患腿部分负重 15～20 kg,持续 6 周。通常在 8～10 周后,患者在影像学完全愈合时逐渐增加到完全负重。或者,通过有限的稳定内固定方法允许功能性后处理[4,12,13]并降低继发性再脱位的风险。在非移位距骨颈骨折的非手术治疗后,有 46% 的患者出现创伤后关节炎,继发性再脱位可能是其中的一个原因[14]。稳定的固定能否降低非移位性骨折中 AVN 的发生率尚不清楚。

如果没有手术禁忌证,所有移位的距骨颈和距骨体骨折都应进行切开解剖复位和稳定内固定治疗。历史上,与早期研究结果相比[6,13],经过早期、稳定的内固定和功能性后处理的积极治疗,可显著降低距骨缺血性坏死的发生率[2,3]。然而,许多患者没有得到及时有效的治疗[15],原因多为当时客观条件的不足和人们对治疗这种少见的暴力伤害缺乏应对经验。许多外科医生面对距骨移位性骨折都会感觉困难重重。一些临床研究显示,及时的内固定治疗时机对 AVN 的发生率和预后结果没有明显影响[13,15-17]。因此,不是所有的距骨颈和距骨体骨折都需要立即进行内固定,如果不存在严重脱位,没有经验的医院可将这些患者安全转送到另一中心进行治疗。

所有骨折-脱位都应按紧急情况处理。严重脱位需要立刻复位,以防对软组织和距骨体的血液供应造成严重损伤。在充分镇痛和放松的情况下,可尝试闭合复位或经皮复位,最好借助股骨牵引器。对于 Hawkins Ⅲ 型和 Ⅳ 型的骨折脱位,反复复位失败可能加重原本已经严重的软组织损伤。对于伴有关节内脱位或软组织嵌顿,闭合复位无法实现时,必须进行切开复位。如果无法进行确切的内固定,例如,多发伤患者、缺乏处理此类骨折的经验,可通过直接、有限的切口进行大致复位,并通过克氏针进行初步固定。对于有严重软组织损伤和高度不稳定的损伤,需要胫跖外支架。随着技术进步,可以实现解剖复位和确切的稳定接骨。

开放性骨折和骨折脱位应按照开放伤基本治疗原则进行紧急处理。严重脱位紧急复位后,需要进行标准 CT 扫描以评估骨折解剖。初级治疗包括对污染组织的大量冲洗和彻底清创。可通过延长现有开放性伤口进行复位内固定。如果不能进行一期接骨,可微创进行近似复位和临时固定。出现足部骨筋膜室综合征时,应尽快进行包括上、下伸肌支持带在内的足背正中皮肤筋膜切开术。该方法还可用于后期的骨折复位和固定。对于严重的闭合性或开放性软组织损伤,骨折固定应辅以胫腓骨外固定,以保护软组织,利于伤口的护理和定期的临床评估。

踝关节或距下关节一期融合术仅应用于关节面毁损的粉碎性骨折[13]。由于距周关节的功能至关重要,所以在进行关节融合时要尽量局限于受累关节,以便尽可能保留足部功能[6]。

切开复位内固定的禁忌证包括浅表软组织感染、晚期外周血管疾病、伴有皮肤溃疡的慢性静脉功能不全、全身免疫缺陷病和手术依从性差。对于骨折脱位或移位严重的距骨颈和距骨体骨折,如果无法进行切开复位内固定,可尝试在患者完全放松的情况下用股骨牵引器闭合复位[6]。

第6节　手术技巧

一、急症处理

距骨颈和距骨体骨折脱位需进行紧急治疗,以避免持续脱位导致的皮肤破裂、神经血管损伤和距骨体缺血性坏死等并发症。

骨折脱位中典型的距骨体后脱位常导致距骨周围的脆弱软组织的严重损伤(图8-23-1)。如果在肌肉充分放松的情况下仍不能闭合复位,通常采用前内侧入路进行切开复位。要检查该部位是否有软组织嵌入。在足跟轴向拉力的作用下,足部跖屈进行复位。如果距骨体被卡在胫骨后方,那么需要采用软起子进行撬拨。若复位困难,自胫骨至跟骨做股骨牵引可缓解[12]。如果在紧急情况下无法进行解剖复位和确切固定,例如,多发伤或复合伤患者整体状况不佳、外科医生缺乏治疗经验或后勤问题,可采用克氏针穿刺和(或)胫跖外固定保护软组织。待条件具备再进行确切固定[4]。

开放性距骨骨折需要对污染的软组织进行大量的冲洗和彻底清创。如果条件允许,可通过原伤口对骨折进行大体复位(图8-23-3)。有时还需要对创口进行扩展。对于骨折脱位,采用双入路进行解剖复位和内固定治疗的时机取决于患者的整体情况和有经验的外科医生的能力。如果清创术后皮肤有张力,不能一期缝合,可暂时采取人造胶原皮肤异种移植或真空辅助伤口缝合。早期确切的软组织覆盖和稳定的内固定对于预防感染后期康复治疗至关重要。软组织闭合方式需在伤后48～72 h的阶段性修复中确定。同时,胫距外固定架可保护软组织。确切的软组织覆盖方法包括二次缝合、皮肤移植、局部和游离微血管皮瓣。应用广谱抗生素治疗48～72 h。

二、无移位骨折

无移位性距骨颈和距骨体骨折(经CT证实),可采取微创螺钉固定。其目的是加压固定骨折可降低AVN的风险,并防止再脱位,从而早期活动和功能康复。患者取仰卧位,患肢抬高或置于健侧上,以便于透视控制。通过后外侧或前内侧小切口进行螺钉固定。在钻孔的过程中,为防止二次脱位,采用2枚克氏针穿过骨折碎片。若采用空心螺钉,为了防止微小移位的发生,至少需要2枚导丝进行定位以防过度钻孔造成的轻微移位[12]。钛钉通常更适合以后采用MRI评估距骨血供。

三、距骨颈移位骨折

这是距骨骨折中最常见的类型。通常采用双入路以避免对位不良。前内侧入路可暴露距骨头、距骨颈、距骨体前部(图8-23-4)。跨过内踝做皮肤切口,弧形延伸至跗舟骨结节。该种手术切口位于胫骨前后腱和各自的神经血管束之间的安全区域。必须注意,不要解剖三角肌韧带深部,该韧带是距骨体后部和内侧的重要动脉血供来源("三角肌分支")。

纵向分离胫舟浅韧带和距舟浅韧带,以及强健的内侧关节囊,可在内侧暴露距骨头和距骨颈。然而,必须从外侧采用第2个入路进行解剖复位,避免距骨头骨折的旋转或轴向对位不良。外侧入路可以是从外踝开始的弧形切口(前外侧入路),或者是沿着外踝前方跗骨窦上皮肤顶峰的斜形切口(Ducroquet/Ollier入路)。笔者更喜欢后者(图8-23-5)。在切口的上半部,必须注意腓浅神经(中间后皮神经)外侧支的走行。在切口的下方,腓骨肌腱在腱鞘内往跖侧移动,可用软带牵开。解剖伸肌支持带下方,并直

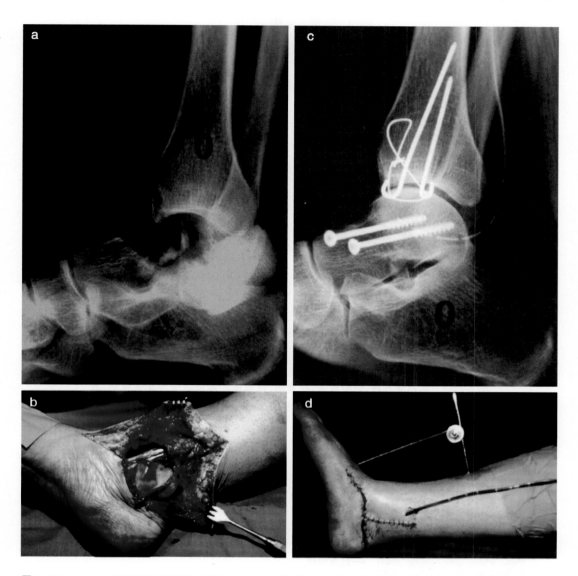

图 8-23-3　a～d.距骨颈开放性骨折脱位（Hawkins Ⅲ 型）。距骨体向后移位并卡在屈肌腱后方。对已有创面进行清创扩展，以便解剖复位胫骨颈骨折。应用螺钉固定距骨颈，内踝骨折用钢丝张力带固定

接牵开趾短伸肌。在跗骨窦底部切开软组织，而不是顶部，目的是保护距骨体的血供。相对于距下关节的复位、距骨颈外侧的对位和距骨侧突的复位，该入路可以控制距骨体。

采用内侧克氏针作为操纵杆复位距骨头、距骨体骨折碎片。在骨折部位需要对中间的软组织和骨折碎片进行清理。从内侧复位距骨颈后，从外侧检查距下关节的解剖

复位和一致性。若从外侧可察见骨折间隙，则需要纠正距骨颈内翻畸形或旋转移位。自距骨头靠近距舟关节面处插入至少 2 枚克氏针进行临时固定。采用术中透视或 3 个投照位置（踝关节正、侧位和 Canale 位）的标准 X 线片判断复位质量。确定解剖复位后，用小钛螺钉（3.5～4.0 mm）替换克氏针进行固定。采用已有入路时，一般优先选择自前后位固定。选择后前位固定时还

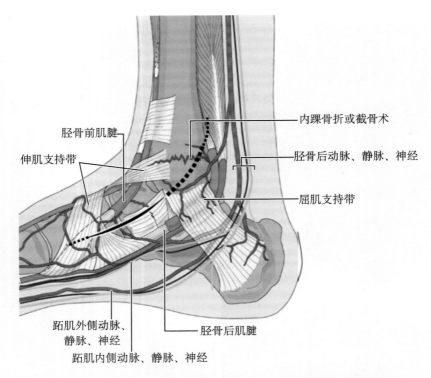

图 8-23-4　前内侧入路,经距骨头、距骨颈、距骨体。如果踝关节发生骨折,进行内踝截骨术以便充分暴露距骨穹隆(引自 Rammelt 等[26])

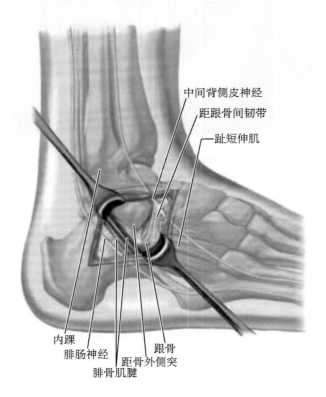

图 8-23-5　外侧斜行(Ducroquet-Ol-lier)入路可暴露距骨颈外侧、外侧突和距下关节。对于绝大多数距骨颈和距骨体骨折,必须采用双侧入路进行解剖复位

额外需要踝关节后侧入路,如果经皮插入,还会刺激踇长屈肌腱甚至距下关节。尸体实验中看到的后前位螺钉具有更大的生物力学稳定性,是否与临床相关还没有得到证实。

为获得最佳固定效果,螺钉应从距骨头的前部进入,到达距骨体的后部接近骨皮质的位置(图 8-23-6)。螺钉位置不可过于靠近踇骨窦,以免影响距骨体已受损的血供。若为了达到最大稳定性,螺钉插入需接近或通过距舟关节面,螺钉头必须在软骨下埋头,以避免载荷时刺激关节。距骨颈内侧粉碎性骨折时,需采用位置螺钉。为防止距骨颈缩短或内翻畸形,需避免加压。自内侧和外侧以汇聚的方式置入螺钉以增强稳定性。为达到该目的,距骨颈骨折外侧面要达到骨皮质接触[12]。若距骨颈内侧广泛粉碎性骨折,可按照距骨头、距骨颈的形状采用小钢板(2.0~2.7 mm)进行内侧固定。外侧采用第 2 块钢板增强稳定性。急性骨折很少采用自体骨移植。如果确切骨折固定后依然不稳定,则需用克氏针临时固定受累关节(距下关节最常见)6 周(图 8-23-6)。

四、距骨体移位骨折

如前所述,距骨体骨折通常采用双侧入路评估。这是因为距骨体骨折通常延伸到外侧突(图 8-23-7)。如果前内侧入路不能完全显露距骨穹隆骨折,且没有内踝骨折时,则进行内踝截骨术。截骨面自胫骨远端内侧皮质呈 45°斜向胫骨平台内侧缘。再固定后,为增加稳定性可进行 Chevron 截骨术。踝骨螺钉预钻孔会有利于距骨体骨折固定后的复位。应用股骨牵引有助于进一步显露胫距关节、距下关节的多发性骨折。从胫骨干内侧面和跟骨结节的后部插入骨针。距骨穹隆外侧粉碎性骨折必须进行外踝截骨术,该情况很少见。外踝截骨术采用

倾斜方式进行至距骨穹隆侧缘。腓骨碎片用板状撑开器分开。另一种方法是三部分截骨术,制备带有部分胫腓前韧带的人造 Wagstaffe 片段[12]。

距骨穹隆碎片复位顺序是由后向前、由外侧向内侧。克氏针可用作操纵杆或固定可以活动的后部骨折片。通过外侧(Ollier)入路控制距下关节残余台阶或骨折间隙。若骨折位于前平面,是距骨体前部骨折,螺钉需以汇聚的方式自距骨颈置入。对于距骨穹隆的多处骨折,尤其是贯穿距骨体的矢状骨折,需采用无头螺钉固定。距骨穹隆内侧或外侧边缘的小软骨或骨软骨碎片,可采用可吸收针和纤维蛋白胶固定。虽较少见,但是可吸收克氏针也可用于固定软骨下骨的中间小骨折段。但该技术的主要问题是退钉[12]。

距骨体后部骨折最好通过后外侧入路显露踝关节和距下关节,患者常取俯卧或侧卧位(图 8-23-8)。切口位于跟腱外侧和腓骨肌腱之间。在内侧,需小心游离并牵开肌肉和踇长屈肌腱,以保护胫后动脉、静脉和神经。部分切除 Karger 脂肪垫和切开后囊之后,便可见踝关节和距下关节。在跟骨和胫骨之间使用股骨牵引器,可更好地观察关节面。在直视下能够完成包括后突在内的距骨体后部骨折复位、克氏针临时固定。应用小螺钉(直径 2.4~3.5 mm,依据骨折碎片大小)进行确切固定。

极少数情况下,骨折会累及距骨体背内侧。一旦出现,需平行于跟腱做后内侧切口。操作一定要严格限制在踇长屈肌腱外侧,注意保护后内侧的神经血管束。不能解剖三角肌韧带,以免影响距骨体后部的血供。

五、距骨头骨折

距骨头部骨折最有可能与 Chopart 关节骨折脱位有关[6]。因此,必须排除距舟关节和跟骰关节的骨折和韧带损伤。另外,距

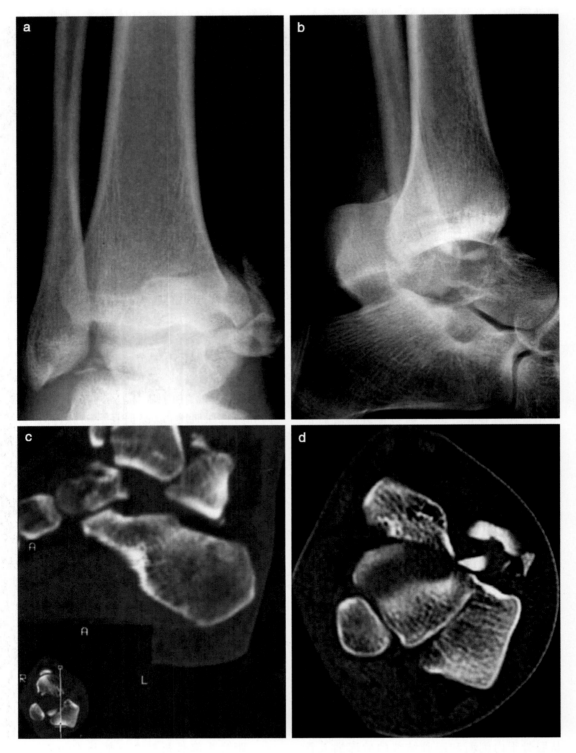

图 8-23-6　a、b. 距骨颈骨折脱位（Hawkins Ⅲ型）伴内踝粉碎性骨折。c、d. CT 扫描证实骨折线位于距下关节面前方，并显示内踝粉碎性骨折

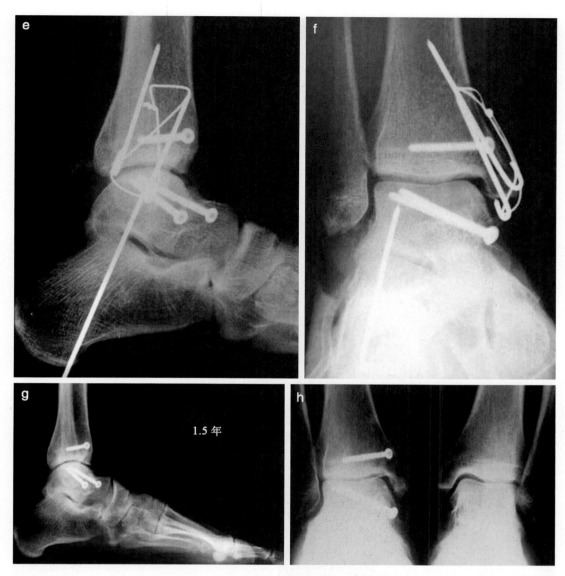

图 8-23-6（续）　e、f. 采用双侧（前内侧和斜外侧）入路切开复位。距骨颈骨折采用非拉力、少汇聚小骨折碎片螺钉固定。因骨折后距下关节持续不稳定，用克氏针固定6周。g、h. 随访5年，无踝关节和距下关节创伤后关节炎征象，临床效果良好

骨颈、距骨体的骨折也可延伸至距骨头部。这些骨折经常导致距下关节和距舟关节前部、内侧面对位不良（图 8-23-9）。如前所述，前内侧入路可显露距骨头（图 8-23-4）。对于距舟关节外侧骨折，可优先选择足背内侧入路。必须注意不要损伤腓浅神经的内侧支。通过胫前肌腱和拇长伸肌腱之间可显露距舟关节。将足背动脉和腓深神经与后者一起轻柔牵开。

距舟关节面和距下关节前/内侧面需要解剖复位。对于非锁定的和肉眼可见的关节移位，需要进行微牵引（图 8-23-9）。需根据骨折碎片的数量和大小制定相应的固定方式。对于较小的软骨骨折可采用纤维蛋白胶和可吸收生物针固定。较大的碎片可采用可吸收克氏针或埋头螺钉固定在软骨

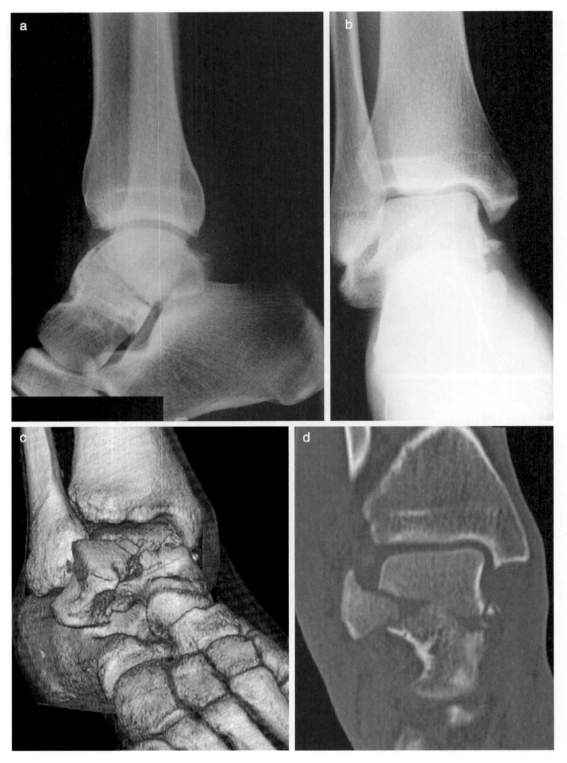

图 8-23-7   a、b. 距骨体骨折(Marti Ⅲ型)伴距骨穹隆外侧向外侧髁脱位(与图 8-23-2 为同一患者)。c~
e. CT 扫描显示距下关节内、外侧骨折数量和距下关节受累程度

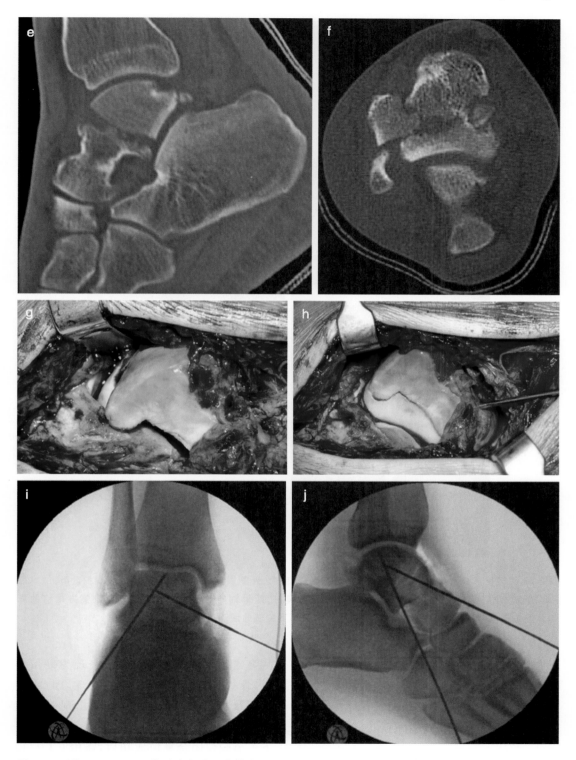

图 8-23-7（续）　f、g. CT 三维重建有助于术前计划。g、h. 经前外侧入路暴露穹隆外侧脱位并进行解剖复位。同样入路也可暴露距下关节。另外，前内侧入路可复位内侧壁骨折。i、j. 克氏针临时固定后，术中透视确定距骨的解剖复位情况

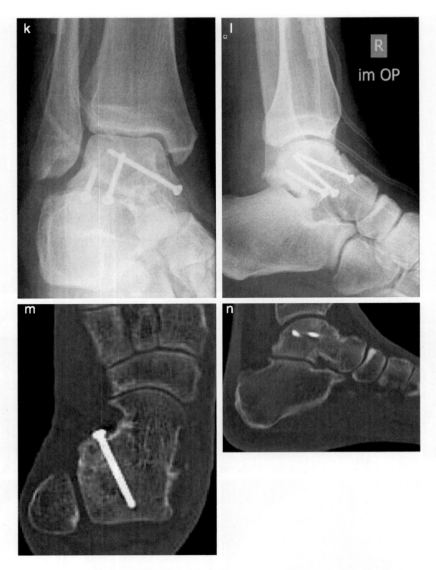

图 8-23-7(续) k、l. 以距骨体前壁作为坚固的支撑,自内、外侧以无拉力状态置入小片段螺钉。m、n. 术后 1 年随访,CT 扫描显示踝关节和距下关节解剖复位良好,距骨轴向对位良好。可清楚看到侧方螺钉的方向。但由于软骨损伤,患者运动时仍有残余疼痛和距下关节的活动范围轻度受限

表面下。距骨头、颈部内侧广泛性粉碎性骨折,可采用小钢板(2.0~2.7 mm)固定。距骨头小片骨折,可采用髁状突钢板以增强稳定性(图 8-23-9)。

六、距骨突骨折

距下关节脱位和距骨骨折脱位常伴有侧突或后突骨折。由于通常表现为韧带疼痛,骨折难以在 X 线片上被发现,因此,如果不及时治疗,很容易在首次出现时被忽略,从而导致严重的距下关节炎。因此在距下关节脱位闭合复位成功后,需用 CT 扫描排除距骨突骨折。最好采用斜侧(Ollier)入路暴露侧突,采用前边提到的后外侧入路暴露后突。清除距下关节和踝关节的骨折碎

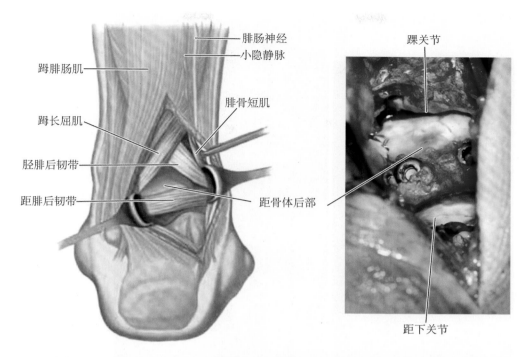

图 8-23-8　距骨体后外侧（Gallie）入路。小心牵开胫骨神经血管束及姆长屈肌和肌腱。必须保护腓肠神经。当进入小腿深筋膜和后关节囊后，暴露距骨体后部，以及踝关节和距下关节后面。临床照片显示距骨体后部骨折螺钉固定

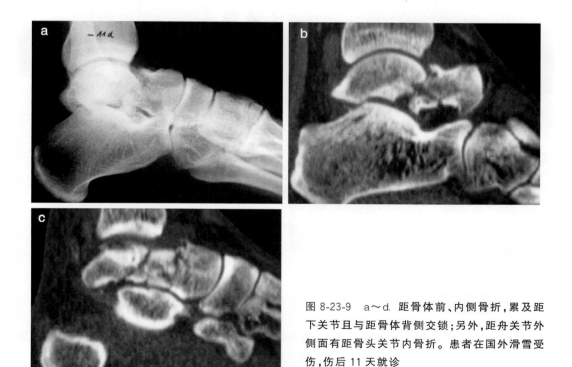

图 8-23-9　a～d. 距骨体前、内侧骨折，累及距下关节且与距骨体背侧交锁；另外，距舟关节外侧面有距骨头关节内骨折。患者在国外滑雪受伤，伤后 11 天就诊

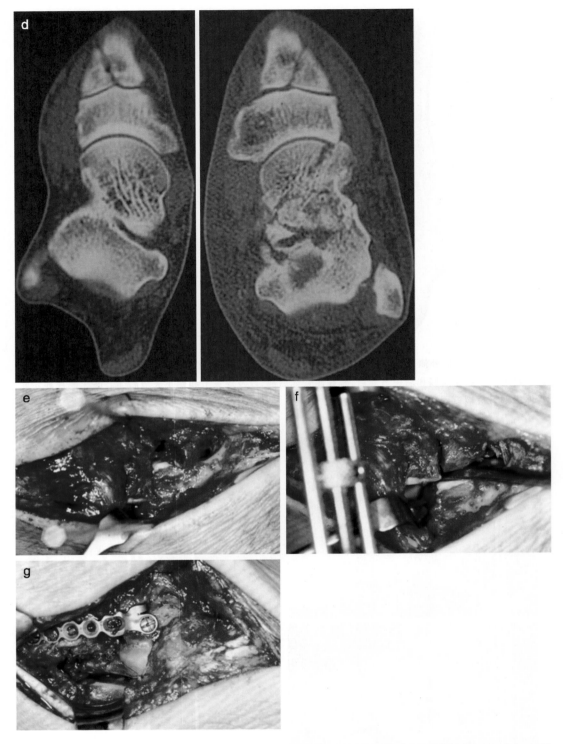

图 8-23-9(续)　e. 经前内侧入路暴露距下关节的内侧和前部。f. 利用微型牵引架对关节进行观察、解锁和复位。g. 距骨内侧骨折碎片需用小片段髁钢板进行固定

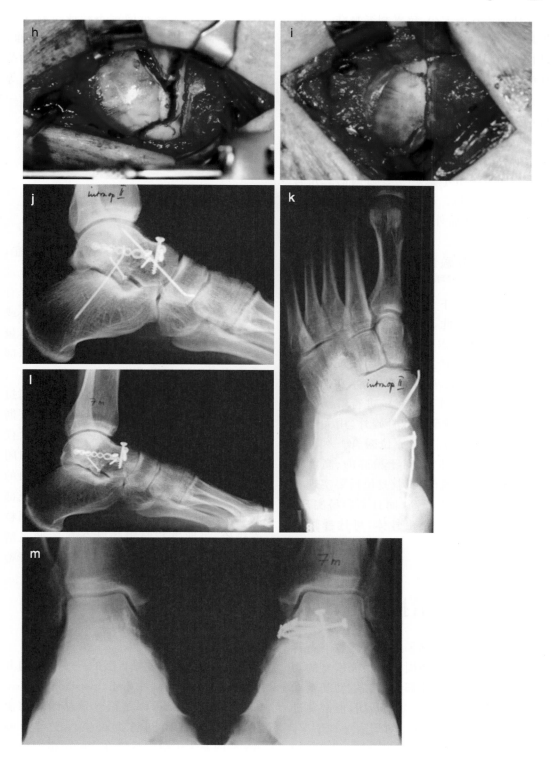

图 8-23-9（续） h、i. 足背中线入路暴露距舟关节的外侧。采用微型器牵引距骨头部关节突，可协助和控制解剖复位。用 2 枚螺钉固定距骨头主要骨折碎片，外侧突用小片段螺钉（2.0 mm）固定。j、k. 距下关节和距舟关节用 2.0 mm 克氏针临时固定，石膏固定足部 6 周。l、m. 7 个月后随访，骨折愈合，患者恢复滑雪运动

片并评估碎片的大小、位置和完整性。若骨折片足够大,可用微型螺钉(2.0~2.7 mm)进行解剖固定。另外,也可采用可吸收克氏针或可吸收针固定。

粉碎性骨折,特别是软骨损伤严重的骨折,以及难以解剖复位的骨折碎片,必须切除,以避免关节刺激和进行性关节炎。生物力学研究表明,侧突可切除达 10 mm,而不会发生距下关节不稳定[18]。游离的三角骨类似于后方骨折。有症状的小骨可利用关节镜切除,采用后外侧入路则很少发生。

七、一期关节融合

踝关节或距下关节融合可导致足部整体功能受限。因此,只有在少数关节面严重损毁的病例才考虑一期行关节融合术。这些病例如果发生严重的创伤后关节炎必须进行二期融合,需要缩短康复期[19]。用克氏针或螺钉对距骨大体对位进行解剖修复后,再彻底清除剩余的软骨碎片,用大号螺钉(4.5~6.5 mm)进行原位融合。尽可能保留距舟关节。然而,对于粉碎的、高度不稳定的距骨骨折脱位病例,复位后要实现坚强融合的技术要求很高,而且不容易实现。对于挽救感染性坏死距骨体,可选择早期融合。

第 7 节 术后护理和康复

在手术室内,腿部采用夹板或膝下石膏固定、抬高。当进行距周关节功能恢复的物理治疗时,需要取下腿部夹板。主动和被动运动范围练习在术后第 2 天开始,但必须进行关节穿刺的情况除外。对于后一种情况,外固定需要保留至软组织愈合,一般 7~10天。伤口愈合之后,持续进行物理治疗,患者足部可进行 15~20 kg 的部分负重活动。依据骨折解剖和整体骨质量,负重一般持续

6~12 周。如果骨折固定不稳或进行了关节穿刺,需采用膝下石膏固定且腿不负重。临时克氏针 6 周后全部去除,并进行运动范围锻炼。一般来说,无须去除螺钉或钢板等其他置入物。

第 8 节 并发症

一、感染

软组织和骨的感染是最严重的并发症,可严重影响患者预后。主要发生在距骨颈和距骨体的开放性骨折[2,9,15,17,20]。很少有人区分浅表伤口感染和深部软组织感染或骨髓炎。Schuind 等[20]进行了最大样本量354 例的队列研究,浅表感染占 6.2%,深部感染占 3.1%。总感染率在 3%~8%[4]。浅表伤口边缘坏死部分需要切除并应用抗菌敷料处理。深部软组织感染必须反复彻底清创和大量灌洗。持续感染需要去除任何钢板,采用外固定,持续引流,负压吸引闭合伤口,并使用抗生素至少 6 周。最可怕的并发症是距骨体感染性坏死,需要切除全部或部分距骨,临时放置 PMMA 抗生素颗粒或垫片,二期进行胫跟骨融合[21]。彻底清创和消毒后,进行软组织重建一般需用带蒂或游离皮瓣进行整形。

二、缺血性坏死

距骨颈、距骨体骨折后的一个特殊的并发症是距骨体缺血性坏死(avascular necrosis,AVN),常见原因是距骨颈部跗骨窦血液供应中断。最初骨折脱位程度可影响 AVN 的发生风险。尽管在文献中报道的差异很大,但事实上骨折移位与 AVN 的发生存在相关性,特别是距骨颈骨折移位。在各种研究中,Hawkins Ⅰ型 AVN 的发生率为

0～24%，Hawkins Ⅱ 型为 0～50%，Hawkins Ⅲ、Ⅳ 型为 33%～100%[4]。距骨体骨折无移位（Marti Ⅱ 型）AVN 的发生率是 5%～44%，距骨体骨折移位（Marti Ⅲ 型和 Ⅳ 型）AVN 的发生率约为 50%。距骨体、距骨颈开放骨折发生 AVN 的风险会增大[15,17,22]。

距骨穹隆软骨下骨皮质受损 4～8 周后，出现局部透光区即 Hawkins 迹象，表明骨重塑，并预示距骨体缺血状态完全改善。然而，如果没有 Hawkins 迹象也并不意味着 AVN 一定发生[23]。

距骨骨折 4～6 个月后可通过不透光表现对 AVN 进行诊断，坏死区的确切扩展在 MRI 上最明显。从临床角度考虑，区分局部 AVN（通常小于距骨体的 1/3）和全部 AVN（整个距骨体几乎全部塌陷）很重要[24]。部分距骨 AVN 的爬行替代骨重塑在 2～3 年发生。Schuind 等[20]研究发现，距骨骨折 AVN 发生后，2 年之内完全血管重建的占 21%，持续无症状 AVN 占 42%，距骨穹隆塌陷占 37%。

对于无症状的部分距骨 AVN 患者，无须特别处理。通常不需要长时间固定和悬吊。对于距骨体全部 AVN 且引发距骨穹隆塌陷，则需要切除坏死骨，进行植骨和融合受累关节[21]。大多数情况下要保留距舟关节，因为距骨头部很少会出现 AVN。只有传闻报道，在邻近关节融合或不融合的情况下，用吻合微血管的骨移植成功修复了即将塌陷的距骨体。只有 2 个小系列研究报道，进行了距骨假体置换，结果好坏参半。

三、创伤后关节炎

可能由于缺乏统一的标准和随访时间不同，文献报道的距骨颈、距骨体骨折后创伤后关节炎的发生率差异很大，16%～100%[13,17]。关节炎的发生率随着时间的推移而增加。只有一部分有创伤后关节炎

影像学征象的患者出现临床症状。因此，报道的关节融合率为 0～33%，远低于关节炎的发生率。与 AVN 相反，多数研究并没有发现骨折类型与创伤后关节炎的发生有明显关联[15,20,22]。然而，距骨头、距骨颈、距骨体和突起的错位与创伤后关节炎的发生密切相关[14,21]。

对非手术治疗无效的症状性关节炎通常需要关节融合。对于一些无广泛 AVN、大体畸形或韧带松弛的踝关节炎病例，踝关节置换术可以作为踝关节融合术的替代疗法。

四、畸形愈合和不愈合

距骨不愈合伴有相应的轴向偏移和关节对位不良主要发生于骨折漏诊、非手术治疗移位骨折或手术中复位不充分[2,14,20,24,25]。距骨骨折畸形愈合导致预后不良。距骨颈部骨折畸形愈合可导致进行性踝关节畸形，直接或间接影响踝关节、距下关节（有时是距舟关节）的功能，干扰踝关节、后足、中足的生理耦合。侧突或后突对位不良，常导致距下关节功能不全，并迅速发展为距下关节炎[14,21]。

距骨颈 Hawkins Ⅲ 型骨折发生不愈合的比例为 0～12%[20]。常见的原因是复位不完全和术中内固定不充分[3,14,17,20,25]。

距骨骨折畸形愈合或不愈合常见于距骨颈内翻对位不良，关节面残留台阶逐渐发展为创伤性关节炎和胫骨后肌腱撞击，突起对位不良的骨折碎片导致的跗窦综合征[2,20,24,25]。

距骨畸形愈合或不愈合的处理，取决于是否存在 AVN 和有症状关节炎，以及患者的偏好和依从性。

对于部分 AVN（Ⅰ～Ⅲ 型畸形），如果患者骨量足够，为保留关节功能，可尝试进行二次解剖重建[24]。对有症状的创伤后关节炎，治疗选择是对受累关节进行轴向重新

对位和融合。对于侧突或后突不愈合,最好切除相应的突起[21](表 8-23-1)。

表 8-23-1　距骨创伤后畸形愈合分型

类型	创伤后畸形
Ⅰ	畸形愈合和(或)关节移位
Ⅱ	移位性不愈合
Ⅲ	Ⅰ/Ⅱ型并发部分 AVN
Ⅳ	Ⅰ/Ⅱ型并发完全 AVN
Ⅴ	Ⅰ/Ⅱ型并发脓毒性 AVN

对于 AVN 完全和距骨塌陷(Ⅳ型畸形)的患者,在切除所有坏死的骨后,需要进行胫距关节、距下关节固定和(或)必要时进行胫距跟关节融合术和自体骨移植。开放性骨折发生后最严重的并发症是骨髓炎合并距骨化脓性坏死(Ⅴ型畸形)。对感染和坏死的骨质进行反复彻底清创,几乎总是导致距骨部分或整体切除。采用外固定架固定。根除感染后的挽救方案包括通过截骨或骨移植进行胫跟融合,有时进行全距融合。如果距骨头和距舟关节可以保留,也可选择胫骨远端支撑植骨(改良 Blair 融合)。

第9节　总　结

距骨通过踝关节、距下关节和距骨关节的基本功能,对小腿与足部生理耦合起关键的作用。虽然不能保证足部功能的完全或近乎完全恢复,但距骨骨折后受累关节的轴向重新对位和细致的解剖重建依然很重要[2,4,17]。距骨骨折后功能结果与损伤的严重程度及复位质量有关。不良预后因素包括初始脱位、软骨损伤、粉碎性骨折和软组织破坏的数量。由于距骨骨折的发生率较低,且常伴有多发伤甚至复合伤,因此这些损伤最好在专门的创伤中心治疗。虽然严重的脱位必须立即复位,但明确内固定的时

机似乎不会影响最终结果和 AVN 的发生[15-17,22],因此需要有经验的医生去具体把握。

虽然相当数量的患者会至少经历短暂的循环紊乱或距骨体部分 AVN,但这些影像学特征并不预示着会出现不好的结果。只有当距骨穹隆塌陷并完全 AVN 时才会导致较差的结果[15-17,21]。同样,有创伤性关节炎影像学征象者并不一定会有临床症状,也不需要融合治疗,而融合应始终局限于受累关节。

与更早的治疗方案[2,3]对比,过去的 20 年,经过积极的早期稳定的内固定和后续功能治疗,使得距骨骨折的预后得到了很大改善[6,13,17],AVN 的发生率也大大降低。

如果对移位性骨折采取非手术治疗或复位不当及固定失效,均可造成持续疼痛、运动丧失和关节炎改变等不良后果[14,21]。以上结论并不局限于距骨头、颈、体的骨折,也适用于外侧突和后侧突的"周围"骨折,这些骨折能迅速导致疼痛的距下关节炎[14,21]。粉碎性距骨骨折如果不能解剖复位,则应切除不适于固定的骨折碎片。距骨头、颈、体骨折的畸形愈合需要进行重新对位和关节融合。在选定的病例中,可进行二次解剖重建,以最大限度恢复患者足部功能[24]。

参考文献

[1] Kuner EH, Lindenmaier HL, Münst P. Talus fractures. In: Schatzker J, Tscherne H, editors. Major fractures of the pilon, the talus and the calcaneus. Berlin/ Heidelberg/New York: Springer, 1993: 72-85.

[2] Canale ST, Kelly Jr FB. Fractures of the neck of the talus. J Bone Joint Surg Am. 1978, 60: 143-156.

[3] Hawkins LG. Fractures of the neck of the talus. J Bone Joint Surg Am, 1970, 52: 991-1002.

[4] Rammelt S, Zwipp H. Talar neck and body fractures. Injury, 2009, 40: 120-135.

[5] Waitz M, Bade H, Koebke J. Articular cartilage of the trochlea tali and the femoral condyles-properties for mosaic-plasty. Fuss Sprung, 2004, 2: 96-100.

[6] Zwipp H. Chirurgie des Fußes. Wien/New York: Springer, 1994.

[7] Mulfinger GL, Trueta J. The blood supply of the talus. J Bone Joint Surg Br, 1970, 52: 160-167.

[8] Peterson L, Romanus B, Dahlberg E. Fracture of the collum tali-an experimental study. J Biomech, 1976, 9: 277-279.

[9] Zwipp H. Severe foot trauma in combination with talar injuries. In: Tscherne H, Schatzker J, editors. Major fractures of the pilon, the talus and the calcaneus. Berlin/Heidelberg/New York: Springer, 1993: 123-135.

[10] Marti R. Talus und Calcaneusfrakturen. In: Weber BG, Brunner C, Freuler F, editors. Die Frakturenbehandlung bei Kindern und Jugendlichen. Berlin: Springer, 1974.

[11] Zwipp H, Baumgart F, Cronier P, et al. Integral classification of injuries (ICI) to the bones, joints, and ligaments-application to injuries of the foot. Injury, 2004, 35 (Suppl 2): SB3-9.

[12] Cronier P, Talha A, Massin P. Central talar fractures-therapeutic considerations. Injury, 2004, 35 (Suppl 2): SB10-22.

[13] Schulze W, Richter J, Russe O, et al. Surgical treatment of talus fractures: a retrospective study of 80 cases followed for 1-15 years. Acta Orthop Scand, 2002, 73: 344-351.

[14] Lorentzen JE, Christensen SB, Krogsoe O, et al. Fractures of the neck of the talus. Acta Orthop Scand, 1977, 48: 115-120.

[15] Vallier HA, Nork SE, Barei DP, et al. Talar neck fractures: results and outcomes. J Bone Joint Surg Am, 2004, 86: 1616-1624.

[16] Comfort TH, Behrens F, Gaither DW, et al. Long-term results of displaced talar neck fractures. Clin Orthop. 1985, 199: 81-87.

[17] Lindvall E, Haidukewych G, DiPasquale T, et al. Open reduction and stable fixation of isolated, displaced talar neck and body fractures. J Bone Joint Surg Am, 2004, 86: 2229-2234.

[18] Langer P, Nickisch F, Spenciner D, et al. Effect of simulated lateral process talus "fracture excision" on its ligamentous attachments. Am J Orthop (Belle Mead NJ), 2009, 38: 22-26.

[19] Thomas RH, Daniels TR. Primary fusion as salvage following talar neck fracture: a case report. Foot Ankle Int, 2003, 24: 368-371.

[20] Schuind F, Andrianne Y, Burny F, et al. Fractures et luxations de l'astragale. Revue de 359 cas. Acta Orthop Belg, 1983, 49: 652-689.

[21] Rammelt S, Winkler J, Grass R, et al. Reconstruction after talar fractures. Foot Ankle Clin, 2006, 11: 61-84. viii.

[22] Vallier HA, Nork SE, Benirschke SK, et al. Surgical treatment of talar body fractures. J Bone Joint Surg Am, 2003, 85: 1716-1724.

[23] Tezval M, Dumont C, Stürmer KM. Prognostic reliability of the Hawkins sign in fractures of the talus. J Orthop Trauma, 2007, 21: 538-543.

[24] Rammelt S, Winkler J, Heineck J, et al. Anatomical reconstruction of malunited talus fractures: a prospective study of 10 patients followed for 4 years. Acta Orthop, 2005, 76: 588-596.

[25] Peterson L, Goldie IF, Irstam L. Fracture of the neck of the talus. A clinical study. Acta Orthop Scand, 1977, 48: 696-706.

[26] Rammelt S, Zwipp H. Verletzungen des Fußes. In: Wirth CJ, Mutschler W (eds.): Praxis der Orthopädie und Unfallchirurgie. Stuttgart, New York, Thieme, 2007: 738-766.

第 24 章 跟骨骨折

第 24 章

跟骨骨折

Hans Zwipp,Stefan Rammelt

摘要 大部分跟骨骨折是有移位的,关节内骨折给手术带来了挑战。切开复位及不经关节的稳定内固定是治疗大部分跟骨骨折的金标准,在大样本系列研究中超过 2/3 的患者术后均获得优良的结果。扩展的外侧入路可以最大程度保存跟腱的神经、血管供应,较好地暴露骨折端外侧壁、距下关节及跟骰关节。大部分情况下,没有必要使用骨移植和骨替代物。距下关节的解剖复位和跟骨的整体形状是重要的预后因素,这两个因素都应在术中得到有效控制。影响治疗效果的不利因素包括开放性骨折、超过 14 天的延迟复位,较高的 BMI 指数和吸烟。

开放性骨折、骨筋膜隔室综合征,以及由于严重移位的骨折碎片导致严重软组织损伤的骨折一般需要急诊处理。在遭受这些严重损伤后,早期稳定的软组织,如带蒂或游离的皮瓣覆盖似乎能降低感染率并改善患者功能。在不太严重的骨折类型中,经皮复位、螺钉固定,并在必要时辅以关节镜,最后也可以达到较为满意的功能性效果。

跟骨的畸形愈合主要是由于非手术治疗或固定复位不充分导致骨折碎片移位所致。纠正畸形需要根据畸形类型实行个体化治疗,以使患者得到部分功能恢复。治疗方案包括外侧壁减压、原位或矫正性的距下关节融合术,以及在维持软组织平衡的前提下进行跟骨截骨。

关键词 解剖和病理机制·外侧及内侧入路·跟骨·分型·并发症·诊断·骨折·微创及切开复位·复位及内固定·手术适应证·手术技术

第 1 节 概 述

跟骨骨折主要由高能量损伤所致,大部分患者是年轻的男性工人;其次是低能量损伤所致,主要为老年骨质疏松患者,这些潜在的致残伤害的后遗症对社会经济造成严重影响[40]。在过去的一个世纪里,针对该骨折的治疗理念经历了数次变化[36]。1938年,Goff 描述了 40 多种不同的跟骨骨折手术治疗方式,但是没有一种方案是理想的[17]。早在 1902 年,最先于 Morestin 开始,之后由 Leriche 推广,法国外科医生在 20 世纪 20 年代率先应用切开复位内固定方式来治疗有移位的关节内跟骨骨折,采取的固定物包括钢钉和螺钉,甚至用自体骨对骨缺损进行填充[22]。1934 年,德国外科医生 Westhues 采用经皮螺钉来复位主要的结节骨折碎片,并随后用石膏固定[48]。这种

H. Zwipp · S. Rammelt (✉)
Clinic for Trauma and Reconstructive Surgery, University Hospital Carl-Gustav Carus, Dresden, Germany
e-mail: Hans.zwipp@uniklinikum-dresden.de;
strammelt@hotmail.com

G. Bentley (ed.), *European Surgical Orthopaedics and Traumatology*,
DOI 10.1007/978-3-642-34746-7_159, © EFORT 2014

方式由英国的 Gissane 和 Essex-Lopresti[14] 在文献中推广,现在仍然成功地用于经皮或切开复位内固定治疗[31,47,53]。

现在,切开复位内固定已经被大部分的外科医师所认同并接受,但是具体策略仍然存在争议[36,40]。一些研究表明,只有对跟骨进行解剖复位并重建关节几何形态,才能达到满意的功能效果和减少术后并发症[5,32,41,53]。尽管如此,术后并发症的发生,如伤口边缘坏死、软组织和骨感染及关节纤维化、距下关节僵硬等,仍然困扰着外科医生。因此,处理好脆弱的、高度特异化的跟骨软组织覆盖与骨折复位同样重要。因此,跟骨骨折的治疗在技术上要求很高,而且需要相当长的学习曲线[29,40]。

第 2 节　解剖和病理机制

跟骨是足部最大的、形状最不规则的骨头。跟骨构成了足弓的长轴和足弓外侧的整个后侧部分。通过跟腱、足底筋膜和足部肌肉的作用,它在行走、跳跃、站立和蹲伏等活动时起到强有力的杠杆作用。

跟骨的骨皮质在内侧、后侧及足底等位置较坚固,但是在外侧壁特别薄弱,使得外侧易受到压缩造成骨折。跟骨颈的骨皮质层较厚,形成 Gissane 角,从侧位观察,该角正常值为 120°~145°。内侧骨小梁结构呈拱形的骨松质,反映了其力是从距下关节的后面传向跟骨结节和中足的。这种受力方式使关节后侧的前方和下面的骨小梁稀疏,形成一个"中性三角形",在跟骨骨折的情况下,容易发生嵌塞。距下关节后侧的骨松质密度尤其高,形成"跟骨丘"。评估跟骨解剖形态及跟骨骨折复位质量的一个重要测量指标是 Böhler 所提出的跟骨结节关节角,即 Böhler 角[6]。正常的 Böhler 角变化幅度较大,从 25°到 40°。因此,通常建议拍摄非患侧的侧位跟骨 X 线片来指导受伤侧跟骨

的重建[49]。

跟骨结节是跟骨后侧强有力的承重点,跟腱附着在它的背侧近端,足底腱膜、屈肌支持带和几块足内在肌附着于其下部。载距突是跟骨中最稳定的部分。它通过距跟韧带连接于距骨,即使在跟骨骨折移位的情况下也能使载距突稳定于原位(图 8-24-1)。足部屈肌长腱行于载距突的下侧缘。腓侧韧带沿着跟骨外侧壁走行于腓骨滑车上方或下方光滑的韧带槽,以及腓侧支持带中。跟骨前结节主要是作为一个强有力的支撑物来维持外侧足弓。

跟骨的 4 个关节中有 3 个位于跟骨的上方,和距骨相关节,体现了距下关节的复杂程度。其中最大的关节当属较凸的后侧面,几乎 90% 的跟骨关节内骨折都累及该关节[32,49]。后关节突通过跟骨沟与前、中关节突分离,后者形成内侧跗骨前肌的底部,外侧跗骨窦锚定距跟骨间韧带复合体。中侧面稍微凹陷,位于载距突上面,约 1/5 的人群中前侧关节面是融合的。跟骨的骰骨关节面是双面凹形,貌似鞍状。约 2/3 的跟骨关节内骨折累及该关节面[52]。

距下关节与踝关节相偶联,距离较近,因此它的位置严重影响远端足部关节的性能。距舟关节、跟骰关节和距下关节一起,使后足可以进行相当大的三维翻转/外翻运动,这对于足跟撞击与推进时的减震和足部对不平坦地面的适应是必不可少的。跟骨骨折后骨不连接所致距下关节功能下降可导致严重的步态改变,在不平整的路面行走、爬梯子和楼梯时出现明显的困难和疼痛[34]。

大部分的跟骨骨折是由轴向力作用,如高处跌落或机动车祸所致。男性遭受跟骨骨折的概率是女性的 4~5 倍[41,49]。但是,跟骨骨折在老年人群中更多是由低能量损伤如爬楼梯失足或路边绊倒等原因所致,且大部分是骨质疏松的女性患者。跟骨的垂直轴存在于距骨的外侧,距骨长轴与跟骨形

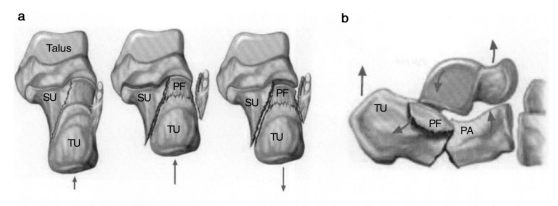

图 8-24-1　跟骨骨折的典型病理机制

a. 由于距骨（Talus）和跟骨轴的分叉，轴向载荷导致支撑骨片段（SU）从结节骨片段（TU）上脱落，该支撑骨片段由强大的内侧韧带和骨间韧带支撑着距骨。在距骨外侧突持续的轴向力作用下，小关节后突碎片（PF）被嵌入结节内[28]。b. 跟腱（TU）和分叉韧带（箭）的牵拉使结节碎片进一步移位。前路骨折产生一个额外的前内侧碎片，导致严重跟骨骨折的 5 个可再生的主要碎片[49]

成的水平面上夹角为 25°～30°。因此，在轴向负荷下，载距突承受着跟骨体所带来的冲击力（图 8-24-1）。典型的原发性骨折线一般位于矢状面上，并沿着距下关节后侧面走行。外侧壁的"爆裂"骨折，腓骨肌腱通常会受到撞击，并伴有大量嵌顿，且由于冲击量较大甚至会累及远端腓骨。在骨折脱位的情况下，整个跟骨粗隆向外侧和腓骨尖端移位，经常产生不规则的远端腓骨骨折伴腓骨上支持带撕脱，如果没有发现跟骨的剪切骨折，可能会被误认为是单纯的踝关节骨折[35,50]。

根据撞击的能量和足的位置，继发骨折线始于 Gissane 角和距下关节的后面[14]。在"关节压缩骨折类型"中，骨折线一般向下后方向直至受累及的后关节面，从而产生压缩的斜形骨折碎片。"舌形"骨折中，骨折线存在于结节的上方，从而产生一个大的骨折碎片，该骨折碎片由跟腱牵引着，呈舌形（图 8-24-2）。在年轻人当中，可以看到跟骨结节上面的单纯撕裂骨折碎片（"喙状骨折"），由跟腱拉伸所致。

骨折线可向前方延伸，导致载距突或跟骰关节分离，从而形成前方突起，有时会形成额外的前内侧骨块（图 8-24-2）。前方突起如果出现这种特异的骨折类型，医生应当怀疑是否有跗中关节（Chopart）骨折脱位[36]。

第 3 节　分　型

准确的骨折分型、适应证及术前计划需要通过 CT 对骨折的解剖形态进行评估。因此，这几种分型系统通常是基于 CT 进行分型的，最常用的骨折分型是 Sanders 分型[41]。该分型是基于冠状位 CT 扫描，对后关节面上的骨折线的移位严重程度进行预测性评估后对其分型的。关节外骨折和无移位骨折属Ⅰ型，关节外骨折且有一条分离骨折线属Ⅱ型，2 条骨折线为Ⅲ型，3 条或 3 条以上属Ⅳ型。外侧的骨折线编码为 A，中间的骨折线编码为 B，内侧骨折线则编码为 C[41]。

Zwipp[49] 引入了 12 分制的骨折测量表，反映了主要骨折碎片的数量（2～5 分）、累及的关节面（0～3 分）、软组织损伤程度及所伴随的邻近骨骨折。大样本患者研究已

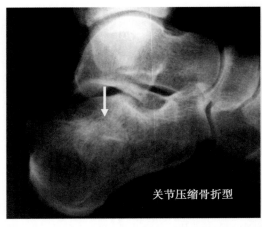 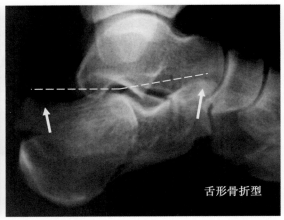

关节压缩骨折型   舌形骨折型

图 8-24-2   关节的凹陷和舌形骨折是根据 Essex-Lopresti 的放射学特征

经证实,该分型具有重要的指导预后的价值[32,49]。CT 形态计量学研究发现,Sanders 分型和 Zwipp 分型[2]都具有指导预后的价值。

足部损伤 AO/ICI 分型[54]将跟骨骨折分为 A 型(关节外骨折)、B 型(关节内骨折)和 C 型(骨折脱位)。亚型(1~3 型)反映了累及关节面的数目。受伤的关节和移位的方向用附加的拉丁字母和希腊字母来表示。

骨、软骨和软组织的损伤程度分别用亚组来独立编码,以备科研之用。

第 4 节 诊 断

跟骨骨折患者典型表现为疼痛、肿胀及后足血肿,有时可伴踝关节畸形(图 8-24-3)。足跟触诊有揉面感,患者不能承重。主

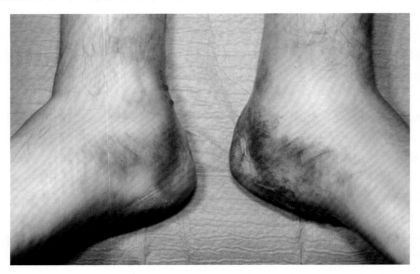

图 8-24-3   双侧跟骨骨折血肿的临床表现和足跟周围软组织肿胀

动或被动转动足部有疼痛感。在数小时内可能形成水疱,严重移位的碎片产生的压力可能导致皮肤坏死。休息、抬举患肢、冰敷后疼痛不缓解,软组织渐进性肿胀高度提示筋膜隔室综合征,多达 10% 的跟骨骨折患者可发生[27]。对于无意识的患者,通常采用有创性方式来排除这种风险。必须注意的是,在多发性创伤或高能量损伤后多发伤的患者中,一定不要忽略了跟骨骨折。

对于疑似跟骨骨折患者,需要拍摄后足的轴位和侧位 X 线片,通常在背跖位,足部远端倾斜 30° 以评估跟骰关节。踝关节前后位 X 线片显示骨折脱位中腓骨近侧踝的骨量和距骨内侧半脱位。如果骨折有移位的话,侧面观察非患侧跟骨可显示正常的 Böhler 角和 Gissane 角。距下关节斜位观可显示距下关节的损伤程度。足部处于中立位、内旋 45°,投射管角度为 10°~40°。前者能显示距下关节的后面部分,后者显示其前侧部分。尽管这些信息可以通过 CT 扫描来更加精确推断,该技术对于术中骨折复位的评估仍然十分有用[41]。

如果怀疑关节内骨折,可以采用 CT 扫描来满足手术的需求。CT 扫描可对骨折的形态进行三维分析,观察累及关节的程度,对骨折进行精确的分型和制定翔实的诊疗方案[41,53]。

第 5 节　手术适应证

治疗方案的制定不仅要考虑到个体骨折类型及软组织的损伤程度,也要考虑到患者功能需求、合并症及患者依从性。通常认为,在没有局部或全身骨折禁忌证的情况下,应对移位的关节内骨折进行解剖复位[3,12,40,53]。因为在尸体实验中已经证实[43],即使距下关节的后侧面分离 1~2 mm,也会有较大的载荷偏移,同时临床试验[5,7,10,32,45]也证实了较差的功能性结果,

建议对关节移位 >1 mm 的骨折进行手术复位。关节外骨折合并严重的后足内翻或外翻畸形或后足明显扁平、增宽或短缩畸形,以及跟骨结节内侧突明显移位等情况,均需手术治疗。

大部分闭合骨折都会有 2 度软组织损伤,例如严重水肿、皮下血肿等。大部分学者都会选择在消肿后进行手术,通常在 5~10 天。这段时间内,最好将患者转移到创伤中心救治。但是,移位骨折后延迟手术超过 2 周则风险明显增高,因为会发生纤维愈合和软组织挛缩,增加切开复位后伤口不愈合的风险及随后的伤口感染风险[32,46]。因此,如果不能在 2 周内实行内固定(例如,对于软组织严重损伤或多发伤患者),一般建议进行内侧外固定经皮复位,以最大限度地减少软组织的挛缩[52]。

切开复位内固定的系统禁忌证包括严重的神经血管损伤、胰岛素依赖型糖尿病控制不良、患者依从性差、大量吸烟及严重的系统性免疫系统紊乱和(或)预后不良等。高龄不是绝对禁忌证,因为研究发现 65 岁以上的患者同样可获得较好的功能结果[20]。

非手术治疗一般用于非移位或微移位的骨折,以及存在上述局部或全身禁忌证的情况[12,40,52]。短暂休息后,冰敷、抬举患肢 3~4 天,鼓励患者进行距下关节及踝关节的锻炼。根据骨折类型和骨骼质量,患者在患肢部分负重 20 kg 的情况下进行 6~10 周的活动。

第 6 节　手术技巧

一、急诊处理

急诊手术适用于开放的跟骨骨折、闭合骨折合并筋膜隔室综合征及严重软组织损

伤患者且有骨块移位者。看似简单的关节外舌形或喙状骨折（图 8-24-4），如伴有跟骨结节上缘撕脱和移位者，需要紧急复位，以避免皮肤缺血性坏死发展到跟腱，这将非常难处理[16,36]。

开放性骨折的治疗方法是对严重污染或死亡的组织进行积极的清创，并对通常位于内侧的伤口进行大量冲洗。经皮复位主要的骨折片。首先用克氏针固定主要的骨折碎片于距骨或舟骨，然后胫跗外固定从而保护软组织。也可以首先采用三点外固定，即从内侧的跟骨结节、距骨头和舟骨，中间楔骨或第 1 跖骨基底，按照顺序依次恢复跟骨的几何结构，直到外固定完成（图8-24-4）。

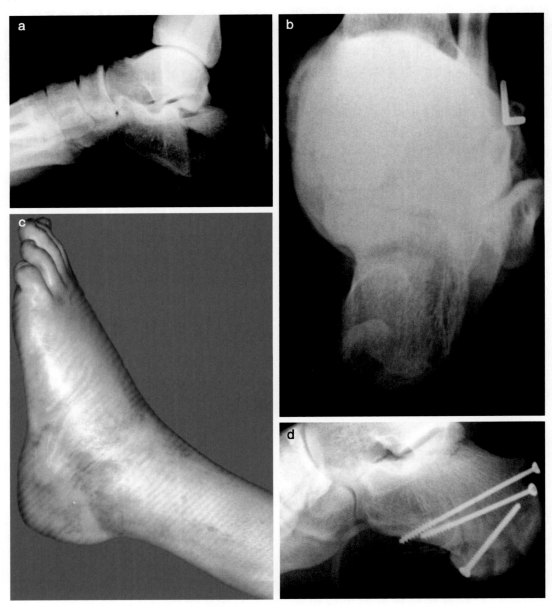

图 8-24-4　a、b.舌形骨折，跟骨结节前部明显位移，结节的足底内侧嵌顿骨折片。c.移位的结节对特别脆弱的跟腱附着处的皮肤施加直接压力。d、e.在经济情况下进行切开复位内固定和螺钉固定，以防止足跟后部的皮肤坏死。用另外的小块螺钉固定内侧足底粗隆的嵌顿骨折碎片

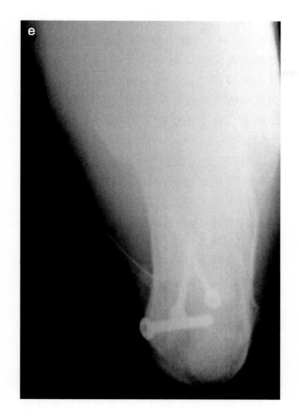

图 8-24-4(续)

无张力闭合伤口。如果有严重肿胀或皮肤缺损的情况,可以采用皮肤替代物或真空辅助伤口闭合,以防止伤口边缘皮肤彻底坏死。48～72 h 后,再次观察伤口并重新反复冲洗伤口。同时,确定软组织覆盖的类型。标准的接骨术通常在软组织固定后 10～14 天进行。另外,对于整体情况较好的患者,在局部或游离皮瓣覆盖 120 h 内即可以实行接骨术,以便即使对于复杂的软组织损伤的患者也可使其获得早期功能康复[8]。

如果患者有明显的足部筋膜隔室综合征,可以实行背侧或内侧皮肤筋膜切除术。一般建议在筋膜隔室压力＞30 mmHg 时行筋膜隔室松解术,这个原则同前臂和腿部创伤[27]。文献中有学者更倾向于将这个压力值降低在 25 mmHg,因为足部肌肉对筋膜隔室压力增高所致的缺血损伤更敏感,其典型表现为常见的爪形趾[49]。临床上,跟骨

深部隔室内单纯压力升高(包括足方肌)与外侧跖神经的临床关联性并不清楚[25]。一些学者建议通过单纯切除后足部分组织来减轻跟骨关节深部筋膜隔室压力,类似于足底筋膜松解术[25,40]。

在多发性创伤患者中,松解筋膜隔室后通常进行克氏针固定和外固定。对于单纯跟骨骨折的患者,一般采用标准接骨术。笔者经验认为,通过下述的延长外侧入路早期消除血肿,标准的钢板固定对于即将发生和已经有明显隔室症状的患者效果是相同的,因此快速闭合伤口对于多数患者并无不良反应[52]。

对于有严重移位和软组织损伤的跟骨闭合骨折,如果不能立即内固定,经皮复位、临时外固定,然后用克氏针内固定以保护软组织。对于严重移位的跟骨骨折多发伤患者,简单复位、从内侧开始进行三角外固定也是有适应证的。这种方式可以有效防止软组织挛缩,为患者的整体条件得到改善再进行内固定手术争取了时间[36]。

二、微创治疗

如上所述,经皮手术入路对处于特殊紧急情况,如多发伤或软组织严重毁损的患者尤其有用[31]。对于择期手术患者,微创手术入路是一种有效的治疗方式,并且无软组织损伤的并发症。由于经皮内固定存在距下关节不完全复位的风险,因此最适合关节外骨折和简单的关节内骨折(Sanders Ⅱ型[31,47])。

患者置于可透视的手术台上,未伤侧侧卧位。经皮撬拨复位大结节骨折碎片。该方法最初由 Westhues 于 1934 年所描述,Essex-Lopresti[14] 在其英文文献中经常提及引用,并认为其特别适用于舌形跟骨骨折。将一根 6.5 mm Schanz 螺钉及手柄引入到结节骨块的主要区域,使其平行于粗隆骨块的上侧面。压缩的骨折碎片被松解后,

将手柄向下滑动从而将结节骨折碎片折回，直到与主要的支撑块相平行。内翻或外翻畸形的纠正通过手柄向外或向内滑动来实现。术中透视 X 线来控制畸形纠正的质量。如果关节后侧面是作为一个整体而分离的（如 Sanders ⅡC 型骨折），那么这种方法足以实现解剖复位。

对于更复杂的骨折类型（如 3 或 4 部分骨折，Sanders ⅡA 型或ⅡB 型骨折），其独立的外侧面骨折碎片通过锐骨膜起子、克氏针或一个槌子，经皮来操控。用克氏针固定骨折碎片，关节面的复位用关节镜或 3D 透视镜来控制（图 8-24-5）。标准的前外侧和后外侧入路，甚至有时另外的中间入路也可以用来做距下关节镜检查[33]。其中一个入口用于显示台阶的移动，另一个入口用于清除关节和骨折平面上的碎片和纤维粘连。在保证跟骨后小关节解剖复位后，经皮置入 3～6 颗骨皮质螺钉。1 个或 2 个螺钉置于踝丘靠近载距突处，从而在载距突位置和骨折压缩处获得最大程度的稳定性。

三、切开复位内固定

（一）手术入路的选择

大部分关节内移位骨折可以通过延长外侧入路来达到有效复位[3]。它可以更好地观察到后关节面，而＞90％的跟骨骨折累及后关节面[49]。患者在未受伤的一侧采用侧卧位。皮肤切口呈 L 形，其长度约为外踝末端与跟腱后部和足跟下方之间距离的 2/3（图 8-24-6）。由于累及前侧突的骨折或跟骰关节，该切口可继续向远端延伸，也可以轻微向上弯曲。这个可延展的切口并不侵入腓肠神经和跟骨外侧面的血液供应，从而形成一个全厚筋膜皮瓣[3,15]。腓骨肌腱必须小心地从腓骨结节上分离，腓骨结节由一个单独的支持带固定。此处，可打开肌腱鞘并暴露肌腱，为了防止术后粘连，将肌腱和腱鞘一起轻轻地活动，并用软带固定至原

位。为了更好地观察距骨和距下关节的跟骨面，应用克氏针和非吸收缝线临时固定软组织皮瓣。从下面牵拉外侧跟骨壁肿胀的骨皮质并用缝线固定。从切口的前侧部分观察前侧突和跟骰关节，此时腓侧肌腱位于足跖面。将克氏针置入骰骨，可暂时将皮肤皮瓣拉开。

"直接外侧入路"[28]呈弧形，直接穿过距下关节和跗骨窦，与腓总肌腱平行。相对于外侧延展入路来讲，这种入路软组织切除更少。但是，这种入路需要沿着外侧跟骨动脉径直切开，因此可能会损伤腓侧肌腱和神经。文献报道认为该入路与外侧延展入路在软组织问题方面并无差别[26]。在我们的临床实践中，直接外侧入路一般用于跟骨骨折脱位，即移位结节碎片直接压迫腓骨尖和腓骨肌腱[52]。如果这个切口从近端延伸至外踝的话，就能固定腓骨骨折碎片并重新附着腓骨支持带。如果经皮尝试的复位被证明不可能，在距下关节和跗骨窦的小而直接的入路也可能有帮助[31]。

1982 年，McReynolds 设计内侧入路的初衷是用来支撑跟骨内侧壁。但是，距下关节的后侧面和跟骰关节并不能从内侧看到，且有损伤神经血管束的风险，包括胫后动脉、静脉和神经。因此，内侧入路最适用于简单骨折（2 部分）、关节外骨折或骨折脱位不适用外侧入路的情况[52]。该切口位于内踝和足底之间，在复位之前必须先确定好神经血管束。可用一个小的抗滑动钢板来坚强固定跟骨内侧壁。

小的内侧载距突入路[49]一般适用于载距突单纯骨折或在更为复杂的关节内跟骨骨折的内侧关节面分离的情况。根据笔者的经验，双侧载距突入路比载距突联合经典的 McReynolds 入路软组织并发症更少[52]。其水平切口仅 3 cm，位于可感的载距突下方 2 cm，内踝前方 1 cm。邻近的跨长屈肌、趾长屈肌和胫骨后肌腱被血管祥牵开。神经血管束由跨长屈肌腱所保护，无须暴露。

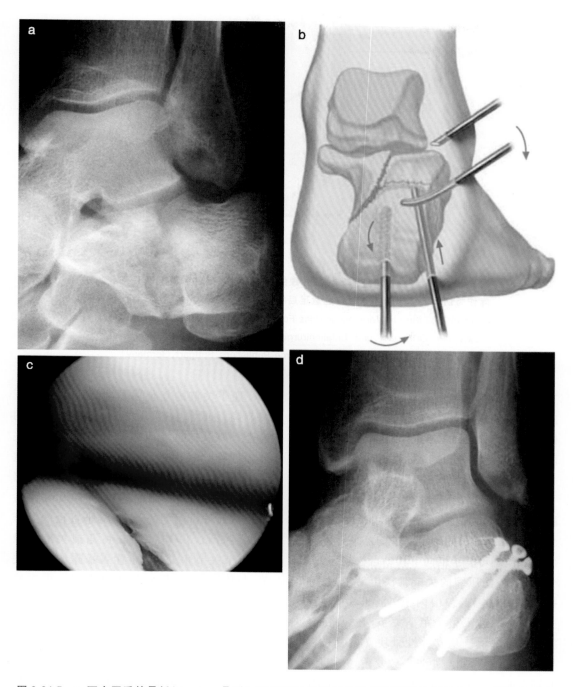

图 8-24-5　a. 不太严重的骨折（Sanders Ⅱ型），可以通过经皮复位和螺钉固定进行治疗。b. 通过从后方引入 Schanz 螺钉（Westhues 手法）减少结节，用槌子、骨膜起子或经皮导入的克氏针操纵外侧关节碎片。c. 通过距下关节镜或三维透视确定后关节面的解剖复位。d. 主要的骨折碎片用螺钉经皮进行固定

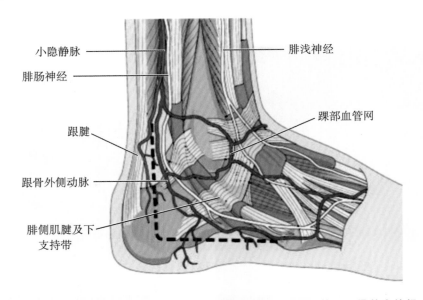

小隐静脉

腓肠神经

腓浅神经

踝部血管网

跟腱

跟骨外侧动脉

腓侧肌腱及下
支持带

图 8-24-6　跟骨的扩展外侧入路。外踝的尖端、跟腱、足底和第 5 跖骨基底的粗
隆作为切口的标志。操作时应注意足后跟侧面的神经血管供应[经许可，改良自
Rammelt S，Zwipp H. Verletzungen des Fußes. In：Wirth CJ，Mutschler W（Hrsg.）：
Praxis der Orthopädi und Unfallchirurgie. Stuttgart，New York，Thieme-Verlag，
2007：738-766 with permission from Thieme Publishers，Suttgart，Germany]

直视下复位内侧关节面后，用 3.5 mm 长的
压缩螺钉固定好载距突，沿其长轴置入跟骨
体。将螺钉向跖面方向轻轻地前进置入，以
防止损伤后侧关节面或跗骨窦。

（二）技术及复位控制

直接处理结节骨块适用于多种类型的
跟骨骨折。切开皮肤、钻孔后用手柄导入跟
骨结节 6.5 mm 的多孔 Schanz 螺钉，从后
面或外侧均可。手柄向下移动可松解压缩的
骨折碎片，使压缩的关节骨块更易于观察和
提升（图 8-24-7a）。由内至外逐步复位距下
关节。为了进入整个距下关节，必须将前侧
突牵拉至一侧。从支撑性骨块开始复位，如
果向外侧倾斜，则与距骨一致复位，并用从足
底置入的 2.0 mm 克氏针固定。如果有中间
骨折碎片则将其复位，并用 1 根或 2 根穿过
内侧壁的克氏针固定到内侧（支撑）骨块上，
使其与外侧的中间骨折碎片齐平。最后，抬
高关节面后侧的骨折压缩部分，将克氏针从
内侧反向钻入至骨折碎片（图 8-24-7b）。

距下关节的复位质量应该用切开距下
关节镜[33]或术中 3D 透视镜[39]进行可靠的
检查。如果骨折端离内侧距离远或距下关
节骨折碎片较多的话，这样的检查尤其重
要。任何穿过距下关节的克氏针都应该移
除，并且关节的外侧面应得到有效可视检
查。依据骨折解剖的形态，将小直径的关节
镜（2.7 mm，30°）从 Gissane 角或关节后缘
（即结节关节角处）引导置入暴露的距下关
节，与传统的前、后外侧入路类似。再次检
查关节以确定其余部分是否协调一致，以及
是否还有散在的骨折碎片。如果发现关节
面下降，后侧面的位置需要立即纠正，以防
术后疼痛或二次手术治疗（图 8-24-8c、d）。
临床研究显示，关节镜和 3D 透视镜能够显
示关节面平整情况或螺钉置入距下关节位
置偏差等，但传统的透视镜阳性检测率较
低，超过 20% 的情况不能检出[33,39]。如果
关节骨折碎片较多或骨质差需要克氏针横
行固定距下关节，则须在手术结束时在进行

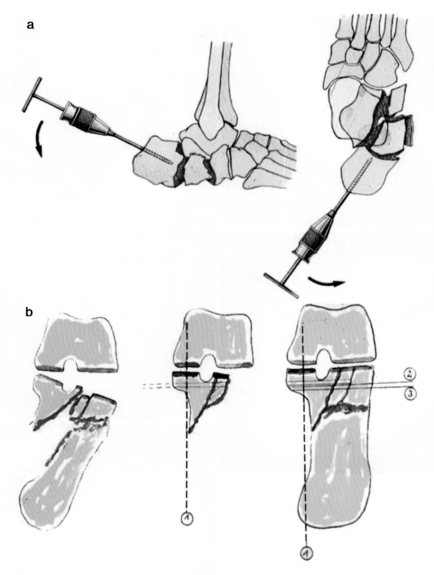

图 8-24-7　复位技术

a. 将 Schanz 螺钉插入粗隆（Westhues 手法），可使骨折碎片松动，并可纠正内翻/外翻畸形和跟骨粗隆高度的丢失。b. 如果存在中间关节碎块，则将内侧和后部小平面由内侧向外侧逐步缩小，并暂时从内侧用克氏针经皮固定

钢板内固定后对关节的一致性进行控制。如果在这个阶段检测出关节不平整，必须移除螺钉并重新复位。

　　然后，继续复位结节块，完成距下关节的重建。恢复足跟高度，用 Schanz 螺钉作为翘杆来消除任何的内翻或外翻畸形。然后复位跟骰关节面，仍然是从内侧开始复位。距下

关节的前内侧面如果骨折，可以通过入路的前部显影。用置入软骨下的克氏针牵拉已经复位的关节骨块，以避免其干扰外侧钢板的定位。最后，将跟骨的整个后部与前突对齐，重建 Gissane 角。另外，沿跟骨长轴置入一根克氏针，用以牵拉骨折碎片（图 8-24-8e）。透视下观察控制跟骨外部的形态。

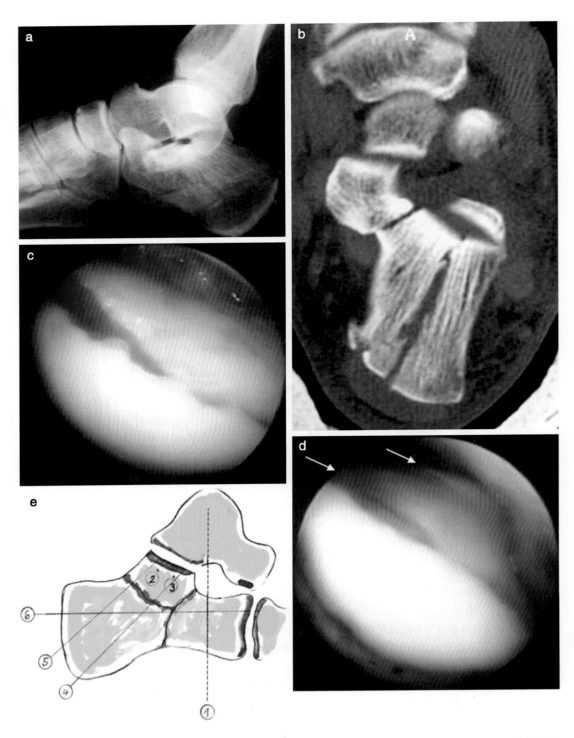

图 8-24-8　a、b. 跟骨关节内移位骨折（Sanders Ⅲ型 AC）。c、d. 术中开放的距下关节镜控制多发性骨折关节的解剖复位。e. 用 Schanz 螺钉将跟骨粗隆还原为重建的关节骨块，然后将整个后段至前突用克氏针临时固定。对于高度不稳定的骨折和小关节骨块，应保留关节固定

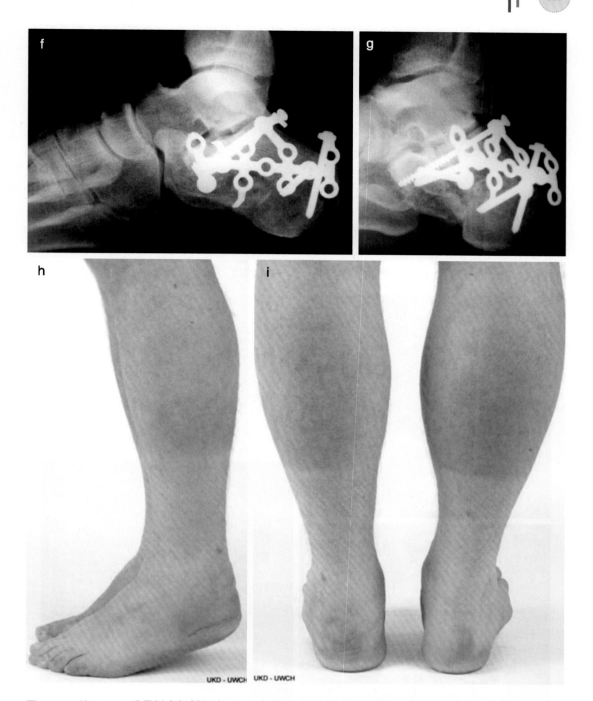

图 8-24-8(续) f、g.采用侧方钢板固定。h、i.术后 20 个月,患者无疼痛,后足对齐良好,踝关节运动正常,距下关节运动轻度受限

(三)内固定

抬高跟骨后侧关节面压缩的外侧部骨折碎片往往会遗留骨性缺损,这主要是骨折碎片压缩至中立三角所致。是否需要通过同侧髂骨骨移植或骨替代物来填补骨缺损并无临床证据[24]。尽管很多学者否认骨缺损填补的必要性[7,23,41],另一些学者也只在高度不稳定的大量缺损骨折进行骨移植[3,32,53]。尸体实验证

实,注射钙磷骨水泥填充骨缺损会增强钢板上方的抗压强度；临床试验显示其可允许患者更早进行负重活动[13]。然而，与骨水泥相关的并发症，如窦道形成[44]和水泥松动等[13]已被报道，尽管患者数量较少，但临床效果并不优于那些不注射骨水泥的病例[24]，尽管在一个前瞻性研究中证实[21]，术后 1 年 Böhler 角塌陷明显降低。

现在，已经设计了各种各样的跟骨钢板来达到内固定的目的。大部分学者使用一个单纯的外侧板来恢复跟骨的解剖特征，支撑结节、丘部及关节后侧面和前侧突[5,32,40,52]。螺钉的数量和位置取决于骨折类型。将 2 根

螺钉置入载距突,2～3 枚螺钉置入跟骨粗隆,另外 2 枚置入前侧结节(图 8-24-8f、g)。为了在距骨支撑带(严重移位的前突或前小关节碎块)中获得理想的定位,可以在钢板外再放置 1 枚或 1 枚螺钉。采用多轴锁定钢板设计,可方便螺钉的放置[37]。如果使用交锁钢板,则应先置入 1～2 枚常规螺钉使钢板贴近骨骼,从而增加摩擦并避免软组织撞击。然后,移除克氏针和 Schanz 螺钉。有时骨折碎片较小且较多,可选择性切断克氏针使其与外侧壁相一致,此谓"切断的克氏针"(图 8-24-9),也可以用可吸收钉来替代。内固定完成后应用胶原蛋白海绵覆盖跟骨外侧壁可减少骨松质出血。

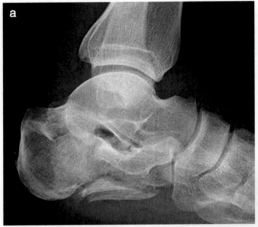

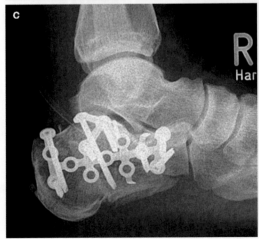

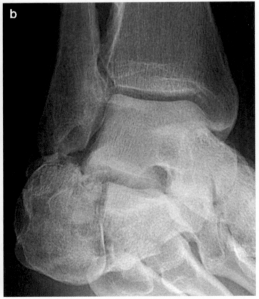

图 8-24-9　a、b.跟骨外侧壁直接接触腓骨尖的跟骨骨折脱位。c.切开复位和侧方钢板固定如上所述。多碎块性后侧小关节需要用附加的软骨下克氏针固定

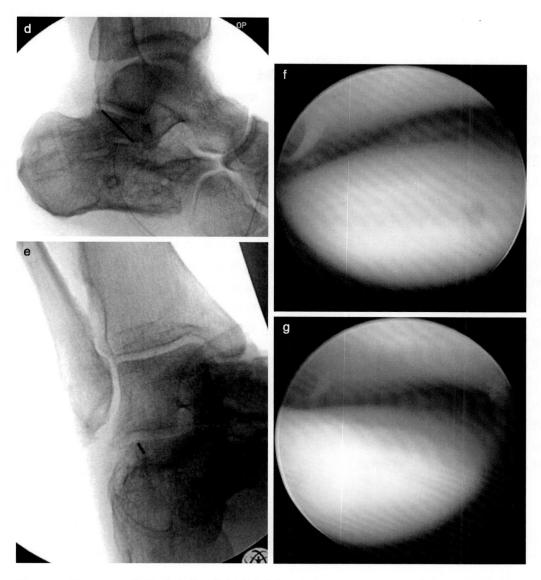

图 8-24-9(续)　d、e. 1 年后,患者在日常生活活动中无疼痛,但距下运动明显减少。拆除钢板后行联合关节内和关节外松解术。f、g. 拆除钢板后的距下关节镜检查显示,内侧粘连很少,距下关节的软骨质量良好。几乎看不见以前的断裂线

　　一些学者认为,对于高度粉碎的跟骨骨折(Sanders Ⅳ型),如果不能恢复其关节面解剖,可以采用一期距下关节固定术[41]。如前所述,重建跟骨形状和螺钉固定后,从关节表面清除所有剩余的软骨,用自体骨移植和 1～2 枚 6.5～8.0 mm 骨松质拉力螺钉实现关节融合术[40]。另外,如果距下关节炎性疼痛继续发展,可以在一期接骨术后进行二期

关节固定术[51]。这种手术较易成功,并且一期非手术治疗跟骨骨折不愈合时,其临床效果比矫正性关节融合术好[30]。

第 7 节　术后护理和康复

　　术后应用下肢夹板或石膏固定 5～7

天,时间长短取决于软组织损伤程度。从术后第 1 天起,指导患者每小时按压患足足底 10 次以改善下肢静脉循环。从术后第 2 天开始,拆除石膏并进行伤口护理,对踝关节、距下关节和跗骨中关节进行主动和被动运动范围的物理治疗。此外,开始进行连续性被动活动距下关节。根据骨折类型和骨骼质量的不同,患者在 6～12 周的时间内,只能穿着鞋子负重约 20 kg。4～6 个月后,允许患者做可耐受的体力劳动和体育运动。只有在关节突出或关节纤维化且活动范围受限的情况下,才建议在钢板固定 1 年后拆除。如果是后者,拆除钢板同时实行关节外和关节内的关节松解术,并用距下关节镜进行清创(图 8-24-9)。进行关节松解术时对距下关节恢复质量进行的分级与临床效果紧密相关,有助于对距下关节融合术的决策[33]。

对不太严重的跟骨骨折进行经皮螺钉固定后,不必用夹板外固定,术后立即行物理治疗[31]。建议患者部分负重 6～8 周。对于有多发伤的患者,其术后护理应因人而异,按照患者个体情况进行护理。

第 8 节　并发症

一、软组织问题

术后约 10% 的患者发生腓肠神经激惹,通常会造成足跟外侧暂时的而非永久的感觉过敏或迟钝。对于有疼痛症状的神经瘤,建议切除[18,40]。在应用外侧扩展入路进行接骨术的患者当中,1%～19% 的患者发生浅表伤口边缘坏死[1,3,4,18,32,53],数量与采用直接外侧入路发生坏死的数量相同[26]。浅表皮肤坏死经过局部伤口护理、抗生素治疗及制动通常会愈合。切开血肿发生率一般<5%。如果该血肿不能通过抬高患肢、休息及抗生素的应用而消退的话,建议行负压吸引或外科手术[53]。

二、感染

深层组织和骨头感染是跟骨骨折手术治疗后最严重的并发症。研究报道,采用外侧板进行切开复位内固定后其发生率为 1.3%～7.0%[3,4,18,32,53]。危险因素包括开放性骨折、手术延迟超过 14 天、BMI 指数偏高和吸烟[1,19,32,46]。治疗方式包括对感染和坏死的组织进行反复彻底的清创和大量冲洗。大部分情况下,必须拆除钢板,如果骨折未愈合,再用螺钉固定。临时应用抗生素 PMMA 珠和真空负压装置闭合伤口是有效的治疗方式,尤其是当清创术留下相当大的组织缺损时。如果发生慢性跟骨骨髓炎[49],则不可避免地要进行部分或全部跟骨切除术。对于清创术后的软组织覆盖问题,应考虑局部或游离皮瓣覆盖,以控制感染并避免病程延长[9]。建议在第一次清创术时即开始应用抗生素治疗,抗生素的种类根据术中化验的结果进行调整。

三、畸形愈合与不愈合

非手术治疗移位的跟骨骨折通常会导致疼痛的畸形愈合,并伴严重的功能缺陷[12,34,42,49]。手术复位后遗留的关节不平整或距下关节的软骨严重损伤将导致距下关节炎。典型的畸形主要是骨折病理-解剖的直接结果,如跟骨高度降低、跟骨变宽、后足内翻或外翻畸形,骨折脱位后后跟外移甚至距骨倾斜至踝穴[38,50]。这些骨性畸形导致很多软组织问题,包括疼痛性硬结或后跟周围的溃疡形成,跟骨外侧壁的腓侧肌腱撞击或半脱位,蹈长屈肌腱滞留于内侧壁或载距突,跟腓直接相连,腓肠神经或胫后神经炎及由未意识到的筋膜隔室综合征所致的爪形趾等[12,38,42,50,51]。

畸形愈合如果有症状,则必须进行畸形矫正,从而保存足部功能。根据文献所建议的重建方法,提出了 5 种类型的创伤后跟骨愈合不良[51]:①Ⅰ 距下关节不协调,A 愈合;②Ⅱ 后足内翻或外翻,愈合不良;③Ⅲ 相关高度丢失,B 不愈合;④Ⅳ 结节的附加横向平移,C 坏死;⑤Ⅴ 踝关节距骨额外倾斜。

对于伴有疼痛性距下关节炎的Ⅰ型畸形,可以进行原位融合,如果有外生骨赘,该手术还可能联合跟骨外侧壁减压术。极少数情况下,对于关节外畸形愈合或关节内畸形愈合但软骨尚可的情况,可进行保留关节的截骨术。

Ⅱ型畸形愈合通常进行矫正性的距下关节融合。内翻或外翻畸形可通过切除部分不对称的关节、楔形骨块植入或通过跟骨结节的骨切除术进行矫正。

Ⅲ型畸形愈合需要分离关节骨块以达到重建跟骨高度,并减轻前侧的胫距之间的撞击[11,34]。对于严重的跟骨高度减少或内、外翻畸形,可能也需要矫正截骨术。

Ⅳ型畸形愈合主要是由跟骨结节骨折脱位所致。首选的治疗方法是沿前骨折平面进行矫正性截骨术和距骨下融合[35,38]。

Ⅴ型畸形愈合需要通过另外的前侧中线切除来修复踝关节并仔细清创所有的内生组织,然后逐步重建距骨和跟骨的力线,并通过双侧入路矫正距下关节融合[49]。

对于不愈合的情况,这些矫正手术通常先进行假纤维关节的清创,然后辅以骨松质移植。跟骨缺血性坏死很少见,需要彻底清创,并可能需带皮髓质或带血管蒂的骨移植进行逐步重建。其他的软组织手术包括延长跟腱、腓侧肌腱松解术和重建上方的支持带。对于没有明显距下关节炎("0 型")的患者,可进行矫正性的保留关节的截骨术。

第 9 节 总 结

跟骨骨折需要个体化的治疗方案。非移位和轻度移位的关节外骨折通常采用非手术治疗。不太严重的关节内骨折可经皮复位内固定治疗,在某些患者中治疗效果较好[31]。经皮复位内固定对于严重骨折类型,如软组织损伤严重或患者全身状况较差的情况也较为有用。开放性骨折和闭合骨折伴筋膜隔室综合征或有关节内压所致的严重软组织嵌压,通常需紧急处理。对于没有禁忌证的大部分移位的关节内骨折,切开复位内固定是最适宜的治疗方式。对 100 例患者进行跟踪随访超过 1 年的临床研究发现,尽管预后测量标准各异,但采用切开复位外侧钢板固定的患者中,60%～85% 的患者能达到良到优的临床效果[4,7,23,32,41,53]。在多项研究中已经确定的重要预后因素包括初始骨折类型、软组织损伤程度、跟骨总体形状的重建和距下关节复位质量等[3,5,10,12,32,41,45,53]。对跟骨不愈合的骨折,根据其各自的病理解剖和病理生理学进行治疗,矫正畸形手术包括截骨术、矫正融合术和两者的结合。

参考文献

[1] Abidi NA, Dhawan S, Gruen GS, et al. Wound-healing risk factors after open reduction and internal fixation of calcaneal fractures. Foot Ankle Int, 1998, 19:856-861.

[2] Andermahr J, Jesch AB, Helling HJ, et al. CT-Morphometrie der Fersenbeinfraktur und Vergleich der Klassifikationen von Zwipp und Sanders. Z Orthop Ihre Grenzgeb, 2002, 140:339-346.

[3] Benirschke SK, Sangeorzan BJ. Extensive intraarticular fractures of the foot. Surgical management of calcaneal fractures. Clin Or-

thop,1993,292:128-134.

[4] Bèzes H,Massart P,Delvaux D,et al. The operative treatment of intraarticular calcaneal fractures. Indications, technique, and results in 257 cases. Clin Orthop,1993,290:55-59.

[5] Boack DH, Wichelhaus A, Mittlmeier T, et al. Therapie der dislozierten Calcaneusgelenkfraktur mit der AO-Calcaneusplatte. Chirurg,1998,69:1214-1223.

[6] Böhler L. Behandlung der Fersenbeinbrüche. Arch Klin Chir,1929,157:723-732.

[7] Brattebø J, Molster AO, Wirsching J. Fractures of the calcaneus:a retrospective study of 115 fractures. Ortho Int,1995,3:117-126.

[8] Brenner P,Rammelt S,Gavlik JM,et al. Early soft tissue coverage after complex foot trauma. World J Surg,2001,25:603-609.

[9] Brenner P, Zwipp H, Rammelt S. Vascularized double barrel ribs combined with free serratus anterior muscle transfer for homologous restoration of the hindfoot after calcanectomy. J Trauma,2000,49:331-335.

[10] Buckley R, Tough S, McCormack R, et al. Operative compared with nonoperative treatment of displaced intra-articular calcaneal fractures: a prospective, randomized, controlled multicenter trial. J Bone Joint Surg Am,2002,84-A:1733-1744.

[11] Carr J,Hansen S,Benirschke S. Subtalar distraction bone block fusion for late complications of os calcis fractures. Foot Ankle,1988, 9:81-86.

[12] Crosby LA,Fitzgibbons T. Intraarticular calcaneal fractures. Results of closed treatment. Clin Orthop,1993,290:47-54.

[13] Elsner A,Jubel A,Prokop A,et al. Augmentation of intraarticular calcaneal fractures with injectable calcium phosphate cement: densitometry, histology, and functional outcome of 18 patients. J Foot Ankle Surg, 2005,44:390-395.

[14] Essex-Lopresti P. The mechanism, reduction technique, and results in fractures of the os calcis. Br J Surg,1952,39:395-419.

[15] Freeman B,Duff S,Allen P,et al. The extended lateral approach to the hindfoot. Anatomical basis and surgical implications. J Bone Joint Surg Br,1998,80:139-142.

[16] Gardner MJ,Nork SE,Barei DP,et al. Secondary soft tissue compromise in tongue-type calcaneus fractures. J Orthop Trauma,2008, 22:439-445.

[17] Goff CW. Fresh fractures of the os calcis. Arch Surg,1938,36:744-765.

[18] Harvey EJ,Grujic L,Early JS,et al. Morbidity associated with ORIF of intra-articular calcaneus fractures using a lateral approach. Foot Ankle Int,2001,22:868-873.

[19] Heier KA, Infante AF, Walling AK, et al. Open fractures of the calcaneus: soft-tissue injury determines outcome. J Bone Joint Surg Am,2003,85-A:2276-2282.

[20] Herscovici DJ,Widmaier J,Scaduto JM,et al. Operative treatment of calcaneal fractures in elderly patients. J Bone Joint Surg Am,2005, 87:1260-1264.

[21] Johal HS, Buckley RE, Le IL, et al. A prospective randomized controlled trial of a bioresorbable calcium phosphate paste (alpha-BSM) in treatment of displaced intra-articular calcaneal fractures. J Trauma, 2009, 67:875-882.

[22] Leriche MR Ostéosynthèse primitive pour fracture par écrasement du calcanéum à sept fragments. Soc Chir de Lyon Seànce du 2 de fevrier. 1922,559-560.

[23] Letournel E. Open treatment of acute calcaneal fractures. Clin Orthop,1993,290:60-67.

[24] Longino D,Buckley RE. Bone graft in the operative treatment of displaced intraarticular calcaneal fractures: is it helpful? J Orthop Trauma,2001,15:280-286.

[25] Manoli A, Weber TG. Fasciotomy of the foot:an anatomical study with special reference to release of the calcaneal compartment [see comments]. Foot Ankle, 1990, 10: 267-275.

[26] Melcher G,Degonda F,Leutenegger A,et al.

Ten-year follow-up after operative treatment for intra-articular fractures of the calcaneus. J Trauma,1995,38:713-716.

[27] Mittlmeier T,Machler G,Lob G,et al. Compartment syndrome of the foot after intraarticular calcaneal fracture. Clin Orthop,1991,269:241-248.

[28] Palmer Ⅰ. The mechanism and treatment of fractures of the calcaneus. J Bone Joint Surg Am,1948,30:2-8.

[29] Poeze M,Verbruggen JP,Brink PR. The relationship between the outcome of operatively treated calcaneal fractures and institutional fracture load. A systematic review of the literature. J Bone Joint Surg Am, 2008, 90: 1013-1021.

[30] Radnay CS,Clare MP,Sanders RW. Subtalar fusion after displaced intra-articular calcaneal fractures: does initial operative treatment matter? J Bone Joint Surg Am,2009,91:541-546.

[31] Rammelt S,Amlang M,Barthel S,et al. Minimally-invasive treatment of calcaneal fractures. Injury,2004,35(Suppl 2):SB55-63.

[32] Rammelt S,Barthel S,Biewener A,et al. Calcaneus fractures. Open reduction and internal fixation [German]. Zentralbl Chir,2003,128:517-528.

[33] Rammelt S,Gavlik JM,Barthel S,et al. The value of subtalar arthroscopy in the management of intraarticular calcaneus fractures. Foot Ankle Int,2002,23:906-916.

[34] Rammelt S,Grass R,Zawadski T,et al. Foot function after subtalar distraction bone-block arthrodesis. A prospective study. J Bone J Surg,2004,86:659-668.

[35] Rammelt S,Zwipp H. Arthrodesis with re-alignment. In: Coetzee JC, Hurwitz SR, editors. Arthritis and arthroplasty: the foot and ankle. Philadelphia: Saunders/Elsevier, 2009: 238-248.

[36] Rammelt S,Zwipp H. Calcaneus fractures: facts,controversies and recent developments. Injury,2004,35:443-461.

[37] Richter M,Droste P,Goesling T,et al. Polyaxially-locked plate screws increase stability of fracture fixation in an experimental model of calcaneal fracture. J Bone Joint Surg Br,2006,88:1257-1263.

[38] Romash MM. Reconstructive osteotomy of the calcaneus with subtalar arthrodesis for malunited calcaneal fractures. Clin Orthop,1993,290:157-167.

[39] Rübberdt A,Feil R,Stengel D,et al. Die klinische Wertigkeit des ISO-C(3D) bei der Osteosynthese des Fersenbeins. Unfallchirurg,2006,109:112-118.

[40] Sanders R. Displaced intra-articular fractures of the calcaneus. J Bone Joint Surg Am,2000,82:225-250.

[41] Sanders R,Fortin P,DiPasquale A,et al. Operative treatment of 120 displaced intra-articular calcaneal fractures. Results using a prognostic computed tomographic scan classification. Clin Orthop,1993,290:87-95.

[42] Sangeorzan BJ. Salvage procedures for calcaneus fractures. Instr Course Lect, 1997, 46: 339-346.

[43] Sangeorzan BJ,Ananthakrishnan D,Tencer AF. Contact characteristics of the subtalar joint after a simulated calcaneus fracture. J Orthop Trauma,1995,9:251-258.

[44] Schildhauer TA,Bauer TW,Josten C,et al. Open reduction and augmentation of internal fixation with an injectable skeletal cement for the treatment of complex calcaneal fractures. J Orthop Trauma,2000,14:309-317.

[45] Song KS,Kang CH,Min BW,et al. Preoperative and postoperative evaluation of intra-articular fractures of the calcaneus based on computed tomography scanning. J Orthop Trauma,1997,11:435-440.

[46] Tennent T,Calder P,Salisbury R,et al. The operative management of displaced intra-articular fractures of the calcaneum: a two-centre study using a defined protocol. Injury,2001,32:491-496.

[47] Tornetta 3rd P. Percutaneous treatment of

calcaneal fractures. Clin Orthop, 2000, 375: 91-96.

[48] Westhues H. Eine neue Behandlungsmethode der Calcaneusfrakturen. Zugleich ein Vorschlag zur Behandlung der Talusfrakturen. Zentralbl Chir, 1935, 35: 995-1002.

[49] Zwipp H. Chirurgie des Fußes. Wien: Springer, 1994.

[50] Zwipp H, Rammelt S. Subtalare Arthrodese mit Calcaneus-Osteotomie. Der Orthopäde, 2006, 35: 387-404.

[51] Zwipp H, Rammelt S. Posttraumatische Korrekturoperationen am Fuß. Zentralbl Chir,

2003, 128: 218-226.

[52] Zwipp H, Rammelt S, Barthel S. Calcaneal fractures-open reduction and internal fixation (ORIF). Injury, 2004, 35 (Suppl 2): SB46-54.

[53] Zwipp H, Tscherne H, Thermann H, et al. Osteosynthesis of displaced intraarticular fractures of the calcaneus. Results in 123 cases. Clin Orthop, 1993, 290: 76-86.

[54] Zwipp H, Baumgart F, Cronier P, et al. Integral classification of injuries (ICI) to the bones, joints, and ligaments-application to injuries of the foot. Injury, 2004, 35 (Suppl 2): SB3-9.

第25章　跗横关节骨折脱位和跗跖关节骨折脱位

第 25 章

跗横关节骨折脱位和跗跖关节骨折脱位

Stefan Rammelt

摘要 跗横关节（Chopart）和跗跖关节（Lisfranc）骨折和脱位的发生率相对较低，但临床表现差异很大。在初诊时，很容易发生漏诊或误诊，以至于有可能影响足部的正常功能。

致伤原因多为高能量损伤，且常伴有严重的软组织损伤。正确的诊断结果有赖于细致的临床检查和标准化的放射线透视。CT 扫描能够很好地揭示骨折的损伤程度，并为术前制订诊疗计划提供参考。为了降低软组织的压力，必须紧急减少严重的脱位。已存在或进展期的骨筋膜隔室综合征患者，需要多次检查，并行皮肤筋膜切开减压处理。

选择何种内固定方式，取决于骨折类型。常用的方式有克氏针、可吸收针、螺钉和钢板。对于 Chopart 关节周围的距骨、舟骨、骰骨和跟骨骨折，多采用交锁钢板进行固定。对于 Lisfranc 关节，第 1~3 跗跖关节多采用螺钉固定，而第 4 和第 5 Lisfranc关节则用克氏针固定。伴有软组织严重缺损时，进行内固定前需先进行胫跗关节外固定治疗，直至软组织修复完成。Chopart 关节不稳定性骨折，采用克氏针或桥状骨板进行临时固定，以便于韧带损伤的恢复。如何在跗跖关节处维持关节内固定，目前尚无共识。

跗骨中段和跗跖骨骨折脱位后可接受结果的最佳预测因素是原发性解剖复位和充分的内固定，而不适当的关节复位和（或）稳定几乎总是会导致疼痛的畸形愈合或不愈合、残余的不稳定和导致畸形。适时地进行轴向调整，可以减轻疼痛，提升后期康复效果。

关键词 解剖学和病理学·分型·并发症·诊断·足部·跗横（Chopart）关节骨折移位和跗跖关节（Lisfranc）骨折移位·康复·手术指征·手术技巧

第 1 节 概 述

Chopart 关节和 Lisfranc 关节发生骨折时，常被忽略或发生漏诊。据最新统计，有 30%~40%的该类损伤被漏诊或不完全诊断[15,34,46]。发生以上情况的原因有以下几种：该类疾病的发病率较低、临床表现多样、多伴有其他部位的损伤、缺乏临床经验和精确的影像学依据，尤其是发生微型创伤

S. Rammelt
Clinic for Trauma and Reconstructive Surgery, University Hospital Carl-Gustav Carus, Dresden, Germany
e-mail: strammelt@hotmail.com

G. Bentley (ed.), *European Surgical Orthopaedics and Traumatology*,
DOI 10.1007/978-3-642-34746-7_247, © EFORT 2014

和伴有韧带损伤时。因此，自 20 世纪 60 年代以来，该类损伤的发病率不到 1%，可能较正常值过低[8,47]。

跗横关节和跗跖关节被人们所熟悉，其命名源于法国 18、19 世纪著名的外科医生，他们分别利用其在足中、前部正常的生理结构为基础，进行截肢手术。非常有趣的是，Jaques Lisfranc(1790—1847)因推广利用跗跖关节正常解剖结构进行前足掌截肢而著名，并以他的名字命名该手术名称。而 Jaques Lisfranc 的手术方式却引自他的同胞 François Chopart(1732—1795)，虽然后者被报道只做了 1 例该种手术。法国外科医生们例如 Malgaigne 也是最先描述 Chopart 关节和 Lisfranc 关节病理机制与受伤类型的学术团体。Quénu 和 Küss 依据广泛的临床症状和工作经验，在 1909 年发表了很多关于跗跖关节骨折种类和伤情评估的报道，这些成果构成了该类疾病研究的基础。

第 2 节　相关解剖和病理力学

Chopart 关节由 2 个独立的关节密切连接而成。在内侧，距骨关节对足的外翻和内翻起着关键作用，并有助于后足和中足之间的三维运动。它与距下关节的前部分一起构成距跟舟关节，与髋关节在解剖、功能和系统发育上有许多的相似之处。在侧面，具有很少活动度的鞍形跟骰关节，能够为足部的横向移动提供一定的弹性。2 个关节相互影响作用显著，当一个关节出现功能障碍时，除了累及距下关节外，其他邻近关节也会受影响，甚至会降低整个足部的功能[3]。Chopart 关节的稳定性通过强劲的韧带得以实现：跟舟足底韧带，跟舟背侧韧带，背侧、外侧及足底跟骰韧带。以 Chopart 关节为支点，韧带自跟骨前部分叉，分别连接骰骨和舟骨。Manter[21] 依据韧带的走行，给 Chopart 关节定义了一个纵轴线和斜轴线。足底肌肉和腱膜进一步增加了 Chopart 关节的稳定性。胫后肌腱为足弓的内侧面提供了额外的支撑。

Main 和 Jowett[19] 对 71 例 Chopart 关节损伤进行讨论分析后，认为多数损伤源于治疗的不彻底。他们发现 40% 的足部受伤患者是由于纵向外力(轴向负荷)导致的，另外骨折的类型也与外力作用的位置有关。前足受内旋外力作用时，常导致跗骨、舟骨或距骨头部压缩骨折。前足受外展力作用时，常导致中跗关节侧方受压，跟骨前部和骰骨骨折。其中后者被 Hermel 和 Gershon-Cohen 称作"胡桃夹"骨折[12]。学者们还发现它们的发生通常需要受到巨大的外力，所以这些骨折很少是孤立发生的。

当考虑到可能导致 Chopart 关节骨折和脱位的机制时，即内侧或外侧的压缩骨折一侧很可能与另一侧的牵张力结合，经常导致韧带损伤、骨撕裂或骨折(图 8-25-1)。因此"胡桃夹"骨折也可发生在内侧面[32]。对 61

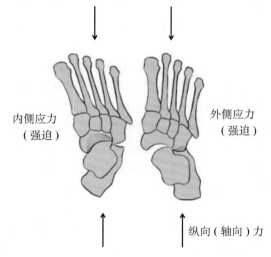

图 8-25-1　导致 Chopart 骨折脱位的机制(修改自参考文献[19,31])。前足对后足的强迫内收导致内侧应力，前足的强迫外展导致跗横关节的外侧应力。这可能与纵向力(轴向载荷)相结合。内侧或外侧的压缩骨折最可能与另一侧的牵张力结合。因此，应高度怀疑韧带损伤、骨撕裂或伴发骨折

位 Chopart 关节急性损伤患者进行观察,发现超过 44% 的患者有多处骨折[31]。如上所述,距骨头部和足舟骨的畸形愈合会导致足侧柱的缩短,跟骨和骰骨的畸形愈合也会导致足部侧柱的缩短[35]。因此,在对急性损伤进行评估和单一骨折或骰骨骨折进行诊断时,需要对韧带损伤、撕脱骨折、对侧骨折进行排除。单纯的内侧和外侧韧带损伤很少见,需要借助 CT 对骨损伤进行认真排除[7]。

内侧和外侧的应力间接作用于 Chopart 关节,足底的压力和挤压直接作用于跗横关节。旋转外力导致的"旋转"错位则被认为是该类损伤的一个亚型。在许多情况下,直接和(或)间接力量联合导致的复杂骨折和韧带损伤,很难对其受伤机制进行分析。

Lisfranc 关节连接足中部和前部。它由内侧的 3 个跖楔关节和外侧的 2 个跖骰关节组成。在跖骨平面上有一个类似于半圆拱形的楔形平面。平面处的第 2 跖骨被牢牢地固定于内、外侧楔骨之间,该处是 Lisfranc 关节最稳定的部分,同时也是关系治疗成功与否的关键。第 1、第 4、第 5 跗跖关节活动度较大,第 2 跗跖关节和第 3 跗跖关节则只能进行轻微的矢状面活动。第 1～5 跗跖关节均可在水平面进行 5°～20° 的活动[28]。跗跖关节的功能被形象地比喻为小孩的自行车轮子,第 2、第 3 跗跖关节如同中央的车轮,起着支撑作用,第 1、第 4、第 5 跗跖关节如同外侧和内侧的车轮,起着辅助平衡的作用。关节通过足底、骨间足背韧带形成稳定结构。第 1 跖骨和第 2 跖骨之间无韧带连接。然而,一条斜行韧带(有时称为"跗跖关节韧带")连接内侧楔骨和第 2 跖骨基底部。这种情况使第 1 跗跖关节和第 2 跗跖关节成为跗跖关节最薄弱的部位。胫前肌和胫骨长肌腱提供动力稳定性,特别是对第 1 跗跖关节。

导致 Lisfranc 关节骨折脱位的原因分直接和间接两种,前者如重物砸伤、挤压伤,后者如扭曲、踩踏受力或马镫拉伤。因为背侧跖跗韧带比骨间韧带和足底韧带薄弱,所以间接受力导致的跖骨背侧脱位损伤高达 90%,而直接受力导致的跖骨背侧和向足底移位各占一半[25]。损伤的范围从轻微的、纯粹的韧带损伤(主要在"Lisfranc 韧带"水平)到复杂的骨折脱位。骨折脱位与发生足部急性筋膜隔室综合征的高风险相关[20]。Chopart 关节和 Lisfranc 关节合并损伤的比例占 25%[36,48]。

Chopart 关节和 Lisfranc 关节损伤多是高能量创伤造成的。因此,在发生以上损伤时,有相当大比例伴有复合伤或多发伤,这些导致在疾病处理时面临更大的挑战[2,25,31]。另一方面,如果在 Chopart 关节和 Lisfranc 关节周围出现严重的骨折或骨折脱位是自发的,或者没有相关的创伤,则应分别怀疑 Sanders Ⅲ型和Ⅱ型 Charcot 神经性关节炎。

第 3 节 分 型

Main 和 Jowett[19] 依据上述病理学原则对 Chopart 关节损伤进行了如下分类。

分组	亚组
轴向受力	撕脱(2、3、4 组)
内侧受力	半脱位性骨折(2、3、4 组)
外侧受力	移位性骨折(2、4 组)
足底受力	旋转性骨折(2、3 组)
挤压	

Zwipp[48] 提出可以依据 Chopart 关节解剖结构的受损程度将骨折脱位分为以下几类:①韧带损伤;②距骨损伤;③跟骨损伤;④足舟骨损伤;⑤骰骨损伤;⑥2～5 型的复合损伤。见图 8-25-2。

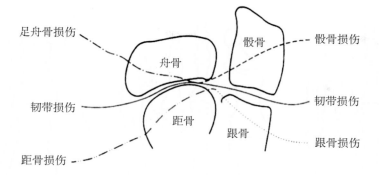

图 8-25-2　Zwipp 分类法[48]：依据解剖结构的损伤程度，对 Chopart 关节骨折脱位进行分类

依据上述分类方法，远端骨体（足舟骨和骰骨）骨折数量是近端骨体（距骨头部、跟骨前部）的 2 倍。复合伤（6 型）占所有病例的 40% 以上，可以观察到各种骨性损伤的组合，包括所有 4 块骨头的骨折[35]。

另一种被普遍应用的分类方法是依据 Quénu 和 Küss 在 100 年前对 Lisfranc 关节骨折脱位的里程碑式的论述[29]进行分类：①同向性骨折脱位；②单独性骨折脱位；③分离性骨折脱位。

距骨相对于跗骨的脱位和骨折脱位（图 8-25-3），Hardcastle 等学者[11]依据 AO 分型原则对该种方法进行了改进，将其分为 A、B、C 3 型。笔者又将 3 种骨折脱位分为 2 组。①A 组整体不协调。A1：外侧；A2：足底背侧。②B 组部分不协调。B1：内侧；B2：外侧。③C 组分离移位。C1：局部；C2：整体。Nunley 和 Vertullo 将以韧带损伤为主的轻微损伤进行了分类[27]。①Ⅰ型，无撕脱（Lisfranc 韧带扭伤）；②Ⅱ型，撕脱（Lisfranc 韧带断裂）；③Ⅲ型，撕脱伴纵向足弓高度降低。

第 1 跖骨和第 2 跖骨基底间的韧带撕脱，被认为缺乏稳定性，治疗时需要确保恢复其稳定性。

依据 AO/ICI 分型原则[49]，Chopart 关节和 Lisfranc 关节所有的受损情况：骨折、骨折脱位、单纯韧带损伤，均能够对单一骨体和关节面进行科学分类和描述。①A 型为关节外骨折，受影响关节数量为 1～3；②B 型为关节内骨折，受影响关节面为 a～g；③C 型为骨折脱位，骨体、软骨、韧带受损；④D 型为单纯脱位，移位方向为 μ（内侧）、λ（外侧）、α（向前）、π（向后）。

第 4 节　诊　断

一、临床检查

Chopart 关节和 Lisfranc 关节受伤时，患者临床症状很多，从局部负重疼痛到中足部肿胀和血肿，最终导致整个足部出现足部骨筋膜隔室综合征（图 8-25-6a）。骨筋膜隔室综合征患者往往抱怨疼痛逐渐加重，而放松、抬高、冰敷等治疗无效。对于伴有重要软组织损伤的昏迷患者，需要多次用棒针测量才能排除骨筋膜隔室综合征。对于有明显畸形的脱位患者，如果不及时复原凸起的骨折部分，会导致凸起的皮肤肿胀和坏死。足部在外翻和转位时会感到疼痛和受限。开放性伤口需要在事故现场做无菌化处理，回到手术室需要再次进行无菌化冲洗和清创处理。必须注意不要忽视多发伤或多创伤患者的闭合性损伤。

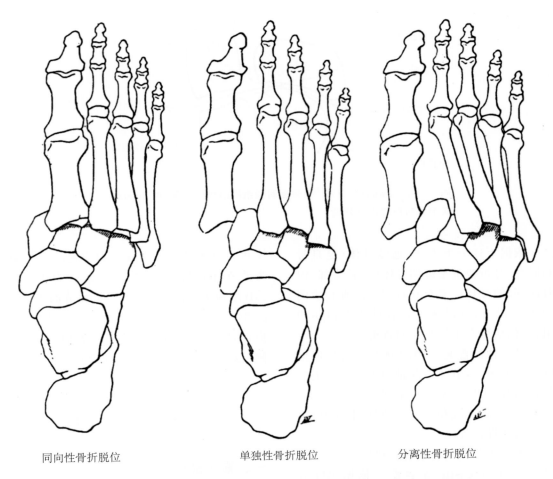

<table>
<tr><td>同向性骨折脱位</td><td>单独性骨折脱位</td><td>分离性骨折脱位</td></tr>
</table>

图 8-25-3　Lisfranc 关节骨折脱位分类（Quénu 和 Küss 于 1909 年发表的里程碑式论文原图）

典型的 Chopart 关节和 Lisfranc 关节受伤症状是足底出现瘀斑[6,38]，提示 Chopart 关节和 Lisfranc 关节之间的足底韧带受损（图 8-25-4）。Lisfranc 关节脱位，包括骰骨移位骨折，可能导致邻近跖趾关节脱位，从而产生背外侧"连趾脱位"[8]。

二、影像学检查

正确的 X 线检查对于检查 Chopart 关节和 Lisfranc 关节受损处的对线不齐至关重要。X 线检查标准体位包括距骨背侧位（正位）、侧位和侧斜 45°位[44]。为了更好地观察凸起的骨骼，在进行正位拍摄 Chopart 关节时，射线管尾部需倾斜 30°，而 Lisfranc 关节则需要调整为 20°（图 8-25-5）。如怀疑有单纯韧带损伤或需排除有撕脱骨折的不稳定性骨折，则需在充分麻醉后在外力作用下做内收和外展动作，进行 X 线拍摄。

在一个精确的横向投影中，Chopart 关节以谐波双曲线的形式呈现（"cyma-line"来自希腊单词 Κυμα，意思是波）。如果该波线条被破坏，则需怀疑 Chopart 关节受损。

常见的第 2 跖骨基底部骨折或撕脱骨折，表现为在该处出现不均匀斑点（斑点征）[13]。在背跖视图中，第 1 跖骨和第 2 跖骨之间的距离≤2 mm。第 2 跖骨的外侧边

行独立的图像观察[33]。在 Lisfranc 关节轻微损伤时，MRI 可以可靠地检测韧带断裂的数量[30]。

第 5 节　手术指征

经 CT 扫描证实，Chopart 关节和 Lisfranc 关节周围未移位的骨折以及稳定的韧带损伤或骨撕脱均未进行手术治疗。无移位跗骨骨折采用膝下石膏治疗，足和踝关节处于中立位置，患肢部分负重 15～20 kg，持续 6 周，期间允许部分负重活动。经放射观察后，如果允许，可以去除重物，进行全负重活动。无移位性跖骨基底部骨折，跗跖关节无不稳定情况者采用石膏鞋（"Lopresti 拖鞋"）治疗 6 周，期间允许踝关节活动。

如果没有手术禁忌证，所有的跗横关节和跗跖关节骨折均需采取解剖复位内固定治疗。如果不能复位或对位不齐会发展成创伤后关节炎，造成严重的疼痛和功能障碍[14,33,34,41,51]。

为了预防软组织进一步损伤，对于整体移位和骨折脱位需要尽早地进行复位处理。在充分镇痛和放松的情况下，可采取 1 种或 2 种措施进行闭合复位或经皮复位处理。通常情况下，对于交锁脱位和关节囊内嵌插骨折，不能进行闭合复位，只能进行切开复位。对于不能立即进行内固定治疗的患者，例如多发伤患者或对该类骨折缺乏治疗经验等，可以做局部切口，直接用克氏针进行固定，辅以胫跗外固定来达到类似效果。软组织愈合之后，患者的整体状况也达到要求，经过 CT 扫描等术前计划后，可以进行解剖复位内固定治疗。

开放骨折和脱位骨折治疗时需依据常规原则。主要的治疗措施包括及时减少错位程度，充分冲洗和清除坏死组织。如果可行，切开复位内固定时，可延长伤口作为手术切口。如果初步确定的骨内固定不可行，

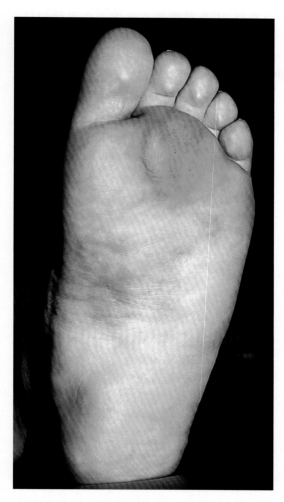

图 8-25-4　足底出现瘀斑表明 Chopart 关节和（或）Lisfranc 关节受损（此种情况下 Chopart 骨折脱位伴骰骨反向移位）

界应与距骨的相应边缘对齐。斜位 45°可以观测到第 3 跖骨和第 4 跖骨基底部、外侧楔骨及骰骨。

如果经 X 线片观测到 Chopart 关节或 Lisfranc 关节损伤，则需要再对其进行冠状位、轴位和矢状位 1 mm CT 重建扫描。CT 扫描能够确切地显示骨折的情况，对于伤情评估、分类和术前规划都很有帮助，尤其是对于 Chopart 损伤。为了促进 Lisfranc 关节损伤恢复，平跗跖关节做水平切口，进行弯曲重建。因此，Lisfranc 关节图像被人为展平（"猿型足"），并且所有跖趾关节都能进

最好通过现有的创口以微创的方式进行近似复位和临时固定。

如果足部明确有骨筋膜隔室综合征出现,需要紧急做单一或两侧伸肌背侧皮肤及腱膜切开处理[20,48]。当发生 Lisfranc 关节骨折脱位时,在进行解剖复位内固定时,可通过伤口处做皮肤切开[48]。在发生 Chopart 关节骨折脱位时,可以通过背侧筋膜触及距舟关节。另一种选择是进行内侧筋膜切开术。在所有严重开放性或封闭性软组织损伤的病例中,骨折固定应辅以胫骨踝外固定,以保护软组织,更好地护理创面并定期进行临床评估[31]。

初级融合术可以作为治疗跗跖关节单纯韧带脱位的一种替代疗法[16,18]。在 Chopart 关节,当遇到罕见的关节面粉碎骨折进行融合时,应尽量保留距舟关节或跟骰关节。因为它们在整体足部功能中发挥关键作用[3,35]。

常规切开复位内固定的手术禁忌证包括浅表软组织感染、周围血管疾病进展期、慢性静脉功能不全导致的皮肤溃疡、Charcot 关节病、患者依从性差。对于有禁忌证的患者,应尽可能地采取闭合复位的方法。当进行微创闭合复位时,需要对个体进行风险评估。

第 6 节　手术技巧

一、急诊处理

对于 Chopart 关节和 Lisfranc 关节整体脱位或骨折脱位患者,为了避免软组织持续受压坏死,需要尽可能早地对错位进行复位。当 Chopart 关节中的枢纽距舟关节脱位时,如果在充分麻醉和放松的情况下仍不能进行闭合复位,通常采用内侧或背内侧入路切开复位。对于不能复位的 Lisfranc 关节脱位,需在背侧做 1 个或 2 个纵行切口。对第 2 跗跖关节脱位进行复位是关键性操作。脱位韧带需暴露出来,进行关节囊有无嵌插、韧带、肌腱、骨折碎片检查。在锁定脱位的情况下,可在关节内置入骨膜起子,作为支撑点。对于足部内、外侧柱严重缩短的患者,微型牵引可以一直应用到确切的内固定前。如果由于上述原因不能进行初级解剖复位和明确的内固定,可通过克氏针固定和(或)应用胫腓骨外固定架保护软组织来实现临时内固定。

对于存在足部骨筋膜隔室综合征的患者,必须进行单侧或双侧背侧皮肤筋膜切开术,包括上、下伸肌支持带(图 8-25-6)。经原皮肤筋膜切口入路可以很容易地减少严重的脱位。对于伴有骨筋膜隔室综合征的 Lisfranc 关节骨折脱位,可以采用相同的入路进行明确的内固定。

在开放骨折和骨折脱位时,需要对高度污染和坏死的组织进行彻底的冲洗和清创处理。经现有伤口或对其进一步扩大,可以对骨折进行大体复位治疗。对于骨折脱位患者,解剖复位和内固定治疗的时机,需要依据患者的整体情况和医生的经验。经清创处理后,如果一期不能达到皮肤无张力缝合,可以应用人工胶原蛋白移植或真空加压对伤口进行暂时处理。胫跗外固定装置能够起到暂时固定、帮助软组织恢复等作用。在伤后 48~72 h 需要对软组织进行手术修复,期间需要对损伤类型进行判定。早期进行软组织修复,对于减少感染风险和术后功能恢复非常重要[5]。当软组织不能完全覆盖肌腱、关节或骨骼时,需要进行二次缝合、皮肤移植、局部自体微血管皮瓣转位。需要在伤后 48~72 h 应用广谱抗生素。

二、Chopart 骨折脱位内固定术

将患者置于仰卧位,于大腿部缚扎止血带。铺单时要使小腿有一定的活动性,这样

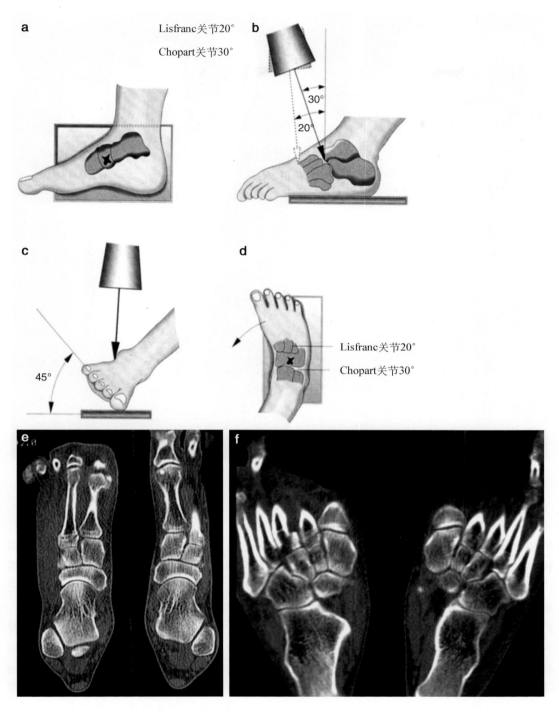

图 8-25-5　中足部疑似损伤标准 X 线片[44]

a. 正位；b. 外侧位；c. 倾斜 45°位；d. 排除不稳定性骨折，经充分局部麻醉后，外力作用下做内收位拍摄；
e. 跖骨基底部和相应的跗骨构成拱状结构，水平位 CT 扫描重建，能够对 1 个或 2 个跗跖关节进行观察；f. 沿拱形结构做曲面重建（"猿型足"重建[33]），能够对所有的 5 个跗跖关节进行观察，此外还能显示第 3～5 跖骨基底部横向错位情况

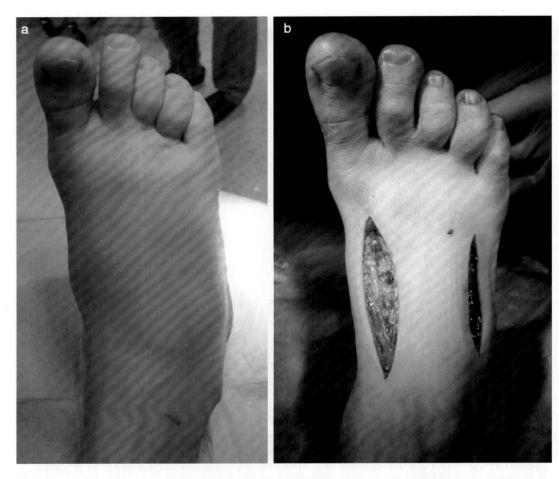

图 8-25-6　a.对有明显足部骨筋膜室综合征的患者进行减压；b.通过双纵背皮筋膜切开术进行减压治疗

可以方便显露 Chopart 关节的内、外侧。于同侧髋部置一楔状物垫高，便于外侧的操作。

　　自内踝下方向前内侧做弧形切口以显露距舟关节，延至足舟骨粗隆，也可于足背内侧距舟关节上方做纵行切口（图 8-25-7）。入路的选择可根据术前 CT 扫描。使用足背内侧入路时需要注意在切开皮下组织时不要损伤腓浅神经发出的足背皮神经。跗舟骨可经踇长伸肌与趾长伸肌之间的间隙显露。包含足背动脉与腓深神经的神经血管束要小心游离，并与趾长伸肌牵向一侧。如果足舟骨的外侧需要暴露，则需要游离肌腱与神经血管束，用软的橡皮条将其向内侧

牵拉。此时可在宽度上充分暴露距舟关节。一个放置在距骨颈和第 1 楔形之间的微型牵开器对于恢复足部内侧柱的长度，并暴露出球状关节表面的中心和足底是最有用的（图 8-25-7）。

　　手术时要清理关节与骨折断端的血凝块及松散的碎骨块。足舟骨骨折需要使用工具对其进行复位。在直视关节面的前提下将骨折断端与距骨头复位。复位的顺序最好从足底的碎骨块开始，然后按从外向内的顺序进行。用克氏针将骨折碎片临时固定在骨皮质边缘。中间压缩造成骨缺损，可根据缺损大小利用内踝或髂嵴的自体骨进行填充。普通类型的骨折可使用3.5mm

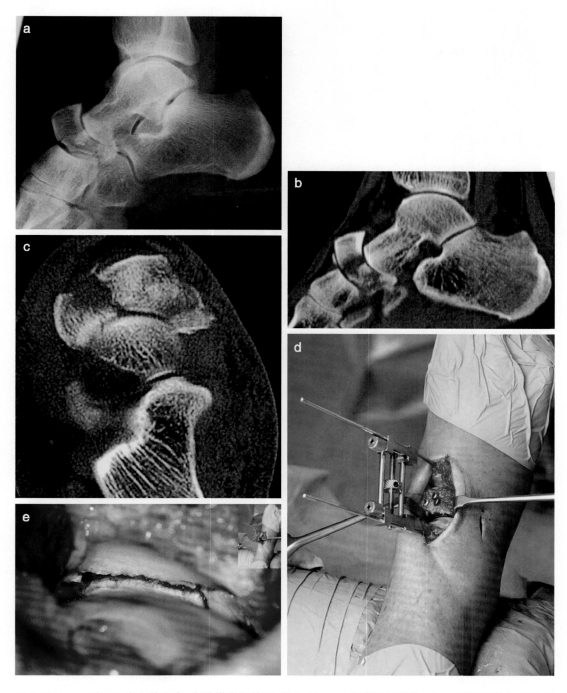

图 8-25-7　a. 1 例 68 岁女性患者，自楼梯台阶摔下，发生 Chopart 关节骨折脱位。b、c. 对碎裂的舟骨进行 CT 扫描。d、e. 经背部内侧入路到达舟骨处。微创分离暴露关节面对于解剖结构的恢复很有帮助

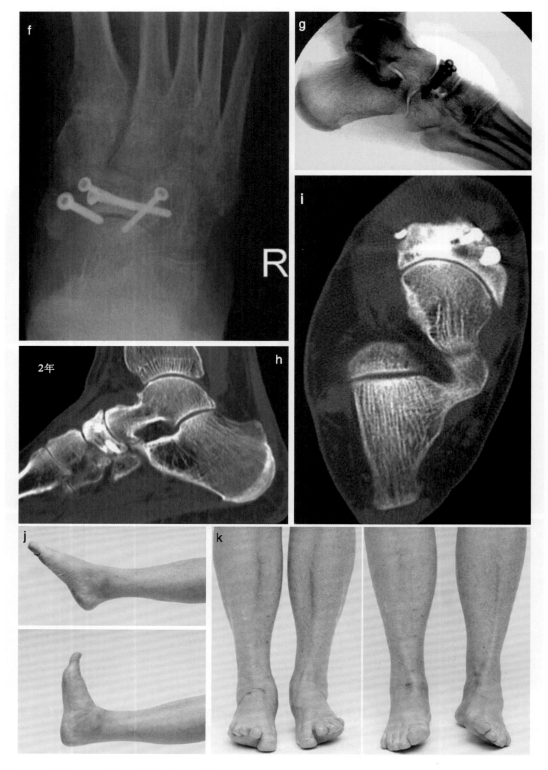

图 8-25-7（续）　f、g. 需要多个螺钉进行内固定。h、i. 术后 2 年回访，CT 扫描显示解剖复位处关节间隙变窄。侧方螺钉可以清楚看到。j、k. 2 年后随访发现矢状面可自由活动，冠状面活动则轻微受限

及 2.7 mm 的螺钉，对于复杂类型的骨折，可采用 2.7 mm 解剖型锁定钢板[4,9]。克氏针对于保持骨折的稳定性有重要作用，在截断时靠近骨皮质处保留一段。

累及舟状骨粗隆及距骨头的骨折经前内侧入路容易暴露。该入路可以更好地暴露距舟关节和距下关节的跖内侧。距骨头碎块可根据骨折情况逐一复位固定。内固定物包括适用于小软骨及骨软骨的可吸收钉、克氏针，适用于简单骨折及相对大骨块的 3.5 mm 及 2.7 mm 的螺钉，桥接固定于距骨头和距骨颈、距骨体等复杂压缩骨折的预弯钢板。如果螺钉置入处距离关节面较近或经过关节面，则应将螺钉头埋入骨质。无头螺钉也可以使用，但为了避免距骨头缩短，应尽量减少碎骨之间的压缩。用钳子将足舟骨粗隆复位至舟骨体，并以加压螺钉或小钢板固定。

经侧方纵向入路可以暴露跟骰关节。沿足底做平行或沿腓骨肌腱斜上方做手术切口[48]。注意保护平行于腓骨筋膜的腓肠神经。肌腱需用皮带轻轻地向跖面或背侧拉开。利用放置在跟骨前部和第 5 跖骨粗隆或骰骨结节之间的微型牵引器可以观察关节，暴露内侧柱。清除关节内和边缘的碎骨块。借助锋利的提拉器或骨刀轻轻地提拉或按压恢复关节面高度，使得跟骨前部关节面和（或）骰骨降低。以未受损的跟骨前部或骰骨骨皮质作为层面，将关节面移动到一起。如果同时两块骨体发生骨折，则优先处理受损轻的骨体。在跟骰关节解剖组织消减之后，需要利用胫骨远端或髂嵴部分骨体作为移植填充骨。跟骨前部骨折需利用 T 形板进行固定，而骰骨骨折则需用符合解剖形状的 2.7 mm 钢板进行固定。锁定板的应用能够避免"胡桃夹"骨折的产生，也能够降低创伤后扁平外翻足的发生（图 8-25-8）。

在内固定治疗后需要对距舟关节和跟骰关节进行稳定性检查。当内固定后仍有不稳定关节存在时，需用克氏针对其进行临时固定，以便于韧带恢复和防止创伤后关节不稳定的发生[31]。有医生主张当遇到严重的粉碎性骨折时，用桥状板固定距骨内侧柱和第一跖骨基底部，以确保骨的坚固愈合[42]。

三、Lisfranc 骨折脱位内固定术

患者取仰卧位，大腿处缚扎止血带，在局部麻醉或腰椎管麻醉下进行手术。除单纯性外侧损伤外，Lisfranc 关节的复位通常从内侧开始。自第 1 跖骨间背侧做纵行切口延伸至第 1 跖骨和第 2 跖骨与楔舟关节处，暴露内侧 3 个跗跖关节。平行第 4 跖骨间做皮肤切口，暴露第 4 跗跖关节和第 5 跗跖关节（图 8-25-9）。当发生急性骨筋膜隔室综合征时，内侧皮肤切口需要延伸至支持带远端，或者做能够同时连接 5 个跗跖关节的皮肤切口[48]。

复位从被称为跗跖关节"基石"的第 2 跗跖关节开始[8,48]。在第 2 跖骨基底部进行骨折复位时，需先清除该部位的小骨折碎片，之后应用 2.0～2.7 mm 的小螺钉进行内固定[34]。施加足够大的外力向内侧楔骨对第 2 跖骨进行加压（图 8-25-10）。这通常导致第 2 跖骨基部与中间楔形骨重新对齐。第 2 跗跖关节暂时需用克氏针进行逆行固定。当有明确的螺钉固定方案后，克氏针固定方案则可作为备选。之后将第 1 跖骨和第 3 跖骨分别降低，然后与内、外侧楔骨进行固定。当第 1 至第 3 跖楔关节解剖复位成功后，需要对第 4 跖骨和第 5 跖骨拍摄侧方斜位 X 线片，对其稳定性进行评估。如果侧方跖骨已经达到解剖复位，而且表现稳定，则不再需要进一步操作。如果第 4 跖骨和第 5 跖骨半脱位，则需经皮用克氏针将其反向固定于骰骨上。对于伴有骨折或软组织间置的持续性脱位患者，通过第 2 种背外侧入路对第 4 跖骨和第 5 跖骨进行切开复位和内固定（图 8-25-9）。

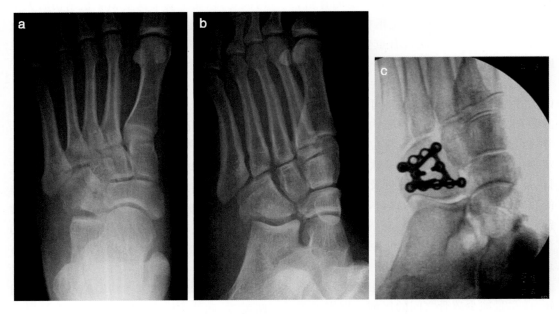

图 8-25-8　a、b. Chopart 关节反式骰骨骨折脱位("胡桃夹骨折");c. 在跟骨关节面和骰骨长度复位后,用解剖学形状的交锁钢板进行内固定

　　根据骨折的个体差异,如骨体大小、骨量多少、骨折处解剖结构、软组织受损程度、患者整体状态,可以选择克氏针、螺钉、小段钢板(需借助螺钉或克氏针)进行固定治疗。虽然有报道指出克氏针固定失败率高于螺钉固定[16,17,41],但从现有的研究来看,并没有确切的证据表明这两种治疗方式孰优孰劣。在笔者看来,克氏针固定可用于多发伤患者,以缩短手术时间,包括用于促进跖底多发性骨折而不可采用螺钉固定的患者,伴有软组织严重损伤患者,尤其是伤口受到污染的患者,以及第 4 跖骨和第 5 跖骨关节受损的患者[34]。在以上情况时,截断克氏针后,将断端折弯并埋在皮下(图 8-25-9)。

　　如果不适于用克氏针进行固定,可依据骨块的大小选用 3.5～4.5 mm 螺钉替换克氏针进行固定。区域性广泛粉碎性骨折可以利用微型钢板,借助克氏针和螺钉进行固定治疗。当遇到整体稳定性差或软组织受损时,包括足部骨筋膜隔室综合征时,在内固定时,还需要应用胫跖外固定装置作为辅助。螺钉自跖骨基底部逆行插入到对应的楔骨内。为了达到更佳的效果,在钉入螺钉时,需要避开内侧皮肤,螺钉头需避开伸肌腱。对跗跖关节进行重新对位后,术中需进行侧位、斜位和正位的摄像评估。如果伤口在皮肤无张力情况下不能愈合,则需用人工胶原蛋白作为临时替代物覆盖于创口表面。大部分情况下,可以进行二次缝合,例如骨筋膜隔室综合征切开后 3～5 天,就可以进行二次缝合。小块皮肤缺损可以通过皮肤移植进行修复。如果因为挤压或继发性皮肤坏死,出现大范围的全皮层缺损,早期、足够的皮瓣覆盖,能够有效地减少感染的风险,并促进功能恢复[5]。

　　第一跗跖关节和第二跗跖关节出现原位不稳定性骨折(轻微损伤)时,可尝试用经皮复位固定治疗[24]。复位钳通过第二跖骨基底部和内侧楔形骨的切口放置。用 X 线透视检查复位是否成功,如果失败则按先前方法,做背内侧切口进行复位。跖跗韧带断裂时则需利用螺钉进行内固定(图 8-25-10)。

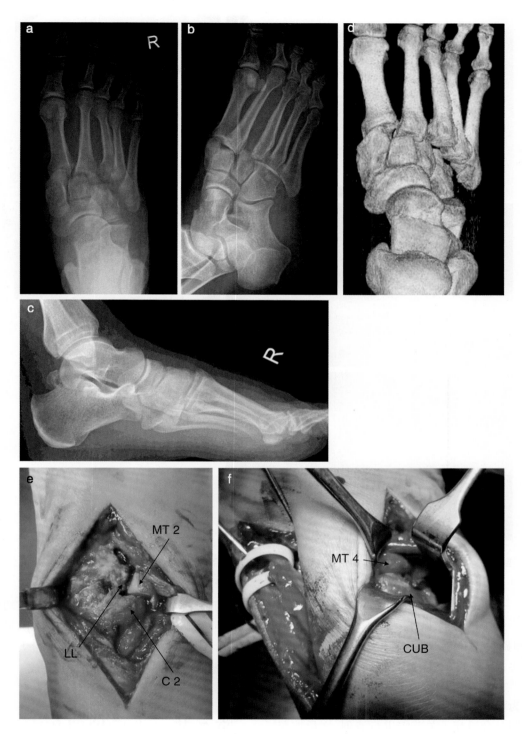

图 8-25-9　a～d. 同侧 Lisfranc 关节骨折脱位（和图 8-25-6 为同一患者）。e. 经背内侧入路暴露内侧跗跖关节。注意第 2 跖骨基底部（MT2）和第 1 楔骨、第 2 楔骨的移位。用软皮带轻轻地将深部神经血管束和踇伸肌腱牵拉到一侧。f. 在第 1～3 跗跖关节复位后，第 4 跗跖关节和第 5 跗跖关节仍然脱臼，非常不稳定

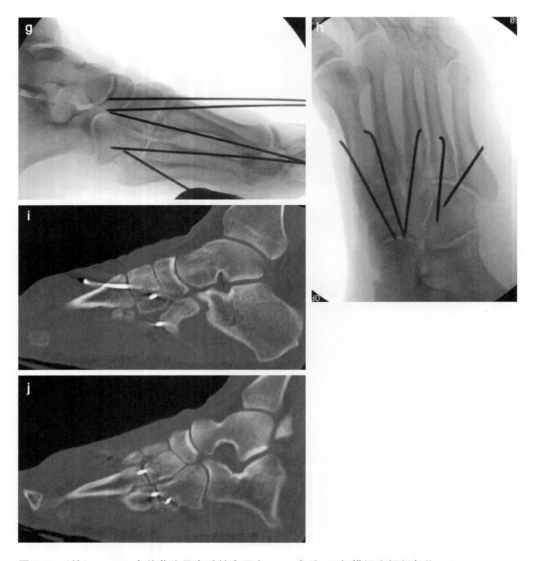

图 8-25-9(续) g、h.5 个关节均用克氏针内固定。i、j.术后 CT 扫描证实解剖复位

一期融合治疗

对于单纯的 Lisfranc 韧带损伤,第 1~3 跖跗关节的一期融合是一种可行的治疗方法,但其效果往往不如 Lisfranc 骨折脱位[16,18]。对于可活动的第 4~5 跖跗关节,因为可能会导致外侧柱僵硬,所以不建议做一期融合治疗。关节需进行清创,之后按照上述方法进行复位。依据具体骨块的大小和形状,融合时使用大号或小号螺钉(3.5~4.5 mm)。

对于 Chopart 关节,进行融合仅限于关节面严重受损时。距舟关节作为"足部髋"功能应尽可能地保留。在进行融合的过程中,进行再次对位调整则很有必要。融合通过大号或小号螺钉(3.5~6.5 mm)或桥接板完成。

第 7 节　术后护理和康复

术后,使用夹板或膝下石膏固定患肢,并将其抬高。可以将足从石膏里面露出来进行一系列主动或被动的活动练习,但是关

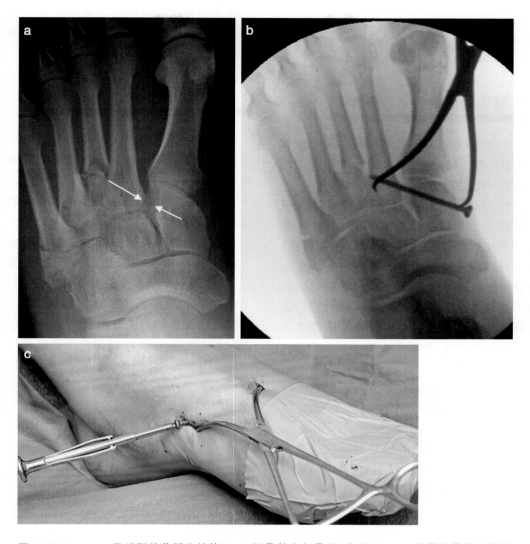

图 8-25-10　a～c. 无跗跖关节脱位的第 3～5 跖骨基底部骨折，伴有 Lisfranc 关节韧带单纯性撕裂损伤时，采用经皮螺钉固定治疗

节因被固定下来不能进行活动，因为其存在不稳定性。在那些有开放骨折或严重软组织损坏（包括筋膜隔室综合征）的患者中，外固定需保持在原位，直到软组织修复好，一般需要 5～10 天。伤口愈合后，膝下石膏用于 Chopart 损伤，硬鞋底石膏鞋用于 Lisfranc 受伤，持续 8 周。之后，临时克氏针可被拔除，开始一系列的练习活动。患者可进行 15～20 kg 的部分负重，持续 8～10 周。而这要根据骨折解剖复位、固定方式、植骨

量和整体骨质量来评判。

关于 Lisfranc 骨折切开复位固定后，内固定物要放置多久一直没有明确共识。然而克氏针通常在 8 周后移除，螺钉要留在体内 2～36 个月[16,24,34]，而且一些学者认为螺钉只有在患者有相关不良症状时才需要被拆除[18,39]。在笔者的实际操作中，在术后 8 周拆除克氏针或螺钉，并且在接下来的 2 周内逐渐增加负重。采用这种方案，在中期没有观察到继发性脱位[34]。

第8节　并发症

一、软组织问题

闭合性 Chopart 损伤和 Lisfranc 损伤后软组织感染很少见。感染率为 0～10%，几乎均发生于开放性损伤后[2,16,34,36,37]。

约 5% 的 Lisfranc 骨折脱位患者出现背侧脆弱皮肤坏死[16,26,34]。这些患者需要清创和皮肤移植，根据缺损的深度和面积，采用局部皮肤移植或游离皮瓣覆盖。中足背侧感觉障碍可能是原发性挤压伤的结果，也可能是急性筋膜隔室综合征后的结果，提示腓浅神经损伤。足背动脉在受伤或手术时都可能被损伤，特别是在第 1 跖骨和第 2 跖骨之间的穿支。

如果 Chopart 损伤和 Lisfranc 损伤被漏诊，可能引发复杂性区域疼痛综合征（complex regional pain syndrome，CRPS)[10,15]。残留的爪形趾和锤状趾是由受伤时的筋膜隔室综合征引起的，也很可能是由于小的内在足部肌肉的直接损伤造成的[20,34]。

二、缺血性坏死

舟状骨缺血性坏死（avascular necrosis，AVN）主要见于中、老年妇女[7,9,35,40]。第 2 跖骨的缺血坏死情况仅在早期研究中被描述[47]。患者主诉初次治疗后的持续性或周期性疼痛。伤后 4～6 个月在 X 线片上通过舟状骨的阴影部分可以代表性地诊断缺血性坏死。确切的坏死部分最好用 MRI 来探查。类比距骨，可能发生舟骨替代物的蠕变[40]。缺血坏死会导致舟骨的塌陷伴随内侧柱的缩短和上侧碎片骨块的挤出。可通过坏死组织切除术、距骨舟骨融合术外加

三皮质植骨进行治疗[33]。有时必须将舟形楔形关节纳入融合，以桥接缺损并获得足够的稳定性。

三、创伤性关节炎

创伤后关节炎在 Chopart 关节切开复位内固定和 Lisfranc 关节骨折脱位后的发生率在 0～95%，差异很大[1,11,15,16,23]。对于 Lisfranc 关节，已证实关节炎和非解剖复位之间具有相关性[16,25]。

创伤后关节炎的影像学证据并不总是与临床症状相关。在复杂的开放性损伤后，观察到一个或多个趾关节自发融合[26]。对于非手术治疗无效的疼痛性关节炎，通常需要将受影响的关节融合[51]。一项包括 257 例患者在内的 11 项研究的文献综述显示，在跗跖关节损伤大部分切开复位（84%）和螺钉或克氏针固定后，关节炎的影像学发生率为 49.6%，但只有 7.8% 的患者需要融合[43]。

四、畸形愈合和不愈合

Chopart 关节和 Lisfranc 关节骨折脱位常被忽视或漏诊，误判其程度和可能的后果。20%～40% 的该类损伤在初次诊断时被忽视或错诊为"足部扭伤"或"原位骨折"[11,14,15,31,34,46,51]。导致出现该类错位的原因是多方面的，其中包括该类损伤发生率较低、损伤模式和临床表现的巨大变异性、缺乏准确的影像学投影和临床及放射学标志的知识。另外，常因高能量损伤导致，跗横关节和跗跖关节损伤多见于复合伤或多发伤患者，因此在剧烈创伤和危及生命时，常出现漏诊。

Chopart 关节和 Lisfranc 关节可能出现 3 个关节面全部对位不齐，从而导致足部畸形。水平方向的对位不齐，导致内侧柱或

外侧柱缩短,从而导致前足发生内收或外展畸形。跗骨向足底或背侧脱位导致扁平足或高弓足[35,51]。距舟关节或跟骰关节发生旋转脱位时,畸形愈合会导致前足内旋或外展。在大多情况下,这些骨体部件多发生联合损伤,从而会出现复杂畸形[41,50]。

对于 Chopart 关节畸形愈合的治疗措施分为以下 5 类[35]。①Ⅰ型,关节不咬合;②Ⅱ型,不愈合;③Ⅲ型,跟骰关节Ⅰ/Ⅱ类伴有关节炎;④Ⅳ型,距舟关节Ⅰ/Ⅱ类伴有关节炎;⑤Ⅴ型,关节炎伴有复杂畸形。

对于符合Ⅰ/Ⅱ类不愈合的患者,如果骨质良好,软骨完好,可以考虑采用截骨矫形术或切除纤维性骨不连接,并进行二次解剖重建和保留距骨关节与跟骨关节[35]。根据笔者的经验,创伤后关节炎在距骨关节处发展迅速,因此限制了保留关节重建的可能性。在大多数情况下,将受影响的关节融合,并在踝关节中部进行轴向和旋转重新对齐将是唯一可行的补救措施。由于"三联关节复合体"关节之间的密切相互作用,融合应仅限于有症状的关节炎患者[3,50]。

在 Lisfranc 关节,创伤后畸形可分为与急性损伤相同的主要类型[34]。对 Lisfranc 骨折脱位进行恰当融合治疗,能够显著减少疼痛症状,改善足部功能[14,22,34,41,51]。

第 9 节　总　结

Chopart 关节和 Lisfranc 关节的骨折和脱位为相对较少见的损伤,多由高能量创伤造成。患者表现出各种各样的症状,从以韧带损伤为主的足底淤血等细微的临床体征,到挤压损伤后复杂的骨折脱位伴严重的软组织损伤。细心的临床查体和良好的影像学检查有助于正确的诊断。在多发伤和复合伤患者中,需要高度怀疑,这些患者在跗骨中段和跗跖骨损伤患者中占有相当大的比例。CT 扫描被广泛用于揭示骨损伤的真实程度和术前规划。

为了减轻软组织的压力和避免进一步的并发症,必须对严重的脱位进行紧急复位。特别是在 Lisfranc 关节骨折脱位时,必须通过反复检查来排除筋膜室综合征的存在或发展。可通过中间和背部的筋膜切开术进行治疗,后者可打开距舟关节、楔舟关节、跗跖关节的通道。软组织开放伤需要适当的清创和早期、稳定的软组织覆盖。

根据不同的骨折类型,可采用克氏针、可吸收针、螺钉和钢板进行内固定。许多解剖形状的交锁钢板很适用于距骨、舟骨、骰骨和跟骨前突的固定。在跗跖关节,螺钉主要用于固定第 1~3 跗跖关节,而克氏针更适用于固定第 4~5 跗跖关节。对于严重软组织损伤的病例,内固定辅以胫骨距骨外固定,直至软组织巩固为止。在有显著不稳定性的跗横关节,用克氏针临时贯穿固定或用桥接板来保证适当的韧带愈合。在 Lisfranc 关节处维持关节内固定多久,目前尚无共识。

一些研究表明在跗骨间和跗跖骨脱位后,最好的处理方式是早期控制脱位和充足的内固定[2,9,16,25,34,36,37,40,45],对预后有积极的效果。然而闭合复位术和石膏固定经常产生不良的后果,经常发生再脱位和痛苦的畸形愈合[14,15,19,34,51]。对于疼痛畸形愈合,关节融合术可以有效地缓解疼痛和促进功能康复。

参考文献

[1] Aitken AP, Poulson D. Dislocations of the tarsometatarsal joint. J Bone Joint Surg Am, 1963,45:246-260.

[2] Arntz CT, Veith RG, Hansen Jr ST. Fractures and fracture-dislocations of the tarsometatarsal joint. J Bone Joint Surg Am,1988, 70:173-181.

[3] Astion DJ, Deland JT, Otis JC, et al. Motion

of the hindfoot after simulated arthrodesis. J Bone Joint Surg Am,1997,79:241-246.

[4] Bayley E,Duncan N,Taylor A. The use of locking plates in complex midfoot fractures. Ann R Coll Surg Engl,2012,94:593-596.

[5] Brenner P,Rammelt S,Gavlik JM,et al. Early soft tissue coverage after complex foot trauma. World J Surg,2001,25:603-609.

[6] Dewar FP,Evans DC. Occult fracture-subluxation of the midtarsal joint. J Bone Joint Surg Br,1968,50:386-388.

[7] Dhillon MS, Nagi ON. Total dislocations of the navicular:are they ever isolated injuries? J Bone Joint Surg Br,1999,81:881-885.

[8] English TA. Dislocations of the metatarsal bone and adjacent toe. J Bone Joint Surg Br, 1964,46:700-704.

[9] Evans J,Beingessner DM,Agel J,et al. Minifragment plate fixation of high-energy navicular body fractures. Foot Ankle Int,2011,32: 485-492.

[10] Goossens M,De Stoop N. Lisfranc's fracture-dislocations:etiology,radiology,and results of treatment. A review of 20 cases. Clin Orthop, 1983,176:154-162.

[11] Hardcastle PH,Reschauer R,Kutscha-Lissberg E,et al. Injuries to the tarsometatarsal joint. Incidence,classification and treatment. J Bone Joint Surg Br,1982,64:349-356.

[12] Hermel MB,Gershon-Cohen J. The nutcracker fracture of the cuboid by indirect violence. Radiology,1953,60:850-854.

[13] Jeffreys TE. Lisfranc's fracture-dislocation. A clinical and experimental study of tarsometatarsal dislocations and fracture-dislocations. J Bone Joint Surg Br, 1963, 45: 546-551.

[14] Komenda GA,Myerson MS,Biddinger KR. Results of arthrodesis of the tarsometatarsal joints after traumatic injury. J Bone Joint Surg Am,1996,78:1665-1676.

[15] Kotter A, Wieberneit J, Braun W. Rüter A. [The Chopart dislocation. A frequently underestimated injury and its sequelae. A clini-cal study]. Unfallchirurg,1997,100:737-741.

[16] Kuo RS,Tejwani NC,Digiovanni CW,et al. Outcome after open reduction and internal fixation of Lisfranc joint injuries. J Bone Joint Surg Am,2000,82-A:1609-1618.

[17] Lin SS,Bono CM,Treuting R,et al. Limited intertarsal arthrodesis using bone grafting and pin fixation. Foot Ankle Int, 2000, 21: 742-748.

[18] Ly TV,Coetzee JC. Treatment of primarily ligamentous Lisfranc joint injuries:primary arthrodesis compared with open reduction and internal fixation. A prospective, randomized study. J Bone Joint Surg Am,2006,88-A:514-520.

[19] Main BJ,Jowett RL. Injuries of the midtarsal joint. J Bone Joint Surg Br,1975,57:89-97.

[20] Manoli 2nd A. Compartment syndromes of the foot:current concepts. Foot Ankle,1990, 10:340-344.

[21] Manter JT. Movements of the subtalar and transverse tarsal joints. Anat Rec, 1941, 80: 397-410.

[22] Mittlmeier T, Haar P, Beck M. Reconstruction after malunited Lisfranc injuries. Eur J Trauma Emerg Med,2010,36:217-226.

[23] Mulier T, Reynders P, Sioen W, et al. The treatment of Lisfranc injuries. Acta Orthop Belg,1997,63:82-90.

[24] Myerson MS. The diagnosis and treatment of injury to the tarsometatarsal joint complex. J Bone Joint Surg Br,1999,81:756-763.

[25] Myerson MS,Fisher RT,Burgess AR,et al. Fracture dislocations of the tarsometatarsal joints:end results correlated with pathology and treatment. Foot Ankle,1986,6:225-242.

[26] Nithyananth M, Boopalan PR, Titus VT, et al. Longterm outcome of high-energy open Lisfranc injuries: a retrospective study. J Trauma,2011,70:710-716.

[27] Nunley JA,Vertullo CJ. Classification,investigation,and management of midfoot sprains: Lisfranc injuries in the athlete. Am J Sports Med,2002,30:871-878.

[28] Ouzounian TJ, Shereff MJ. In vitro determi-

nation of midfoot motion. Foot Ankle,1989, 10:140-146.

[29] Quénu E,Küss G. Études sur les luxations du métatarse. Rev Chir,1909,39:1-72,281-336, 720-791,1093-1134.

[30] Raikin SM,Elias I,Dheer S,et al. Prediction of midfoot instability in the subtle Lisfranc injury. Comparison of magnetic resonance imaging with intraoperative findings. J Bone Joint Surg Am,2009,91:892-899.

[31] Rammelt S,Grass R,Schikore H,et al. Injuries of the Chopart joint [German]. Unfallchirurg,2002,105:371-383.

[32] Rammelt S,Grass R,Zwipp H. Nutcracker fractures of the navicular and cuboid [German]. Ther Umsch,2004,61:451-457.

[33] Rammelt S,Marti RK,Zwipp H. Arthrodesis of the talonavicular joint [German]. Orthopäde,2006,35:428-434.

[34] Rammelt S,Schneiders W,Schikore H,et al. Primary open reduction and fixation compared with delayed corrective arthrodesis in the treatment of tarsometatarsal (Lisfranc) fracture dislocation. J Bone Joint Surg Br, 2008,90:1499-1506.

[35] Rammelt S, Zwipp H, Schneiders W, et al. Anatomical reconstruction after malunited Chopart joint injuries. Eur J Trauma Emerg Med,2010,36:196-205.

[36] Richter M,Thermann H,Huefner T,et al. Chopart joint fracture-dislocation:initial open reduction provides better outcome than closed reduction. Foot Ankle Int,2004,25:340-348.

[37] Richter M,Thermann H,Hüfner T,et al. Aetiology, treatment and outcome in Lisfranc joint dislocations and fracture dislocations. Foot Ankle Surg,2002,8:21-32.

[38] Ross G,Cronin R,Hauzenblas J,et al. Plantar ecchymosis sign:a clinical aid to diagnosis of occult Lisfranc tarsometatarsal injuries. J Orthop Trauma,1996,10:119-122.

[39] Sands AK,Grose A. Lisfranc injuries. Injury, 2004,35 Suppl 2:SB71-76.

[40] Sangeorzan BJ,Benirschke SK,Mosca VEA. Displaced intraarticular fractures of the tarsal navicular. J Bone Joint Surg Am,1989,71: 1504-1510.

[41] Sangeorzan BJ,Veith RG,Hansen Jr ST. Salvage of Lisfranc's tarsometatarsal joint by arthrodesis. Foot Ankle,1990,10:193-200.

[42] Schildhauer TA, Nork SE, Sangeorzan BJ. Temporary bridge plating of the medial column in severe midfoot injuries. J Orthop Trauma,2003,17:513-520.

[43] Stavlas P, Roberts CS, Xypnitos FN, et al. The role of reduction and internal fixation of Lisfranc fracture-dislocations: a systematic review of the literature. Int Orthop,2010,34: 1083-1091.

[44] Suren EG,Zwipp H. Akute ligamentäre Verletzungen der Chopart-und Lisfranc-Gelenklinie. Orthopäde,1986,15:479-486.

[45] van Dorp KB,de Vries MR,van der Elst M,et al. Chopart joint injury:a study of outcome and morbidity. J Foot Ankle Surg,2010,49:541-545.

[46] Wei CJ,Tsai WC,Tiu CM,et al. Systematic analysis of missed extremity fractures in emergency radiology. Acta Radiol, 2006, 47: 710-717.

[47] Wilppula E. Tarsometatarsal fracture-dislocation. Acta Orthop Scand,1973,44:345-355.

[48] Zwipp H. Chirurgie des Fußes. Wien/New York:Springer,1994.

[49] Zwipp H,Baumgart F,Cronier P,et al. Integral classification of injuries (ICI) to the bones,joints,and ligaments-application to injuries of the foot. Injury, 2004, 35 Suppl 2: SB3-9.

[50] Zwipp H,Rammelt S. Posttraumatic deformity correction at the foot. Zentralbl Chir, 2003,128:218-226.

[51] Zwipp H,Rammelt S,Holch M,Dahlen C. Lisfranc arthrodesis after malunited fracture healing [German]. Unfallchirurg, 1999, 102: 918-923.

第 26 章　急性跟腱断裂的修补

第 26 章

急性跟腱断裂的修补

Bernhard Devos Bevernage，Pierre Maldague，Vincent Gombault，Paul-André Deleu，Thibaut Leemrijse

摘要 急性跟腱断裂在运动员或久坐患者中都有增多趋势。

治疗方法仍有待商榷：非手术治疗还是手术治疗的选择，更确切的手术技术选择，甚至是最佳的康复训练或支撑技术的选择。

本章的目的是提供一个概述，并不是为每个特定的患者推荐最佳治疗方案。

每位患者都需了解各种技术的优缺点，并必须通过医患之间开诚布公的沟通做出决定。

关键词 急性断裂·病因·解剖、病理和生物力学·并发症·非手术治疗·诊断·病史和流行病学·康复·外科手术技术·手术治疗·跟腱

第 1 节　概　述

跟腱是人体最大的肌腱，经常遭受主要的牵张应力，因此易遭受慢性过载和急性创伤。

虽然急性跟腱断裂可依据临床表现明确诊断，尽管仍有 20% 的延迟诊断，但其治疗仍然存在争议[1]。治疗方式大致可分为非手术治疗和手术治疗。我们不讨论跟腱-肌肉过渡处断裂或跟骨结节处的跟腱撕脱，而聚焦于跟腱体部的损伤。

以建立循证医学为目的，通过期望值决策分析提出理想的治疗方案是非常困难的，因为对于手术治疗和非手术治疗患者，治疗方案的差异很大。不仅缺乏随机对照试验，而且在进行荟萃分析时，手术技术、术后即刻夹板固定时间或康复方案几乎没有可比性[10]。

本节的目的是介绍急性跟腱撕裂切开、经皮和微创修复中最常见的方法。将根据文献讨论它们的优缺点。

与手术治疗和非手术治疗的选择同样重要的是石膏、支具和（或）即刻运动的选择。

第 2 节　病史和流行病学

急性跟腱断裂在古代就有记载，1575年 Amboise Paré 第一次描述其治疗方法。20 世纪中叶之前，这些损伤通常通过绷带、包扎或石膏固定治疗[1]。

跟腱断裂的发生率逐渐增加，约 18/10万，同时，其治疗方法也在大幅改进[1,17]。

历史上，手术相关并发症的高发生率促

B. Devos Bevernage (✉) · P. Maldague · V. Gombault ·
P.-A. Deleu · T. Leemrijse
Foot and Ankle Institute, Parc Leopold Clinic, Brussels,
Belgium
e-mail: devosbevernage@footandankleinstitute.be

G. Bentley (ed.), *European Surgical Orthopaedics and Traumatology*,
DOI 10.1007/978-3-642-34746-7_245, © EFORT 2014

进了非手术治疗的发展。但非手术治疗后肌腱再断裂的风险增高。较好的手术预后和新的手术技术，使手术治疗获得更多的支持，特别是对年轻、更活跃的患者。

跟腱断裂的患者可被分为两个亚组：中青年运动员和自发或较小损伤导致断裂的老年普通人群。前者约占 70%。跟腱断裂的发病率增加主要是因为久坐的白领群体参加体育活动增多。特别是有"爆发性"蹬起或突然旋转的运动，如篮球、网球、羽毛球、壁球、排球等。

其他原因可见于内在结构或生理退行性病变，长期过度使用或与年龄相关的生物力学改变[17]。

男、女比例为 20:1～2:1，平均为 6:1。与对照组相比，参与运动的男性患病率更高，女性肌腱的血供更丰富[17]。

第3节　解剖病理和生物力学

跟腱起于比目鱼肌和腓肠肌，融合后将上述两块肌肉的张力传导至跟骨。腓肠肌起源于股骨后髁，因此有两个关节面，形成一个较宽的腱膜，并加入比目鱼肌较厚和较短的腱性部分，这部分腱膜起源于胫腓骨后上表面[11]。

肌腱的上部呈圆形，向远端延伸变扁平后止于跟骨背侧。止点由跟腱附着点、一层透明软骨和无骨膜覆盖的骨组成。跟腱纤维在进入止点的过程中，螺旋90°，这样，那些内侧近端的纤维转到了后部远端。这使肌腱能够伸长和回缩，储存的能量可在适当的运动阶段释放[11,24]。

然而，如果张力或负荷过大、高速偏心的肌肉运动超过其应付能力，可导致跟腱撕裂。此外，小腿三头肌各部分不同步收缩或屈肌-伸肌收缩不协调均会造成跟腱损伤。

跟腱的生物力学特点因肌腱的大小和年龄而异。年轻人，肌腱的拉伸断裂应力高，刚度低。特别是随着年龄的增长、身体高度的增加等，正常肌腱中含量达 95% 的I型胶原纤维向Ⅲ型转化，Ⅲ型胶原纤维对张力的抵抗力低。而且肌腱细胞外基质的重要组成物质——葡糖胺聚糖的含量显著下降[26]。

肌腱的血供主要来自 3 个区域，即肌肉-肌腱交界处、周围结缔组织和远端的肌腱-骨交界处。跟腱撕裂的主要部位在止点近端 2～6 cm 处、血管密度最低的区域。随着年龄增长，血管密度会进一步减少，而负重时血流增加，但与跟腱更远端或更上部相比并不一致[11,17]。

第4节　病　因

2 种主要的理论（退行性和机械性）结合在一起，可解释跟腱断裂的发病机制[1,11,17]。

根据退变性理论，跟腱慢性退行性病变，没有过度负荷就会发生断裂。退行性变由多种因素引起，包括：肌腱的生理改变、乏血管区的长期慢性超负荷和微小创伤，局部或全身应用糖皮质激素，或应用如氟喹诺酮等会损害腱细胞的药物。跟腱断裂也与其他疾病有关，如炎症或自身免疫性疾病、移植患者、红斑狼疮或尿毒症等。所有这些病例中都有一个脆弱的重点区域，导致断裂[11,13,17,24]。

在大多数病例中，跟腱的自发性断裂似乎是在跟腱广泛的双侧损伤之前发生的。

根据力学理论，当频繁累积的微小创伤持续作用于肌腱，没有充分的修复时间，即使是处于肌腱生理阈值内的应力也会造成损伤。因此在一定的功能和解剖情况下，包括动力肌群的不协调收缩或肌肉和肌腱厚度比值的差异，健康的肌腱在严重的肌肉拉伤后也可发生损伤或断裂。这些损伤可通过避免运动员的训练失误来预防，例如，在一段时间不运动后恢复训练过快、功能性过度内旋、腓肠肌紧张[7,11,17]。

第 5 节　临床表现及诊断

通常,临床检查足以诊断急性跟腱断裂。然而,约有 20% 的病例会在受伤时漏诊,与踝关节扭伤、踝关节周围骨折相混淆,尤其是在没有参加体育运动的情况下。

详细的病史经常显示患肢突然疼痛,能听见撕裂声,患肢不能负重。疼痛剧烈,但休息后可迅速缓解。几乎每位患者都主诉患侧踝关节无力,可出现跛行[6,17]。

通常可做到主动跖屈,这是由于踝关节其他屈肌的作用,如跚长屈肌、趾总屈肌、胫后肌腱和腓骨肌腱。

通常,体检会发现瘀伤和弥漫性水肿。断裂时间长(伤后 2～4 天)更难以诊断,因为相关组织水肿更难触及 2 个肌腱残端之间的间隙。

许多诊断性临床症状和检查可辅助诊断跟腱断裂。

● 沿着肌腱走行可触及明显的间隙,通常位于止点近端 2～6 cm 处,可被周围水肿掩盖(图 8-26-1)。

● 小腿挤压试验或 Simmonds-Thompson 征,俯卧位时阳性。手动压迫(挤压)小腿不会导致跖屈,当肌腱完整或连续性存在时表现正常(图 8-26-2)。但这个试验也会出现假阳性,这是由于非选择性地挤压小腿三头肌,可激发跚长屈肌、趾总屈肌和胫后肌腱的收缩,引起相应的足跖屈。

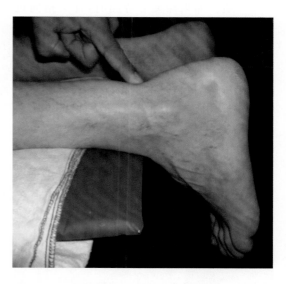

图 8-26-1　沿跟腱走行可见和触摸到缺损

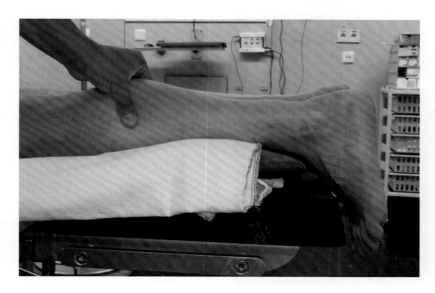

图 8-26-2　Simmonds-Thompson 征:挤压小腿不发生踝关节跖屈

- 膝关节屈曲试验或 Brunet-Guedj 征，表现为踝关节生理性足内翻消失（图 8-26-4）。患者取俯卧位，主动屈曲膝关节至 90°。在此过程中，如果患足处于中立位或背屈位，即可诊断跟腱断裂（图 8-26-3 和图 8-26-4）。
- O'Brien 试验采用 25G 针头在跟腱止点近端 10 cm 处经皮刺入肌腱实质。如果踝关节背屈时，针头指向近端或保持相对静止，则表明在针头和跟腱止点之间肌腱连续性消失。
- 患者取仰卧位，被动背屈双侧踝关节，并且患侧增强。
- "提踵试验"不能完成，即单腿提踵站立。
- 主动背屈抵抗力减弱。

确诊急性跟腱撕裂很少需要额外的辅助检查，但笔者建议至少拍摄标准正、侧位 X 线片，以排除相关的骨损伤，特别是排除手术绝对适应证——跟骨结节撕脱骨折[11,14]。

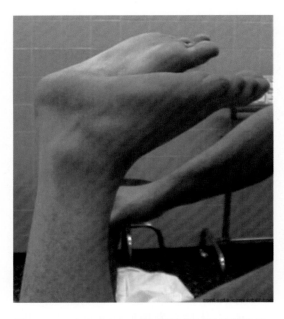

图 8-26-4　Brunet-Guedj 征：屈膝位时踝关节背屈

超声和 MRI 检查可作为临床诊断的辅助手段，但更适用于晚期和被忽视的断裂或有疑问的病例[11]。

通常，经验不足的放射科医生对不完全断裂的超声影像会产生错误的判断，因为断裂的肌腱末端会互相重叠，导致混淆（图 8-26-5）[1]。

当决定非手术治疗时，超声可通过精确地观察肌腱撕裂端彼此靠近的位置（图 8-26-6 和图 8-26-7）指导治疗[6,15,24]。

第 6 节　治疗方法

治疗跟腱断裂的目的是快速恢复功能，减少损伤引起的残疾，同时预防并发症。最常用来判断一种治疗方法与另一种治疗方法的区别是：手术并发症，小腿肌肉力量、耐力，肌腱-肌腹复合体的延展性，患者满意度和恢复伤前运动或工作的水平。

尽管在过去几十年里取得了一些进展，但对于最佳治疗方案仍存在很多争论，治疗

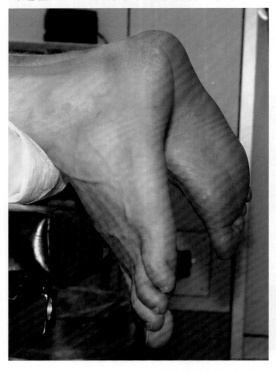

图 8-26-3　俯卧位时生理性足内翻消失

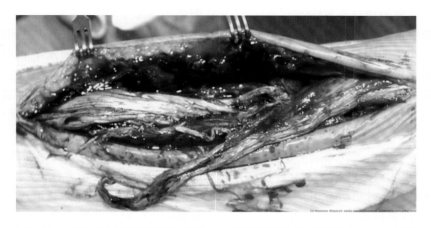

图 8-26-5　通过手术发现撕裂的跟腱中破碎的腱纤维,可解释超声发现的纤维重叠

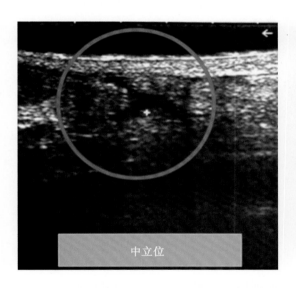

图 8-26-6　踝关节中立位时可见撕裂的跟腱两断端的缺口

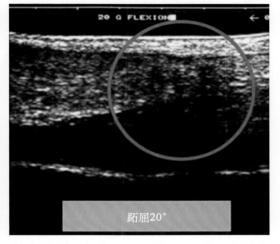

图 8-26-7　当踝关节跖屈 20°时,撕裂跟腱两断端的缺口消失

方式存在个体差异。治疗方式大致可分为手术治疗和非手术治疗。

一、非手术治疗原则

文献显示,石膏固定方案存在较大差异,例如石膏类型不同(膝关节以上和膝关节以下)、石膏长度、固定角度、非负重时间、限制活动时间和康复方案。

二、手术治疗原则

对于手术修复,在切口、手术技术、延长术、术后固定和康复等方面存在差异。

研究的设计和陈述,特别是报道结果,缺乏一致性,这使得很难清楚哪种技术更适合每位患者。然而,趋势表明,微创开放术式结合功能支具最美观,同时功能恢复更快,避免了非手术治疗常见的跟腱再断裂发生率和切开修复的切口并发症[1,8-11,25]。

(一)非手术治疗细节

许多系统性回顾分析和荟萃分析试图解决有关非手术治疗和手术治疗这两种方案谁更好的争论。这些文献得出的结论是:手术治疗可降低再断裂的发生率,但感染率、伤口问题和其他并发症的发生率增加[1,8-10,15,17,25]。

因此,非手术治疗的相对安全性使其在患者有手术禁忌证时仍然有用,例如老年人和久坐患者,或者拒绝手术干预者。

非手术治疗包括石膏固定、功能性支具或矫形器固定,这取决于患者的依从性。

由于腓肠肌是双关节肌肉,最初,膝上石膏固定膝关节于微屈位3～4周,避免负重,跖屈踝关节,其角度取决于跟腱残端之间的直接接触。4周后,踝关节维持在90°,膝下石膏继续固定4周后可以开始负重。这之后需要长时间的肌肉锻炼、踝关节活动和本体感觉训练。

最近的一项研究试图确定患肢是否应被固定于膝关节屈曲和踝关节跖屈,以减小肌腱断端缺口、最大限度增加成功愈合的机会。研究结果表明,变化踝关节位置仅是通过改变跟腱远端残端的位置起作用,从而抵消了整个跟腱肌单元的张力。膝关节的位置似乎对张力、肌腱末端位置或缺口没有进一步的影响。可能是由于比目鱼肌纤维对撕裂肌腱近端残端的限制作用[23]。因此,膝上石膏固定很麻烦,没有任何临床优势。

优点是无须麻醉和住院,没有手术所致的局部并发症。缺点是固定时间长,可致肌肉萎缩、深静脉血栓风险较高、功能恢复不全,特别是对于高水平的运动员,最后同样重要的是,较高的再撕裂发生率(高达20%)[11]。

近些年,无论是非手术治疗或是术后康复,功能支具更受青睐。包括使用可拆卸的石膏维持踝关节跖屈位并逐渐减少角度。一开始就维持踝关节跖屈位,经超声证实使断端接触,这比位置更重要。踝关节背屈限

制维持到第6周。

这种功能性支具与运动范围的增加、更早地恢复到伤前的活动水平和更好的舒适度有关[1,21]。这可能与肌腱修复过程中的更大改善有关,修复肌腱的功能和生物力学特性比持续固定更迅速[7,11,18,22,25,26]。

(二)手术技术细节

手术治疗是保证跟腱两断端精确对合,避免肌腱在伸长位置愈合、导致肌肉力量丧失的唯一办法。这种伸长取决于踝关节恢复到中立位时的节奏和速度。

1. 切开修复　　开放性修复的外科技术有很多种,从简单的端-端吻合术到使用各同解剖结构的加强缝合术进行更复杂的修复。

这样做的目的是更快地进行康复锻炼,减轻肌肉萎缩,从而更快地恢复到以前的活动水平[1,11,17,21,24,25]。

手术时,患者取俯卧位。切口可在肌腱后部的正中、外侧或内侧。如果通过内侧切口处理肌腱,损伤腓肠神经的风险较小。损伤类型决定手术切口的长度,因为大多数情况下,跟腱是完全撕裂,纤维碎裂超过几厘米。缝合技术有多种,如Bunnell缝合法、Kessler缝合法或Krakow缝合法,可提供更高的抗拉强度和抗间隙形成,术后患者可以更早的自由活动和进行康复练习[1,26]。原则仍然是相同的,找到跟腱两断端,但不勒紧以防局部坏死。一些技巧可能有助于避免局部切口坏死,即腱周组织直接分离,尽可能接近断端或轻柔操作。

切开修复的优点是可以直接观察缝合质量,并给重建提供更合适的张力。对比健侧,在患足生理性内翻的位置进行缝合。再撕裂发生率较低(2%)。

不幸的是,局部的伤口并发症发生率较高,从单纯的伤口裂开到大面积皮肤坏死。发生感染时,功能预后恶化[1,8,9,17,25]。

通常,踝关节用膝下石膏固定6周。负重取决于患者的能力和缝合质量,但大多数

患者在前 3～4 周不负重。

2. 经典的切开修复技术　患者俯卧位,大腿缚扎止血带。备皮前,须观察健肢足部休息内翻位(通常在 10°～20°),术中应尽可能重建患肢内翻位。经典的切开入路采用纵行切口,位于跟腱内侧,可避免穿鞋时对其刺激(图 8-26-8)。该入路损伤腓肠神经的概率较小,与术后石膏摩擦的概率较小,修复的跟腱压迫皮肤的可能性更小。

切口经皮肤及皮下组织,直达腱周组织,不要游离皮瓣,以减少术后伤口并发症

(图 8-26-9)。保护好腱周组织对于后期闭合和保持跟腱滑动非常重要。因此,我们做切口时将腱周组织稀疏地缝合到皮肤上,便于关闭切口时恢复腱周组织。

确定断裂程度。用手指沿跟腱两断端周围滑动进行松解。小心清理肌腱残端(图 8-26-10),重新以粗的不可吸收线缝合。在缝合针从肌腱边缘穿出时,用无创夹钳将跟腱纤维夹在一起。使用双线 Kessler 缝合法使结处于肌腱内。按照这种核心缝合修复术,采用无切割针和 2-0 Vicryl 缝线缝合撕裂跟腱的不规则边缘(图 8-26-11)。

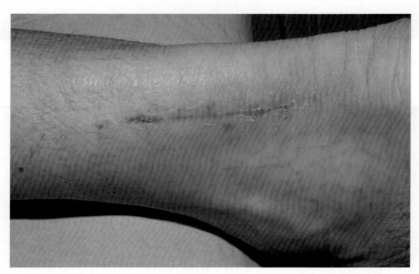

图 8-26-8　内侧切口愈合后的外观像

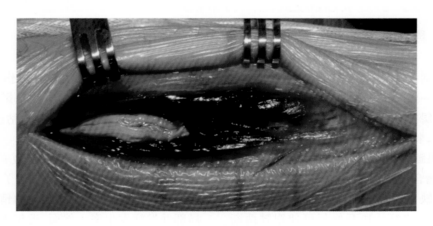

图 8-26-9　直接暴露跟腱的入路可见跟腱两断端的血肿

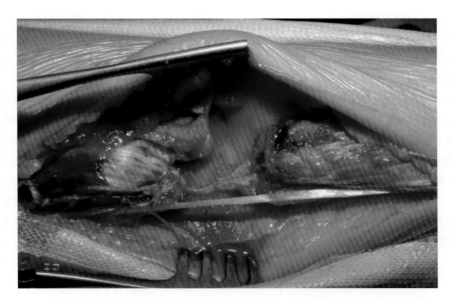

图 8-26-10　清创后断裂跟腱的大体像

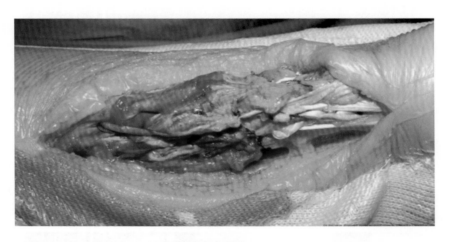

图 8-26-11　跟腱缝合后不规则的边缘大体像

要特别关注缝合跟腱的张力,应尽可能与健侧相一致。

分两层闭合组织,首先尽可能完全缝合腱周组织,特别是跟腱缝合部位的腱周组织,对于跟腱愈合和预防粘连非常重要。足跖屈 20°缝合皮肤,此位置皮肤松弛,可减少局部皮肤缺血。

3. 经皮修复　切开修复可使跟腱两断端解剖重建,从撕裂处开始缝合,连接到健康的肌腱组织,可获得坚固连接。长切口的

缺点是,需要广泛暴露可能损伤的肌腱部位,不仅会影响肌腱血供,还会影响肌腱的滑动装置。表浅和深部的肌腱粘连增多,可能导致严重的功能障碍。

为最大限度减少切开修复的并发症,Ma 和 Griffith 于 1977 年创立了一种经皮穿刺技术,可在取得满意疗效的情况下降低局部并发症发生率。然而,近年来因为腓肠神经损伤的发生率高,限制了该术式的广泛使用。一些学者改良了该技术,腓肠神经损

伤的疗效良好。

总的来说，跟腱再断裂发生率明显高于切开修复（3%～10%），这可能是因为跟腱两断端发生不充分和非解剖吻合有关（图8-26-12）。由于断裂后不久，跟腱两断端的间隙内就充满凝血块并逐渐形成瘢痕，仅凭闭合手法很难将跟腱的残端复位。因此，陈旧损伤是经皮修复的禁忌证[1-3,8,9,11,17,25]。

4. 微创修复　Kakiuchi 通过小切口显露跟腱撕裂并经皮修复，由此建立了一种复合技术——"微创"技术。该技术结合了切开技术（肌腱断端解剖重建）和闭合技术（对血供和滑动装置损伤小）的优点[3,6,15,16,19]。

该技术可以清除断端间血肿和瘢痕组织，以及在直视下使断端接触及重建合适的长度。

为降低腓肠神经损伤的可能性，设计了一种名为 Achillon® 的器械。它由一对内支架组成，内支架与外支架相连。每一个支架上有 3 个孔，每个孔与其他支架上的孔精确对准，因此，如果针穿过外支架的一个孔，就很容易通过其他 3 个支架的相应孔。缝线通常由该装置的内置臂收回，通常位于腱周

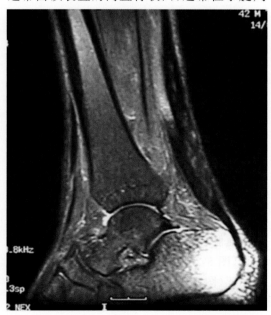

图 8-26-12　跟腱两断端非解剖性吻合示例

组织层下。该装置带有角度，可适应 V 形跟腱。

5. Achillon® 微创修复　患者取俯卧位，双足自由悬垂于手术台边，可在手术时与健肢比较跟腱的张力和自然跖屈角度。

在跟腱断裂处做一个纵行、偏内侧、长15～20 mm 的切口，可通过触诊定位。打开腱鞘，清除血肿。从断端的远、近两端游离腱周组织，以便在两断端间置入器械。用夹钳维持肌腱近端残并轻度牵向远端，将 Achillon® 器械缓慢地向前推进，逐渐打开，以适应跟腱的 V 形形态。在继续推进之前，最重要的是确保跟腱位于吻合器两个内置臂的中间，否则，缝合线可能无法穿过肌腱或缝合时跟腱残端不能准确地对合。通过用长针经皮穿入 3 根缝合线（非吸收缝线，以免发生断股），牢固地穿过整个装置。

因为缝合针伤害小，缝合部位远离腓肠神经，所以很少损伤腓肠神经。

小心退出吻合器，3 根缝合线从皮外直达肌腱的腱周组织下。

远端的操作过程同前。

将 6 根缝合线成对打结、系紧，直视下确保断端良好对位。与健肢比较，调整缝合线的张力，通常是维持足跖屈＞10°。清理切口。采用可吸收线缝合腱周组织和皮下组织及皮肤。避免腱周组织粘连非常重要。

肌腱和肌肉连接处和靠近跟腱止点的撕裂不适合用经皮修复或微创技术[3]。

大多数报道很少或没有并发症，有短暂的腓肠神经感觉异常，无皮肤异常，再撕裂发生率仅 4%[8,9,11,16,19]。

6. 强化修复　许多学者试图将急性跟腱断裂的简单端-端缝合和强化修复进行比较，但并未发现临床显著差异。该技术最主要的优点是提高机械强度，减少潜在的再断裂概率，同时允许早期和更积极的康复训练。皮肤切口更长、修复过大且容易感染是

强化修复的潜在缺点,因此,一期进行急性跟腱断裂强化修复是没有依据的。

相关技术有跖肌腱移植、腓肠-比目鱼筋膜瓣部分翻转或聚乙烯补片[1,17,25]。

总之,对所有患者并不是只有一个正确答案,应该尊重每个患者的个人偏好。对于无法承受风险和并发症耐受性差的患者可能倾向于非手术治疗。对于可承受风险和对再撕裂耐受性差的患者可能更愿意手术治疗。我们提倡决策共享模式,即医患双方共同参与制定医疗方案[10]。

第7节　术后护理及康复

在欧洲,大多数骨科医生仍采用膝下石膏固定术,并在6~8周的时间逐渐减少足重力内翻。在愈合的各个阶段,该方法作为介于对跟腱的理想和不理想的压力极限之间的折中方法已经发展了几十年。完全制动无应力会导致组织萎缩和粘连,而过度应力、过早负重可能危及跟腱修复,延长修复时间或导致再断裂[17]。

最近一系列有关用功能支具治疗术后患者的报道表明,其允许不限制的跖屈运动和有限的背屈到中立位运动。与石膏固定相比,这些患者的初始运动幅度丧失较小,能更早地重返工作岗位和运动场。粘连减少,主观满意度增加[1,11,15,20,24,26]。

笔者认为,过早的运动(术后3周前)会增加皮肤并发症的发生率,同时缝合结松动的风险高。此时的伸长通常不会发生在正常的肌腱连接处,而是缝合处。因此,尽管积极的跖屈可能有益,但术后3~6周前的背屈会拉长肌腱单元,并最终导致推进动力丧失。

另一个早期的动员模式在多个研究试验中应用并被密切监控,但在日常生活中并不容易实现。

第8节　并发症

并发症分为3类:切口并发症、全身并发症和再断裂[11,16]。

再断裂是发生于非手术治疗和手术治疗后的并发症,但在非手术治疗中更常见。一期修复后,早期谨慎的踝关节运动和逐渐完全负重似乎并不会增加再断裂的风险[27]。

深静脉血栓和肺栓塞并不常见(1%),但会继发于非手术治疗和手术治疗,其常见的危险因素是众所周知的。通过早期运动和确保患者接受DVT预防措施,可将风险降至最低[5,27]。

跟腱变长是主要并发症,其作为评分参数经常被提及,但相关数据几乎从未报道。笔者注意到,如果患者没有得到外科医生的随访和术后没有严格的康复方案,他们经常抱怨因为跟腱变长导致的推进动力丧失和行走不稳。因此,必须限制早期的足背屈,且背屈不能超过健侧。

其他主要的并发症是深部感染和慢性窦道。MRI扫描后,应进行适当清创,直接闭合伤口(图8-26-13和图8-26-14)。有时建议完全切除跟腱,然后,采取所谓的"正常"非手术治疗急性跟腱断裂。笔者所在科室的几位患者,在1年的随访中,影像学、临床和功能几乎完全顺利恢复。如有必要,可使用同种异体移植物进行二期翻修手术。

腓肠神经损伤常发生在经皮手术,可见各种暂时性感觉异常到神经切断。

一些轻微的伤口并发症包括浅表感染、伤口血肿,瘢痕粘连、缝线肉芽肿、伤口延迟愈合(图8-26-15)和最后但同样重要的是切口坏死(图8-26-16和图8-26-17)。通常,切口通过缺乏血供的皮肤,有可能导致切口愈合不良[4]。因为裸露的跟腱会发生干燥和继发性粘连,即使是<1cm²的皮肤坏死也

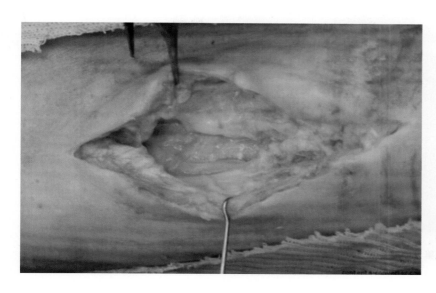

图 8-26-13　第 1 例深部感染和需要清创的坏死跟腱

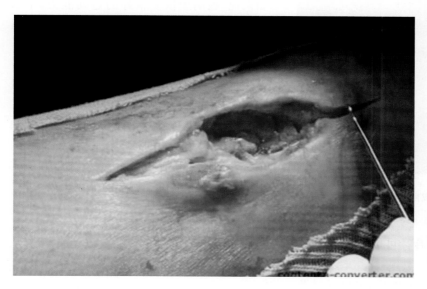

图 8-26-14　第 2 例深部感染和需要清创的坏死跟腱

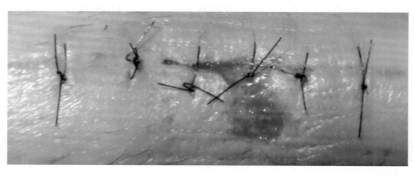

图 8-26-15　切口延迟愈合病例

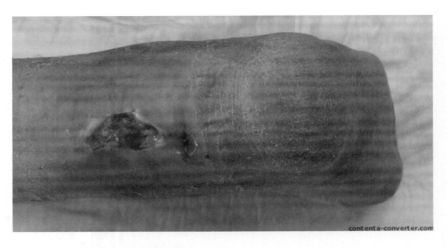

图 8-26-16　第 1 例切口皮肤坏死

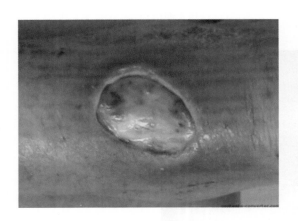

图 8-26-17　第 2 例切口皮肤坏死

需要很长时间才能愈合。可能需要局部皮瓣或游离皮瓣覆盖。

肌肉萎缩是另一种并发症，可以通过及时的手术治疗以及术后石膏或功能支具维持肌腱张力而有效避免[11,27]。

切开修复后的一种很罕见并发症是腱鞘周围钙化。易感因素似乎是重体力劳动，表现为双侧患病和跟腱反复的微创伤[12,27]。

第 9 节　总　结

简单的急性跟腱断裂的处理应根据患者的要求、全身情况、职业或运动情况决定。如果他/她期望恢复很好的运动能力，手术治疗可能是最佳选择，可用于运动员或高强度体力活动的患者。

膝上石膏固定数周的经典非手术治疗方法可能将被摒弃。功能支具可用于高风险患者的非手术治疗和术后护理。

经典的切开修复仍是跟腱止点撕脱和原有跟腱病变断裂的标准治疗方法。

微创修复具有切口小、并发症少和能实现跟腱最佳解剖位置愈合的优点。

参考文献

[1] Chiodo CP, Wilson MG. Current concepts review: acute ruptures of the Achilles tendon. Foot Ankle Int, 2006, 27(4): 305-313.

[2] Cretnik A, Kosanovic M, Smrkolj V. Percutaneous versus open repair of the ruptured Achilles tendon: a comparative study. Am J Sports Med, 2005, 33(9): 1369-1379.

[3] Elliot RR, Calder JD. Percutaneous and mini-open repair of acute Achilles tendon rupture. Foot Ankle Clin, 2007, 12(4): 573-582.

[4] Haertsch PA. The blood supply of the skin of the leg: a post-mortem investigation. Br J Plast Surg, 1981, 34: 470-477.

[5] Healy B, Beasly R, Weatherall M. Venous thromboembolism following prolonged cast immobilisation for injury to the tendo Achilles. J Bone Joint Surg Br, 2010, 92（5）: 646-650.

[6] Heckman DS, Gluck GS, Parekh SG. Tendon disorders of the foot and ankle, part 2: Achilles tendon disorders. Am J Sports Med, 2009, 37:1223-1234.

[7] Hope M, Saxby TS. Tendon healing. Foot Ankle Clin, 2007, 12(4):553-567.

[8] Khan RJ, Fick D, Keogh A, et al. Treatment of acute achilles tendon ruptures. A meta-analysis of randomized, controlled trials. J Bone Joint Surg Am, 2005, 87（10）: 2202-2210.

[9] Khan RJ, Carey Smith RL. Surgical interventions for treating acute Achilles tendon ruptures. Cochrane Database Syst Rev, 2010, 8 (9):CD003674.

[10] Kocher MS, Bishop J, Marshall R, et al. Operative versus nonoperative management of acute Achilles tendon rupture: expected-value decision analysis. Am J Sports Med, 2002, 30 (6):783-790.

[11] Longo UG, Ronga M, Maffulli N. Acute ruptures of the Achilles tendon. Sports Med Arthrosc, 2009, 17(2):127-138.

[12] Maffulli N, Kader D. Tendinopathy of tendo Achilles. J Bone Joint Surg Br, 2002, 84:1-8.

[13] Maffulli N, Longo UG, Maffulli GD, et al. Achilles tendon ruptures in elite athletes. Foot Ankle Int, 2011, 32(1):9-15.

[14] Mattose Dinato MC, de Farias Freitas M, D'Elia CO, et al. Acute calcaneus tendon rupture associated with ipsilateral malleolar fracture: case report and literature review. J Foot Ankle Surg, 2010, 49(6):565.

[15] Metz R, Verleisdonk EJ, van der Heijden GJ, et al. Acute Achilles tendon rupture: minimally invasive surgery versus nonoperative treatment with immediate full weight bearing-a randomized controlled trial. Am J Sports Med, 2008, 36:1688-1694.

[16] Metz R, van der Heijden GJ, Verleisdonk EJ, et al. Effect of complications after minimally invasive surgical repair of acute achilles tendon ruptures: report on 211 cases. Am J Sports Med, 2011, 39(4):820-824.

[17] Movin T, Ryberg A, McBride DJ, et al. Acute rupture of the Achilles tendon. Foot Ankle Clin, 2005, 10(2):331-356.

[18] Pneumaticos SG, Phd PCN, McGarvey WC, et al. The effects of early mobilization in the healing of achilles tendon repair. Foot Ankle Int, 2000, 21(7):551-557.

[19] Rippstein PF, Jung M, Assal M. Surgical repair of acute Achilles tendon rupture using a "mini-open" technique. Foot Ankle Clin, 2002, 7(3):611-619.

[20] Strom AC, Casillas MM. Achilles tendon rehabilitation. Foot Ankle Clin, 2009, 14（4）: 773-782.

[21] Saleh M, Marshall PD, Senior R, et al. The Sheffield splint for controlled early mobilisation after rupture of the calcaneal tendon. A prospective, randomised comparison with plaster treatment. J Bone Joint Surg Br, 1992, 74(2):206-209.

[22] Stehno-Bittel L, Reddy GK, Gum S, et al. Biochemistry and biomechanics of healing tendon: Part I. Effects of rigid plaster casts and functional casts. Med Sci Sports Exerc, 1998, 30(6):788-793.

[23] Trickett RW, Hodgson P, Lyons K, et al. Effect of knee position on gap size following acute Achilles rupture. Foot Ankle Int, 2011, 32(1):1-4.

[24] Weatherall JM, Mroczek K, Tejwani N. Acute Achilles tendon ruptures. Orthopedics, 2010, 33(10):758-764.

[25] Wong J, Barrass V, Maffulli N. Quantitative review of operative and nonoperative management of Achilles tendon ruptures. Am J Sports Med, 2002, 30:565-575.

[26] Yotsumoto T, Miyamoto W, Uchio Y. Novel approach to repair of acute achilles tendon rupture: early recovery without postoperative

fixation or orthosis. Am J Sports Med,2010,
38(2):287-292.

[27] Young JS, Kumta SM, Maffulli N. Achilles tendon rupture and tendinopathy: management of complications. Foot Ankle Clin,2005,10:371-382.

第 27 章　跟腱功能紊乱——慢性撕裂和跟腱炎

第 27 章

跟腱功能紊乱——慢性撕裂和跟腱炎

Jean-Luc Besse

摘要 跟腱是人体最大、最有力和抗阻力作用最强的腱性结构。在发达国家,存在一系列的跟腱功能紊乱性疾病,这些疾病与体育运动有关。因此,急性和慢性跟腱撕裂及跟腱炎逐年增加。慢性跟腱撕裂有多种治疗方法,从非手术治疗到手术治疗,如跟腱延长术和跟腱移位术。跟腱炎的手术适应证很复杂,只有在非手术治疗失败时才采用手术治疗。然而,在术前明确患者的功能需求和日后的运动意愿非常重要,这些也是影响预后的因素。然而在决定治疗方案之前,要明确患者的功能需求、运动愿望以及阐明术后并发症等因素。

关键词 跟腱炎·跟腱·慢性撕裂·非手术治疗·诊断·跟腱止点炎·外科治疗及技术·肌腱炎·肌腱延长

Figures 1, 4, 5, 7, 10, 15, 16, 18 and 20 are taken from J. Wegrzyn, J.-L. Besse. "Pathologies et Chirurgies du Tendon Calcanéen. Rupture fraîche, ruptures chroniques et tendinopathies". EMC - Techniques chirurgicales - Orthopédie-Traumatologie 2009;1-22 [Article 44-910]. © 2009 Elsevier Masson SAS. All rights reserved.

J.-L. Besse
Université Lyon 1, IFSTTAR, LBMC UMR-T 9406 - Laboratoire de Biomécanique et Mécanique des Chocs, Bron, France

Hospices Civils de Lyon, Centre Hospitalier Lyon-Sud, Service de Chirurgie Orthopédique et Traumatologique, Pierre-Bénite, France
e-mail: jean-luc.besse@chu-lyon.fr

G. Bentley (ed.), *European Surgical Orthopaedics and Traumatology*, DOI 10.1007/978-3-642-34746-7_161, © EFORT 2014

第 1 节 概 述

跟腱是人体最大、最有力和抗阻力作用最强的腱性结构。然而,跟腱最窄处 3～6 cm。跟骨止点处易发生病变或撕裂。

随着体育运动的发展,跟腱创伤性和微创性病理研究随之增加。跟腱止点和狭窄部分缺少血管,肌腱老化(与所有肌腱相同)和特定的药物治疗,如氟喹诺酮和皮质类固醇激素的痛点封闭注射,都与跟腱退化有密切关系。

本章主要讨论容易忽略的和复发性的跟腱撕裂和病变。

第 2 节 忽视的损伤和继发性劳损

一、病因

忽视跟腱撕裂的概念包括 3 个方面。

1. 急性跟腱撕裂的漏诊,或是因为忽略体征(俯卧位时生理性足下垂动作和 Thomson 动作消失)或是误诊为部分撕裂,经常在出现功能障碍后通过超声或 X 线检查发现。

2. 反复撕裂，见于应用石膏固定（10%～15%）或功能锻炼（5%～15%）的非手术治疗，且见于微创手术（4%～10%，Tenolig 的报道中）后，开放性手术后较少见（<2%）。

3. 跟腱延长，由于非手术治疗或外科手术不当，膝关节以下的石膏移位，使足下垂不充分，患者不配合或过早的功能锻炼。

二、诊断

创伤超过 2 个月时诊断发现被忽略的跟腱撕裂，其治疗涉及许多具体的问题。到伤后第 3 个月，可行开放性修复手术。

不同患者之间的功能障碍表现差异很大，有的仅表现为疲劳，特别是在体育运动时，有的表现为日常生活中步态改变，伴随步行时动力缺乏、跛行和疼痛。这是因为缺乏向前的动力。

临床诊断明确：与健肢（无外伤史）相比，患肢在伤后，足被动背伸角度可以任意增加是跟腱延长或撕裂时的体征。

如果有疑问，可以通过彩色超声确诊。术前需要常规行 MRI 检查，以评估损伤范围（或纤维撕裂部位）及其相对于跟骨止点的位置，以及长期病变造成的肌肉萎缩情况。

三、治疗建议

（一）非手术治疗

考虑到被忽略的撕裂所引起的功能障碍，非手术治疗只用于有特定的手术禁忌证的情况：如动脉性疾病、糖尿病相关的神经和（或）血管疾病、长期的放射治疗、高龄等。

对女性来说，跟腱损伤引起的前进动力不足可以通过增加鞋跟的高度来代偿。也可以使用踝关节矫形器（ankle-foot ortho-sis，AFO），但是其耐受性差。

（二）手术治疗

除非有明确的手术禁忌证，手术治疗是首选治疗方法。

手术包括撕裂纤维的切除和断端之间的吻合[39]；但是这可能会出现继发性跟腱延长，因此应首选肌腱重建。

四、外科重建技术

文献中描述了许多种重建的手术方法。这些手术包括使用三头肌（Bosworth，V-Y 成形术等），或局部肌腱转位行肌腱延长术，或应用腓骨短肌或屈肌腱行一期肌腱转位术。

如同新鲜撕裂手术时，大多数跟腱重建手术时患者取俯卧位，整个下肢都要备皮、消毒，大腿根部缚扎气囊止血带。切口采用后路，在跟腱稍内侧或外侧的位置做切口，可避免切口瘢痕与鞋帮摩擦、降低小腿根部损伤的风险。所有重建手术的第一步是清创，或多或少地切除受损的纤维束。

手术后彻底止血，松止血带。沿跟腱走行留置负压引流装置。用可吸收缝线缝合皮下组织，皮肤切口用可吸收线或非可吸收线缝合，并使断端吻合，需注意避免造成皮肤缺血。小腿后侧的膝下石膏保证足适度下垂，因为足极度下垂会造成皮肤缺血。出院前要检查切口，同时定制树脂支具维持足下垂位置 3 周，然后用膝下石膏固定足于正确位置 3 周，允许轻微的负重。术后 6 周开始功能锻炼。

（一）跟腱延长术

1. 利用小腿三头肌腱膜做肌腱成形术

（1）邻近逆行转移皮瓣或 Bosworth 法[6]：这是目前报道的最早的重建技术，于 1956 年由 Bosworth 描述（图 8-27-1）。

切口向上延长可以暴露整个小腿三头肌腱膜。从而获取一个宽约 2 cm、与小腿三头肌腱膜等厚的皮瓣，长度为拟修复的撕裂范围。蒂部始于撕裂部位上方 2 cm。

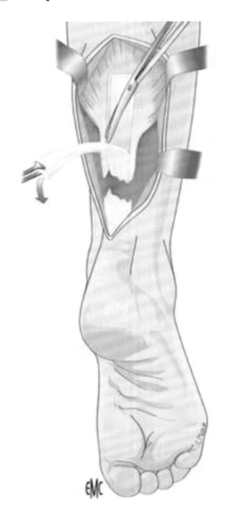

图 8-27-1　修复跟腱损伤的 Bosworth 法（© 2009 Elsevier Masson SAS 版权所有）

理想情况下，不切取整个腱膜，以免削弱肌肉/筋膜交界处强度、造成小腿上段继发性疼痛。翻转皮瓣将其与跟腱远端吻合，用不可吸收的薇乔缝线间断缝合；将筋膜瓣的边缘与残留的跟腱行端-端吻合，使跟腱尽量呈管状。

这个技术可用于吻合效果差或吻合端组织条件差时进行加强缝合，其本身并不是一种重建技术（图 8-27-2）。

（2）改良的 Bosworth 法：下面介绍几种改良术式。

笔者推荐的一种改良术式是尽可能切取一块足够长（达 10～12 cm）并足够宽（达 3 cm）的小腿筋膜瓣，厚度与跟腱残留部分相适应。切取完成后将筋膜瓣分成 3 条。将每一个筋膜瓣翻转后从撕裂近端部分的下方穿过，绕向撕裂远端的前方，并从其后侧或旁边穿出后缝合。如果筋膜条的长度允许，根据撕裂的范围和撕裂部位的情形，筋膜条的末端可以再次与撕裂跟腱的近端吻合。这种来回往复缝合的改良术式，可以充填缺损并重建一个真正的跟腱（图 8-27-3）。

（3）V-Y 筋膜瓣成形术[1]：该技术最早于 1975 年由 Abraham 介绍，由 V-Y 筋膜瓣延长术组成。

在肌腹/腱结合处切取一个 V 形（V 的顶点向上）的全厚筋膜瓣。翻转的 V 形皮瓣其边长应至少是缺损处的 2 倍。将筋膜瓣向下翻转，然后与撕裂的远端缝合。切取 V 形皮瓣的地方，最后按照倒 Y 字形缝合（图 8-27-4）。

2. 跖肌腱成形术　该技术最早于 1956 年由 Chigot 描述，该术式是作为跟腱新鲜撕裂后一期缝合后的一种补充。

跖肌腱位于跟腱的内侧缘。于膝关节线下方四指宽处做一个近端内侧切口可以获得跖肌腱。它位于腓肠肌内侧头的内缘。在腓肠肌内侧头和比目鱼肌之间用手指可以摸到跖肌腱的近端——若其远端可活动则更易于定位。用手术刀切断跖肌腱近端，然后分离到切口的远端。这样可以获得一个长 25～30 cm 的移植物，然后将其编织样缝合于撕裂跟腱的两边，缝合时可以使用大眼的缝合针或专用的缝合器械通过跟腱。加强缝合用可吸收缝线缝合。

单独使用这种方法是不够的，但有助于加强小腿三头肌腱膜成形术后增强缝合强度（图 8-27-5）。

3. 使用腓骨短肌和半腱肌的肌腱成形术　1981 年由 Moyen 最先报道，该技术受

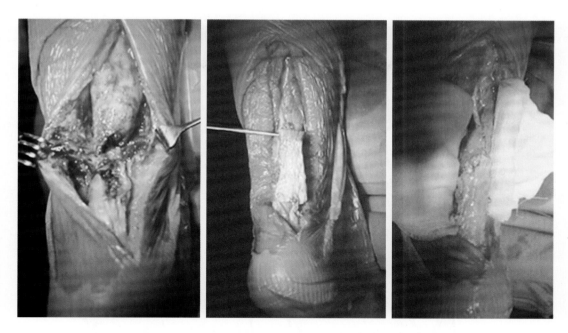

图 8-27-2　Bosworth 肌腱成形术的加强缝合法用于复发性跟腱吻合术后撕裂的示例

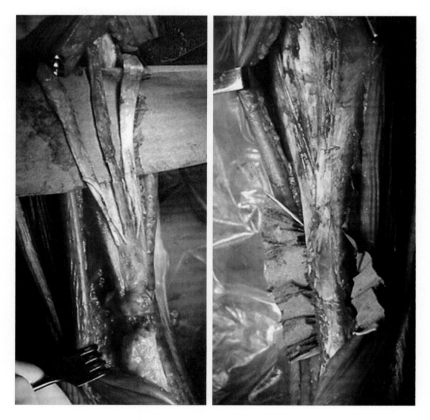

图 8-27-3　Bosworth 改良术式：三束重建

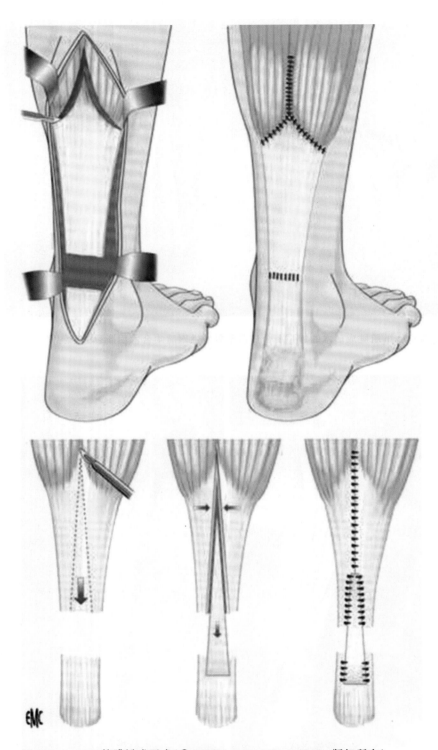

图 8-27-4　V-Y 筋膜瓣成形术 (© 2009Elsevier Masson SAS. 版权所有)

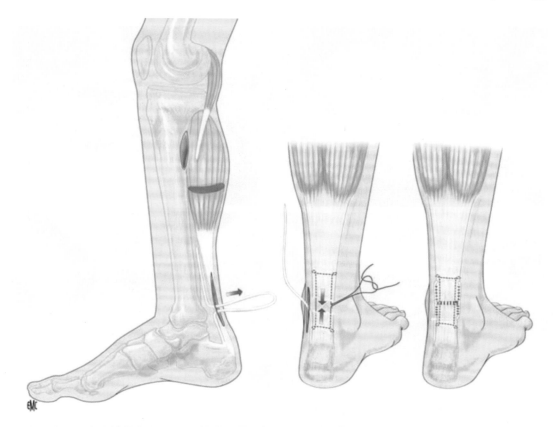

图 8-27-5　**跖肌腱成形术**(© 2009Elsevier Masson SAS. 版权所有)

Perez Teuffer 的腓骨短肌转位术所启发。

　　患者可以取俯卧位,更多时是侧卧位,大腿根部缚扎气囊止血带。切口位于跟腱外侧,在跟腱上方 20 cm 处分离腓肠神经营养血管的蒂部,该血管是独立存在的。松解肌纤维后去除肌间隔,尽可能向远端打开腓骨肌腱鞘,直到外踝后侧。保留近端后可以获得腓骨长短肌腱的一半。将这两个半根的肌腱从腓肠神经营养血管的蒂部下方穿过,通过腱内末端进入腱的远端,用可吸收缝线将其固定(维持足部于跖屈位 30°)来修复撕裂的跟腱。如果肌腱的长度允许,且撕裂范围不是太广泛,可将肌腱再次折返,与撕裂跟腱的近侧部分吻合,因此提供了一个四条带重建(图 8-27-6)。重建方式采用跖肌腱或是联合 Bosworth 逆转重建术加强缝合。

　　术后,用非负重石膏(笔者早期的经验是同时固定膝关节)固定足部于跖屈位 4 周,然后换成足 90°位负重膝下石膏固定 4 周,逐渐地减小跖屈角度。

　　通过在 1981—1996 年治疗的 11 例跟腱断裂患者来评估该项技术疗效[7]:本组病例中男性 6 人,女性 5 人,平均年龄 50.6 岁(31~65 岁)。经过 7.5 年的随访,功能满意(平均 AOFAS 分值 92.7/100)。1 例患者出现复发性撕裂。可是伤口裂开有出现瘢痕性缺损的风险:11 例中有 2 例出现皮肤坏死。因此,除外跟腱止点的撕裂,不建议应用该项技术修补撕裂>5 cm 的跟腱损伤。

　　(二)肌腱转位术

　　1. 腓骨短肌腱转位术(Perez Teuffer)

　　1972 年由 Perez Teuffer 报道[37],这是第 1 种经跟骨固定的重建技术。

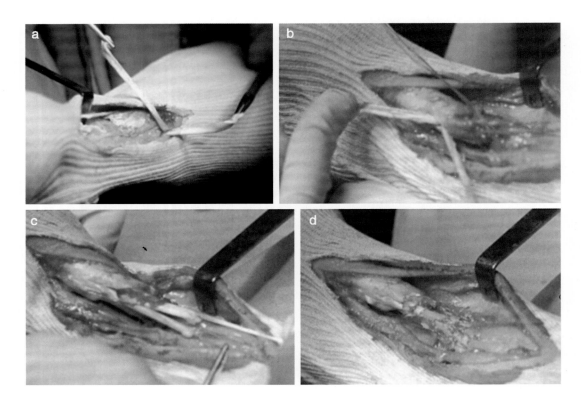

图 8-27-6　使用半-腓骨短肌和半-腓骨长肌的肌腱成形术
a. 切取近端的腓骨肌腱；b. 从跟腱的远端穿过；c. 返回到跟腱的近端；d. 通过 4 条肌腱完成最终的重建

取平行跟腱的外侧切口，在第 5 跖骨基底做一个小切口用于切断腓骨短肌的附着点，同时用 4.5 mm 钻头在跟骨结节后上方做一个水平的骨道。腓骨短肌远端穿过跟骨的骨道，并与跟腱的内侧面缝合，形如 U 形（图 8-27-7）。

其他学者推荐另一种改良术式，从腓骨外侧游离腓骨肌纤维后利用腓骨肌填充缺损，然后将它们与残留跟腱的末端缝合。

2. 屈趾肌腱转位术　最近，在 1991 年，其他肌腱转位术的描述如下。

（1）趾屈肌腱（FDL）（Mann——参考文献[28]）：在足的前内侧舟骨下方做第 2 个切口，在趾屈肌腱分出之前将其切断。其远端与位于侧方末端的姆长屈肌腱缝合。经后路获得趾屈肌腱，然后穿过经跟骨结节的骨道，折返后与肌腱自身缝合或与跟腱缝合，正如

在腓骨短肌转位术中所描述的那样。

（2）姆长屈肌（FHL）（Wapner——参考文献[48]）：据 1991 年报道，这种肌腱转位术用的是 FHL，它比 FDL 更结实，而且容易获取，肌腹就位于跟腱前方。此外，与FDL 相比，FHL 沿着踝关节行进得更远，肌腱转位术后 FHL 的血管化有助于跟腱的再血管化。直到这种术式被报道，人们才改变了手术的方式，之前的许多其他的改良术式均是按照切取肌腱、建立骨道、固定来进行的。

患者取俯卧位，采用严格的后侧切口。打开跟腱的腱鞘，分离跟腱的纤维以保留跟腱远、近端的皮瓣。打开腱周膜，姆长屈肌腱位于胫骨后结节后方。用 4.5 mm 钻头在后上方的大结节上建立一横形的骨道。

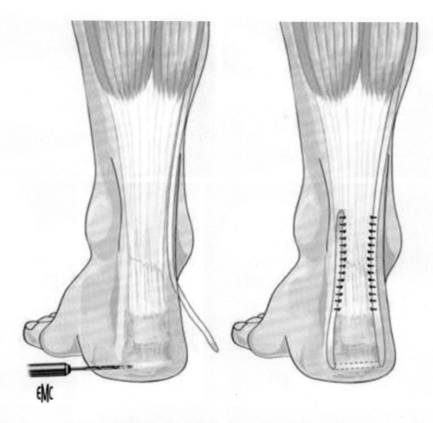

图 8-27-7　腓骨短肌转位术（© 2009Elsevier Masson SAS. 版权所有）

通过一个短的足底内侧切口切断蹑长屈肌腱的远端。首先要放松与趾屈肌腱之间的连接；有时需要用剥离器分离蹑长屈肌腱与足底方肌之间的连接［图 8-27-8（a～d）］，以从后侧切口中获得该肌腱。FHL 穿过骨道折返后在维持足跖屈 30°位时与自身肌腱缝合。

通过缝合两条残留的跟腱纤维皮瓣使转位术得到加固，跟腱的纤维皮瓣锚定在转位的肌腱上［图 8-27-8（e～h）］。如果跟腱完全缺如，可以采用 Bosworth 逆转成形术加强跟腱。用一个开窗的膝下管型石膏于足下垂位固定 3 周，然后更换石膏维持足 90°位 3 周。45d 后开始负重、进行功能锻炼。

笔者的经验[49]包括 11 名患者，其中 9 人为运动员，平均年龄 44 岁（27～70 岁），经过平均 6.5 年的随访，验证了其优良结果并在文献中报道：5 个月重返工作岗位，10 个月可以参加体育运动，未见切口并发症，AOFAS 评分是 98/100，足抗阻力量恢复非常满意。应用该技术可以修复平均长约 7.4 cm 的缺损（3～10cm）。必然造成的蹑趾趾间关节屈曲活动的丧失并没有造成功能障碍，即使是运动员，蹑趾的主动屈曲活动通过蹑短屈肌的运动得以保留。

（三）其他技术

许多其他的技术也已有描述。

1. 人工材料　与膝关节韧带重建术中使用的假体材料相同。

（1）聚酯纤维（Dacron®）[25,26]。

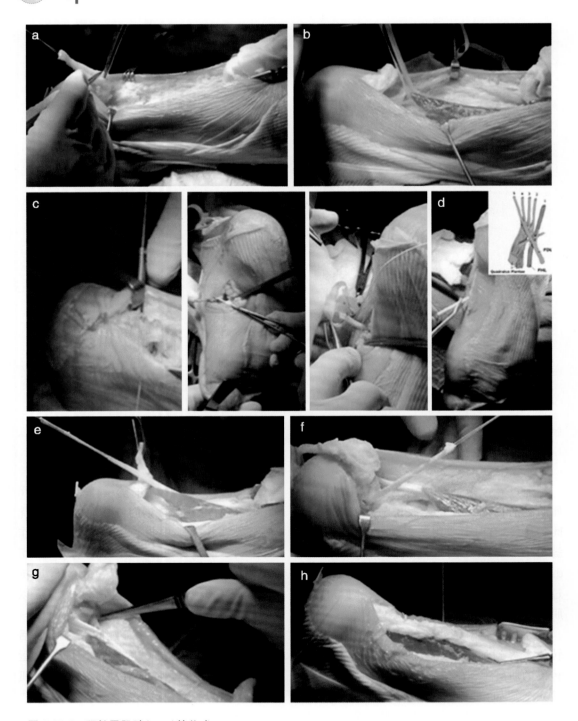

图 8-27-8　踇长屈肌腱（FHL）转位术

a. 切除肌间隔，保留两处跟腱瓣；b. FHL 是独立存在的；c. 钻一个横形的经跟骨的骨道；d. 切断并释放足底的 FHL 腱；e. 经后路获得 FHL 肌腱；f. 肌腱从内向外通过跟骨的骨道；g. 肌腱与自身缝合并调整转移的张力；h. 将跟腱的两处筋膜瓣缝合并与转位的 FHL 锚定

（2）聚丙烯纤维（Marlex®）[36]。

（3）碳纤维[17,19]。

但是，由于生物相容性太差，以上材料已不再使用，最显著的例子是由碳纤维引起的组织染黑现象及其脆性断裂特性。不应再使用以上材料。

2. 阔筋膜　这是以自体移植物形式存在或以同种异体移植物保存的阔筋膜条[8,52]。以非血管化形式存在，会增加坏死和感染的概率，目前已不再使用。

3. 同种异体移植物　1996 年，Nellas[34] 提到同种异体移植物可能会出现病毒感染，且愈合过程较慢。艾滋病毒的威胁断绝了它们在纯功能性指标中的使用。现在若要使用，必须是来源于安全性很高的组织库——位于布鲁塞尔的 Leemrijse，使用踇长屈肌腱作为跟腱的同种异体移植物用于治疗严重的跟腱缺损。

4. 游离皮瓣　特殊情况下，跟腱修复必须与跟骨附着点和皮肤软组织的重建关联，为此，Wei 于 1988 年报道了使用各种游离皮瓣技术（例如，血管化腹股沟皮瓣）的临床病例[50]。

一旦发生严重感染和（或）继发于跟腱手术后的皮肤并发症，肌瓣（通常是游离肌瓣）可供选择，Dautry[10] 描述的用于治疗化脓性坏死的技术需要了解。它包括彻底切除感染的肌腱，保留肌腱止点，处理瘢痕和日常的灌洗，与 Papineau 治疗骨缺损的方法相同。最近，Fourniols[14] 报道了 1994—2003 年治疗的 20 例患者，术后解剖形态和功能都非常好，值得一提的是有新生的肌腱形成。

五、适应证

适应证是建立在术前的 MRI 检查基础上，根据纤维切除后缺损的范围及相对于跟骨止点的位置（图 8-27-9）。

（一）"新近"忽略的撕裂和（或）1～2 cm 缺损

对于在 2 个月内接受治疗的新近漏诊的断裂以及较小的（1～2 cm）缺损，可进行切除和断端吻合，如果需要，可以用踇肌腱加强。

（二）2～4 cm 缺损

尽管美国同行推荐[32]，但是我们自己的经验表明 V-Y 重建术结果令人失望，术后的恢复期很长且延长的肌肉/肌腱会出现连接痛。

因此我们更倾向于改良的 Bosworth 技术：逆行的小腿三头肌肌瓣被分成若干条，通过往返镶嵌于撕裂跟腱的远近端之间能有效地填充缺损。如果有必要，可以采用半腓骨短肌或长肌加强缝合。

（三）>4 cm 缺损

发生广泛的（>4 cm）撕裂或应用移植物重建跟腱者，踇长屈肌腱转位术是目前可选的术式，通过改良术式来加强转位肌腱，既可以用残存的纤维性跟腱皮瓣，也可以用一个逆行的 Bosworth 小腿三头肌瓣来加强修复，而非其他文献所描述的 V-Y 重建术[13]。

六、总结（重要观点）

- 慢性撕裂需要外科手术治疗，除非存在特定的手术禁忌证。
- 手术计划取决于 MRI（撕裂范围和位置）。
- 重建技术取决于纤维切除术后的缺损范围。
- 对于广泛撕裂，FHL 肌腱转位术是一种选择。

第 3 节　跟腱病变

跟腱病变包括不同类型的损伤，但根据

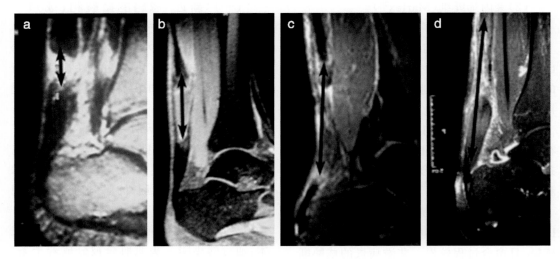

图 8-27-9　4 例 MRI 评估肌腱缺损的范围和位置

损伤部位和解剖病理,它们之间是相互联系的。目前标准的做法是区别跟腱腱体和跟腱止点损伤。

除了肌腱老化,体育运动和过度使用所诱发的反复的微小创伤先于跟腱病变发生。任何体育运动都会涉及,特别是跑步和越野赛跑。微小的创伤引起微小的撕裂;瘢痕形成导致腱内结节或更少见的腱鞘囊肿。

一、诊断

如果足跟痛伴或不伴有滑囊炎,诊断包括以下几个连续的步骤。

(一)临床评估

1. 病史　病史采集主要包括职业、运动(类型和数量)、穿鞋情况和既往治疗情况。

2. 临床检查　检查过度旋前步态,足部印记(弓形足、扁平足等)和后足轴线。触诊时患者取仰卧位,主要检查疼痛部位、跟腱增厚的部位及跟腱腱体和止点可能存在的结节。正如在许多足部病变中,腓肠肌的收缩需要系统研究:踝关节<10°的被动背伸代表僵硬。

(二)其他临床评估

1. 双足负重侧位 X 线片　这决定了足的形态:Djian 角(足弓)、跟骨斜坡、跟骨大结节的形态,并探讨了跟腱止点情况:骨刺和(或)肌腱内钙化。

2. 实验室检查　一旦怀疑有风湿性疾病,如强直性脊柱炎,特别是年轻男性,需要行血清学检查。

3. 超声检查　在不配合治疗的情况下,超声有利于可疑跟腱断裂或为评估损伤严重性(肌腱内微小撕裂)的诊断。

4. MRI 检查　拟行手术时 MRI 为首选检查:可以评估损伤的范围和严重性。

二、跟腱病理

Puddu 分类[40] 系统目前已形成共识并系统性使用。①炎症病变局限于腱周组织时,称为腱鞘炎,②肌腱退行性病变称为慢性肌腱炎;③与腱鞘炎和慢性肌腱炎相关的病变。

(一)分类与临床表现

1. 腱鞘炎　腱鞘炎可能表现为:

● 急性腱鞘炎:通常由穿鞋引起,沿肌腱的明显疼痛、噼啪声和增厚。休息后症状迅速缓解,换穿合适的鞋和抗感染治疗是常规治疗方法。

- 慢性腱鞘炎:与慢性肌腱炎相比,慢性腱鞘炎不常发生,主要是年轻的跑步者易患。Kwist[23]描述了该病的解剖病理学:肉眼可见附着的腱周组织增厚,显微镜下表现为炎性增生。它可以是单发的,但常与肌腱退行性病变有关,肌腱退变包括慢性肌腱炎或肌腱结节增生。

2. 肌腱炎　这是最常见的肌腱病变。因为过度使用,30~40 岁的运动员最易患该病。任何运动都会诱发该病,特别是跑步或越野赛跑。触诊时肌腱梭形增厚处疼痛,有时很难触到肌腱内结节。超声和MRI 敏感而特异,可以发现肌腱丧失圆滑的外形,梭形增厚,结节样病变,特别是肌腱内微小的撕裂,而这是表明病变严重的征象。

（二）非手术治疗

①适度的休息是必不可少的,暂停接触运动和跑步。同时联合其他治疗。抗炎或局部应用 NSAIDs(软膏、电离、中胚层疗法等),穿带有高黏弹性鞋跟的鞋和(或)足底矫形器改善后足的淤滞。②康复,包括拉伸、深部横向按摩,最重要的是离心性小腿三头肌肌力训练。1998 年,Alfredson[2]继续 Stanish 对髌韧带病变的研究[46],发现离心性肌肉运动是有效的。虽然这种训练只是整个康复训练中的一部分,且需要在监督下进行,但三头肌功能锻炼可以显著提高非手术治疗的效果。

遗憾的是,尽管在肌腱或腱周注射糖皮质激素属于绝对的禁忌证,但仍在使用糖皮质激素。

超过 3~6 个月规范的非手术治疗,至少可以使功能恢复 80%。

（三）手术治疗

不能耐受规范非手术治疗的患者可以采用手术治疗。如果症状持续超过 6 个月或离心性三头肌功能锻炼疼痛加重,应做 MRI 检查,以发现局部的肌腱内撕裂。

手术包括以下几个部分。①肌腱粘连松解术和腱旁组织切除术[23];②所有病变组织:纤维化、钙化和结节的病灶清除术;③取决于外科医生的习惯,可以采用肌腱"梳理"成若干纵行的条带(多处纵向切开)的术式,或采用增强重建术,特别是当切除病变组织后造成跟腱强度下降时可以采用增强重建术。

1. 肌腱松解及切除　手术切口通常偏跟腱内侧,根据肉眼所见去触诊,切除病变组织。单纯的跟腱松解和切除术的优良率为 66%[44]~76%[41]。

2. "梳理"(多个纵行条带切开)在切除术后进行　该技术于 1981 年由 Lemaire 描述[24],由 Saillant 和 Kouvalchouk[22,42]开发并广泛应用于法国,旨在通过诱导瘢痕组织来增加肌腱体积(图 8-27-10)。

用手术刀沿着跟腱连续切开 5~6 条纵行条带,维持跟腱的连续性。如果跟腱过度削弱,可以使用跖肌腱行肌腱固定术。腱周组织的处理根据其外观决定:若有增厚、粘连和炎性反应,应将其切除;如果没有,应在梳理后保留,甚至缝合。术后无须制动。术后处理并非是程式化的,因人而异。穿带有高黏弹性后跟的鞋,术后即刻下地。康复应着眼于分级拉伸。重返运动场必须等到彻底解决疼痛问题,最早也要45 天,而且要遵守关于热身和拉伸训练的严格指令。也有学者建议中立位石膏固定3 周(愈合时间)。

Mafulli[27]建议经皮行跟腱切断术,但是这只在用于肌腱炎时才合理,因为肌腱炎时不需要进行病变组织切除。

梳理提高了血管化程度,增加了胶原纤维含量和正常肌腱体积。然而,现在病理性肌腱中,尚无实验数据。优良结果从71%[27]到 96%[42]。按照 Kouvalchouk[22]

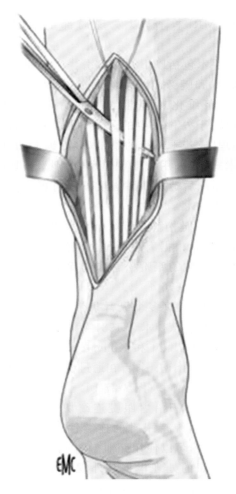

图 8-27-10　跟腱"梳理"(© 2009Elsevier
Masson SAS. 版权所有)

的研究结果,梳理可以有 75% 的优良率,
效果不佳与切除范围不够、高龄和病变广
泛有关。

3. 半腓骨短肌延长术(Moyen)　该技
术于 1981 年由 Moyen 描述,患者侧卧位于
手术台上,取跟腱偏外侧切口,大腿根部缚
扎止血带。

该手术始于对跟腱前部病变以外的肌
腱松解术和腱周增生组织的消融术。然
后做一个跟腱的纵行切口,切除肉眼所见
的(杂乱的、质硬的和有结节的)病变组
织。解剖腓骨短肌,将肌腱的一半隔离,

同时保留其肌肉近端的附着点。然后将
肌腱从腓肠肌根部穿过,从前向后穿过跟
腱缺损处。将肌腱与跟腱远端固定时维
持足于轻度背屈位,避免出现肌腱固定效
应(图 8-27-11)。

术后,用小腿后侧膝下石膏托固定 3
周,维持膝关节自由活动;术后 3 周可以负
重。去除石膏后开始功能锻炼,包括拉伸、
物理治疗、向心和离心性肌肉训练。术后
3～6 个月循序渐进地开始体育运动(骑自
行车、游泳、跑步等)。

笔者于 1981—1997 年对 22 例实施手
术的患者进行了随访[4],按照 IKDC 膝关节
评分系统,优良率为 95%。可是,仅有 36%
的患者跟腱完全无痛。

4. 小腿三头肌延长术　其他学者建议
使用类似的 Bosworth 逆行小腿三头肌瓣加
强跟腱。

1989 年,Nelen[33] 报道了一组病例,143
例跟腱病变患者,在肌腱体部病变亚组中,
三头肌逆行皮瓣(优良率 87%)加强术优于
功能锻炼(优良率 73%)。

(四)总结

● 糖皮质激素注射:决不能采用。

● 小腿三头肌离心性功能锻炼是治疗
手段之一,可以治愈绝大多数累及跟
腱体部的跟腱炎。

● 手术仅适用于严重的病变(MRI 检查
可以发现小的撕裂)。

三、跟腱止点病变

跟腱止点的病变无论从解剖方面还是
治疗方面,与腱体病变完全不同。跟腱止点
病变通常分为以下 3 个病变。①Haglund
畸形;②跟骨后滑囊炎,常伴有 Haglund 畸
形;③跟腱止点病变。

尽管常见的症状是足后跟疼痛,但这
3 个实体在解剖学和临床上都是经典区
分的。

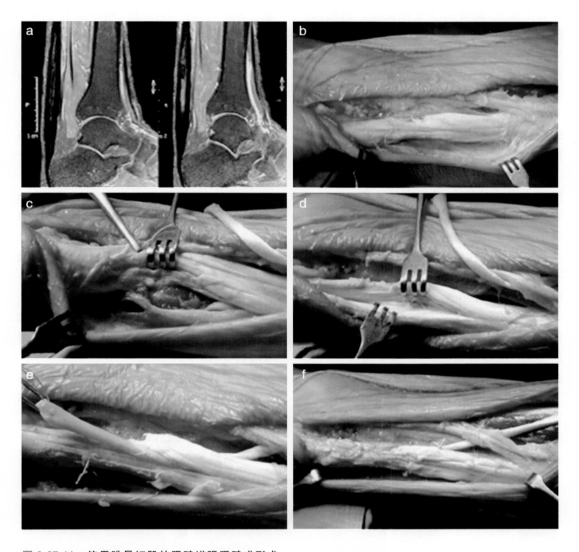

图 8-27-11　使用腓骨短肌的跟腱增强跟腱成形术
a. 严重的腱体病变（MRI 异常信号指示局部内肌腱断裂）；b、c. 宏观肌腱病变方面；d. 腱病变切除；e. 内侧跟腱有缺陷时镶嵌在通道中；f. 手术结束时的跟腱外观

（一）分类和临床表现

1. Haglund 畸形　文献中 Haglund 畸形有多种名称：跟摩擦病（pump bump）、高后跟（high heel）、冬日后跟（winter heel）。由于跟骨后上角的突出，引起跟腱止点处和鞋后帮之间的摩擦。

Haglund 畸形通常累及年轻人（15～30 岁），甚至是成年人，女性高发，不同于其他类型的跟腱病变，Haglund 畸形穿鞋时会加

重症状。体格检查见局部皮肤发红、触痛伴足跟处肿胀。

影像学上推荐使用的几个参数或多或少的有作用，这些参数考虑了跟骨后上角的突出和其中 2 个组成因素。①跟骨形态学：Fowler-Philipp 角（44°～69°）[15]，Henegan 和 Pavlov 平行间距线[16]，以及 Denis 和 Hubert-Levernieux 试验。②负重时测量值（跟骨相对地面的静态关系）：高弓足的跟骨

接近于垂直,跟骨结节变得突出。因此,总的角度,Fowler-Philipp 角之和以及跟骨斜坡角(正常仰角<20°);1990 年 Chauveaux 推荐使用这些参数,如跟骨斜坡角为跟骨结节后上方的负正切角[9]。

负重时应在 0.6 m(2 英尺)之间进行比较侧位 X 线检查;Haglund 畸形尚无明确的和特异的影像学参数。

2. 跟腱止点病变　与腱体病变相比,跟腱止点病变更易累及高龄人群(40～60岁),而且通常患者运动能力较差。该病也见于久坐者,且与肥胖有关。解剖病理上,这是一种退变性肌腱末端病,伴有钙化。在一些典型病变中,X 线片显示大的肌腱末端病(骨赘),有时甚至是肌腱内钙化。这些退行性病变有时与大的肌腱撕裂或局部撕脱伤有关,肌腱撕裂或撕脱伤会造成严重的病理变化。在这种情况下,必须解决潜在的炎症性或代谢紊乱。

3. 从实践的角度看　在笔者看来,Haglund 畸形(年轻女性摩擦病理改变)和跟腱末端病(高龄或 40～60 岁的非运动者,与肌腱末端病相关)的区别不是很明显。文献报道的 Haglund 畸形患者平均年龄为 20～30 岁,最大年龄者>60 岁。不但报道了骨骼异常,同时还存在滑囊炎和跟腱止点病变。此外,没有明确的影像学标准来诊断 Haglund 畸形,形态学评价也是主观的。

笔者的观点是基于 10 年以上的后跟痛病例的系统性磁共振成像。可以通过以下 3 个典型病例阐释。

(1)35 岁女性,表现为典型的 Haglund 病,MRI 显示严重的跟腱止点病变,病变面积>20%(图 8-27-12)。

(2)59 岁女性,X 线片示没有跟腱末端病变和钙化,但是 MRI 显示严重的跟腱止点病变(图 8-27-13)。

(3)45 岁男性,X 线片示一个大的跟腱末端病变,伴有 MRI 上显示的严重的跟腱末端病变(图 8-27-14)。

跟骨坡度的增加是最常见的影像学判断标准。测量大多数 Haglund 畸形的俯仰角可以发现跟骨斜坡增加:Maynou 27°[30]、Jardé 24°[18] 和 Sergio 33°。

笔者认为,高弓足诱发了因摩擦和过度

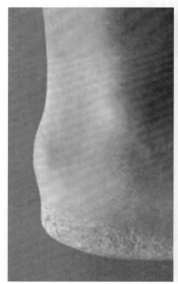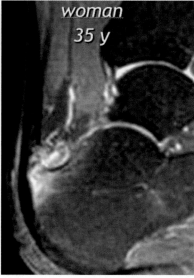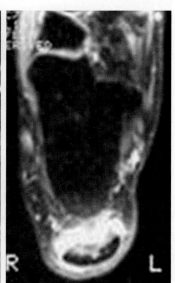

图 8-27-12　35 岁女性,患 Haglund 畸形伴跟腱止点病变

使用引起的病理变化,这又导致一系列临床表现,这些表现因年龄、体育运动和穿鞋习惯不同而异;滑囊炎伴皮肤刺激征,足跟部滑囊炎,跟腱末端病变引起的穿鞋不适,跟腱止点病变。

(二)诊断和治疗策略

如果后跟痛与症状性的跟骨后滑囊炎有关,笔者的处理方式如下。

1. 临床和影像学检查 正如在诊断跟腱体部病变时,评估整个足的形态和后足形态的分析以及俯卧位时对跟腱和跟骨大结节的检查。因腓肠肌衰退频繁地出现在跟腱止点病变时,故应专门研究。

Djian 角(足弓)、跟骨斜坡和 Chauveaux 角在跟骨外侧负重位 X 线片上测量,而且任何跟腱止点病变或跟腱止点钙化均非常显著。

2. 非手术治疗 与治疗跟腱体病变相同,非手术治疗跟腱止点病变包括休息、穿鞋适配,特别是无后跟鞋及 NSAIDs 的综合运用。穿高黏弹性的后跟鞋比佩戴足底矫形器更有用,因为它不但能够吸收振荡,而且能抬高足跟。

康复应注意加强后群肌肉的拉伸(特别是腓肠肌),应坚持每天最少 20 min 的自我康复训练(阶梯攀登、斜面站立、室内反穿鞋等)。另一方面,离心性肌肉训练对跟腱止点病变是无效的,甚至会加重疼痛。与其他类型的跟腱病变一样,糖皮质激素注射是绝对禁忌证,因其会加重撕裂。最近,有文献对冲击波疗法进行了描述,但其结果并不令人信服。

3. MRI 检查 当非手术治疗失败时,无论患者多大年龄均应行增强 MRI 检查。通常会发现跟腱止点病变和后跟滑囊炎,常伴有跟骨大结节水肿。

MRI、负重位 X 线片和临床数据用于指导手术治疗,鉴于手术的难度和结果的不可预测性,手术需谨慎。

根据临床表现,文献介绍了多种手术方法。①跟骨后上突切除或跟骨截骨术治疗 Haglund 畸形。②通过切除滑囊炎、末端病变或钙化来治疗插入性肌腱病。然而,最困难的是考虑相关的肌腱损伤,涉及的相关肌腱病变,治疗可以重新做止点重建或扩大成形术。

(三)手术指征和手术技术

1. 跟骨后上突切除术 这是治疗 Haglund 畸形应用最广泛的技术。跟骨后上突的切除范围在不同学者间差异很大。传统上,应广泛地、完全地切除到跟腱止点处,直到边缘变光滑(图 8-27-15)。

有许多手术入路:外侧入路,可能联合内侧入路或 J 入路或 Y 入路。根据手术入路不同,患者取仰卧位、侧卧位或俯卧位。大腿根部常规缚扎止血带。

仔细定位腓肠神经。游离跟腱外侧。使足部处于跖屈位,使用 Farabeuf 型牵开器牵拉。用外科手术剪或手术刀将跟腱前方的滑囊切除。完整显露跟骨后突。将拉钩滑向跟骨大结节上方平面,为的是可以靠在跟骨内侧面。然后,应用摆锯或凿子截骨。跟骨外侧骨皮质的截骨线是垂直的,沿跟骨止点最上面的一条线和后突的前方约 2 cm 的一个点截骨。截骨通过单一手术过程完成,注意避免损伤内侧皮肤;突出物的切除范围不同,学者的报道不尽相同。截骨的边缘用骨锉使其变规则和光滑;如果截骨时内侧骨皮质未断裂,可辅以内侧切口。截骨面用骨蜡封闭止血,切口留置负压引流装置。

一些学者行跟骨后滑囊切除术或跟腱前方退变性损伤手术。术后结果优良率变化较大,Sella[45] 报道的优良率为 81%,而 Nesse[35] 报道的优良率仅为 38%。在最近 10 年,这种切除术在关节镜下进行,取得了满意的效果[20]。

笔者认为,这种技术的适应证很少,仅涉及正常(<20°)或跟骨斜度稍高,同时在

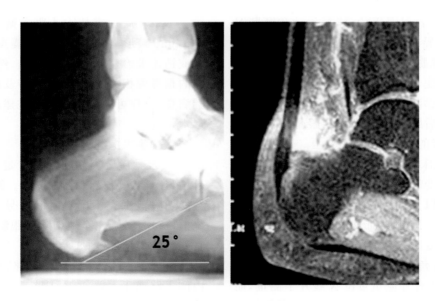

图 8-27-13　59 岁女性,跟腱止点病变不伴有肌腱末端炎

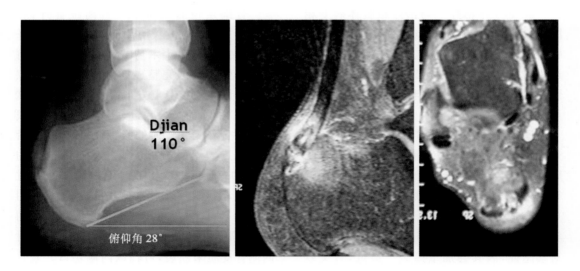

图 8-27-14　45 岁男性,典型病例示跟腱止点病变伴跟腱末端炎

MRI 上不伴有明显的跟腱止点病变,行跟腱梳理属于禁忌证,因为这易使跟腱病变加重,而且可能会出现继发性跟腱断裂。

笔者建议愈合期给予后侧膝下石膏托固定 3 周;3 周后可以马上开始负重和康复锻炼。

2. Zadek 跟骨截骨术　Zadek 于 1934 年描述了 Zadek 截骨术[53],从跟骨后侧和背侧进行楔形截骨并以足底为铰链,可以将跟骨后上方突出物向上推进,以减少其对跟腱的撞击(图 8-27-16)。

手术时患者可以取仰卧位、一侧臀部放软垫或是侧卧位;影像增强器用于控制截骨成,以保证截骨面光滑。切完骨性突出物后,通过跟骨跖侧骨皮质成形术闭合截骨面。可以用空心螺钉、1/4 管状钢板或 U 形钉固定截骨块(图 8-27-17)。

某些学者建议将该手术用于 Haglund 畸形矫正,认为是最彻底的方法,术后需要用石膏固定最少 6 个月。笔者将这个术式用于跟骨斜坡角＞30°的严重的后侧高弓足畸形,对于跟腱止点病变来说,如果有这样的病例的话,中度的病变也可以使用。

3. 腓肠肌延长术　腓肠肌延长术包括延长腓肠肌腱膜或腓肠肌内侧头的近端松解。

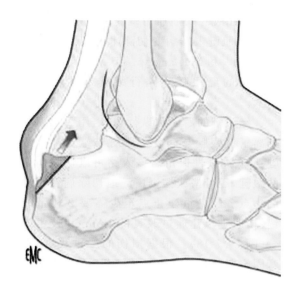

图 8-27-15　跟骨后上突的切除

(© 2009 Elsevier Masson SAS. 版权所有)

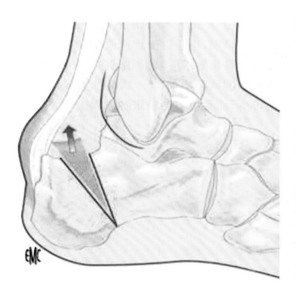

图 8-27-16　Zadek 截骨术

(© 2009Elsevier Masson SAS. 版权所有)

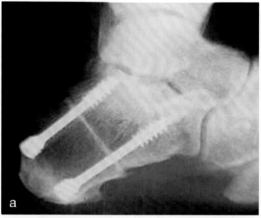

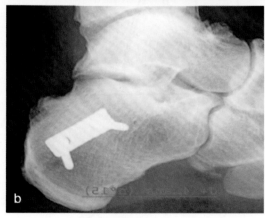

图 8-27-17　Zadek 跟骨截骨术示例

a.2 枚空心螺钉固定;b. 1/4 管型接骨板固定(引自 Y Tourné)

线和截骨后的复位。

切口可以取后外侧或如同跟骨骨折复位术的踝下 L 形切口,以掀起带骨膜的皮瓣显露跟腱止点,并进行截骨术和截骨后接骨术。跟骨的外侧面可以通过在跟骨上下放置两把牵开器显露。截骨术可以用摆锯完

最初由 Strayer 描述,用于治疗肌肉痉挛[47],后来 Delmi[11] 推荐使用腓肠肌腱膜延长术治疗腓肠肌挛缩所致的跟腱止点病变。7% 的患者中,短缩的腓肠肌影响跟腱-足底复合体,表现为跟腱止点病变[3]。手术时通常采用俯卧位或仰卧位。取小腿中段后内侧切口,重点是腓肠肌内侧头。显露腓肠肌腱膜,并将其横形切断。术后可以立即行走、康复,包括腓肠肌拉伸训练。夜间休息时用后侧膝下中立位石膏固定 5～6 周。

由 Barouk[3] 提出的腓肠肌内侧头近端松解是腓肠肌腱膜延长术可供选择的术式之一。实际上,只有腓肠肌内侧头可以松解,因为其近端肌腱比外侧头更发达,而外侧头仅是一层浅薄的筋膜。沿膝关节后方皱褶处向着腓肠肌内侧头肌腱处做水平切口。用两把 Farabeuf 牵开器显露肌腱,然后用锐刀将其切断。术后处理非常简便,可以即刻行走。

手术时若没有骨形态畸形或是存在非常严重的跟腱止点损伤,可以考虑使用这些技术。我们也要考虑患者的运动意愿,因为

术后易出现三头肌肌力减弱的并发症。

4. 肌腱末端病变切除术和肌腱重建 Saxena[43] 和 McGarvey[31] 于 1995 年推荐使用直接的经跟腱入路行跟腱末端病变切除术。

经跟腱的后内侧纵行切口,用手术刀和剥离子将跟腱与病变的跟腱末端分离。跟腱-足底连续性保留。该入路可以切除病变的跟腱,用骨凿或摆锯广泛地切除病变跟腱的止点。经骨重建止点至少需要 2 枚带线锚钉,肌腱重建通过改良的 Bunnell 技术缝合(图 8-27-18)。根据损伤的严重程度,石膏固定应延长至 4～6 周。术后 3～6 个月可以恢复体育运动。

手术指征是孤立的,适用于摩擦引起的非常显著的跟腱止点病变,以及不伴有后足形态异常的不严重的跟腱损伤(图 8-27-19)。

5. 扩大成形术 跟腱止点变弱,无论是否在早期,由于退变性撕脱或继发于病变跟腱外科切除术后,使得跟腱撕裂或继发性撕脱伤的风险增加[21]。肌腱扩大成形术必不可少,而且应包括经跟腱锚固。

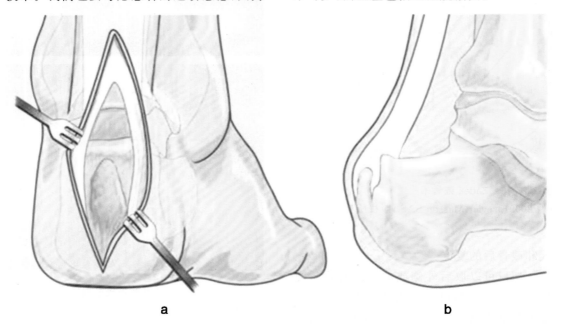

a   b

图 8-27-18   跟腱止点病变切除和跟腱重建术
a. 肌腱止点病变;b. 后方经跟腱入路(跟腱一分为二)

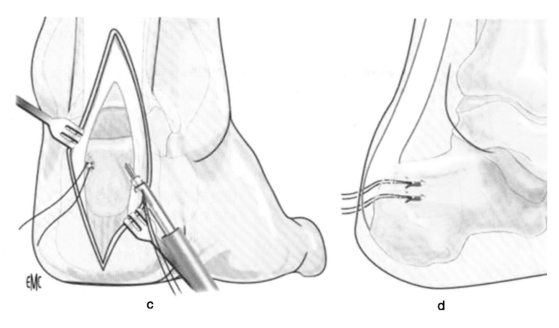

图 8-27-18 （续）

c、d. 切除跟腱末端病变后用 2 枚锚钉重建跟腱（© 2009Elsevier Masson SAS. 版权所有）

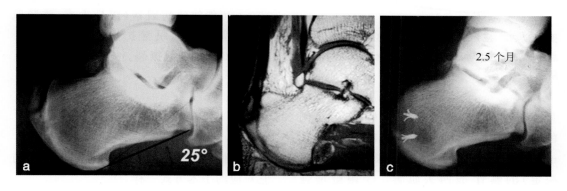

图 8-27-19 跟腱止点病变切除-跟腱止点重建术示例

a. 术前负重侧位 X 线片；b. 术前 MRI；c. 术后 2.5 个月的负重侧位 X 线片

（1）FHL 转位术：美国学者首选的技术是 FHL 转位术。大多数报道考虑的并不是被忽视的撕裂，而是跟腱止点的病变[12,29,51]。将跟腱整个止点切除，并通过 FHL 转位行肌腱重建。

当这个技术被认为是忽视的撕裂伤的首选技术时，笔者发现该技术治疗跟腱止点部分撕裂伤过于激进。

（2）骨-股四头肌腱成形术（Besse）：

1992 年，一个马拉松运动员因跟腱撕脱伤已经进行了 2 次跟腱止点手术（钙化切除和梳理），笔者从膝关节伸膝装置中获得骨-股四头肌腱后实施手术[5]（图 8-27-20）。

实施手术时患者侧卧位，大腿根部缚扎止血带，手术分为以下 3 个步骤（图 8-27-21）。①探查并切断纤维：手术时可以采用后外侧入路或是之前已经存在的入路，松解跟腱并暴露止点。切除撕脱的跟腱并测

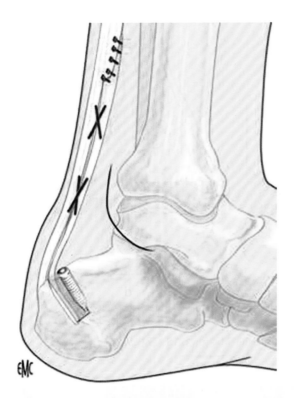

图 8-27-20　应用骨-股四头肌腱移植物的跟腱止点扩大成形术（© 2009Elsevier Masson SAS. 版权所有）

量其长度。②获取骨-肌腱移植物：经单侧的前方入路可以获得一条 20 mm×10 mm×10 mm（宽为 10 mm，长度根据缺损决定）的髌骨-股四头肌腱。③跟腱增强术：将髌骨-骨移植物置入一个 9 mm 的密闭跟骨骨道中，该骨道位于跟腱止点上方，是与跟骨后上方成 45°钻孔形成的（后上方骨性突出物切除后）。最初的固定是用一枚不锈钢的阻挡钉。股四头肌腱纤维位于髌骨骨块后方，将其与残留的正常的跟腱纤维缝合，保持足 90°。患者足部用膝下后侧石膏固定 4～6 周。3 周后可开始负重和功能锻炼。

随访 1992—2005 年应用该手术的 25 例患者[38]（平均年龄 47 岁，年龄 30～59 岁，18 名运动员），术后 4.5 年随访结果表明：75％优秀，25％良好；4 个月重返工作岗位，7 个月恢复体育运动，平均 AOFAS 评分 98.4/100（87～100 分）。

这是一种简易的技术，无须分离皮肤即可以提供可靠的骨性固定。笔者认为该技术是肌腱扩大成形术治疗跟腱止点病变的首选技术，包括早期病变或撕裂面积超过水平断面 20％的医源性（术后、糖皮质激素注射等）撕裂。

（四）总结（重要观点）

● 定义病因。

● 探讨腓肠肌挛缩症。

● 注意相关的"后侧"滑囊。

● 非手术治疗：①臀肌和腓肠肌拉伸练习；②高黏弹性后跟的鞋；③不用糖皮质激素注射；④振动波治疗的益处尚需评估。

● 手术方法：①负重位 X 线片和 MRI 评估；②不用跟腱止点梳理；③治疗可能的致病因素（跟骨垂直、腓肠肌挛缩）；④跟腱扩大成形术治疗＞20％的肌腱撕裂。

第 4 节　结　论

慢性跟腱病变的表现多种多样，正如与它对应的手术方式一样。

跟腱重建术治疗忽略的撕裂伤取决于缺损面积和缺损相对于止点的位置。跟腱缺损＞5 cm 时首选 FHL 转位术。

随着离心性三头肌重建技术和体育运动防护措施的发展，绝大多数的跟腱体部病变可治愈，手术仅适用于包括跟腱内撕裂的严重撕裂伤。

相反，插入性肌腱病变得越来越频繁。应查明病因。手术治疗方法取决于标准的负重位 X 线片和 MRI 所发现的病损情况。局部广泛的撕裂需要使用跟骨锚行跟腱延长术。

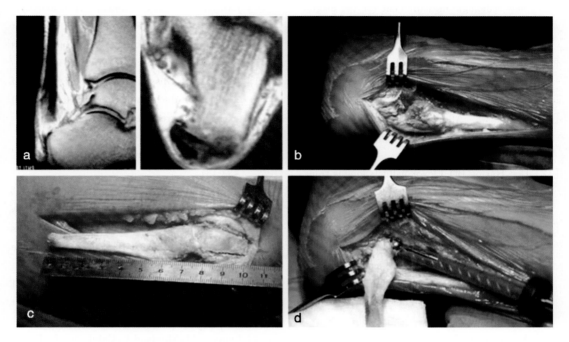

图 8-27-21　用骨-股四头肌腱移植物的跟腱止点扩大成形术

a. 梳理治疗跟腱后上方突出物术后 6 个月出现严重的跟腱断裂（MRI 示＞60％的跟腱撕裂）；b. 撕裂部位探查；c. 获取骨（髌骨块）-股四头肌移植；d. 骨-股四头肌腱移植物填充入跟骨骨道，早期的加强固定是用一枚阻挡螺钉

参考文献

［1］ Abraham E，Pankovich AM. Neglected rupture of the Achilles tendon：treatment by V-Y tendinous flap. J Bone Joint Surg Am，1975，57：253-255.

［2］ Alfredson H，Pietilä T，Jonsson P，Lorentzon R. Heavyload eccentric calf muscle training for the treatment of chronic Achilles tendinosis. Am J Sports Med，1998，26（3）：360-366.

［3］ Barouk LS，Barouk P. Liberation proximale des gastrocnémiens. In：Reconstruction de l'avant-pied. France，Paris：Springer-Verlag，2006：158-167.

［4］ Besse JL，Moyen B，Lerat JL. Achilles tendon chronic partial rupture：surgical treatment using a pediculized graft of half the peroneus brevis tendon. J Bone Joint Surg，1999，81（B

suppl Ⅱ）：153（orthopaedic proceedings）

［5］ Besse JL，Lerat JL，Moyen B，et al. Reconstruction distale du tendon d'achille avec un transplant os-tendon à partir du système extenseur du genou. Note de technique，à propos de 2 cas. Rev Chir Orthop，1995，81（5）：453-457.

［6］ Bosworth DM. Repair of defects in the tendo achilis. J Bone Joint Surg Am，1956，38：111-114.

［7］ Brun E，Hager JP，Moyen B，et al. Reconstruction des ruptures anciennes du tendon d'Achille avec un hémi -C. P. L. et un hémi -L. P. L. Journées de Printemps de l'AFCP（Association Française de Chirurgie du Pied）-Lyon -May，1999.

［8］ Bugg Jr EI，Boyd BM. Repair of neglected rupture or laceration of the Achilles tendon. Clin Orthop，1968，56：73-75.

［9］ Chauveaux D，Liet P，Le Huec JC，et al. A

new radiologic measurement for the diagnosis of Haglund's deformity. Surg Radiol Anat,1991,13(1):39-44.

[10] Dautry P,Isserlis G,Apoil A,et al. Le traitement des nécroses du tendon d'Achille. Ann Chir,1975,29:1093-1098.

[11] Delmi M. Allongement isolé distal des gastrocnémiens. Med Chir Pied, 2006, 22: 148-149.

[12] Den Hartog BD. Flexor hallucis longus transfer for chronic Achilles tendonosis. Foot Ankle Int,2003,24(3):233-237.

[13] Elias I , Besser M, Nazarian LN, et al. Reconstruction for missed or neglected Achilles tendon rupture with V-Y lengthening and flexor hallucis longus tendon transfer through one incision. Foot Ankle Int, 2007, 28(12):1238-1248.

[14] Fourniols E, Rousseau MA, Biette G, et al. Traitement chirurgical des infections après chirurgie de tendon d'Achille: une méthode simple et efficace. Rev Chir Orthop,2007,93 (7):4S. 90-91.

[15] Fowler A, Philip JF. Abnormality of the calcaneus as a cause of painful heel:its diagnosis and operative treatment. Br J Surg,1945,32: 494-498.

[16] Heneghan MA,Pavlov H. The haglund painful heel syndrome:experimental investigation of cause and therapeutic implication. Clin orthop,1984,187:228-234.

[17] Howard CB,Winston I,Bell W,et al. Late repair of the calcaneal tendon with carbon fibre. J Bone Joint Surg Br,1984,66:206-208.

[18] Jarde O,Quenot P,Trinquier-Lautard JL,et al. Maladie de haglund traitée par résection tubérositaire simple. Etude angulaire et thérapeutique. A propos de 74 cas avec deux ans de recul. Rev Chir Orthop,1997,83(6): 566-573.

[19] Jenkins DHR,Forster IW,Mc Kibbin B,et al. Induction of tendon and ligament formation by carbon implants. J Bone Joint Surg Br,1977,59:53-57.

[20] Jerosch J,Schunck J,Sokkar SH. Endoscopic calcaneoplasty (ECP) as a surgical treatment of Haglund's syndrome. Knee Surg Sports Traumatol Arthrosc,2007,15:927-934.

[21] Kolodziej P,Glisson RR,Nunley JA. Risk of avulsion of the Achilles tendon after partial excision for treatment of insertional tendonitis and Haglund's deformity:a biomechanical study. Foot Ankle Int, 1999, 20 (7): 433-437.

[22] Kouvalchouk JF. La pathologie du tendon d' Achille:rupture et "tendinite". dans cahiers d'enseignement de la SOFCOT. Conférences d'ensignement 1987. Expansion Scientifique Publications,1987,28:233-257.

[23] Kvist H,Kvist M. The operative treatment of chronic calcaneal paratenonitis. J Bone Joint Surg Br,1980,62:353-357.

[24] Lemaire M,Miremad C,Combelles F. Tendinite du tendon d'Achille du sportif. Med Sport,1981,55:10-17.

[25] Levy M,Velkes S,Goldstein J,et al. A method of repair for Achilles tendon ruptures without cast immobilization. Clin Orthop, 1984,187:199-204.

[26] Lieberman JR,Lozman J,Czajka J,et al. Repair of Achilles tendon ruptures with Dacron vascular graft. Clin Orthop, 1988, 234: 204-208.

[27] Maffulli N,Testa V,Capasso G,et al. Results of percutaneous longitudinal tenotomy for Achilles tendinopathy in middle-and long-distance runners. Am J Sports Med, 1997, 25 (6):835-840.

[28] Mann RA, Holmes Jr GB, Seale KS, et al. Chronic rupture of the Achilles tendon:a new technique of repair. J Bone Joint Surg Am, 1991,73:214-219.

[29] Martin RL,Manning CM,Carcia CR,et al. An outcome study of chronic Achilles tendinosis after excision of the Achilles tendon and flexor hallucis longus tendon transfer. Foot Ankle Int,2005,26(9):691-697.

[30] Maynou C, Mestdagh H, Dubois HH, et al.

L'Ostéotomie Calcanéenne estelle justifiée dans la maladie de haglund？Rev Chir Orthop,1998,84(8):734-738.

[31] McGarvey WC,Palumbo RC,Baxter DE,et al. Insertional Achilles tendinosis：surgical treatment through a central tendon splitting approach. Foot Ankle Int, 2002, 23 (1): 19-25.

[32] Myerson M,Mandelbaum B. Disorders of the Achilles tendon and the retrocalcaneal region. In：Myerson M,editor. Foot and ankle disorders. Philadelphia：Saudners Company, 2000:1367-1398. tome 2.

[33] Nelen G,Martens M,Burssens A. Surgical treatment of chronic Achilles tendinitis. Am J Sports Med,1989,17:754-759.

[34] Nellas ZJ,Loder BG,Weirtheimer SJ. Reconstruction of an Achilles tendon defect utilizing an Achilles tendon allograft. J Foot Surg,1996,35:144-148.

[35] Nesse E,Finsen V. Poor results after resection for Haglund's heel. Analysis of 35 heels in 23 patients after 3 years. Acta Orthop Scand,1994,65(1):107-119.

[36] Ozaki J,Fujiki J,Sugimoto K,et al. Reconstruction of neglected Achilles tendon rupture with marlex mesh. Clin Orthop,1989, 238:204-208.

[37] Perez Teuffer A,Ilizaliturri VM,Martinez del Campo F. Ruptures traumatiques du tendon d'Achille. Description d'une technique opératoire de la reconstruction par transplant de greffe en utilisant le court péronier latéral. Rev Chir Orthop, 1972,58 Suppl 1: 219-222.

[38] Philippot R,Wegrzyn J,Grosclaude S,et al. Repair of insertional Achilles tendinosis with partial rupture by bone-quadricipital tendon grafting. A report on 25 cases. Foot Ankle Int,2010,31(9):802-806.

[39] Porter DA,Mannarino FP,Snead D,et al. Primary repair without augmentation for early neglected Achilles tendon ruptures in the recreational athlete. Foot Ankle Int, 1997, 18

(9):557-564.

[40] Puddu G,Ippolito E,Postacchini F. A classification of Achilles tendon disease. Am J Sports Med,1976,4:145-150.

[41] Rolf C,Movin T. Etiology, histopathology, and outcome of surgery in achillodynia. Foot Ankle Int,1997,18:565-569.

[42] Saillant G,Thoreux P,Rodineau J,et al. Traitement chirurgical des tendinites d'Achille chez le sportif. Rev Chir Orthop, 1987,73:580-585.

[43] Saxena A. Surgery for chronic Achilles tendon problems. J Foot Ankle Surg,1995,34 (3):294-300.

[44] Schepsis AA,Wagner C,Leach RE. Surgical management of Achilles tendon overuse injuries. A long-term follow-up study. Am J Sports Med,1994,22(5):611-619.

[45] Sella EJ,Caminear DS,McLarney EA. Haglund's syndrome. J Foot Ankle Surg,1998, 37(2):110-114.

[46] Stanish WD,Rubinovich RM,Curwin S. Eccentric exercise in chronic tendinitis. Clin Orthop,1986,208:65-68.

[47] Strayer LM. Recession of the gastrocnemius；an operation to relieve spastic contracture of the calf muscles. J Bone Joint Surg Am, 1950,32:671-676.

[48] Wapner KL,Pavlock GS,Hecht PJ,et al. Repair of chronic Achilles tendon rupture with flexor hallucis longus tendon transfer. Foot Ankle,1993,14(8):443-449.

[49] Wegrzyn J,Luciani JF,Philippot R,et al. Chronic Achilles tendon rupture reconstruction using a modified flexor hallucis longus transfer. Int Orthop, 2010, 34 (8): 1187-1192.[Epub 2009,Aug 21].

[50] Wei FC,Chen HC,Chuang CC,et al. Reconstruction of Achilles tendon and calcaneus defects with skin-aponeurosis-bone composite free tissue from the groin region. Plast Reconstr Surg,1988,81:579-586.

[51] Wilcox DK,Bohay DR,Anderson JG. Treatment of chronic Achilles tendon disorders with flexor

hallucis longus tendon transfer/augmentation. Foot Ankle Int,2000,21(12):1004-1010.

[52] Zadek I. Repair of old rupture of the tendon Achillis by means of fascia lata. Report of a case. J Bone Joint Surg Br, 1940, 22: 1070-1071.

[53] Zadek I. An operation for the cure of achillobursitis. Am J Surg,1939,43:542-546.

第 28 章　跟 痛 症

第 28 章
跟痛症

Nicholas Cullen，A. Ghassemi

摘要　跟痛症是足踝外科最常见的一种疾病。往往起源自跟骨及其周围软组织的各种疾病。大多数患者可通过病史和临床检查确诊。影像学检查适用于临床表现不典型的患者。

跟痛症大致可分为跟骨后疼痛及足底疼痛。最常见的足底疼痛原因是足底筋膜炎，但应与足底筋膜断裂、撕裂，足底神经卡压等相鉴别。跟骨后疼痛常与跟腱病变、Haglund 畸形、跟腱滑囊炎有关（称为"Haglunds 三联征"）。对于跟骨后及足底疼痛患者，医生还需要考虑一些罕见的病症，如跟骨应力骨折、肌腱止点炎、感染和肿瘤。临床治疗要依赖于准确的诊断。

关键词　跟腱病变・病因・鉴别诊断・非保守治疗・手术治疗-手术技巧・足底筋膜炎・跟痛症

第 1 节　足底疼痛综合征

足底筋膜炎是导致跟痛症的最常见原

N. Cullen (✉)
The Royal National Orthopaedic Hospital, Stanmore,
Middlesex, UK
e-mail: stanmorefoot@gmail.com

A. Ghassemi
University College Hospital, London, UK

G. Bentley (ed.), *European Surgical Orthopaedics and Traumatology*,
DOI 10.1007/978-3-642-34746-7_248, © EFORT 2014

因[1]。足底筋膜炎是一种自限性疾病，通常可通过非手术治疗。对于一些慢性的、严重的且非手术治疗无效的患者可进行手术治疗。尽管在早期该病被认为是炎症，这可能是在急性早期阶段发生的情况，但在大多数情况下被认为是一种退行性病变[2]。因此，称之为足底筋膜病更为确切。该病通常出现在运动员和久坐不动的人群当中[3]。10%的患者会表现出持续性疼痛或慢性疼痛[4]。

近年来，以冲击波疗法和关节镜下足底筋膜松解术治疗难治性足底筋膜炎在手术治疗和非手术治疗方面有了新的进展。但这些方法的疗效还需要进一步的随访。

一、病因

趾跖关节是跟骨结节足底的前内侧结节向前延伸，跖腱膜起自趾跖关节处的跖板、屈肌腱鞘，止于近节趾骨基底（图 8-28-1）。跖腱膜对于维持足内侧纵弓有重要意义，这解释了为什么在完成筋膜切断术后，内侧纵弓的高度会降低。跖腱膜还可以将跟腱的力量由后足传递到前足。限制踝关节背伸的疾病可导致跖腱膜的压力增加。足过度内翻也会增加足底筋膜所承受的张力。跖底筋膜炎的病因尚未明确，很可能是多因素的。过载或创伤导致跖腱膜的微小撕裂是最为可信的理论[5]。组织学研究表

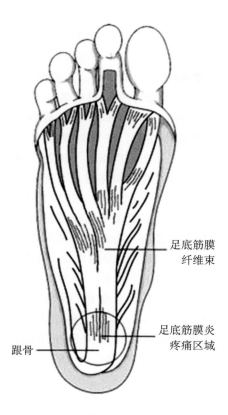

图 8-28-1　足底筋膜的解剖结构和走行

明跖腱膜炎主要是跖腱膜的退行性变，尽管最初会出现一个炎症阶段[6]。跖腱膜炎或跖腱膜病在血清学阴性的关节患者中较为常见，病因基础是炎症。

二、鉴别诊断

足痛症的鉴别诊断见表 8-28-1。

表 8-28-1　足底痛的鉴别诊断

感染
退行性骨关节病
应力骨折
肌腱端炎
骨内脂肪瘤
（罕见的）肿瘤

三、临床表现

足底筋膜炎经常出现足跟下（足底内侧）的疼痛，有时会放射到整个内侧纵弓，甚至前足。疼痛通常发生在晨起时或休息后最初行走的几步。疼痛随行走逐渐缓解，只有在长时间负重后会加重。

临床体格检查是触诊跟骨结节的前内侧。绞盘试验可引发症状。腓肠-比目鱼肌复杂的评估应严密，使用 Silverskiold 试验，足部的形态也需要评估，因为过度内旋的足会使足底筋膜的张力增加，从而导致足底筋膜炎。全面的神经及血管检查用来评估感觉和功能，如 Tinel 检查。

四、影像学检查

X 线检查对于足底筋膜炎的诊断没有太大价值，但对于排除其他诊断有用。足底和足跟背侧的骨刺（图 8-28-2）常提示肌腱末端病变，需考虑血清学阴性的关节病。曾认为跟骨骨刺会导致跖底筋膜炎，但缺乏有力的证据。

MRI 有助于跖底筋膜炎的诊断，也有助于排除其他损伤，如跟骨应力骨折。跖筋膜炎的 MRI 表现包括跟骨（图 8-28-3）或筋膜的高信号、筋膜增厚及灶状撕裂。

超声是诊断足底筋膜炎的一种有效的方法。它可以检测到足底筋膜的断裂和微小撕

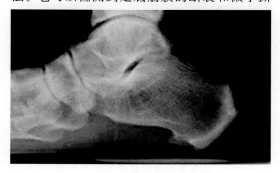

图 8-28-2　X 线片可见跟骨骨刺

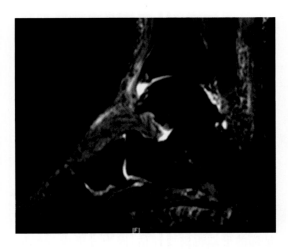

图 8-28-3　MRI 显示足底筋膜插入处跟骨内高信号，这是"足底筋膜病"的特征

裂。跖筋膜很容易看到，其厚度测量准确（图8-28-4）。正常跖腱膜的厚度为 2～4 mm[7]。

五、治疗

（一）非手术治疗

大多数跖腱膜炎通过非手术治疗可有效缓解。非手术治疗的目的在于减轻跖腱膜的负荷。方式包括腓肠肌及跖腱膜的拉伸练习。跖腱膜拉伸练习是有效的，一项研究表明在治疗的最初 2 周要优于腓肠肌牵拉。足跟垫、功能性足部矫正器、夜间矫形

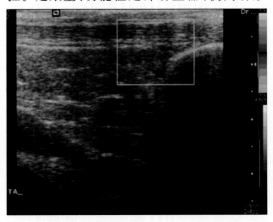

图 8-28-4　足底筋膜增厚起源的超声图像与"足底筋膜病"一致

器及非甾体抗炎药有一定的作用。

虽然类固醇注射的使用很普遍，但鉴于该病为退行性病变而非炎症性病变，使用类固醇注射的理由尚不清楚。应提醒患者，类固醇注射可能会并发足跟垫萎缩和足底筋膜断裂。因此，笔者倾向于在更耐药的患者中使用类固醇注射。注射需要在 X 线透视指导下，现在是在超声指导下进行。研究表明，超声引导足底筋膜注射具有优势。

近年来，冲击波治疗（ESWT 矫形术）越来越受欢迎，尽管关于其疗效的证据并不一致，但人们普遍认为该治疗的并发症发生率较低。冲击波疗法分为电磁（低能）矫形术和电液（高能）矫形术。ESWT 可以增加细胞因子介导的血管生成，吸引中性粒细胞，促进血管生成，从而达到愈合效果[8]。ESWT 也被证明能引起周围神经除极，从而阻断疼痛纤维的传递。

（二）手术治疗

鉴于跖腱膜炎为自限性疾病，通过非手术治疗可有效缓解，通常在非手术治疗无效和一些顽固性病例中可应用开放性手术或内镜下手术。内镜下松解术的支持者认为该手术可减少对软组织的破坏，可在直视下进行手术并允许松解增厚的筋膜。然而，大量的研究表明，开放性手术对于慢性跖筋膜炎的疗效甚好[9,10]。手术治疗存在并发症，包括内侧纵弓塌陷、神经损伤、感染、跗管综合征、持续的疼痛和伤口不能愈合。

手术治疗的目的是松解跖腱膜的内侧术和（或）对足底外侧神经的第一分支（小趾展肌神经）减压。另外，近端腓肠肌松解也是一种方法，对于腱膜松解或经过牵伸锻炼无效的腓肠肌挛缩患者是有效的。

六、DuVries 技术

正如 DuVries 于 1957 年提出的，人们曾普遍认为跟骨骨刺是导致跖腱膜炎的原

因，尽管没有太多的证据证明这一点。事实上跟骨骨刺在很多跖筋膜炎患者中并不存在，反倒出现在一些无症状人群中。解剖学研究表明，跟骨骨刺通常出现在趾短屈肌的跟骨起点处，如果跟骨骨刺较大，可能会压迫支配趾短屈肌的神经（即足底外侧神经的一个分支）。

1. 开放性跖腱膜松解术　患者在局部麻醉或全身麻醉下取仰卧位，根据区域性指南可预防性应用抗生素，并应用止血带。从姆外展肌的起点向足底负重皮肤的近端做一个内侧纵向或斜行切口（图 8-28-5a、b），以免损伤跟骨内侧神经的分支。显露外展肌，切开筋膜，外展肌肌腹向背侧收缩（图 8-2-5c）。小心缩回包括小趾内收肌神经在内的神经血管束[足底外侧神经的第 1 支（first branch of the lateral plantar nerve，FBLPN）]。切开深筋膜，显露跖腱膜。切开起始处的内侧 1/3，并切除一个 1 cm 的节段（图 8-28-5d）。

除外，足底神经第 1 分支要探查至姆短屈肌处并松解筋膜[11]。

2. 内镜下跖腱膜松解术　内镜下部分跖腱膜松解术的患者全身麻醉或局部麻醉，取仰卧位。根据区域性指南给予预防性抗生素，并使用止血带。门静脉为垂直内侧，与内踝一致，避开神经血管束。然后钝性分离至跖腱膜的内侧，形成一条隧道，使套管针向下通向足底筋膜。

在外侧做第 2 个垂直切口，将 30°4 mm 的关节镜穿过该切口，靠近要松解的足底筋膜部分（图 8-28-6）。将三角刀从内侧入口穿过，切开内侧部分的 1/3[12]。

3. 腓肠肌松解术　患者在局部麻醉或全身麻醉下取仰卧位，根据区域性指南可预防性应用抗生素，并使用止血带。以腓肠肌肌腹为中心，取内侧纵行切口，切口由腓肠肌近端向远端延伸。锐性分离小腿筋膜，避免损伤大隐静脉。腓肠神经有损伤的风险，应使用钝的牵引器保护。

纵向切口切开深筋膜，由外向内横断腓肠肌腱膜。将足背屈，膝关节伸展，肌肉内可延长 1～3cm。延长过程中需观察足部的背伸程度，避免过度延长[13]。

4. 腓肠肌内侧头松解　患者在局部麻醉或全身麻醉下取仰卧位，根据区域性指南可预防性应用抗生素，并使用止血带。在膝后皱褶远端 1 cm 处和半腱肌腱内侧 1 cm 处做一个 3 cm 的横向切口（图 8-28-7a）。半腱肌向内侧回缩以识别腓肠肌腱膜，用肌腱切开松解（图 8-28-7b、c）。松解是通过在伸展膝关节的同时强制足背屈完成的。

第 2 节　插入性跟腱病变

跟腱病变是后跟疼痛的常见原因。跟腱炎这一描述已被跟腱病变所取代，因为目前认为病变在于跟腱的退变而非炎症[14]。

附着肌腱病表现为跟腱附着处疼痛。尽管后跟痛需要与腱鞘炎、止点性跟腱炎、跟腱部分断裂、跟后滑囊炎等鉴别，这些疾病可合并发生[15]。

跟腱病变通常包括跟骨后上结节的显著突出（Haglund 畸形）[16]、跟后滑囊增大及炎症。这 3 种病变常在一起发生，因此被称为 Haglund 三联征。后跟摩擦症经常用来描述穿高跟鞋时造成的后跟撞击。

一、病因

跟腱病本质上是一种多因素病理过程，与多种疾病有关，包括高弓足、过度旋转、糖尿病、肥胖、血清学阴性关节病、类固醇应用、氟喹诺酮类药物等。过度使用及遗传易感性是发病的最主要原因。运动员训练过于刻苦、以特定模式训练（缺乏一致的训练方案）或在坚硬的表面上训练会增加患跟腱病变的机会[17]。

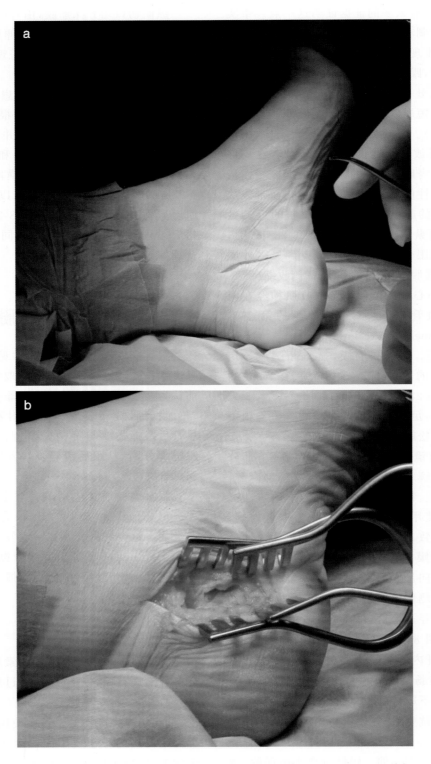

图 8-28-5　a.内侧皮肤斜形切口开放性足底筋膜松解术；b.显示更深入的解剖，以暴露外展肌肌腹

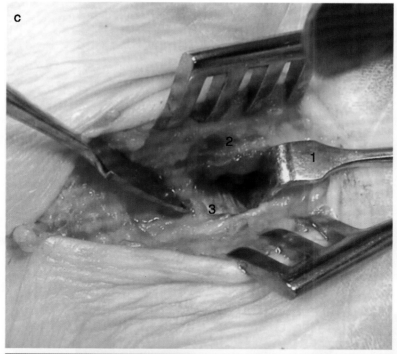

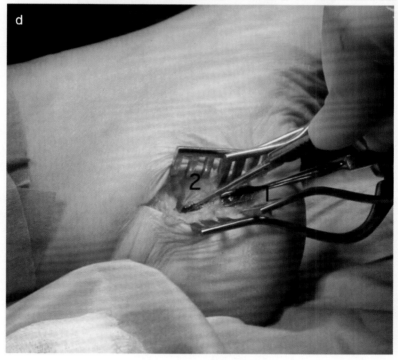

图 8-28-5(续) c.显示外展肌肌腹的收缩,显示足底筋膜的插入;d.显示足底筋膜内侧 1/3 的分裂

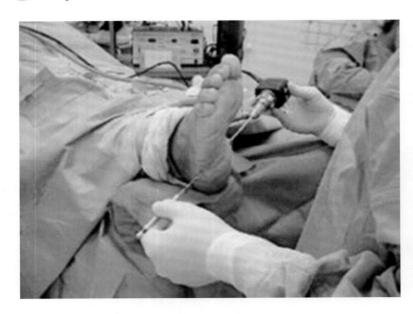

图 8-28-6　显示内镜下足底筋膜松解的标准位置

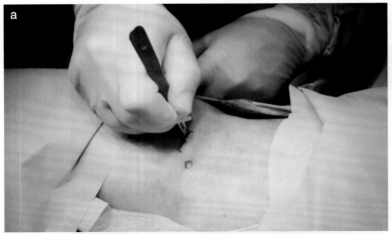

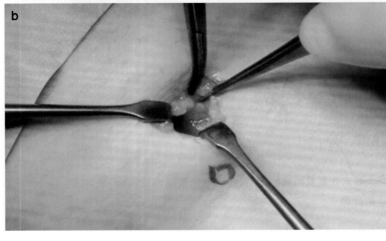

图 8-28-7　a.腓肠肌内侧头皮肤切开松解术；b.深部剥离半腱肌腱收缩术

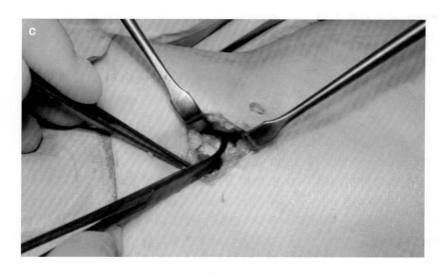

图 8-28-7（续） c.**图像
显示腓肠肌腱膜**

跟腱病变的真正原因尚未明确，但提出了一些假说。Lyman 提出跟腱后部的应力增加导致跟腱前部的应力遮挡[18]。应力遮挡导致跟骨后结节的增生，跟骨骨刺的形成[19]。这些改变是在应力增加时的一种保护性反应。

衰老相关的血供减少被认为是导致跟腱病变的原因，但最近多普勒研究发现这组情况通常会显示显著的新血管生成[20]。这一过程被认为是肌腱缺氧退化过程的反应。

二、临床表现

跟腱病变主要表现在跟腱部位的疼痛及肿胀。后中线处是常见的疼痛点，但也可偏内或偏外。症状会在跑步或行走后加重，稍后休息时也会发生。患者发现特定的鞋子会导致后跟部的激惹、疼痛、穿鞋困难。

检查发现，跟骨后结节突出，触感柔韧。有时可在后外侧触及一柔韧的结节（图 8-28-8）。跟后滑囊炎较少见于中线，通常表现为前部或外侧压痛。

三、影像学检查

负重的前后位 X 线片对于评估后足畸

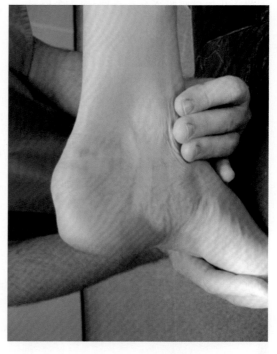

图 8-28-8 **临床照片显示后足跟隆起——"Ha-
glunds 畸形"**

形如扁平足或高弓内翻足有重要意义。侧位 X 线片可评估跟腱的影像。在侧位 X 线片上 Kager 三角边界不清，可提示跟骨滑囊炎的存在。骨刺、Hagland 畸形、内在的钙化也可从侧位 X 线片上得到良好的显示。

磁共振成像（magnetic resonance imaging,MRI)可以反映跟腱内部的异常表现。跟骨水肿是跟腱病的特征性表现[21]。Haglund畸形、滑囊炎及跟腱的病变程度都能通过磁共振成像较好地体现。MRI上跟腱病变的信号程度可以预测非手术治疗成功的概率。

超声能有效地观察细微的跟腱纤维的改变及跟腱的动力学改变(图8-28-9)。其血流的检测能力对诊断新生血管特别有用。

四、治疗

尽管非手术治疗对非止点性跟腱炎有效,但对于止点性跟腱炎效果欠佳,需手术改善。

(一)非手术治疗

改变穿鞋方式对于有显著后跟摩擦的患者有效,许多患者在就诊前已自己改变穿鞋习惯以减轻后跟压力。活动调节及矫正器作为非手术治疗的首选方法。后跟垫、气动靴、非甾体抗炎药都曾经用于非手术治疗。

物理治疗可能有用,但相对于非止点性跟腱炎,止点性跟腱炎患者反应较少。患者应意识到,功能锻炼最初可能增加症状,但必须坚持,小腿负重练习对于控制症状相当有用。

尽管有相矛盾的证据,但高频冲击波显示了一定的前景。类固醇注射被禁止,因为可能会导致跟腱断裂,但在孤立的跟骨后滑囊炎这一罕见的情况下也可使用。

(二)手术治疗

手术治疗的目的是治疗止点性跟腱炎、跟腱滑囊炎及Haglund畸形。Haglund畸形切除最常见的失败原因是畸形残留导致摩擦。在很多情况下,Haglund畸形与跟腱止点的钙化联系紧密,单纯切除畸形而对止点处不做处理,并不能完全去除畸形。手术的原则为:切除畸形、退变跟腱及清除滑囊。小的Haglund畸形,无跟腱止点的钙化,可开放手术或内镜下切除畸形、滑囊而保留跟腱止点。对于严重跟腱病变的情况,可应用踇长屈肌腱进行重建。

1. 开放的跟腱清除及畸形切除术 在全身麻醉或局部麻醉下患者取俯卧位,足部空悬于床尾。可依据区域性指南预防性应用抗生素,局部可应用止血带。在跟骨和远端跟腱上做一个纵向切口(图8-28-10a)。仔细分离至跟腱,避免皮肤损伤可有效避免术后的伤口并发症,纵行分离跟腱并暴露跟骨后结节及跟后滑囊(图8-28-10b)。在止点处分离跟腱,切除病变跟腱组织及跟后滑囊。通过跟腱切口将后上结节用电锯或骨刀去除Haglund畸形。用铆钉重建分离的跟腱止点(图8-28-10c)。无结铆钉系统可避免后跟处缝线突出的问题。术后用膝下石膏固定下肢2周,然后在90°的角度下使用可拆卸支具维持重建的跟腱4周。

2. 内镜下病变跟腱清除及后上结节切除术 在全身麻醉或局部麻醉下患者取俯卧位,足部空悬于床尾。这样有利于医生用胸部抵住患者的足部,从而解放双手进行内镜的操作。根据区域性指南可预防性应用抗生素和使用止血带。在后跟、腓肠神经、跟腱之间的区域行纵向切口作为操作窗。将2.5 mm的内镜通过跟骨后间隙。在内镜光源的引导下,将另一侧钝性分离并做一较小的通道。用骨钻削除Haglund畸形,软组织刨削刀清除滑囊及病变跟腱。

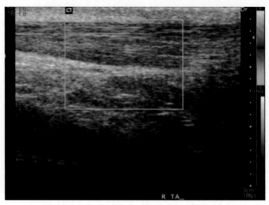

图8-28-9 跟腱的超声图像显示纤维

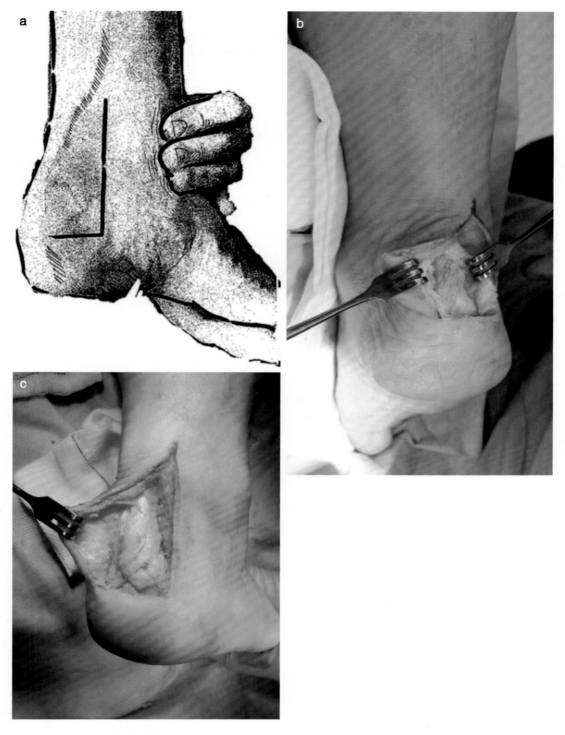

图 8-28-10 a.开放性跟腱清除术的 L 形切口;b.分离跟腱,暴露跟骨后结节;c.用铆钉重建分离的跟腱止点

3. 跟骨背侧截骨闭合矫形术 在全身麻醉或局部麻醉下患者取俯卧位,足部空悬于床尾。可依据指南预防性应用抗生素、局部可应用止血带。行外侧 L 形切口,避免损伤腓肠神经。从跟骨体部截除一长约 0.6 cm 的楔形骨块,保持下部骨皮质连续,以作为在截骨术关闭时的铰链。截骨端用低位锁定钢板、跟骨螺钉或顺行跟骨螺钉固定。

必须注意避免截骨线太靠前而影响距下关节,或太靠后影响跟腱止点。截骨可能会导致跟腱下的骨质突出,从而导致负重时的不适感。这可能需要进一步的手术矫正[22]。

参考文献

[1] Singh D, Angel J, Bentley G, et al. Fortnight review. Plantar fasciitis. BMJ, 1997, 315: 172-175.

[2] Lermont H, Ammirati KM, Usen N. Plantar fascia: a degenerative process without inflammation. J Am Podiatr Med Assoc, 2003, 93: 234-237.

[3] Davis PF, Severud E, Baxter DE. Painful heel syndrome: results of nonoperative treatment. Foot Ankle Int, 1994, 15: 531-535.

[4] Lapidus PW, Guidotti FP. Painful heel: report of 323 patients with 364 painful heels. Clin Orthop, 1965, 39: 178-186.

[5] Kaya BK. Plantar fasciitis in athletes. J Sport Rehabil, 1996, 5: 305-320.

[6] Lemont H, Ammirati KM, Usen N. Plantar fasciitis: a degenerative process (fasciosis) without inflammation. J Am Podiatr Med Assoc, 2003, 93: 234-237.

[7] Gibbon WW, Long G. Ultrasound of the plantar aponeurosis (fascia). Skeletal Radiol, 1999, 28: 21-26.

[8] Steinbach P, Hofstadter F, Nicolai H, et al. In vitro investigatoins on cellular damage induced by highenergy shock waves. Ultra-

sound Med Biol. 1992; 18: 691-699.

[9] Gould JS. Open plantar fasciotomy. Read at the Annual Summer Meeting of the American Orthopaedic Foot and Ankle Society, 2003 June 27; Hilton Island, SC.

[10] Silverman L, Conti SF, Williams A. A retrospective evaluation of partial plantar fasciectomy for recalcitrant plantar fasciitis with long term follow up. Read at the annual Winter Meeting of the American Orthopaedic Foot and Ankle Society, 2003 Feb 8; New Orleans, L.

[11] Conflitti JM, Tarquinio TA. Operative outcome of partial plantar fasciectomy and neurolysis to the nerve of the abductor digiti minimi muscle for recalcitrant plantar fasciitis. Foot Ankle Int, 2004, 25(7): 482-487.

[12] Bazaz R, Ferkel RD. Results of endoscopic plantar fascia release. Foot Ankle Int, 2007, 28(5): 549-556.

[13] Blitz N, Rush SM. Gastrocnemius intramuscular recession. J Foot Ankle Surg, 2007, 46 (2): 133-138.

[14] Astrom M, Rausing A. Chronic Achilles tendinopathy. A survey of surgical and histopathologic findings. Clin Orthop Relat Res, 1995, 316: 151-164.

[15] DeOrio M, Easley ME. Surgical strategies: insertional achilles tendinopathy. Foot Ankle Int, 2008, 29 (5): 542-550.

[16] Haglund P. Beitrag zur Klinik der Achillessehne. Zeitschr Orthop Chir, 1927, 49: 49-58.

[17] Paavola M, Kannus P, Jarvinen TAH, et al. Achilles tendinopathy. J Bone Joint Surg Am, 2002, 84: 2062-2076.

[18] Lyman J, Weinhold PS, Almekinders LC. Strain behavior of the distal Achilles tendon: implications for insertional Achilles tendinopathy. Am J Sports Med, 2004, 32: 457-461.

[19] Benjamin M, Rufai A, Ralphs JR. The mechanism of formation of bony spurs (enthesophytes) in the Achilles tendon. Arthritis Rheum, 2000, 43: 576-583.

[20] Zanetti M, Metzdorf A, Kundert H, et al. A-

chilles tendons：clinical relevance of neovascu-larization diagnosed with power Doppler US. Radiology，2003，227(2)：556-650.

[21] Haims AH，Schweitzer ME，Patel RS，et al. MR imaging of the Achilles tendon：overlap of findings in symptomatic and asymptomatic individuals. Skeletal Radiol，2000，29：640-645.

[22] Myerson M，McGarvey W. Surgeons-disor-ders of the insertion of the Achilles tendon and Achilles instructional course lectures，the American Academy of orthopaedic. J Bone Joint Surg Am，1998，80：1814-1824.

第 29 章　糖尿病足

第 29 章

糖尿病足

Patrick Laing

摘要 糖尿病足仍然是一个很严重的问题，大部分患者需要住院治疗，占非创伤性截肢的 80% 以上，治疗需要多学科协同。溃疡是神经病变和缺血引起的，感觉丧失是形成溃疡的主要因素。要明确溃疡的病因和是否存在深部感染，可按照正确的途径治疗。非手术治疗和手术治疗的核心是清除深部感染和固定性畸形引起的复发溃疡。Charcot 足典型的表现是肿胀和畸形。防护鞋及鞋垫的保护可防止溃疡复发。

关键词 病因和分型·切断术·溃疡形成的生物力学·Charcot 足·定制鞋·清创术·糖尿病·足·检查·非手术治疗和手术治疗

第 1 节 概 述

多年来在发达国家，糖尿病的发病率一直在上升。在英国 1 型糖尿病和 2 型糖尿病的患病率从 1996 年的 2.8% 上升到 2005 年的 4.3%[47]。随着发病率的上升，英国目前已有超过 300 万确诊的糖尿病患者；此外，2010 年仍有 100 万患者未确诊。在世界范围内糖尿病的患病人数由 2011 年的 3.66 亿增加到 2030 年 5.52 亿[36]。糖尿病患者的神经病变发病率随着病程的延长而增加，目前糖尿病是西方国家神经性足部溃疡的主要病因。据估计，糖尿病患者足部溃疡的患病率为 4%～10%，终身发病率高达 25%[67]。据估计，在美国约有 15% 的糖尿病患者会出现足部问题，严重到需要终身住院治疗[29]。英国赫里福德的 Connor 发现，12% 的糖尿病患者入院是因为足部问题，但这些患者占了该病房 47% 的住院天数[16]。Levin 和 O'Neal 估计，20% 住院的糖尿病患者出现足部并发症[45]。溃疡可导致深部感染、骨髓炎，糖尿病引起的非外伤性截肢超过 80%[9]。85% 的糖尿病患者下肢截肢是由足部溃疡引起的[59]。Mayfield 表示，糖尿病病程超过 10 年、男性、血糖控制不良、心血管疾病、视网膜疾病或肾病会增加溃疡或截肢的风险[48]。预测 10% 的截肢者在出院前死亡，50% 的患者在 3 年内对侧足出现问题，50%～75% 的患者在 5 年内死亡[68]。最近的研究结果没有明显改善。Kapelrud[40] 发现手术后 30 天内死亡率为 11%，在 1 年的死亡率为 32%。糖尿病足对经济的影响是巨大的。据估计在 2003 年，仅在美国，每年糖尿病足感染、溃疡和截肢的花费超过 100 亿美元[32]。2007 年，糖尿病护理的年费用估计为 1160 亿美元，其中 33% 与足部溃疡的治疗有关[22]。随着糖尿病足发病率上升，出现了多学科合作的糖尿病足团队。理想的糖尿病足

P. Laing
Department of Orthopaedics，Wrexham Maelor Hospital，Wrexham，North Wales，UK
e-mail：pwl@dfoot.fsbusiness.co.uk

G. Bentley（ed.），*European Surgical Orthopaedics and Traumatology*，
DOI 10.1007/978-3-642-34746-7_150，© EFORT 2014

团队应包括糖尿病科医生、整形外科医生、血管外科医生、糖尿病专科护士和足外科医生，或再加上有组织能力的护士。事实证明，这样的团队可明显减少溃疡的发生率。美国亚特兰大对足部进行综合治疗计划的培训和检查，使糖尿病患者截肢率从 13.3‰ 降至 6.6‰。因足部溃疡、感染和坏疽住院的患者每年减少 60%，估计每年节省超过 1000 万美元[20]。在英国伦敦大学中心医院开设了临床多学科合作专业，可使每年截肢率减少 50%，治愈了大多数临床上的神经病和缺血性溃疡[23]。

第 2 节　病因和分型

　　糖尿病足由神经病变、周围血管疾病或两者共同造成。神经病变在糖尿病患者中很常见，从确诊开始发病率就在升高[62]。最常见的是神经末梢对称性、多发性病变，包括自主神经病变、运动神经病变和感觉神经病变。自主神经病变可导致排汗障碍，出现皮肤干燥裂伤。反过来，这可能会成为细菌和溃疡的通道。自身的循环调节也受到影响，正常交感神经紧张受损，出现体位性血管收缩，导致毛细血管压力增加、基底膜增厚和动静脉分流（图 8-29-1）。动静脉分流导致较高的血流量和足的神经病变，因此有血管搏动的部位温度较高。运动神经元

损伤导致踇长屈肌和伸肌之间肌力不平衡，因此出现爪形趾和弓形足。爪形趾的跖趾关节过伸，导致跖骨头下压力增加。重要的是感觉神经元受损后感觉丧失，使糖尿病患者足部受到损伤。Boulton 估计 50% 的老年 2 型糖尿病患者临床表现为感觉丧失，可能存在因足感觉不敏感而受伤的风险。因此，感觉丧失是主要的因素[10]。糖尿病患者神经病变可引起疼痛，且常见的是无痛性神经病变，且会形成溃疡。其他导致糖尿病患者形成溃疡的因素，胶原蛋白糖基化使皮肤增厚、柔韧度减小，更易受到剪切力的影响。手关节病变是促进关节僵硬的因素，使足吸收正常行走的缓冲减少[1]。这可能是由于关节囊和韧带胶原蛋白糖基化引起。糖尿病患者往往出现跟腱紧张和踝关节背屈受限。这会导致在步态早期足跟抬高过程中距骨头下方接触地面时间较长。

　　糖尿病足有许多分型，最常见的是 Meggitt-Wagner 分型（图 8-29-2）。由 Meggitt 首先提出，后来被 Wagner[49,70] 推广。笔者应用 Liverpool 分型因为其具有很强的应用价值，能指导临床医生如何进行检查（图 8-29-3）。首先，要确定是否有足部神经性病变或局部缺血性病变，或两者同时存在；其次，需明确是否存在感染。笔者将感染分为复杂感染和不复杂感染 2 种。感染是指蜂窝织炎或深部存在感染、脓肿或骨髓炎，而非伤口中存在细菌，因为任何开放的溃疡都会滋生细菌并可能定植。每毫升分泌物微生物 $>10^5$ 可认为感染，伤口渗液实际上是蜂

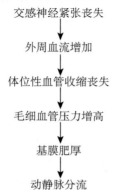

交感神经紧张丧失

↓

外周血流增加

↓

体位性血管收缩丧失

↓

毛细血管压力增高

↓

基膜肥厚

↓

动静脉分流

图 8-29-1　神经病变对循环的影响

0级	无开放性溃疡
1级	全层溃疡，但深度不超过皮肤缺损
2级	深部的肌腱或关节囊外露
3级	有骨外露、骨髓炎表现
4级	干性坏疽或湿性坏疽，伴或不伴有蜂窝织炎
5级	广泛的坏疽提示需要高位截肢

图 8-29-2　Meggitt-Wagner 分型

窝织炎或深部感染。糖尿病骨的病变使诊断骨髓炎较为困难。

第 3 节　检　查

神经性溃疡或缺血性溃疡在临床上很明显。神经性溃疡通常发生在负重较少的部位,如跖骨头,组织周围角化过度,清创时无疼痛,清创时易出血,有良好的血供(图 8-29-3a),足温暖、干燥,血管搏动良好。缺血性溃疡周围没有角化过度,呈圆形,基底可见纤维化,不容易出血,清创时疼痛(图 8-29-3b)。在足底的血供相对较好,缺血性溃

初期:	神经病变
	局部缺血
	神经-局部缺血
第二期:	简单
	复杂
	[蜂窝织炎和(或)深部感染]

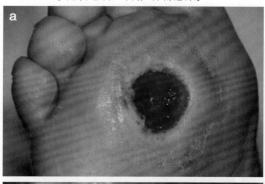

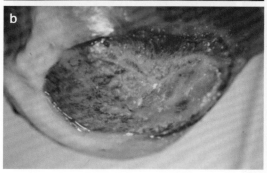

图 8-29-3　Liverpool 分型
a. 跖骨头下典型的神经性溃疡;b. 后跟典型的局部缺血引起的溃疡

疡通常在足跟、第 1 跖趾关节或第 5 跖趾关节,有时可能涉及其他足趾。足部发凉伴随营养不良的变化和血管无搏动。不是所有的溃疡都适合这种分型方法,仍需进行一系列基本的检查。如果明显能触及脉搏,说明循环可满足溃疡愈合或手术。如果未触及脉搏,在踝关节上方使用血压袖带,应行足背动脉和胫后动脉多普勒压力检查。踝部最高的压力除以测量的肱动脉压,得到踝臂指数(A/B)。正常指数约为 1,<1 表示有周围血管疾病,由于动脉壁中膜钙化,多普勒压力可能虚高,称为 Monckeberg 硬化症。主要见于有神经病变的糖尿病患者,也可能是由于自主神经元相同的变化,因为腰交感神经切除后可能会发生类似的变化[31]。指数可高达 2 甚至更高,由于神经病变往往是对称性的,要双侧进行对比,如一侧指数正常,对侧指数明显升高,尽管指数"正常",仍提示循环受损。除糖尿病患者外,一般情况下,足部血管钙化很少见。如果循环受损,MRI 血管造影可显影。

目前对于感觉的评估最常用的是 Semmes-Weinstein 单丝,行轻触试验,已被证明结果可重复。它是单丝尼龙纤维长度固定而直径变化[5],是以前的 von Frey 马鬃的衍生物,其最初是用以测试感觉。当在皮肤施加垂直力,Semmes-Weinstein 单丝加压出现弯曲。所用的是 5.07 的单丝,提供的力约为 10 g,总数是 10 的对数。对麻风病和糖尿病患者已确定患者有"保护"的感觉,如果他们能感觉到 5.07 的单丝,可应用完成[7]。在患者闭上眼睛的情况下,测试患者足背与足底的感觉,使毛发用力出现弯曲呈 C 形而非 S 形。给予 3 次单丝刺激,若患者能感知其中 2 次,则认为存在保护性感觉(图 8-29-4)。

常规摄足的负重前后位和侧位 X 线片及斜位片,除非溃疡形成或感染导致摄负重位片困难。若怀疑骨感染,糖尿病骨病可能会使骨髓炎诊断困难,沿跖骨干可见到骨膜

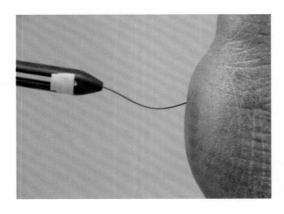

图 8-29-4　应用 Semmes-Weinstein 单丝

反应,在跖骨端(图 8-29-5a)或近节趾骨基底发生骨溶解,可能出现骨皮质硬化和关节侵蚀。显著的骨溶解可出现"铅笔杯"型的外观(图 8-29-5b)。只有 50% 的骨髓炎 X 线片有特异性,如有怀疑,则需要进一步检查。如果骨触诊怀疑有骨皮质骨髓炎或深部感染,可以用一个探针探测溃疡。Morales 证实了使用骨组织学有 95% 的阳性预测值[52]。临床参数在诊断深部感染或播散性感染方面很重要。血糖升高、之前无痛的足出现疼痛、白细胞计数和 C 反应蛋白升高都表明有深部感染,红斑持续存在提示蜂窝织炎。患者有明显的深部感染后 X 线片表现有软组织积气(图 8-29-6)。糖尿病患者仅表明有感染,不能确定是梭状芽孢杆菌感染或气性坏疽。糖尿病足感染一些生物会产生气体。磁共振扫描可以增强诊断骨髓炎的准确性,但骨髓炎变化与急性 Charcot 足很相似。骨内积液提示感染。MRI 检查对潜在骨髓水肿敏感,但对骨髓炎区域可能夸大。骨扫描非常敏感,但缺乏特异性。白细胞标记铟-111(^{111}In)双重扫描敏感性为 93%,特异性为 83%,总体上精度 > 90%[18]。目前应用的锝-99m(^{99m}Tc)扫描有较小的辐射,更有效、更便宜和更高的精度。Poirier 对 83 个疑似糖尿病足骨髓炎的部位进行骨和锝联合扫描,其敏感性为 92.6%,特异性为 97.6%[63]。

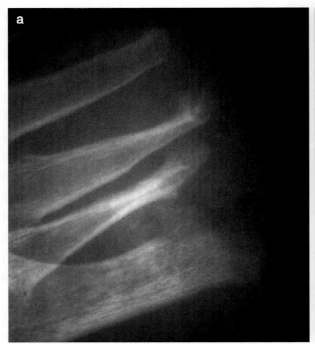
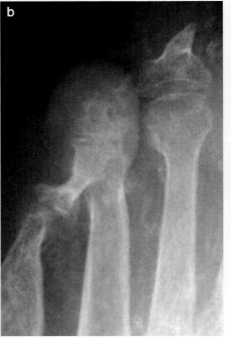

图 8-29-5　a.跖骨铅笔样变;b.铅笔杯畸形

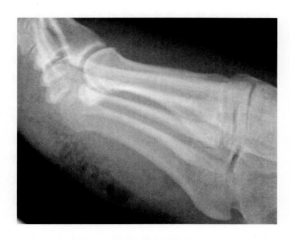

图 8-29-6　急性感染出现软组织积气

　　任何疑似深部感染的患者都需要用伤口拭子来确定创面菌群。大量的文献应证实了糖尿病足溃疡的多菌性。需氧菌通常会被培养，最常见的是革兰阳性金黄色葡萄球菌、链球菌和革兰阴性菌如大肠埃希菌和假单胞菌。厌氧菌经常被发现，尤其是如果采取更深的拭子或刮匙，即使简单的溃疡也能发现。最常见的是链球菌或类杆菌。在严重的骨髓炎感染中发现厌氧菌的可能性更高。

第 4 节　溃疡形成的生物力学

　　糖尿病神经病变导致后跟和前足承受的垂直压力增加。大量研究也显示压力升高增加溃疡的发病率。研究人员努力找到导致溃疡临界水平的压力。足压计研究表明，随压力升高，溃疡发生率增加[44,69]。研究人员一直致力于研究导致溃疡的临界压力水平。Armstrong 提出每平方厘米 70 N 为溃疡阈值，相当于每平方厘米＞7 kg[3]。此外，还有证据表明，糖尿病患者足底剪切压力增加，这可能造成更严重的损伤[64]。剪切压力增加是皮肤干燥、增厚和失去正常的弹性共同作用。压力增加不是糖尿病形成溃疡的主要原因，类风湿患者也同样前足压力高，但他们有保护性感觉，所以很少形成溃疡。糖尿病患者感觉丧失会受到伤害。准确识别筛选患者哪些引起溃疡不精确。Klenerman 在一家糖尿病诊所观察了 1000 例糖尿病患者，发现其中 25％的患者有"风险"，尽管只有 2.8％的患者有溃疡病史[42]。虽然患者可能有溃疡风险，但他们仍需一些诱发因素来引起组织损伤。小的压力维持一段时间后，可引起足缺血性溃疡。来自鞋上部压力与半径曲率成反比，因此，最高的压力在曲率半径最小的区域，如第 1 跖趾关节和第 5 跖趾关节。新鞋或不合适的鞋子，会导致那里的缺血性溃疡。如果患者感觉减退，那么他们对合适鞋子的感知可能与正常人不同。

　　如果感觉丧失的患者不慎踩到图钉、钉子等尖锐物品上，可能会发生神经性溃疡。最初是袜子上有血或有恶臭味，因为糖尿病患者常有视力问题。最常见的溃疡是 Paul Brand 所说的"反复中等压力"[11]。感觉正常的人在行走时会下意识地改变步态，以适应足部不适，但糖尿病患者缺乏感觉反馈，所以任何压力的增加或不适，将使炎症加重。炎症早期引起组织破坏，在过度角化皮肤与骨突之间，例如跖骨头内出现组织的无菌性自溶。因此，溃疡开始于皮肤深层，然后发展到全层破裂和开放性溃疡。经常可以看到角化过度部位在溃疡出现之前深部出血（图 8-29-7）。这些部位应由医生行清创术，患者可能错误地认为是清创术造成了溃疡，但事实并非如此。足部畸形患者发生 Charcot 足时，在骨突的部位会有较高的压力。行走时鞋内不合适的弹性垫会导致溃疡形成。

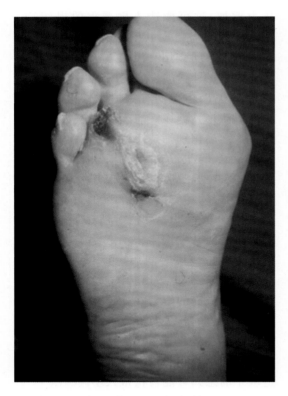

图 8-29-7　胼胝体下溃疡形成前出血

第 5 节　非手术治疗

治疗的第一步是要确定初步诊断。如果患者溃疡主要是局部缺血引起，需要血管外科医生会诊进行血管的评估。溃疡愈合需要保持皮肤完整和良好的血液供应。糖尿病周围血管疾病发生在年轻患者中，进展更快，其中男性较少，主要是膝关节以下血管受累。磁共振血管造影术在肾损害患者中应用越来越广泛，而且更安全。血管成形术或血管重建，可增加足的血液循环，促进溃疡愈合，同时对溃疡进行适当的局部治疗。Ferraresi 报道 107 例糖尿病患者，膝关节以下病变行经皮穿刺血管成形术治疗，观察效果。发现平均在 2.9 年内，保肢率为 93％，但也指出了幸存的肢体靶血管再狭窄在 1 年内的发生率为 42％[26]。如果患者符合手术指

征，远端动脉弥漫性疾病可行血管成形术。足底的血管往往保存比较完好，这是膝下旁路的基础。膝下静脉旁路移植 5 年通畅率为 50％～70％[17]。虽然血管重建证据有限，但手术可提高生存率、减少截肢[17]。

如果神经病变，溃疡形成主要由于压力增加引起，因此要通过减少压力促进溃疡愈合。要求患者非负重。然而，缺乏感觉反馈的患者往往依从性较差，若不受到伤害也没有问题。糖尿病足溃疡也可以是双侧的，通常双足都存在风险。一侧负重增加，为了避免对侧受压，可能导致溃疡。卧床休息几周可促进溃疡愈合，但住院天数较长，而且还会出现依从性问题。用鞋和鞋垫来调整压力，通常不会降低足的压力来治愈溃疡。理想的治疗方法是患者在溃疡愈合期间可以活动和负重。笔者采用全接触石膏来实现这一点。20 世纪 30 年代，Ceylon 首次使用膝下石膏来治疗麻风病患者，Khan 发表了在印度治疗患者的经验[41]。Paul Brand 发现石膏中的衬垫在一定时间内被压缩，使石膏松动和摩擦，从而导致新的溃疡。因此，他提出了全接触石膏的概念，石膏紧密接触不发生移动或摩擦[15]。全接触石膏是最小衬垫的膝下行走石膏，晚上垂直力可降低对足底的剪切力（图 8-29-8 和图 8-29-9）。石膏的底部需要一个摇杆，否则力会再次集中在跖骨头。通过延长石膏到膝关节以下，将剪切力转化为足的向前运动。适用于治疗足底溃疡，没有证据证明会出现蜂窝织炎或深部感染，即脓肿或骨髓炎。最初的治疗包括清洗溃疡和清除溃疡周围所有角化组织，然后包扎。笔者使用水胶体敷料，但最关键的是减少压力，不包扎。然后，将患者置于俯卧位，屈曲膝关节，将小块棉布放在足趾之间，避免浸渍。将袜套一端缝合，在踝关节前紧缩，多余部分应去掉，边缘用带子固定。石膏用于没有感觉的足，所有受压的部位患者都不能感觉到，可能造成医源性溃疡。两个交错泡沫衬垫放置在足趾，腿上部

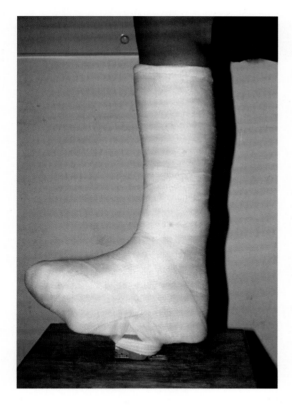

图 8-29-8　全接触石膏

用矫形石膏固定。将两个小垫放置在踝关节和胫骨前缘。衬垫的边缘要呈斜面，石膏没有锋利的嵴（图 8-29-10）。煅石膏可提供薄层舒适的石膏套。胫骨前和踝部石膏应用衬垫很重要，上方不能拉长和过高，内面要保持光滑（图 8-29-11）。在足底表面和超过足趾衬垫应用厚的石膏，在足底面水平之外使用小条石膏。糖尿病足通常呈弓形，该衬垫可确保使用平的木板，从后跟延伸到跖骨头。如果有马蹄足，后跟应用特殊的衬垫确保木板与腿部有正确的角度。在木制板放置摇杆。该摇杆的位置，摇臂支点与胫前边缘成一直线（图 8-29-12）。此位置可以很好地减轻跖骨头压力，在整个足行走时，垂直载荷均匀分布。最后，将摇臂固定在适当的位置，石膏有足够的强度可立即行走。完全接触的石膏在 1 周时发生变化，最初时足经常肿胀，之后迅速消退，石膏松动发生摩

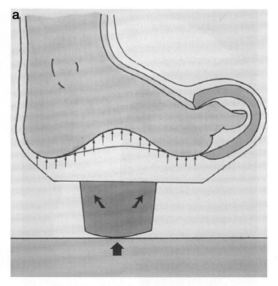

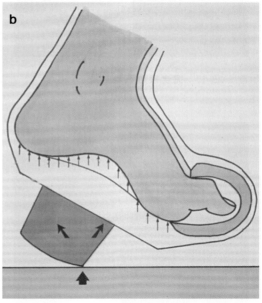

图 8-29-9　完全接触石膏摇椅机械装置

擦。肿胀消退后，石膏可保留 3 周没有任何问题。偶尔会出现小摩擦，但应用适当的敷料，通常能缓解，主要溃疡也可愈合。根据笔者的经验，全接触石膏是一种快速、有效和安全的治愈糖尿病神经性足溃疡的方法，溃疡平均 6 周愈合[43]。该技术要求严格但并不难，但不是每个患者都适合此治疗，还可使用软石膏短靴（图 8-29-13）。实质上是

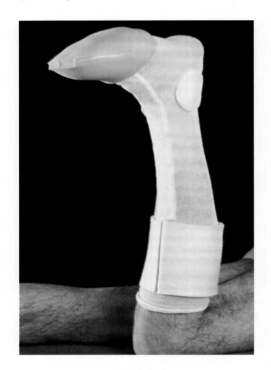

图 8-29-10　完全接触石膏衬垫

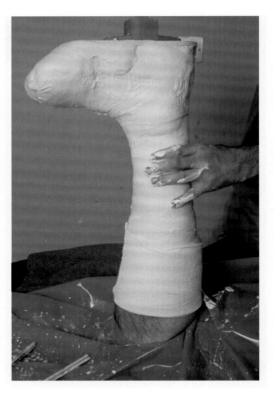

图 8-29-12　石膏前玻璃纤维

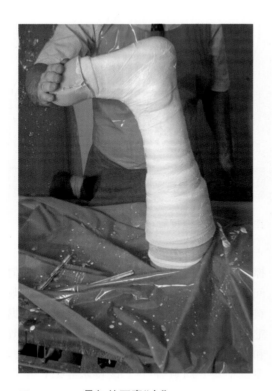

图 8-29-11　最初的石膏"套"

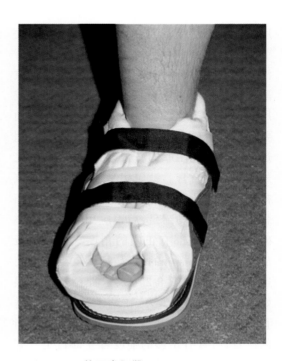

图 8-29-13　软石膏短靴

厚的鞋垫和玻璃纤维外壳,适合更多的老年、体弱和足有潜在不稳定的患者。开窗部位可以放置衬垫来缓解溃疡部的压力。常用软石膏靴,也可以改良外壳的窗口。足跟溃疡的主要问题是减少压力,笔者发现应用软石膏靴或膝下石膏衬垫非常有效,窗口在后跟部,后跟周围马镫形固定(图 8-29-14)。马镫可使足跟减轻压力,当患者坐位或躺下以保证压力恒定缓解,可以使神经缺血性溃疡愈合。如果应用膝下石膏衬垫,重要的是延长足底表面的石膏超过足趾。足趾石膏延长防止患者敲击他们的足趾和伤害它们(图 8-29-15)。溃疡愈合很重要的是对足的保护,从鞋垫和鞋的准备。一种经过改装的术后鞋,配上毛毡衬垫或软铸靴可能有效。

第 6 节　手术治疗

外科手术指征是复杂的溃疡、脓肿和(或)骨髓炎,以及固定性畸形或骨突出现复发性溃疡。在进行任何手术之前,必须确保有足够的促进愈合的循环血供。图 8-29-16 显示在不同的医院进行 3 次足部手术,从截除感染的足趾开始,每次伤口没有治愈,导致更大的非愈合伤口。图 8-29-17 显示踇外翻溃疡超过第 1 跖趾关节内侧面。患者有神经病变的溃疡,感觉减退、坏死,由于鞋上方的压力,典型的局部缺血性溃疡。踝肱指数明显降低,动脉造影显示腘动脉狭窄(图 8-29-18)。可行血管扩张成形术,连续的图像显示动脉扩张。踝肱指数提高到 1.07,图 8-29-19 显示清创后溃疡基底健康。石膏固定溃疡愈合。虽然在手术前改善循环更有利,但肢体感染或危及生命例外。必须行感染下截肢,恢复循环,然后进行最后的手术。手术通常在不使用止血带的情况下进行,以便对局部循环进行最佳评估。

脓肿和坏死组织需要清创。没有经验的外科医生可能过于保守,基本原则是切除所有感染或坏死的组织。糖尿病患者炎症反应减弱,缺乏与非糖尿病患者的隔离感染的能力。感染可以沿组织飞快传播,不充分的

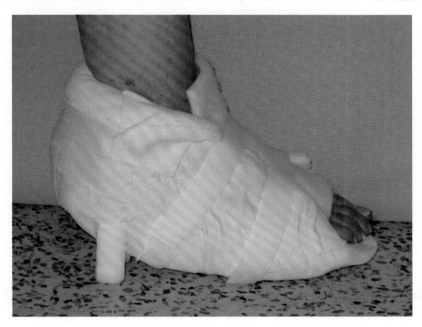

图 8-29-14　**开窗和马镫形的软石膏靴**

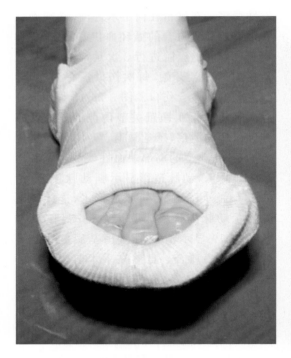

图 8-29-15　延长石膏保护足趾

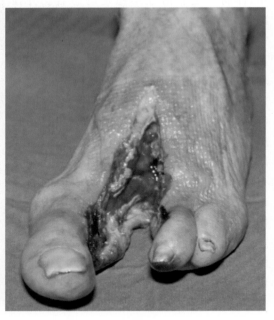

图 8-29-16　足局部缺血多次手术

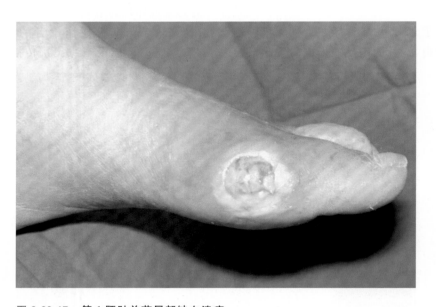

图 8-29-17　第 1 跖趾关节局部缺血溃疡

清创将导致持续感染和组织破坏。图 8-29-20 中的患者感觉不适，血糖升高并在其他地方接受了清创，但没有稳定。脓肿在足跟内侧引流，但仍有蜂窝织炎出现和探针（图 8-29-21）探查伤口，足底出口是微小的溃疡，整个受感染的通道被打开和清创（图 8-29-22）后稳定。

骨髓炎的治疗是否只是用抗生素或与外

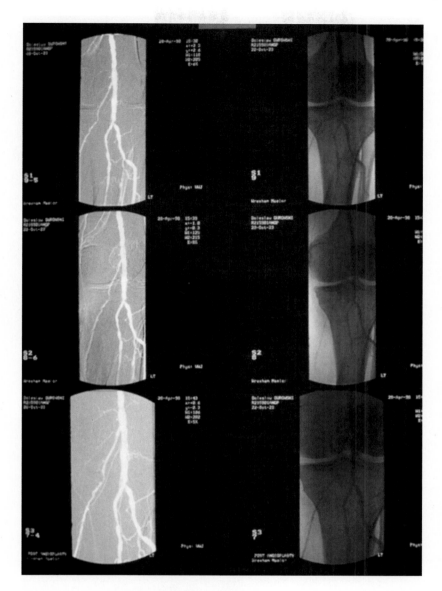

图 8-29-18　**图 8-29-17 患者的血管造影片**

科手术结合引发了一些争议[6]。Game 发现，超过 80% 的患者单独应用抗生素治疗取得明显的缓解，虽然有 31% 的患者复发[28]。根据笔者和其他团队的经验，骨髓炎最好的治疗是切除所有有感染的骨。Ha Van 发现 57% 的患者通过抗生素治疗和伤口护理治愈，但 78% 的患者接受了保守手术。他还发现愈合率比手术组快了近 3 倍[34]。Kalish 认为积极的手术治疗可缩短愈合时间，减少了对长期抗生素的需求和耐药菌的出现[39]。问题很大程度上是由于骨髓炎诊断困难，鉴于糖尿病骨的变化和影像学困难，这使得对文献的阐释更为困难。虽然笔者赞成手术治疗，但笔者发现足趾骨髓炎会经常使用抗生素治疗和去除所有溃疡基底松动的骨碎片。

图 8-29-23 中的患者为 62 岁的糖尿病患者，在 X 线片表现为急性感染、软组织内有气体和第 5 跖骨头骨破坏（图 8-29-24）。

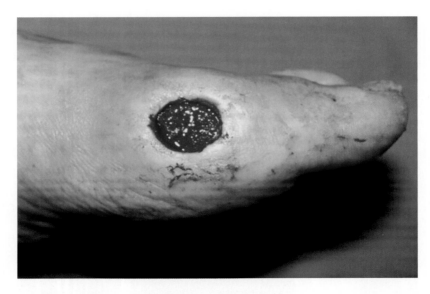

图 8-29-19　图 8-29-17 的患者足清创后血管成形术

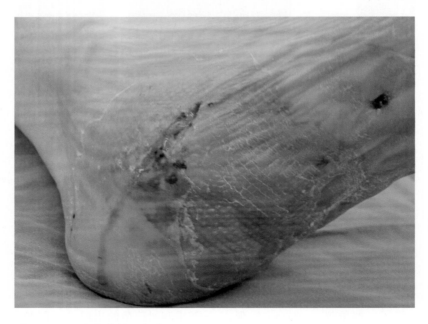

图 8-29-20　患者清创不充分

他接受了软组织清创术和截肢治疗（图 8-29-25a）。跖列截肢的切口通常是延长的球拍形切口。在切除受感染的坏死组织后，通常最好让伤口敞开，而且，在这种情况下，无论如何也不能先闭合伤口，如果可能的话，伤口近端可以部分关闭。这将减少伤口愈合的要求，切除骨端后获得软组织覆盖，并提引流通道。但是，必须注意不能留下大的无效腔。最初用原黄素浸湿的纱布包扎伤口，然后经常使用真空辅助治疗闭合伤口（vacuum assisted wound closure，VAC）。笔者发现 VAC 治疗在加速糖尿病足和大

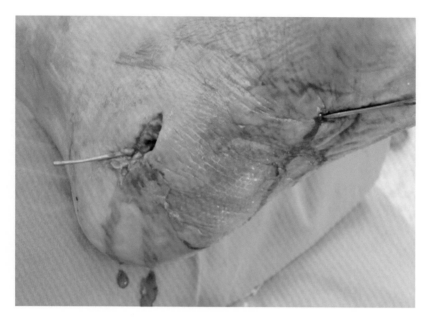

图 8-29-21　探查伤口

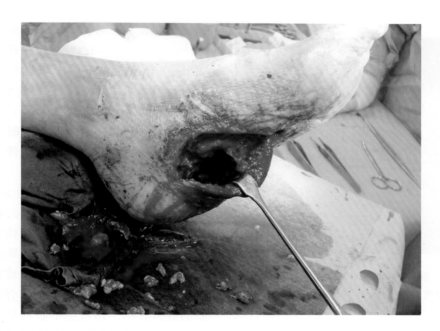

图 8-29-22　充分扩创

面积创面的愈合方面非常宝贵。文献通常非常支持 VAC 疗法在糖尿病足中的应用，尽管还缺乏良好的随机对照试验[56]。图 8-29-25b、c 显示以前的患者经过 21 天的 VAC 治疗后，完全愈合。笔者发现，如果伤口愈合后出现坏死区域，幼虫疗法对于去除坏死和帮助愈合非常有效。幼虫是丝光绿蝇（Lucilia sericata）蛆，即常见的绿蝇，它们分泌酶类溶解坏死组织，而不会损害正常组织，"汤"随后被蛆吞食。

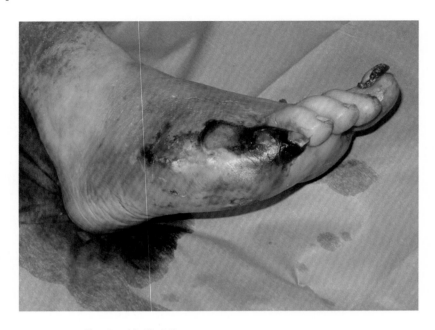

图 8-29-23　第 5 跖列急性感染

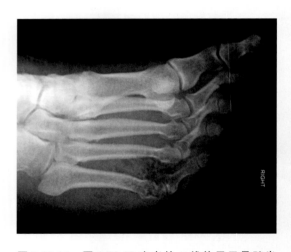

图 8-29-24　图 8-29-23 患者的 X 线片显示骨髓炎和软组织积气

急性感染和骨髓炎需要行跖列截肢。然而，足负重区压力减少转移到其他部位，可导致复发性溃疡。Quebedeaux 发现 25 例糖尿病患者在术后平均约 3 年，行单侧第 1 跖列经跖骨截肢术。在小趾截肢之前对侧的足趾已正常。随访注意到同侧足小趾畸形明显多于第 1 跖列完好的对侧足，新的

溃疡也明显多于对侧[65]。Murdoch 观察了 90 例糖尿病患者的踇趾和第 1 跖列经跖骨截肢。60％的患者在第 1 跖列术后平均 10 个月行第 2 跖列截肢，17％的患者随后进行了膝下截肢，11％的患者进行了经跖骨截肢。这些数字在一定程度上反映了疾病进展，但在对侧只有 5％的患者行膝下或经跖骨截肢手术[54]。

糖尿病患者的足趾经常发生溃疡，常因爪形趾与鞋面摩擦引起。血管的脓毒性血栓可导致坏疽，即使足的神经性病变有良好的循环。足趾干性坏疽可能会导致自动截肢，但湿性坏疽是截肢的指征。球拍形切口用于趾截除术，伤口的开放或闭合取决于组织的整体状态。伤口绝不能再紧张的情况下闭合，否则将会破裂，所以，如果有任何疑问，最好让伤口保持开发状态，让它二期愈合。

糖尿病患者的足趾经常呈爪状或变形，这可能导致趾背部摩擦和复发性溃疡。第 1 跖列的治疗通过超深的鞋调节，为足趾提供充分的空间。如果有必要，可通过趾间关

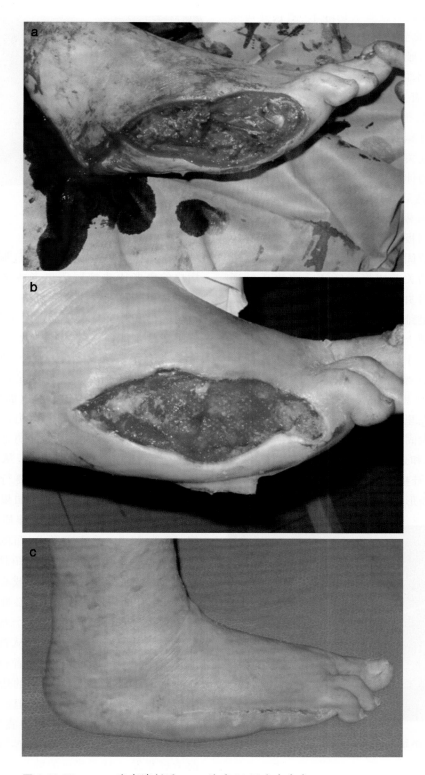

图 8-29-25 a～c. 患者清创后,VAC 治疗 21 天完全愈合

节融合术或近节趾骨头切除术（髁状突切除术）和跖趾关节软组织松解术矫正。一个或多个小趾跖趾关节脱位。单个小趾脱位复位可能很困难，如果其他趾有明显的爪状畸形，对所有足趾手术治疗。对于突出足趾可能涉及很多手术治疗，可能 Stainsby 手术或足趾截趾会更好。Stainsby 手术切口通过跖趾关节的中心。连同背侧关节囊分离紧密的伸肌腱。用锯将近节趾骨远端3/4 截骨，然后将近端骨片剥离出来。跖骨头跖侧用钢板固定，用籽骨剥离器松解以确保跖侧钢板放置到跖骨头下方。所有近端趾间关节固定的畸形都可以通过跖侧松解或轻柔的关节成形术矫正。将克氏针通过近节趾骨并从远端穿出，然后向下到跖骨轴固定足趾。最后分离远端伸肌腱并固定到屈肌腱上。在门诊患者中，2 周后将克氏针去除。手术留下足趾轻度弹响，但可矫正畸形并维持小趾呈新月形。图 8-29-26 显示随访患者在接受 Stainsby 手术后，克氏针仍在里面。

足趾尖固定的锤状趾畸形可通过末端 Syme 手术和远端趾骨切除来治疗（图 8-29-27）。仅靠鞋垫和鞋子很难适应足趾尖端明显的屈曲畸形，导致复发性溃疡。

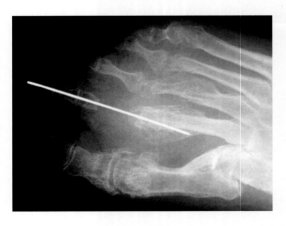

图 8-29-26　小趾 Stainsby 手术

Armstrong 回顾性分析了 31 例行单趾关节置换术的糖尿病患者。平均术后 3 年，

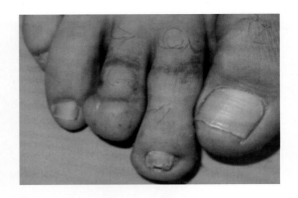

图 8-29-27　小趾 Syme 切断术

只有 1 例患者再次溃疡。然而，那些有溃疡病史的患者比非糖尿病患者或无溃疡病史的患者更有可能发生术后感染[2]。

畸形和骨突出可引起前足复发性溃疡。如果溃疡不能通过鞋和鞋垫愈合，可能需要行手术治疗来减少足底压力。糖尿病足的手术治疗选择必须始终考虑足底表面压力的总体分布。压力等于力除以面积，切除部分足部会增加其余部分的压力。切除单个跖骨头时应谨慎，因为其余跖骨头下的压力增加可能会使压力阈值升高，从而导致溃疡。然而，如果有骨髓炎，需要行跖骨头切除手术和部分跖列切除术。如果没有骨髓炎，那么只要跖骨头下有足够质量的软组织，行 du Vries 关节成形术、跖侧第 3 跖骨头切除术或跖骨截骨术，都比跖骨头切除更好。如果没有足够的软组织，或有多个压力点，可行前足关节成形术，有必要切除所有的跖骨头。这可以通过 2~3 个背部切口来完成。跖骨头新月形被切除，从背侧到足底的骨端必须呈斜面，以避免患者行走和从跖骨残端的远端出现任何锋利的边缘。如果小趾保持完好，则可以保留，但经常有明显的爪状畸形。严重的爪形趾会丧失功能，不利于负重，如果保留，足趾可能与鞋摩擦引起溃疡复发。对于严重的畸形，如果行前足关节成形术，最好同时行截肢手术。同样，只保留 1~2 个较小的足趾也是错误的，因为它们将不可避免地突出,并有受伤和形成溃疡的风险。图 8-29-28a 显示患者有明显的足畸形、足趾脱位,之前有足部分第 3 跖列截肢的病史。它切除了跖骨头,因为之前的手术,切除了剩余的足趾,最终的结果如图 8-29-28b 所示。Giurini 报道 34 足复发性溃疡行全跖骨头切除术,平均 20.9 个月内,97% 的患者手术成功[30]。Griffiths 报道 25 例患者 34 跖骨头切除在平均 13.8 个月内无溃疡复发[33]。其他学者也要求谨慎。Cavanagh 发现在全跖骨头部切除术后,3 只足的足底压力明显增高,溃疡复发[13]。Petrov 发现,12 例糖尿病患者接受了 20 次手术治疗,手术后 1~2 年,溃疡复发率为 25%。溃疡复发最常见于第 3、第 4 跖骨头下方[60]。

严重的足溃疡需要经跖骨截肢。确切的水平取决于存在良好的、有活力的软组织的水平,以及任何骨髓炎的程度。最好保留尽可能多的组织和骨质,既能保持足部的长度,又能确保在一期缝合时不会出现紧绷。取背侧从内到外的弧形切口,切除跖骨。此外,重要的是跖骨残端由背侧向跖侧保留斜面,避免走路时锐利的边缘与地面接触。足底皮肤最适合负重,因此长的足底皮瓣覆盖在跖骨截骨末端。确保缝合线更接近背侧面。皮瓣最初会太厚,需要"剃掉"使其变薄,以便伤口在没有任何张力的情况下闭合。图 8-29-29a 是 1 例 74 岁的糖尿病患者,出现前足底溃疡。所有坏死组织经清创后有 3 个跖骨头外露。如果跖骨头下没有足够的软组织缓冲,溃疡复发不可避免,则进行经跖骨截肢手术(图 8-29-29b~d)。清洁伤口后将其关闭,使之良好愈合。相反,图 8-29-30a 是 1 例 32 岁的糖尿病患者,出现前足底溃疡,C 反应蛋白 320,软组织内存在气体。前足无法治疗,但可行近端经跖骨截肢和避免膝下截肢。伤口放置引流,保持开放(图 8-29-30b),VAC 治疗促进痊愈。图 8-29-30c 显示跖骨基底斜面,重要的是负

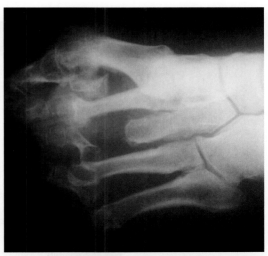
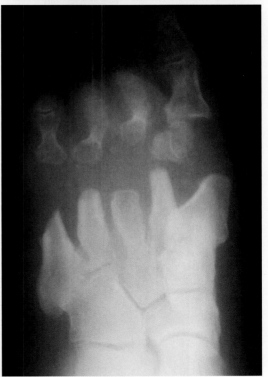

图 8-29-28　难治性溃疡行根治性跖骨头切断手术

重时压力适当。

第 1 跖骨头下复发性溃疡并不少见,很容易发展成骨髓炎,需要行部分跖列切除术。第 1 跖骨头重要的是负重,需要加以保护。穿透性的溃疡要探查骨质,但在早期阶段经常可能是籽骨,尤其是胫侧籽骨。如果

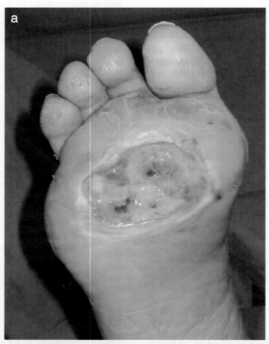

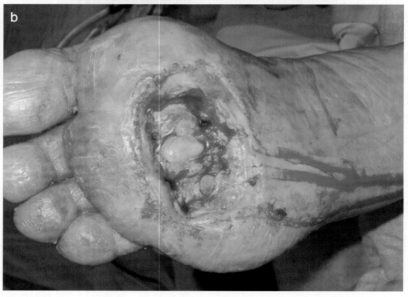

图 8-29-29　a～d. 1 例 74 岁老年糖尿病患者前足溃疡形成,行清创和经中足截肢术

出现骨髓炎,溃疡不愈合,切除胫骨籽骨将除去感染骨,可以明显降低压力,促进溃疡愈合。如果有溃疡出现,可通过溃疡取出籽骨,然后使用 VAC 治疗愈合。除非有骨髓炎,需要手术,笔者的一般理念是在手术前治愈溃疡。所有溃疡有细菌定植,手术时污染伤口会增加感染风险。在手术前使伤口愈合并不总是可行的,但这应该是目标。如果没有溃疡,最好通过内侧切口向下切开籽骨,然后取出。切除后有医源性跗外翻畸形

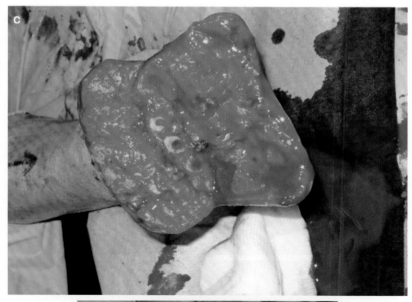

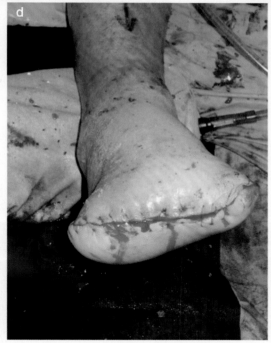

图 8-29-29(续)

的风险,因此,修复软组织和保留籽骨间韧带是非常重要的。在溃疡形成的情况下,通过溃疡切除,用教科书上的方式修复软组织是不可行的,但仍可以尝试和保留。除非有严重的胫侧籽骨过度增大,通过简单削刮籽骨来减少压力不大可能。据介绍,在第 1 跖骨头下进行 Jones 手术,将踇长伸肌转移到跖骨颈部[21]。然而,如果第 1 跖骨头需要抬高,笔者更倾向于行第 1 跖骨背屈截骨术。背侧切口暴露跖骨基底,双斜形截骨和

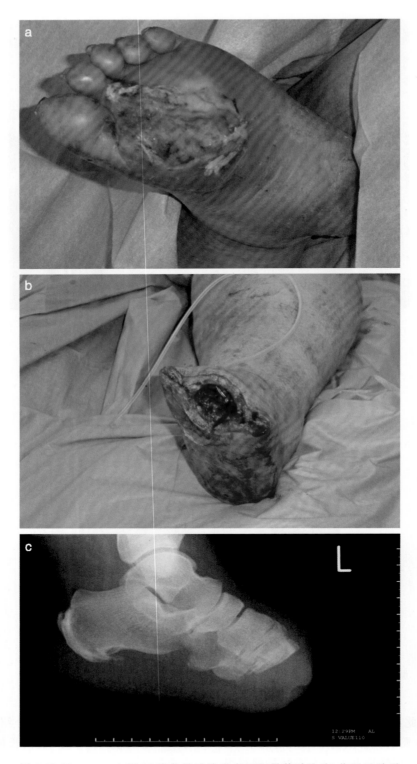

图 8-29-30　a～c. 1 例 32 岁急性感染患者经跖骨截肢治疗,伤口开放引流,跖骨基底斜行

切除部分骨将使跖骨抬高。跖骨可以用一枚由近端背侧到远端跖侧的空心螺钉固定。术后患者可以穿适合的术后硬底鞋。适合的矫形鞋垫可缓冲足底压力。

　　足跟溃疡是糖尿病患者的一个特殊的问题，因为很难减轻载荷，所以经常会发生软组织坏死，可能会出现潜在的跟骨骨髓炎溃疡复发（图 8-29-31a）。足跟脂肪垫周围血供差，溃疡也可以导致后跟脂肪垫坏死，会促使更深的溃疡形成。清创后常留下跟骨突出的问题，缺乏软组织覆盖及提供行走时足够的吸收压力的缓冲。部分跟骨切除

骨呈"凹"形，促进软组织愈合。鞋可以保护足跟。骨髓炎还需要部分跟骨切除。采用 Gaenslen 切口（图 8-29-31b）。患者取俯卧位，如果可能的话，在侧卧位和垂直的中线切口。此切口足跟暴露良好，并可很好地对软组织进行清创，清除所有坏死组织。部分跟骨切除术可切除足够骨量，使愈合无骨性突出（图 8-29-31c）。Bollinger 报道，在未愈合伤口行部分跟骨切除的 22 例患者手术效果良好，伤口全部愈合，虽然 9 例糖尿病患者伤口愈合延迟[8]。全跟骨切除术是可行的。Baumhauer 发现 6 例糖尿病患者中有 5 个

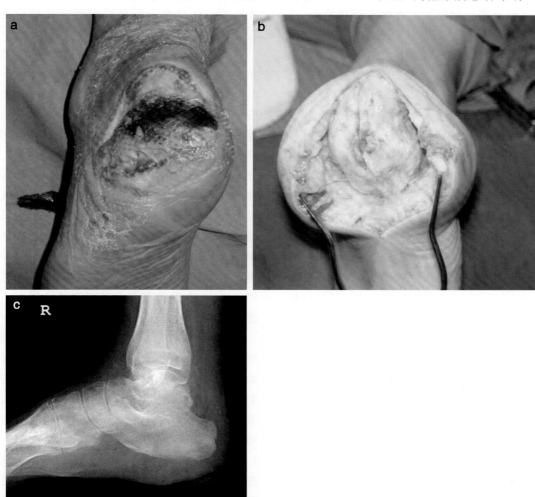

图 8-29-31　a. 足跟溃疡；b. 足跟 Gaenslen 切开；c. 部分跟骨切除

因骨髓炎接受了全跟骨切除术,其中1个患者需要膝下截肢。治愈后的患者应用足踝矫形器或仅用加深的鞋。手术可接受的最小踝肱压指数是 0.45[4]。如果跟腱坏死或需要行广泛的骨切除术,则需切除跟腱附着点。手术后 VAC 治疗可加速伤口愈合,患者需要保持非负重状态。一旦伤口很小,就有可能让患者用膝下石膏固定,石膏有窗口和马镫形。

跟腱张力大或马蹄足畸形,均会增加跖头下的压力。患者早期足跟上抬和长时间接触前足跖骨头会导致压力增加和溃疡。事实已证明跟腱延长术有助于溃疡愈合、减少复发率[53]。然而,也有证据表明,跟腱延长术会增加足跟溃疡的发生率[35]。跟腱延长术可通过腓肠肌滑动或经皮"三切口"延长跟腱。

坏死性筋膜炎是糖尿病足的严重并发症,幸运的是临床上很少见。该病为进行性感染,迅速沿深筋膜平面蔓延。上覆皮下组织坏死,感染扩散的速度取决于上覆层厚度。虽然通常与链球菌有关,但致病菌可能有所不同,但通常存在需氧菌和厌氧菌,并产生气体。超过一半的情况,局部皮下可感觉到捻发音。感染及坏死可以迅速扩散,据报道糖尿病患者的死亡率和截肢率高达40%以上。图 8-29-32a 中的患者因广泛坏死入院,行根治性清创术,在足背部保留开放口(图 8-29-32b)。选择利用足底皮肤覆盖经距骨截肢,愈合结果如图 8-29-32c 所示。

对于顽固性溃疡和(或)感染,需要行截肢手术。行足趾、跖列和经距骨截骨处理。下一个水平是跗跖关节(Lisfranc)水平、跗横关节(Chopart)水平、足跟的 Syme 和 Pirigoff 水平(图 8-29-33),以及膝下或膝上截肢术。如前所述,所有截肢都要避免皮瓣的紧张。这有利于促进伤口愈合,截肢残端通常短缩。

Lisfranc 截肢术和 Chopart 截肢术截肢不理想,如足不平衡将会出现马蹄内翻足、马蹄足畸形。在这一水平截肢要切除胫骨前肌和腓骨短肌附着点。因此,出现马蹄内翻足。Lisfranc 截肢术类似于经距骨截骨的手术切口,做一个长的足底皮瓣。然而,重要的是确认胫骨前肌、腓骨短肌腱和重建更近端止点,保持适当的张力,应用缝合锚固定。腓骨短肌可以重新固定到骰骨,胫骨前肌固定到中间楔骨。跖骨在跗跖关节脱位和检查足底面感觉,以确保没有骨性凸起。如果出现任何跟腱紧张,需要做延长,行腓肠肌滑动延长或经皮延长。术后足需要用石膏固定直到肌腱愈合,最初患者不能负重。伤口愈合后鼓励患者在软垫行走石膏保护下活动。

Chopart 截骨在距舟关节和跟骰关节水平。虽然患者足短缩,但它是最近端水平的截肢,可以不应用假体。切口从 2 cm 处开始。远端到踝关节,弧形向前做两个"鱼嘴"形皮瓣,但要有一个较长的足底皮瓣,用同样的方法行 Lisfranc 截肢(图 8-29-34)。分离并保护胫前肌腱和腓骨短肌。劈开长伸肌和足在 Chopart 关节处脱位。跟腱通过后切口被劈开。如果离开跟腱,同时有马蹄足畸形。通过将胫骨前移,使足保持平衡,通过钻孔将胫前肌腱转位到距骨颈,并将腓骨短肌转位到跟骨前突。术后患者可轻微运动,在膝关节下石膏固定的 6 周内不能负重。

Syme 截肢是踝关节离断术,用足跟脂肪垫覆盖胫骨远端。优点是远端可提供缓冲,利用正常足跟脂肪垫的部分可以继续行走。缺点是仍然需要假体,膝关节下假体笨重,并且安装更困难。Syme 截肢比膝下截肢所需的能量更低[71]。皮肤切口起自前方 1 cm,至每个踝关节远端。足底切口相对垂直,并保留后跟脂肪垫。背侧切口弧形通过踝关节前方(图 8-29-34)。两个切口显露骨头并截骨,劈开背侧肌腱和距骨韧带。保护内侧神经血管束。"取出"距骨和跟骨技术含量高,过程烦琐。跟腱必须从跟骨后止点

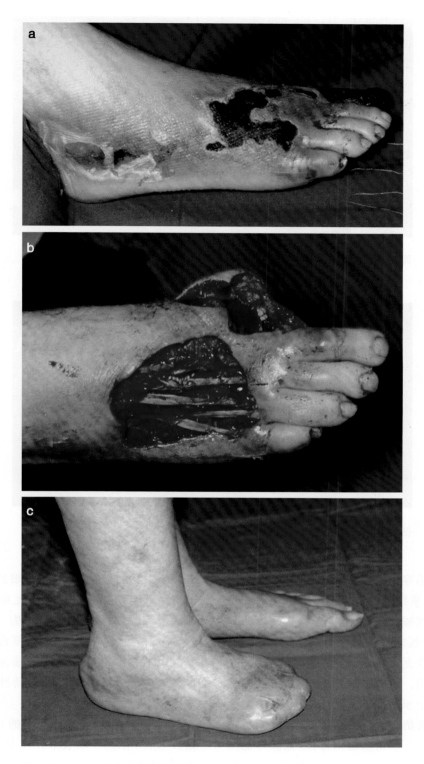

图 8-29-32 a. 患者有坏死性筋膜炎；b. 清创；c. 最后结果

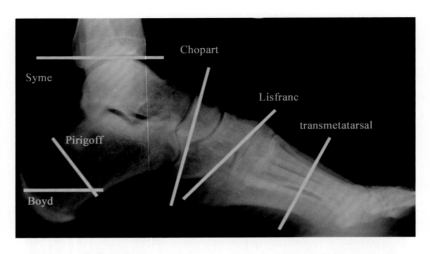

图 8-29-33　截肢水平

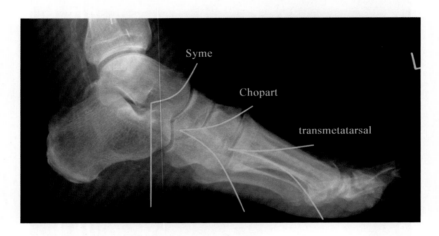

图 8-29-34　患者足截肢的切口

分离并且不穿透皮肤。最好使用骨拉钩向前到距骨,来帮助确定骨膜下解剖平面。切开骨后用摆锯去除踝关节。为确保内踝为平面,胫骨远端最好取非常薄的片,它将很好地附着在足跟脂肪垫,然后,摆动越过胫骨远端残端。所有手术切除需要薄,以确保最大的用于承重的横截面积。重要的是要确保胫骨脂肪垫的缝线通过骨,确保脂肪垫与胫骨对准。如果脂肪垫移位,截肢可能失败。然后,将足底筋膜缝合到伸肌支持带,分层缝合伤口。缝合后两侧通常有一对"狗耳朵",有的文献建议将其修剪去除,但最好留下,因为这可能损害后跟血液供应和出现局部组织坏死。手术后足跟周围用石膏固定,以帮助稳定足跟脂肪垫。必须意识到 Syme 截肢可能会失败,需要改成膝下截肢。手术的伤口失败率或近端翻修率约为15％。关键因素是保护胫后动脉的血供及维持,消减足跟脂肪垫[61]。

有 2 个代替 Syme 手术的选择:Boyd 截肢术和 Pirigoff 截肢术。在 Boyd 截肢术中,在足底的部分跟骨切开脂肪垫附着部,用一枚螺丝或克氏针固定到胫骨上,可使结构更稳定。缺点是皮瓣需要更长,Syme 截肢术通常在远端软组织到足后方受限时应用。Pirigoff 截肢术是跟骨后方垂直剖面向前摆动并固定到胫骨，保护足跟脂肪垫。这在技术上比 Boyd 手术更难，且无显著优势，令人担心的是，跟骨水平截骨可能侵犯骨感染的所有部位。

膝下截肢术

膝下截肢术用于感染或缺血。从内侧胫骨关节线开始测量，截骨长度应为 10～15 cm。皮肤切口为长的后部皮瓣或相等的矢状皮瓣。笔者更喜欢用相等的矢状皮瓣，有证据表明在糖尿病患者中更好，并发症的发生率较低[25]。后方肌皮瓣呈倒角，以避免过大，可覆盖胫骨残端，并通过骨缝固定。当因缺血而截肢时，有时可能很难知道血液供应是否足以进行膝下截肢术或是否需要膝上截肢。患者在膝下截肢的情况下处理得更好，能量需求也更少[71]。根据经验，膝下截肢需要改为膝上截肢的很罕见，所以笔者通常首选膝下截肢。

第 7 节　Charcot 足

糖尿病特殊的并发症是 Charcot 足或神经性关节病。此病是一种相对无痛、进行性和退行性的单关节或多关节病变，由潜在的神经功能缺陷引起[27]。此病可影响不同的关节，根据潜在的神经缺陷不同，发病率不同。西方国家最常见的病因是糖尿病，常见的是足和踝关节受影响。1831 年，美国内科医生 Mitchell J. K.[50] 是第一个提出神经系统缺陷与关节病变有关的人。然而，一位法国巴黎妇女救济院附近工作的神经学家 Jean Marie Charcot 于 1868 年观察到背阔肌和关节病之间的关系，并描述了自然病史情况[14]。Charcot 认为是由于脊髓介导的骨骼和关节的营养调节因子缺乏引起的

疾病。这是法国人或对神经性关节病的营养理论。德国外科医生 Virchow 和 Volkman 反对这些理论，认为病因是由于患者肢体无感觉，不协调的摆动引起的创伤性关节炎所致。这是机械性或神经损伤理论。在 20 世纪，神经血管理论是先进的。这表明，足的轻微创伤使骨量减少，是由于充血继发自主神经病变，引起 Charcot 足。令人惊讶的是复制 Charcot 关节的小实验已经完成。O'Connor 于 1985 年对 6 只犬 L_4～S_1 行单侧背根神经节切除术，没有再现 Charcot 关节。当他重复实验，并且横断前交叉韧带 2 周后，6 只犬中的 5 只出现 Charcot 关节[57]。显然，创伤、感觉丧失与 Charcot 关节之间有联系，尽管相关理论很多，但真正的病因尚不明确。

Charcot 足与糖尿病的关系直到 1936 年才由 W. R. Jordan 描述，其报道了 1 例 56 岁的 Charcot 踝关节女性患者[37]。Charoot 足影响了＜1% 的糖尿病患者，最常见在第 5～6 个十年期间，胰岛素依赖型糖尿病患者，糖尿病持续时间＞12 年。有 20% 的糖尿病患者出现双侧病变、循环良好。Charcot 足被描述为发生在少数糖尿病患者血管重建术后的外周血管疾病。神经病变将一直存在，但程度可能不同。

第 8 节　临床表现

患者常出现发热、肿胀、足部红斑，在早期，可能很小或无畸形或无 X 线改变。不出所料，早期 Charcot 足可能会被误诊为蜂窝织炎或感染（图 8-29-35）。将红斑的肢体抬高，会导致 Charcot 红斑减少，但不会导致蜂窝织炎。他们可能在几周前有轻度外伤病史。随着 Charcot 足的发展，出现自发脱位、骨折和骨折-脱位而引起注意。虽然为相对无痛状态，但患者往往会有一定程度的疼痛，并且与临床畸形程度及X线改变

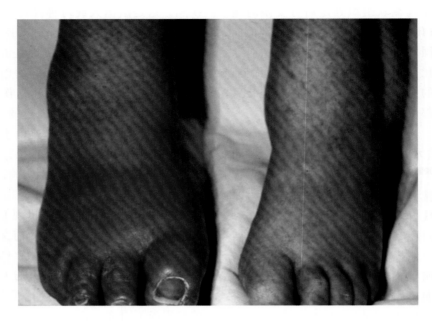

图 8-29-35 **急性 Charcot 足**

不成比例。Eichenholtz[24] 对 Charcot 足进行了分期（图 8-29-36a）。初期"危险阶段"，在任何骨改变出现 X 线改变之前，Eichenholtz 称为 0 期，但分期中没有描述。Ⅰ 期是进展阶段，是一个急性炎症阶段，以充血和红斑为特征，骨的碎片和溶解导致骨折和脱位（图 8-29-36b）。足通常比对侧温度高几度。这个阶段是可变的，但可能会持续数月。未经处理可能会造成极大的畸形。Ⅱ 期是愈合阶段，其特征是愈合开始时骨碎片的合并和再吸收（图 8-29-36c）。Ⅲ 期是愈合骨的骨整合（图 8-29-36d）。在这个阶段，足的温度也下降了。整个 Charcot 过程可能需要 1 年左右的时间才能完成。

患者的问题是骨塌陷导致畸形，发生在一个没有感觉的足内，骨突的部位可导致溃疡。

Charcot 病变过程的特点有特定的模式，也有许多分型方法。Brodsky 在 1987 年描述了解剖学分型（图 8-29-37a）[12]。Ⅰ 型最常见，影响楔舟关节和跗跖关节，见于约 60% 的 Charcot 足（图 8-29-37b）。典型的是可导致摇椅底足和中足底部溃疡。有可能在跗跖关节部位完全向背侧脱位和出现中足明显的外翻。骨的改变通常呈肥大状，所以很可能愈合，但可能会畸形。

Ⅱ 型影响距下关节、距舟关节和跟骰关节，见于约 30% 的 Charcot 足（图 8-29-37c）。这种模式更不稳定，需要更长时间的骨整合。可发生溃疡，但不像Ⅰ型足那样频繁。

Ⅲ 型影响踝关节和跟骨，并细分为Ⅲa 期[约 10% 的 Charcot 足影响踝关节（图 8-29-37d）]和ⅢB 期（较罕见的跟骨后结节病理性骨折）。Charcot 踝关节可出现非常严重的后足问题，有明显的外翻或内翻畸形。这种畸形通常会发展成一个固定的、无法支撑的畸形，从而导致踝关节溃疡。

虽然 Brodsky 的分型不包括前足，但在 2%～3% 的 Charcot 足中，跖趾关节部位可看到 Charcot 改变（图 8-29-37e）。

a

Charcot足的Eichenholtz分期

0期：　危险阶段

Ⅰ期：　进展阶段——急性炎症伴充血、自发性骨折、半脱位
　　　　和脱位

Ⅱ期：　愈合阶段——愈合开始时，骨碎片合并和骨折愈合

Ⅲ期：　整合阶段——愈合骨的骨整合

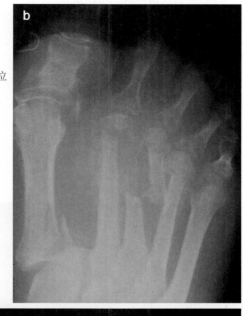

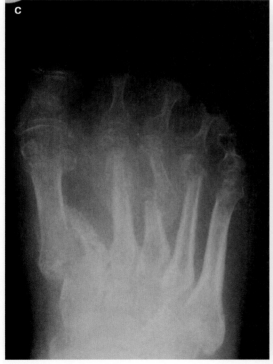

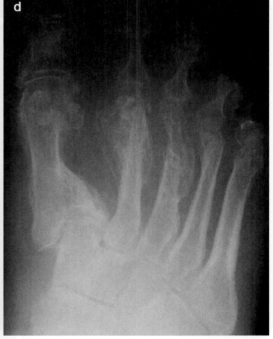

图 8-29-36　　a. Charcot 足的 Eichenholtz 分期；b. X 线片显示 Eichenholtz Ⅰ期；c. X 线片显示 Eichenholtz Ⅱ期；d. X 线片显示 Eichenholtz Ⅲ期

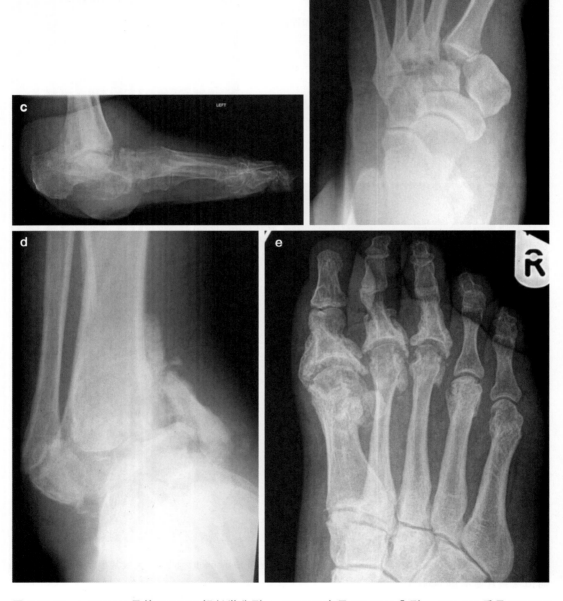

a

Charcot 足的 Brodsky 解剖学分型

Ⅰ型：中足——跗跖骨和舟状楔形骨

Ⅱ型：距下、距舟骨、跟骰关节

Ⅲa 型：踝关节

Ⅲb 型：跟骨病理性骨折

图 8-29-37　a. Charcot 足的 Brodsky 解剖学分型；b. Charcot 中足 Brodsky Ⅰ型；c. Charcot 后足 Brodsky Ⅱ型；d. Charcot 踝关节 Brodsky Ⅲa 型；e. 跖趾关节区 Charcot 改变

第 9 节 治 疗

治疗急性 Charcot 足的目的是通过 Eichenholtz 分期,保持足的最好形状。一旦骨整合发生,那么 Charcot 足已经稳定,但畸形的位置往往容易形成溃疡。患者应用鞋垫和鞋最大限度地减少畸形和预防溃疡形成。在 Eichenholtz Ⅰ期,足明显肿胀并出现骨性塌陷和畸形。足需要休息和抬高,避免无保护的负重,因为这会加重畸形。长期卧床休息是不现实的,因为要求患者连续几个月不负重。长期不负重会增加患者发生骨质疏松的风险,感觉差的患者依从性很难。这也可能会给对侧足施加不适当的压力,这可能会导致问题。目前,对于急性 Charcot 足最好的治疗是应用完全接触石膏。通过使用刚性石膏和最少的填充物,可最好地维持足的形状。石膏还允许患者进行活动和继续负重。这也是一个很好的减少神经性肿胀的装置。石膏需要每周调整 1 次,直到肿胀消退。然后,石膏可以每隔几周更换 1 次。因为 Charcot 病程的延长性,可能需要让患者在全接触石膏中保持几个月。没有全接触式石膏的中心,可以使用诸如 Aircast 步行辅助器,它是一种坚硬的充气装置。然而,从经验讲,此装置不能有效地治疗严重的急性 Charcot 足的肿胀或畸形,且摩擦可能会引起溃疡,特别是在踝关节周围。已证明帕米膦酸二钠/双膦酸盐能减少急性 Charcot 足的骨转换、症状和活动性肿胀[38]。

一旦肿胀和急性炎症阶段已经稳定,那么就有可能将完全接触石膏换成合适的鞋子。不稳定可能需要矫形支架。鞋类和鞋垫的应用将在本章的后面介绍。

第 10 节 手 术

外科手术通常用于慢性 Charcot 足去除骨性突期或矫正导致溃疡的畸形。在 Eichenholtz Ⅰ期急性期手术时,认为金属切削导致骨质柔软和畸形是不明智的,因为金属制品可能会将急性 Charcot 足变成急性感染的 Charcot 足。最近有学者建议在急性情况下应考虑手术治疗。Simon 报道 14 例 Charcot 足Ⅰ期的患者行跗跖关节融合术,平均随访 41 个月,所有行融合术的患者没有复发溃疡[66]。Mittlmeier 建议应在早期阶段考虑手术,因为有 30%～50% 的 Charcot 足有复发性溃疡。他回顾了 22 名患者的 26 只足,这些患者的后足或中足有 Charcot 足,关节不稳定,即将或存在溃疡。4 例为Ⅰ期,7 例为Ⅱ期。排除急性深部感染的患者。患者保持非负重状态,直到首次骨痂形成,平均需 10.6 周。平均随访时间为 2.7 年,所有患者有一个稳定的、跖行的足,溃疡均无复发。6 例发生骨不连接,9 例需要再次手术[51]。总体而言,笔者建议在急性阶段手术要谨慎,Charcot 足Ⅰ期单纯的骨塌陷,应考虑急性手术,严重的脱位可手法复位[55]。图 8-29-38a 显示 1 例 48 岁的急性跗跖关节脱位的胰岛素依赖型糖尿病患者,左足有 2 个月的肿胀史。采用复位内固定治疗(图 8-29-38b)。图 8-29-39a 和 b 为 1 例 68 岁的胰岛素依赖型糖尿病患者,由于距舟关节脱位出现溃疡复发。以下为三关节融合术(图 8-29-39c),发展为跖行足(图 8-29-39d)。进行手术治疗,有"两个原则":①使用 2 倍的金属制品;②2 倍的强度和 2 倍的固定时间。溃疡和感染的手术治疗与普通糖尿病足相似。

更常见的是,当足进入慢性期时,需要进行手术。Ⅰ期 Charcot 足一般出现中足底骨突,可行外生骨疣切除术。骨突通常从外侧通过水平切口切除,剥离软组织。重要的是尝试和靠近骨,掀起全厚度瓣。用摆锯切除骨突,然后用锉刀将其磨平(图 8-29-40a,b)。切除骨撞击重要的是确保周边区域光滑。

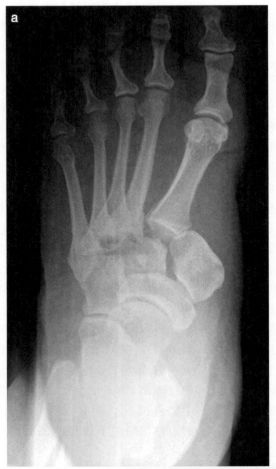

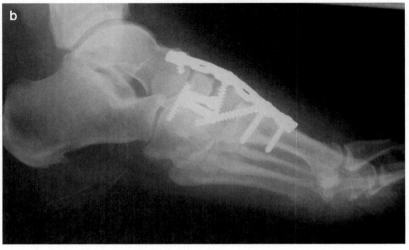

图 8-29-38　a. X 线片显示急性跗跖关节脱位;b. X 线片显示复位内固定

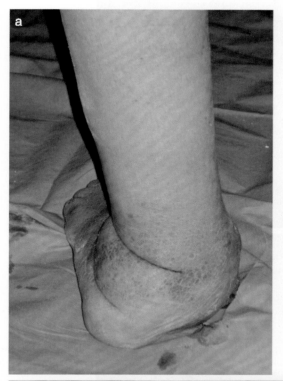

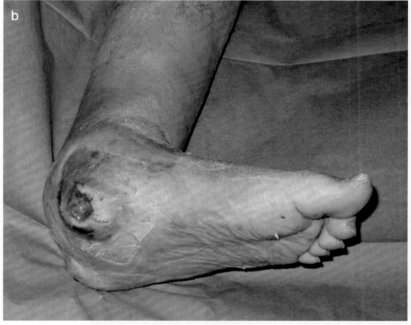

图 8-29-39　a.距舟关节脱位伴距骨头下溃疡；b.距舟关节脱位伴距骨头下溃疡

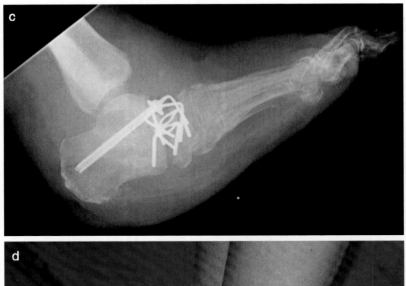

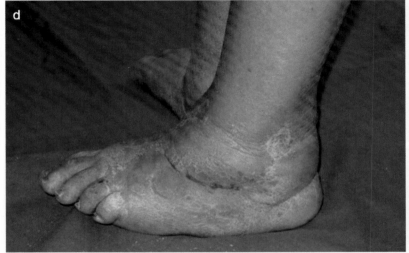

图 8-29-39(续)　c.X 线片显示三关节融合术；d.术后 Plantigrade 足

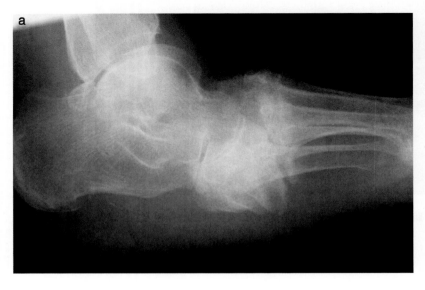

图 8-29-40　a.足底外生骨疣

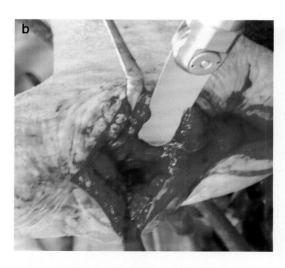

图 8-29-40(续)　b.**足底外生骨疣切除术**

后足 Charcot 病变出现严重的畸形,无法通过鞋类治疗。溃疡复发、之后是骨髓炎,最终患者将出现肢体感染或危及生命的感染。选择合适的手术矫正畸形或膝下截肢。如果保肢不能通过关节融合术完成畸形矫正,必须截肢。要达到骨性愈合很困难,但如果矫正畸形,患者最终可能会有一个稳定的假关节,可在支架保护下运动。图 8-29-41a 的患者是一位 39 岁的艺人,他从 10 岁起就患有胰岛素依赖型糖尿病,出现后足内翻和溃疡复发。X 线片和 CT 扫描显示骨量不足以行髓内钉固定(图 8-29-41b)。首先通过 TCC 治愈溃疡。溃疡会增加感染风险,所以在无溃疡时尝试手术很重要。即便如此,据报道,溃疡前手术,感染率为 25%。应用混合式外固定架治疗(图 8-29-41c),并用切除的腓骨作为骨移植物。固定架在 11 周后去除,然后可以应用步行石膏。14 周时的 X 线片显示愈合良好(图 8-29-41d)。相反,图 8-29-42a 显示一个 82 岁的老年男性骨性畸形内翻患者,其足部外侧缘再次出现溃疡。治疗方法类似,用外固定支架,但不能用混合式(图 8-29-42b)。他的假关节在支架位置矫正,Charcot 约束矫形助行器(Charcot restraint orthotic walk-er,CROW)矫正 Charcot 病变结果良好(图 8-29-42c)。Papa 报道假关节的发生率为 31%,但在他的 9 例患者中,有 7 例有稳定的假关节[58]。关键是使患者足部平整,避免沿足的外侧缘或内侧缘溃疡复发。在可能的情况下,后足髓内钉治疗是首选的稳定方法。图 8-29-43a、b 显示 1 例 38 岁的胰岛素依赖型糖尿病患者,有明显的后足内翻畸形。根据 MRI 显示的慢性骨感染,他在其他地方接受了截肢手术,但没有明显的骨髓炎特征。骨髓炎的 MRI 改变与神经性关节病的改变非常相似,诊断困难。手术时没有明显的感染、手术中样本呈阴性。经髓内钉治疗后为跖行足,使其右后足稳定,另一侧后足不再需要手术治疗,但仍然畸形(图 8-29-43c)。

许多患者应用保肢手术,非手术治疗,患者将不可避免的手术失败、出现慢性溃疡,最终导致截肢。虽然技术难度大,但可以收到良好效果。Dalla Paola 报道 45 例 Charcot 足和骨髓炎患者应用融合与外固定支架治疗[19]。39 例患者痊愈,踝关节融合稳定,有跖行足。应用外固定支架维持平均 25.7 周。2 例患者后期需要行髓内钉治疗,4 例患者因感染不能控制而被截肢。

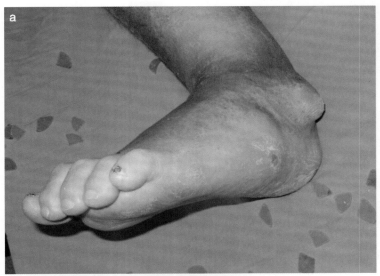

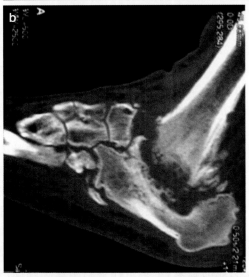

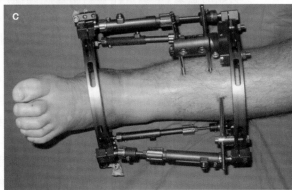

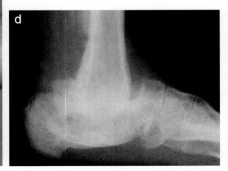

图 8-29-41　a. 踝关节内翻畸形伴外侧缘溃疡；b. 同一患者的 CT 扫描；c. 同一患者的外固定架；d. 同一患者行踝关节联合融合术

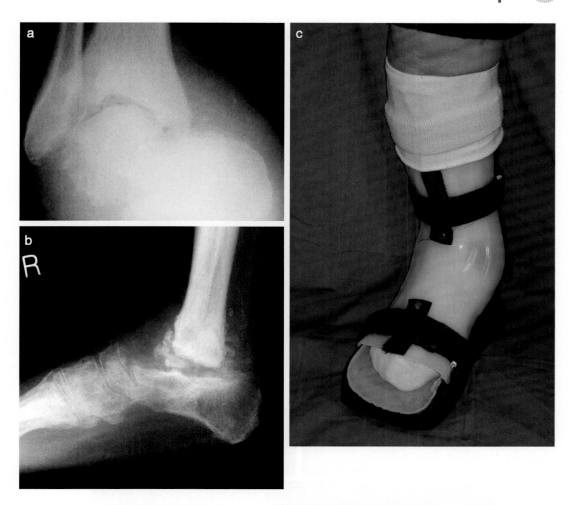

图 8-29-42　a. X 线片显示踝关节明显内翻，b. X 线片显示踝关节融合术后不愈合；c. 患者应用 Charcot 约束矫形助行器

第 11 节　鞋和鞋垫

神经性足溃疡是由于机械作用导致溃疡复发，只有改变所有造成最初溃疡的原因才能愈合。糖尿病患者的鞋通常需要定制，以适应任何畸形，并为鞋垫提供足够的深度。"现成的"鞋最多可容纳 9 mm 鞋垫，但有明显的爪形趾将减少鞋垫的空间。为了提供足够的缓冲，患者可能需要高达 12 mm 的鞋垫。只有定制的鞋才可以容纳这样的鞋垫。鞋应有柔软的鞋面，没有脊或接口，避免摩擦导致溃疡。最好是系带的，因

为可以更容易地适应因肿胀而变化的体积。与矫形师密切合作非常重要，当制作鞋时确保与生产商有良好的沟通。最好先生产鞋垫，然后再在鞋垫和足周围做鞋。制造商可能会倾向于提供一种更美观的鞋，但常导致没有足够空间放置鞋垫和足不能摩擦。鞋垫通常采用不同密度的 EVA（乙烯-乙酸乙烯酯）制造。低密度提供更多的缓冲，但更容易"见底"。全接触鞋垫可以通过将足固定在一个印模盒中，得到一个足底表面的模具。越来越多的足被扫描，以提供更多准确的足印（图 8-29-44）。一旦完全接触的鞋垫制作完成，就可以增加开窗来解除局部的压力（图 8-29-45）。

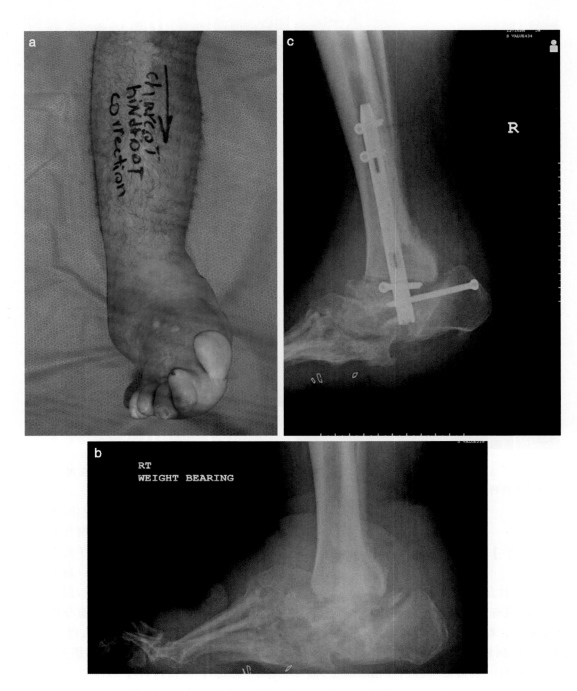

图 8-29-43　a. 后足明显内翻；b. X线片显示畸形严重；c. X线片显示髓内钉固定

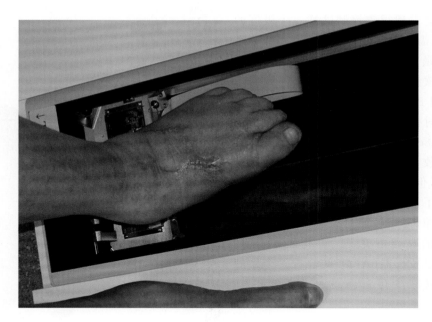

图 8-29-44 足扫描

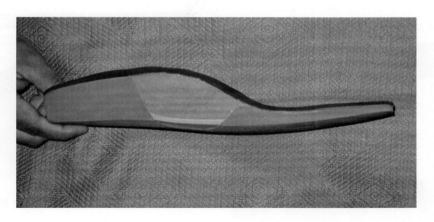

图 8-29-45 鞋垫中部开窗

如果糖尿病患者在穿着糖尿病鞋时已形成溃疡,那么需要仔细观察他们为什么会再次溃疡。如果患者感觉鞋不合适,那么可能存在依从性的问题。他们需要明白,这种鞋只有穿着时才有效。评估依从性可能很困难,但鞋的状态和鞋底的磨损情况可以很好地反映患者是否穿着过。如果鞋垫有一个减压窗,须确保窗口处于正确的位置。图8-29-46 是一位应用这种鞋垫的患者,图中显示了其溃疡复发和溃疡的位置与窗口的关系,可更改窗口以适应受影响的部位。在中年超重的糖尿病患者,前足溃疡复发在工作中仍是一个挑战。鞋垫不能减少足部所有的压力,只能使之重新分布,避免局部高压。如果一个标准的鞋垫不能使患者愈合,则可以增加一个摇杆来减少前足压力。摇杆的工作原理与全接触石膏相同(图 8-29-47a)。为了避免行走时撞击前足,从而使前足再次负重,足趾需要约30°的活动角度。患者可能会发现很难控制这样一个极度的摇杆,往往需要妥协(图8-29-47b)。部分足已失去大量软组织的填充,这也是一个挑战。失去软组织填充的足负重会受到剪切力损伤(图8-29-48a、b)。笔者发现采用改进的残端衬板、硅胶鞋垫和袜子非常有帮助(图8-29-48c～e)。硅胶鞋垫比EVA型鞋垫更能吸收剪切力。目前这项工作仍处于试验阶段,但在处理这些非常困难的足方面表现出了良好的效果。虽然部分足部截肢可以穿缩短的鞋,但对患者来说,穿一双标准长度的鞋会更美观。也有证据表明,鞋垫与踝足矫形器(AFO)结合有一个硬的鞋底,可以减少足远端的压力(图8-29-49a、b)。

溃疡的愈合往往很简单,糖尿病足最大的难题是促进愈合及预防复发。对患者进行教育,让他们了解神经性足的危险性至关重要,尤其是不接受适当鞋类的年轻患者。

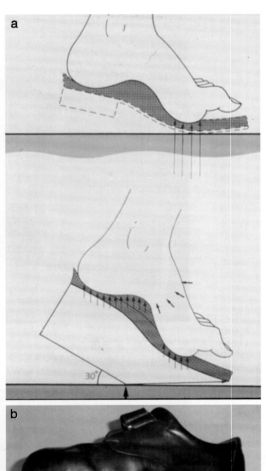

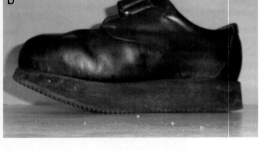

图8-29-47　a.摇椅杆鞋;b.前足摇椅鞋

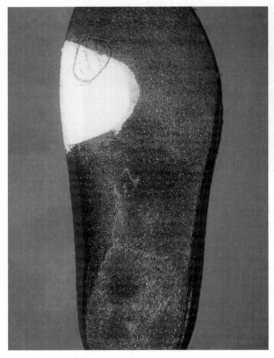

图8-29-46　鞋垫开窗不正确:标记溃疡的位置

研究很难证明仅从教育中可获得巨大的好处。这可能反映了患者的看法,认为如果它不受伤就不受影响。Edmonds在他的专业诊所查看溃疡复发率。

治疗后,为患者提供定制的鞋和鞋垫,尽管有26%的患者受到进一步的损害,但那些继续穿自己鞋子的患者受到的损害达83%[23]。糖尿病足目前面临的挑战是改善鞋和鞋垫,以尽量减少溃疡复发的风险。

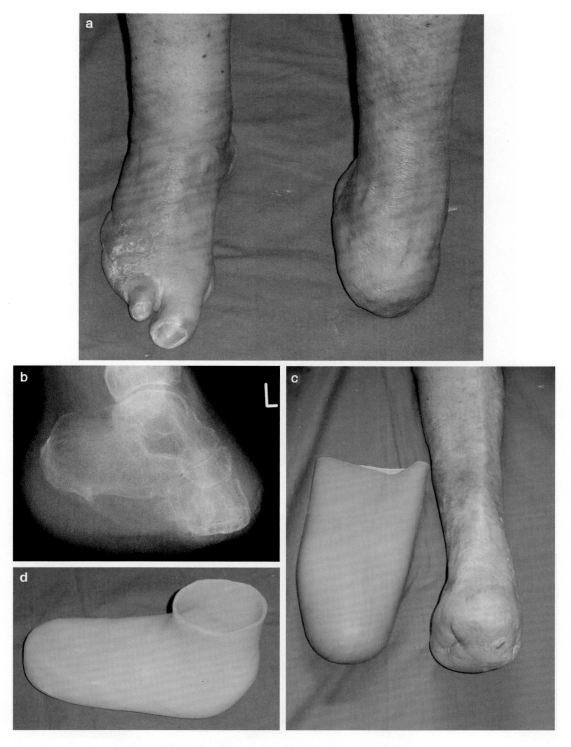

图 8-29-48　a.部分足部；b.部分足部 X 线片；c.残根衬垫"袜子"；d.硅胶"袜子"

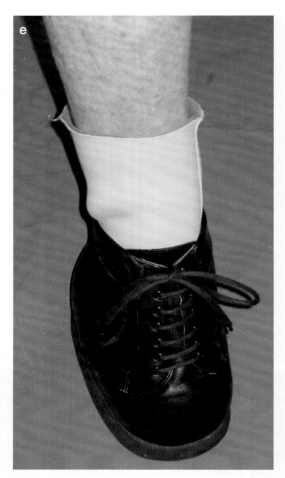

图 8-29-48（续）　e. 鞋里的脚和袜子

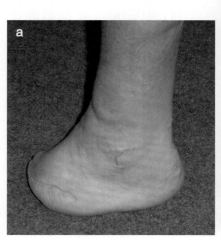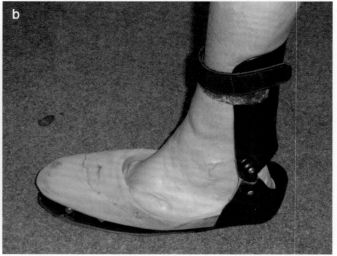

图 8-29-49　a. 部分足；b. 含 AFO 的鞋填充物

第 12 节 总 结

随着糖尿病患者人数的增加,糖尿病足的治疗越来越具有挑战性。患者感觉丧失,溃疡时足也不能感觉到。溃疡可导致感染和截肢。一小部分糖尿病患者会出现 Charcot 足并发症,导致严重畸形和溃疡复发。糖尿病足和 Charcot 足主要采用非手术治疗,但需要手术来控制急性感染、复发性溃疡和固定畸形,使足重新排列。用多学科处理临床糖尿病足问题,可以得到充分的治疗,穿合适的鞋和依从性好的患者可以显著降低复发率,但无法消除。

参考文献

[1] Andersen H,Mogensen PH. Disordered mobility of large joints in association with neuropathy in patients with long-standing insulin-dependent diabetes mellitus. Diabet Med,1996,14:221-227.

[2] Armstrong DG,Stern S,Lavery LA,et al. Is prophylactic diabetic foot surgery dangerous? J Foot Ankle Surg,1996,35(6):585-589.

[3] Armstrong DG,Peters EJ,Athanasiou KA,et al. Is there a critical level of plantar foot pressure to identify patients at risk for neuropathic foot ulceration? J Foot Ankle Surg,1998,37(4):303-307.

[4] Baumhauer JF,Fraga CJ,Gould JS,et al. Total calcanectomy for the treatment of chronic calcaneal osteomyelitis. Foot Ankle Int,1998;19(12):849-855.

[5] Bell-Krotoski J,Tomancik E. The repeatability of testing with Semmes-Weinstein monofilaments. J Hand Surg,1987,12A:155-161.

[6] Berendt AR,Peters EJ,Bakker K,et al. Diabetic foot osteomyelitis:a progress report on diagnosis and a systematic review of treatment. Diabetes Metab Res Rev,2008,24:S145-161.

[7] Birke JA,Sims DS. Plantar sensory threshold in the ulcerative foot. Lepr Rev,1986,57:261-267.

[8] Bollinger M,Thordarson DB. Partial calcanectomy:an alternative to below knee amputation. Foot Ankle Int,2002,23(10):927-932.

[9] Boulton AJM,Kubrusly DB,Bowker JH,et al. Impaired vibratory perception and diabetic foot ulceration. Diabet Med,1986,3:335-337.

[10] Boulton AJM,Malik RA,Arezzo JC,et al. Diabetic somatic neuropathies:technical review. Diabetes Care,2004,27:1458-1486.

[11] Brand PW. Repetitive stress in the development of diabetic foot ulcers. In:Levin ME,O'Neal LW,editors. The diabetic foot. St Louis:CV Mosby,1988:83-90.

[12] Brodsky J,Kwong P,Wagner F,et al. Patterns of breakdown,natural history and treatment of the diabetic Charcot tarsus. Orthop Trans,1987,11:484.

[13] Cavanagh PR,Ulbrecht JS,Caputo GM. Elevated plantar pressure and ulceration in diabetic patients after panmetatarsal head resection:two case reports. Foot Ankle Int,1999,20(8):521-526.

[14] Charcot JM. Sur quelques arthropathies qui paraissent dependre d'une lesion du cerveau ou de la moelle epiniere. Arch Physiol Norm Pathol,1868,1:161-178.

[15] Coleman WC,Brand PW,Birke JA. The total contact cast. A therapy for plantar ulceration on insensitive feet. J Am Podiatr Med Assoc,1984,74(11):548-552.

[16] Connor H. The economic impact of diabetic foot disease. In:Connor H,Boulton AJM,Ward JD,editors. The foot in diabetes. Chichester:Wiley,1987:145-149.

[17] Conte MS. Challenges of distal bypass surgery in patients with diabetes:patient selection,techniques and outcomes. J Vasc Surg,2010,52:S96-103.

[18] Crerand S,Dolan M,Laing P,et al. Diagnosis of osteomyelitis in neuropathic foot ulcers. J

Bone Joint Surg Br,1996,78(1):51-55.

[19] Dalla Paola L, Brocco E, Ceccacci T, et al. Limb salvage in Charcot foot and ankle osteomyelitis: combined use single stage/double stage of arthrodesis and external fixation. Foot Ankle Int,2009,30(11):1065-1070.

[20] Davidson JK, Alogna M, Goldsmith M, et al. Assessment of program effectiveness at Grady memorial hospital, Atlanta. In: Steiner G, Lawrence PA, editors. Educating diabetic patients. New York: Springer,1981:329-348.

[21] Dayer R, Assal M. Chronic diabetic ulcers under the first metatarsal head treated by staged tendon balancing. J Bone Joint Surg Br,2009, 91(4):487-493.

[22] Driver VR, Fabbi M, Lavery LA, et al. The costs of diabetic foot: the economic case for the limb salvage team. J Vasc Surg,2010,52: S17-22.

[23] Edmonds ME, Blundell MP, Morris ME, et al. Improved survival of the diabetic foot: the role of a specialised foot clinic. Q J Med, 1986,232:763-771.

[24] Eichenholtz SN. Charcot joints. Springfield: CC Thomas,1966:1-20.

[25] Falstie-Jensen N, Christensen KS, Brochner-Mortensen J. Long posterior flap versus equal sagittal flaps in below-knee amputation for ischaemia. J Bone Joint Surg Br,1989,71(1): 102-104.

[26] Ferraresi R, Centola M, Ferlini M, et al. Long-term outcomes after angioplasty of isolated, below-the-knee arteries in diabetic patients with critical limb ischaemia. Eur J Vasc Endovasc Surg,2009,37(3):336-342.

[27] Frykberg RG. Charcot foot: an update on pathogenesis and management. In: Bolton AJM, Connor H, Cavanagh PR, editors. The foot in diabetes. Chichester: Wiley, 2000: 235-260.

[28] Game FL, Jeffcoate WJ. Primarily non-surgical management of osteomyelitis of the foot in diabetes. Diabetologia, 2008, 51 (6): 962-967.

[29] Gibbons GW, Eliopoulos GM. Infection of the diabetic foot. In: Kozak GP, Campbell DR, Frykberg RG, Habershaw GM, editors. Management of diabetic foot problems. 2nd ed. Philadelphia: WB Saunders,1995:121-129.

[30] Giurini JM, Basile P, Chrzan JS, et al. Panmetatarsal head resection. A viable alternative to the transmetatarsal amputation. J Am Podiatr Med Assoc,1993,83(2):101-107.

[31] Goebel FD, Fuessl HS. Monckeberg's sclerosis after sympathetic denervation in diabetic and non-diabetic subjects. Diabetologia,1983, 24(5):347-350.

[32] Gordois A, Suffham P, Shearer A, et al. The health care costs of diabetic peripheral neuropathy in the US Diabetes Care. Diabetes care,2003,26:1790-1795.

[33] Griffiths GD, Wieman TJ. Metatarsal head resection for diabetic foot ulcers. Arch Surg, 1990,125(7):832-835.

[34] Van Ha G, Siney H, Danan JP, et al. Treatment of osteomyelitis in the diabetic foot. Contribution of conservative surgery. Diabetes Care,1996,19(11):1257-1260.

[35] Holstein P, Lohmann M, Bitsch M, et al. Achilles tendon lengthening, the panacea for plantar forefoot ulceration? Diabetes Metab Res Rev,2004,20 Suppl 1:S37-40.

[36] International Diabetes Federation. IDF Diabetes Atlas,4th edition at www. diabetesatlas. org.

[37] Jordan WR. Neuritic manifestations in diabetes mellitus. Arch Intern Med, 1936, 57: 307-358.

[38] Jude EB, Selby PL, Burgess J, et al. Bisphosphonates in the treatment of Charcot neuroarthopathy: a double blind, randomised, controlled trial. Diabetologia, 2001, 44 (11): 2032-2037.

[39] Kalish J, Hamdan A. Management of diabetic foot problems. J Vasc Surg, 2010, 51 (2): 476-486.

[40] Kapelrud H. Lower-limb amputations and diabetes. Tidsskr Nor Laegeforen, 2006, 126

(17):2261-2263.

[41] Khan JS. Treatment of leprous trophic ulcers. Lepr India,1939,11:19.

[42] Klenerman L, McCabe C, Cogley D, et al. Screening for patients at risk of diabetic foot ulceration in a general diabetic outpatient clinic. Diabet Med,1996,13:561-563.

[43] Laing PW, Cogley DI, Klenerman L. Neuropathic foot ulceration treated by total contact casts. J Bone Joint Surg Br, 1992, 74 (1): 133-136.

[44] Lavery LA, Armstrong DG, Vela SA, et al. Practical criteria for screening patients at high risk for diabetic foot ulceration: a prospective study. Arch Intern Med, 1998, 158 (2):157-162.

[45] Levin ME, O'Neal LW. The diabetic foot. St. Louis:CV Mosby,1988.

[46] Lipsky BA. Osteomyelitis of the Foot in Diabetic Patients. Clinical Infectious Diseases, 1997,25:1318-1326.

[47] Massó González EL, Johansson S, Wallander M-A, et al. Trends in the prevalence and incidence of diabetes in the UK:1996-2005. J Epidemiol Community Health, 2009, 63: 332-336.

[48] Mayfield JA, Reiber GE, Sanders LJ, et al. Preventive foot care in diabetes. Diabetes Care,2004,27:S63-64.

[49] Meggitt B. Surgical management of the diabetic foot. Br J Hosp Med (Lond),1976,16: 227-232.

[50] Mitchell JK. On a new practice in acute and chronic rheumatism. Am J Med Sci,1831,8: 55-64.

[51] Mittlmeier T, Klaue K, Haar P, et al. Should one consider primary surgical reconstruction in Charcot arthopathy of the feet? Clin Orthop Relat Res,2010,468:1002-1011.

[52] Morales Lozano R, Gonzalez Fernandez ML, Martinez Hernandez D, et al. Validating the probe-to-bone test and other tests for diagnosing chronic osteomyelitis in the diabetic foot. Diabetes Care,2010,33(10):2140-2145.

[53] Mueller MJ, Sinacore DR, Hastings MK, et al. Effect of Achilles tendon lengthening on neuropathic plantar ulcers a randomised clinical trial. J Bone Joint Surg Am, 2003, 85-A (8):1436-1445.

[54] Murdoch DP, Armstrong DG, Dacus JB, et al. The natural history of great toe amputations. J Foot Ankle Surg,1997,36(3):204-208.

[55] Myerson M. Salvage of diabetic neuropathic arthropathy with arthrodesis. In: Helal B, Rowley DI, Cracchiolo A, Myerson M, editors. Surgery of disorders of the foot and ankle. London:Martin Dunitz,1996:513-522.

[56] Nather A, Chionh SB, Han AY, et al. Effectiveness of vacuum-assisted closure (VAC) therapy in the healing of chronic diabetic foot ulcers. Ann Acad Med Singapore, 2010, 39 (5):353-358.

[57] O' Connor BL, Palmoski MJ, Brandt KD. Neurogenic acceleration of degenerative joint lesions. J Bone Joint Surg Am,1985,67(4): 562-572.

[58] Papa J, Myerson M, Girard P. Salvage, with arthrodesis, in intractable diabetic neuropathic arthropathy of the foot and ankle. J Bone Joint Surg Am,1993,75-A:1056-1066.

[59] Pecoraro RE, Reiber GE, Burgess EM. Casual pathways to amputation: basis for prevention. Diabetes Care,1990,13:513-521.

[60] Petrov O, Pfeifer M, Flood M. Recurrent plantar ulceration following pan metatarsal head resection. J Foot Ankle Surg, 1996, 35 (6):573-577.

[61] Pinzur MS. Restoration of walking ability with Syme's ankle disarticulation. Clin Orthop,1999,361:71-75.

[62] Pirart J. Diabetes mellitus and its degenerative complications, a prospective study of 4400 patients observed between 1947 and 1973. Diabetes Care,1978,I:168-188 and 252-263.

[63] Poirier JY, Garin E, Derrien C, et al. Diagnosis of osteomyelitis in the diabetic foot with a 99mTc-HMPAO leucocyte scintigraphy com-

bined with a 99mTc-MDP bone scintigraphy. Diabetes Metab,2002,28:485-490.

[64] Pollard JP,Le Quesne LP. Method of healing diabetic forefoot ulcers. Br Med J Clin Res,1983,286(6363):436-437.

[65] Quebedeaux TL,Lavery DC,Lavery LA. The development of foot deformities and ulcers after great toe amputation in diabetes. Diabetes Care,1996,19(2):165-167.

[66] Simon SR,Tejwani SG,Wilson DL,et al. Arthrodesis as an early alternative to nonoperative management of Charcot arthropathy of the diabetic foot. J Bone Joint Surg Am,2000,82:939-950.

[67] Singh N,Armstrong DG,Lipsky BA. Preventing foot ulcers in patients with diabetes. JAMA,2005,293:217-228.

[68] Spencer F,Sage R,Graner J. The incidence of foot pathology in a diabetic population. J Am Podiatr Med Assoc,1985,75:590-592.

[69] Veves A,Murray HJ,Young MJ,et al. The risk of foot ulceration in diabetic patients with high foot pressure:a prospective study. Diabetologia,1992,35(7):660-663.

[70] Wagner FW. The dysvascular foot:a system for diagnosis and treatment. Foot Ankle,1981,2(2):64-122.

[71] Waters RL,Perry J,Antonelli D,et al. Energy costs of walking of amputees:the influence of level of amputation. J Bone Joint Surg Am,1976,58(1):42-46.

第 30 章　类风湿性前足重建

第 30 章

类风湿性前足重建

Amit Amin，Dishan Singh

关键词 关节成形术·融合术·非手术治疗·病理生理学·类风湿前足·手术治疗·手术选择·手术技巧

第1节 概 述

类风湿关节炎（rheumatoid arthritis，RA）通常影响足和足踝。前足最常受累，最常见的畸形包括踇外翻和第 1 跖趾关节（metatarsophalangeal，MTP）背侧半脱位或脱位，有或无固定足趾畸形。严重畸形和患者生理状况不佳同时存在时，使得前足手术具有挑战性，然而，对于患者和外科医生来说都是非常有益的。幸运的是，现代疾病治疗药物减少了前足严重畸形的患病率。

第2节 前足病理生理

类风湿关节炎的特点是慢性滑膜炎症，导致软骨/骨质疏松和关节不稳定。鉴于跖趾关节的接触面积小，支持软组织的结构逐渐被磨损，通常导致典型的踇趾外翻和小趾跖趾关节半脱位/脱位，并伴有足底脂肪垫的远端移位和跖骨头足底移位（图 8-30-1 和图 8-30-2）。

跖趾关节在足底最主要的屈肌是骨间肌和蚓状肌，并沿旋转轴插入到近端趾骨足底。近节趾骨背侧半脱位导致肌肉功能减退[1,2]。当足趾在中间或略前的位置时，趾短伸肌和趾长伸肌在足趾伸入时功能最佳。然而，随着跖趾关节慢慢地背屈，与屈肌相比，它变得效率低下[2]。跖板在其较弱的近端连接处发生远侧移位表示失败[1]。较厚的软骨与足底脂肪垫附着于近端趾骨背侧，有效暴露跖骨头。

在临床中，患者的足背近端趾间关节会形成鸡眼和胼胝。在行走过程中，由于摩擦和压力增加，跖骨头下也会出现此类情况（图 8-30-1）。有时可见类风湿结节，在类风湿因子为阳性的患者中更容易看到（图 8-30-3），偶尔也可见溃疡。

第3节 非手术治疗

使用非甾体抗炎药（non-steroidal anti-inflammatory drugs，NSAIDs）、皮质类固醇、缓解疾病的抗风湿药物（disease modifying anti-rheumatic drugs，DMARDs），以及较新的生物制剂等药物进行治疗，可长期控制疾病的进程。

A. Amin
St George's Hospital，Tooting，London，UK

D. Singh（✉）
Royal National Orthopaedic Hospital，Stanmore，Middlesex，UK
e-mail：dishansingh@aol.com

G. Bentley（ed.），*European Surgical Orthopaedics and Traumatology*，
DOI 10.1007/978-3-642-34746-7_253，© EFORT 2014

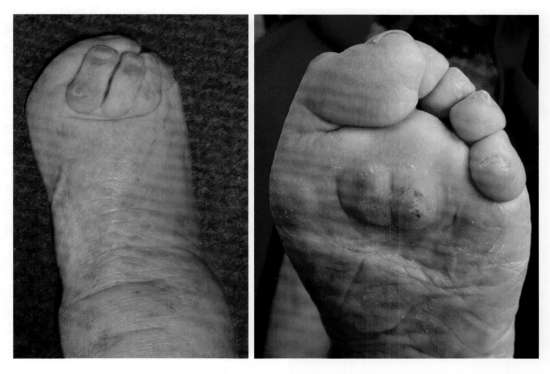

图 8-30-1　类风湿前足的背侧和足底视图。注意疼痛的足底胼胝体伴随着小趾跖趾关节脱位和跗趾外翻,跗趾在第 2 趾的下面。固定的趾间关节畸形上有胼胝体

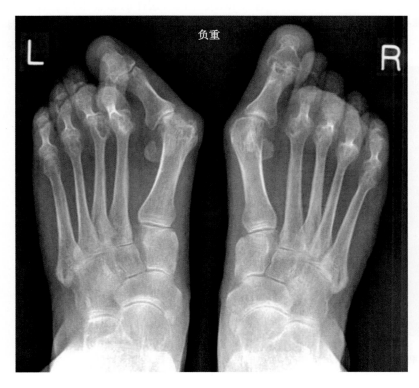

图 8-30-2　关节间隙变窄和关节周围侵蚀,与跗外翻畸形和小趾跖趾关节的半脱位/脱位相关。足中关节出现关节炎改变

DMARDs 和更新的生物制剂可改变疾病的自然病程,应尽早使用。越来越多的证据支持使用针对肿瘤坏死因子 α(TNF-α)的细胞因子调节剂[3]。

许多患者发现穿有缓震鞋底和鞋垫的运动鞋比一般的鞋舒服,因其相较标准鞋的鞋底和鞋垫有更好的缓冲。定制的缓冲矫形器有助于提供足弓支撑,也可以通过跖骨颈下有近端凸起来缓解跖骨头下的压力。当存在严重的足趾畸形时,宽脚鞋和深鞋头的适合鞋子(图 8-30-4)可以保护突出的区域,并有助于更舒适地行走[4,5],但是这种鞋子看上去并不美观。

第4节 手术治疗

手术的目的在于缓解疼痛,保持功能,防止或减少畸形,并减少溃疡的风险。患者的整体状态都应被考虑到。一些类风湿患者的皮肤非常薄(图 8-30-5),患有严重的血管炎和(或)溃疡,这样的患者术后愈合不良的风险非常大。应停止使用抗肿瘤坏死因子药物,但甲氨蝶呤可以继续使用。使用高

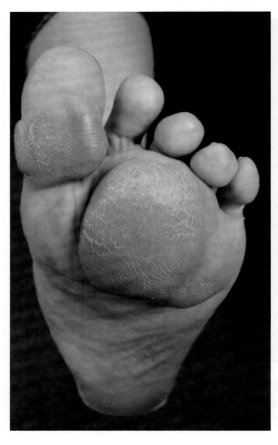

图 8-30-3 类风湿结节可能导致行走时疼痛

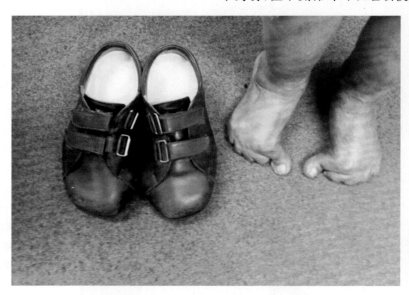

图 8-30-4 定制鞋垫和带有深足趾盒的、合适的宽头鞋,可以让您走得更舒服

剂量类固醇的患者在手术前应补充其他类固醇,建议使用抗生素预防。

一、第 1 跖趾关节

可供选择的有关节融合术、切除关节成形术和关节置换手术。在小部分患者中,跗趾所受的影响不像小趾那样严重,但在小趾缩短之后,第 1 跖骨会很长,这样不美观且可能导致外翻(图 8-30-6)。

(一)关节融合术

包括 Watson[5] 在内的许多学者,在他

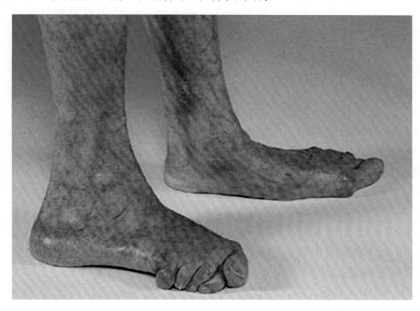

图 8-30-5　1 例类风湿性足病患者的皮肤非常薄和血管炎

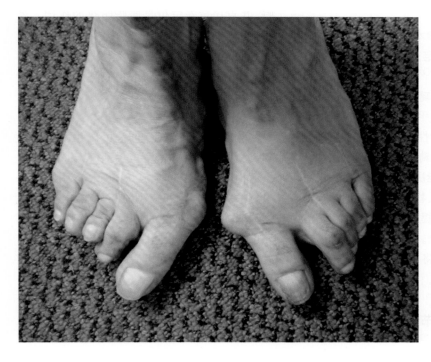

图 8-30-6　在处理小趾 MTPJ 时未处理跗趾,导致相对较长的跗趾和跗趾外翻

们的早期研究中得出结论,接受过第 1 跖趾关节融合术的患者比接受其他治疗方法的疗效更好。该结论已经经受住了时间的考验,并且关节融合术是第 1 跖趾关节矫正治疗的金标准。Coughlin[6] 报道了他对 58 例前足关节置换术的长期随访,使用第 1 跖趾(MTP)关节融合术和较小的跖骨头切除术。90％的患者术后获得的结果优秀或良好(AOFAS 分数)。他建议稳定地重新排列第 1 跖列,以便永久性矫正跗趾畸形。

(二)切除成形术

普遍认为,第一 MTP 关节切除(如 Keller 关节成形术)在任何前足关节成形术中几乎没有作用。长期疗效差的原因是第一序列的功能不良,可导致跗外翻复发和转移性跖骨疼痛、跖角化病[7-12]。Henry 和 Waugh[13] 的研究评估了应用切除关节成形术或关节融合术治疗的两组跗外翻患者的术前和术后的关节负重:在关节融合组中有 80％的患者第 1 跖趾关节的负重能力增加,相比之下,关节切除组只有 40％。最近,更多的研究支持这些早期的研究结果[6,14-16]。

(三)关节成形术

在理论上关节成形术比关节融合术更灵活,比关节切除术更稳定。然而,据报道,关节成形术并发症概率较高[17,18],尤其是置入失败(由磨损、骨溶解造成)、畸形和转移性跖骨痛。虽然老年类风湿患者的手术可能成功,但报道的并发症及手术的复杂性表明,在治疗类风湿关节炎第一 MTP 关节畸形时应慎重。然而,骨折和(或)骨裂并不能决定手术的结果或需要进行矫正[19,20]。置入物在这种情况下起到隔板的作用,纤维反应提供关节稳定性(模仿融合),从而减轻疼痛[21]。

跗趾畸形的矫正将在本章的后面进行讨论。

二、较小的跖趾关节

有多种选择,但在患者满意度方面没有太大差别。背侧横切口、背侧纵切口、足底横切口或联合切口可用于切除跖骨头或近端趾骨的基底部,或两者兼而有之。

(一)小趾跖骨头切除术

根据 Coughlin 的长期随访研究,切除较小的 MTP 关节被认为是类风湿前足重建的标准护理方法[6]。将跖骨抛物线重建成光滑的弧线,可以重新分配前足的压力,并防止疼痛和畸形的复发。

(二)近端趾骨基底切除术

Stainsby 手术操作[22]把这个概念延伸,建议用保存跖骨头的关节置换术(切除近节趾骨近端半部分和关节间腱鞘炎,伸肌间位移位至屈肌腱,重定位足底板和脂肪垫)。长期的研究结果较少,Stainsby 报道的结果表明,在 20 只足的研究中,平均随访 20 个月,88％的结果为优秀或良好。

已有报道使用横向切口或纵向切口进入小 MTP 关节的背侧入路、足底入路或联合入路。最初由 Fowler[23] 描述的联合入路已成为历史。Kates、Kessel 和 Kay 提出的足底入路[24] 提供了极好的可视的跖骨头术野,并直接重新定位足底脂肪垫的作用。然而,角化瘢痕形成和伤口愈合并发症的风险增加:Barton 的报道表明,当作为 Fowler 早期重建手术的一部分时,足底伤口愈合并发症发生率为 46％[25]。

(三)跖骨头保护

当跖骨头比较完整时,可以用双侧缩短 Weil 截骨术进行关节复位手术。Bolland 等[26] 报道对 26 只足平均随访 26.2 个月的第一 MTP 关节融合术和较小的跖骨 Weil 截骨术。据报道,尽管有 12％的患者跖骨疼痛复发,需要进行翻修、缩短或切除[27],但仍有 23 只足疗效为优秀或良好。在以后的畸形复发中,保留跖骨头提供了更大的翻修选择。

三、全跖骨头的保留手术

Barouk 和 Barouk[28] 提出跖骨头保留

手术,在 60 例患者中,有 55 例行 SCARF 矫正截骨术,5 例患者行关节融合术。当跖骨头质量允许的情况下,对较小的跖骨用双侧切除的 Weil 截骨术。

手术的原则是根据 Maestro 所描述的 MS(跖骨缩短)点来缩短跖骨[29]。近侧最容易出现畸形。根据 MS(跖骨缩短)缩短第 1 跖列和第 2 跖列,随后缩短第 3 跖列(3 mm)、第 4 跖列(6 mm)和第 5 跖列(12 mm)。目前的文献中很少有人对此方法提供支持,且有待于进一步研究。

四、小趾畸形

一旦 MTP 关节已经复位和减压,就可解决小趾畸形。可复性畸形可以通过软组织的重新平衡来矫正,如 Girdlestone 屈肌到伸肌的移位术。关节成形术或关节固定术通常适用于僵硬型畸形。部分学者主张

保留关节融合术以进行翻修手术,而不是用间位伸肌至屈肌腱止点来进行关节切除[9]。

第 5 节 笔者首选的方法

笔者对所有接受类风湿前足重建的患者进行第一次 MTP 关节融合术。该手术可靠且持久消除了前足畸形,并作为治疗的金标准在文献中得到了很好的支持。根据骨的质量去选择方法,通常使用反式关节螺钉和第二螺钉或背侧板固定。对于较小的 MTP 关节,根据疾病的严重程度进行个体化治疗。笔者的理念是尽可能地保护跖骨头,因此,为早期的患者进行 Weil 截骨术。随着病情的发展,笔者选择进行 Stainsby 手术(图 8-30-7a、b),前提是保留跖骨头可以改善功能。此外,如果前足跖骨不能缓解症状,可以进行关节置换术。

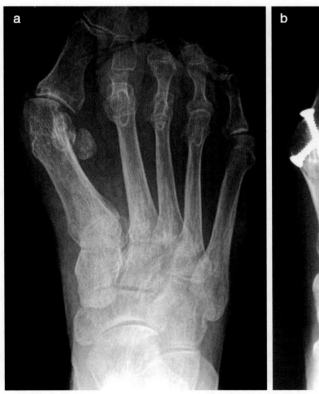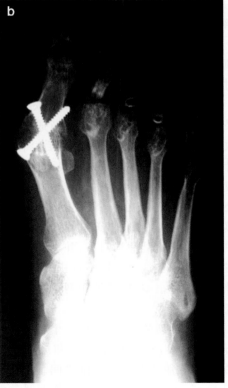

图 8-30-7　术前(a)及术后 4 个月(b)蹈趾 MTPJ 融合及第 2、第 3、第 4 趾 Stainsby 术后的 X 线片

手术方法

可采用内侧或背侧入路进入第一MTP关节。背侧入路允许直接进入关节，以便准备背侧钢板并易于应用。但是，笔者更倾向于内侧入路，因为内侧入路能使畸形的踇趾畸形显露更充分，使术者能够在必要时切除关节囊，并且可以更好地放置足底跨关节螺钉。任何压力区域/溃疡处可以在清创的同时切除，可与关节同时暴露。内侧入路也允许在较小的MTPJs上进行背侧纵向切口时形成更宽的皮桥。这2种手术入路和切除术需灵活运用。图8-30-3说明足底的切口更适合于切除足底类风湿结节及小跖骨。

本章描述的手术步骤与"创伤护理的组织问题"中踇趾僵硬中所描述的步骤相似。通过内侧中央入路，保护踇趾的背侧皮神经，并在第一MTP关节囊下形成全厚皮瓣，纵向切开关节囊，暴露关节，清除所有软骨。对于骨质较差的类风湿关节炎患者，笔者倾向于避免使用定制的扩孔器，并使用咬牙钳和截骨器仔细清创关节，以暴露软骨下骨。在行关节成形术时应做适量缩短，因为如果长度保持不变，切除小趾关节成形术会导致踇趾过长（见图8-30-6）。此后，将软骨下骨皮瓣切开，以增加暴露的表面积，促进血液及其相关因子和细胞的流出，并促进关节处的愈合。足趾在一个合适的平面位置上模拟负重，如"创伤护理的组织问题"一章中所述。将足趾适当对齐，并用一个克氏针临时固定。在这个阶段不行正式固定，因为骨质量通常很差，矫正外侧列可能会影响固定。

对于外侧列的矫正，采用2个背侧纵向的跖骨间切口，一个在第2趾和第3趾之间，另一个在第4趾和第5趾之间。较长的切口4～5cm。切口长度因避免细腻软组织的过度回缩，并允许MTP关节充分显露。暴露趾长伸肌和趾短伸肌腱并清除软组织。之后，对MTP关节进行纵向关节囊切开术，从近端趾骨和跖骨头上释放关节囊。在此阶段，检查跖骨，并决定是否进行缩短手术，或进行Stainsby重建术或跖骨头切除术。

在保留跖骨头的情况下，采用双切口Weil截骨术。在近端截骨术之前，做第2个切口，并位于第1个切口的下方。其后完成截骨并取出，当笔者试图根据Maestro线缩短跖骨时，笔者经常发现截骨完成时跖骨头会压缩到它比较合适的位置上。Barouk等[28]强调，为了防止MTP关节僵硬和（或）半脱位复发，最好进行明显的缩短，双切口可确保缩短跖骨头不会使其处于跖肌位置。随着跖骨头的缩短，MTP关节将会减少，截骨后用一个小的无头加压螺钉固定。尽管第5个MTP关节基本不需要缩短，但应在所有MTP关节重复这一步骤。

如果决定采用Stainsby手术，则需保留跖骨头。足底所有小MTP关节完全跖屈，可从近侧趾骨的底部锐利分离足底囊，这种锐性剥离沿圆周方向继续，以显露近侧趾骨的近半部分（图8-30-8a～d），然后用骨刀移除跖骨头。如果存在PIPJ固定屈曲畸形，则切除2/3的近端趾骨。注意不要将靠近近端趾骨足底侧的趾长屈肌分开。

然后，用Macdonald牵引器或McGlamry解剖器将移位的脂肪垫和足底组织从小跖骨颈背部释放出来，并转移回跖板头部的足底部分。趾处于直位时将一根克氏针从趾尖插入跖头，然后在MTP关节水平将EDL的近侧肌腱与FDL接合（图8-30-8c、d）。

如果在一个或多个跖骨头出现严重的侵蚀和骨丢失，则切除所有的小跖骨头，暴露或对每个MTP关节进行上述操作，然后，依次用锯条切除每个跖骨头。为了避免留下尖锐的骨刺，锯片方向平行于足底平面，然后用咬骨钳和锉刀把骨头磨平，防止以后跖部出现胼胝。Fowler[23]首先认识到，

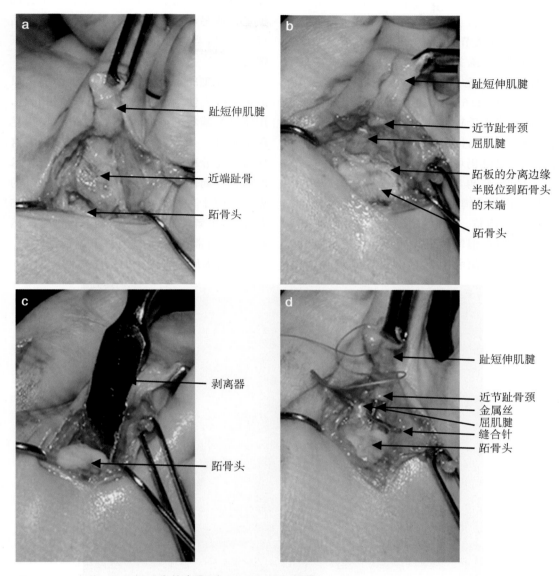

图 8-30-8　小趾 Stainsby 手术的步骤（由 Peter Briggs 提供）

a. 伸展到小趾的肌腱近端已被分开，并向远端反射，暴露出近侧趾骨和半脱位的 MTP 关节；b. 近节趾骨已通过其颈部和近端部分被切除，露出跖骨头和屈肌腱上方背侧半脱位的足底板；c. 已在足底板和跖骨头之间插入剥离器，以释放并重新定位跖骨头下方的足底板，从而也重新定位足底脂肪垫；d. 足趾由一根插入跖骨头的髓内克氏针固定；将薇乔缝合线穿过趾长屈肌腱，然后再与趾伸肌腱缝合

患者跖骨头修剪不规则往往引起疼痛复发。EDL 可以在 MTP 关节水平固定在 FDL 上，也可以根据需要加长。必须注意保持跖骨相对长度的抛物线，并建议使用图像增强器进行锯切，因为如果一个跖骨保持相对较长，可能会再次形成足底胼胝体。

用上述任何方法矫正小趾的 MTP 水平的畸形时，均应注意趾间关节（PIPJ）（除了 Stainsby 手术，通过保留趾间关节和切除更近节趾骨解决趾间关节畸形）。对于轻微的畸形，可以进行截骨术，但往往严重的畸形需要关节融合术。

在趾间关节的背侧做一个椭圆形的切口。切开皮肤，直接通过伸肌罩和肌腱进行剥离。切除关节囊后，暴露趾间关节。切断该副韧带，切除关节面。应特别注意关节的足底部分，当充分清创时，可进行趾间关节复位。使用 1.6 mm 的克氏针固定趾间关节，通常将克氏针插入跖骨头以将足趾固定在正确的位置，因为尽管进行了软组织和骨骼复位，足趾仍可能有背屈的倾向。

最后，应再次关注第一 MTP 关节，再次用平面检查蹬趾的位置和长度，以模拟负重并进行调整。可以在任何方向插入半螺纹空心螺钉，但笔者更倾向于利用近端趾骨上的肩部/外突将其从远端引导到近端，压缩在影像增强器上检查位置，然后使用背部锁定板或另一个螺钉。市场上有许多产品可供选择，当骨质很差时，应首选锁定加压螺钉。

在缝皮的过程中，对于皮肤很薄的类风湿患者优先使用尼龙线间断缝合。抬起足，用厚厚的辅料进行加压包扎。术后，使用足跟负重鞋 6 周，与蹬外翻手术一样，因为这样可以充分减轻前足的负担，使关节融合术能够在 6 周内愈合。2 周后拆线，小足趾的克氏针应于 6 周后在门诊拔出。从术后 6 周开始，患者使用宽版运动鞋进行锻炼。然而，肿胀通常在 3～4 个月才开始消退（图 8-30-9），而术后 6～12 个月为整体恢复期。

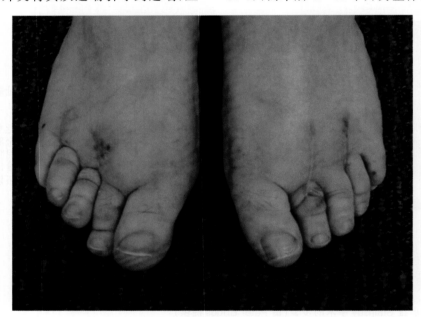

图 8-30-9　小趾 Stainsby 手术和蹬趾 MTPJ 融合术后 3 个月。足趾肿胀消退，但小趾仍短小

参考文献

［1］　Myerson MS. Arthroplasty of the second toe. Semin Arthroplasty,1992,3:31-38.

［2］　Stainsby GD. Pathological anatomy and dynamic effect of the displaced plantar plate and the importance of the plantar plate-deep transverse metatarsal ligament tie-bar. Ann R Coll Surg Engl,1997,79:58-68.

［3］　Pieringer H,Stuby U,Biesenbach G. Patients with rheumatoid arthritis undergoing surgery: how should we deal with antirheumatic treatment? Semin Arthritis Rheum,2007,36: 278-286.

[4] Woodburn J, Barker S, Helliwell P. A randomized controlled trial of foot orthoses in rheumatoid arthritis. J Rheumatol, 2002, 29: 1377-1383.

[5] Watson MS. Long-term follow-up of forefoot arthroplasty. J Bone Joint Surg, 1974, 56-B: 527-533.

[6] Coughlin MJ. Rheumatoid forefoot reconstruction. A long-term follow-up study. J Bone Joint Surg, 2000, 82-A: 322-341.

[7] Fuhrmann RA, Anders JO. The long-term results of resection arthroplasties of the first metatarsophalangeal joint in rheumatoid arthritis. Int Orthop, 2001, 25: 312-316.

[8] McGarvey SR, Johnson KA. Keller arthroplasty in combination with resection arthroplasty of the lesser metatarsophalangeal joints in rheumatoid arthritis. Foot Ankle, 1988, 9: 75-80.

[9] Molloy AP, Myerson MS. Surgery for the lesser toes in rheumatoid arthritis: metatarsal head resection. Foot Ankle Clin North Am, 2007, 12: 417-433.

[10] Patsalis T, Georgousis H, Gopfert S. Long-term results of forefoot arthroplasty in patients with rheumatoid arthritis. Orthopedics, 1996, 19: 439-447.

[11] Trieb K. Management of the foot in rheumatoid arthritis. J Bone Joint Surg, 2005, 87-B: 1171-1177.

[12] van der Heijden KW, Rasker JJ, Jacobs JW, et al. Kates forefoot arthroplasty in rheumatoid arthritis. A 5-year follow-up study. J Rheumatol, 1992, 19: 1545-1550.

[13] Henry APJ, Waugh W. The use of footprints in assessing the results of operations for hallux valgus. A comparison of Keller's operation and arthrodesis. J Bone Joint Surg, 1975, 57-B: 478-481.

[14] Beauchamp CG, Kirby T, Rudge SR, et al. Fusion of the first metatarsophalangeal joint in forefoot arthroplasty. Clin Orthop Relat Res, 1984, 190: 249-253.

[15] Mann RA, Thompson FM. Arthrodesis of the first metatarsophalangeal joint for hallux valgus in rheumatoid arthritis. J Bone Joint Surg, 1984, 66-A: 687-692.

[16] Mulcahy D, Daniels TR, Lau JT, et al. Rheumatoid forefoot deformity: a comparison of 2 functional methods of reconstruction. J Rheumatol, 2003, 30: 1440-1450.

[17] Granberry WM, Noble PC, Bishop JO, et al. Use of a hinged silicone prosthesis for replacement of the first metatarsophalangeal joint. J Bone Joint Surg, 1991, 73-A: 1453-1459.

[18] Rahmann H, Fagg PS. Silicone granulomatous reactions after first metatarsophalangeal joint hemiarthroplasty. J Bone Joint Surg, 1993, 75-B: 637-639.

[19] Cracchiolo A, Weltmer J, Lian G. Arthroplasty of the first metatarsophalangeal joint with double-tem silicone implant. J Bone Joint Surg, 1992, 74-A: 552-556.

[20] Hanyu T, Yamazaki H, Ishikawa H, et al. Flexible hinge toe implant arthroplasty for rheumatoid arthritis of the first metatarsophalangeal joint: long-term results. J Orthop Sci, 2001, 6: 141-147.

[21] Senthil Kumar C, Holt G. Hallux metatarsophalangeal arthroplasty in the rheumatoid forefoot. Foot Ankle Clin North Am, 2007, 12: 405-416.

[22] Briggs PJ, Stainsby GD. Metatarsal head preservation in forefoot arthroplasty and the correction of severe claw toe deformity. Foot Ankle, 2001, 7: 93-101.

[23] Fowler AW. A method of forefoot reconstruction. J Bone Joint Surg, 1959, 41-B: 507-513.

[24] Kates A, Kessel L, Kay A. Arthroplasty of the forefoot. J Bone Joint Surg, 1967, 49-B: 552-557.

[25] Barton NJ. Arthroplasty of the forefoot in rheumatoidarthritis. J Bone Joint Surg, 1973, 55-B: 126-133.

[26] Barouk LS. Weil's metatarsal osteotomy in the treatment of metatarsalgia (in German). Orthopade, 1996, 25: 338-343.

[27] Bolland BJRF, Sauve PS, Taylor GR. Rheumatoid forefoot reconstruction: first metatarsophalangeal joint fusion combined with Weil's metatarsal osteotomies of the lesser rays. J Foot Ankle Surg, 2008, 47: 80-88.

[28] Barouk LS, Barouk P. Joint-preserving surgery in rheumatoid forefoot: preliminary study with more than two year follow-up. Foot Ankle Clin North Am, 2007, 12: 435-454.

[29] Maestro M, Besse JL, Ragusa M, et al. Forefoot morphotype study and planning method for forefoot osteotomy. Foot Ankle Clin, 2003, 8: 695-710.